Vorwort

„Daher wundere ich mich über den Arzt Kallimachos, der behauptet hat, man müsse keine Fragen stellen, weder bei Krankheiten noch bei Verwundungen; es genügten in jedem Fall die vorhandenen Zeichen, um die Art des Leidens und seine Ursache zu enthüllen. Ich bin aber überzeugt, dass man zwar viel von sich aus in den Krankheiten herausfinden kann, aber gewiss besser und eindeutiger durch Fragen. Wenn das Ergebnis mit den Symptomen übereinstimmt, ist es leichter, den gegenwärtigen Zustand zu beurteilen. Zu wissen, wie man fragt, scheint mir für unsere Kunst wichtiger als alles andere …"
(Rufus von Ephesos, 2. Jh. n. Chr.)

Liebe Studentinnen und Studenten,

nun erscheint also die 2. Auflage des beliebten BASICS Anamnese und Untersuchung. In den letzten drei Jahren haben wir von unseren Leserinnen und Lesern viele Anregungen und konstruktive Kritik erhalten, für die wir sehr dankbar waren! Neu sind die überarbeitete Gliederung und die Fallbeispiele am Ende des Buches. Die häufigen Erkrankungen haben wir gestrichen und durch die Leitsymptome am Ende eines jeden Kapitels ersetzt – schließlich soll der Arzt einem bestimmten Symptom einen Katalog an verursachenden Erkrankungen zuordnen können. Wichtige Erkrankungen sind in den Leitsymptomen erwähnt und erklärt – wer gerne mehr über Klinik und Therapie erfahren möchte, sei auf die weiteren Bücher der BASICS-Reihe verwiesen.
Die Fallbeispiele, wie sie in den meisten BASICS schon zu finden sind, wurden ebenfalls ergänzt. Sie sollen dem Studenten die Möglichkeit geben, sein Wissen zu testen und zu sehen, wie wichtig eine gute Anamnese in der heutigen hoch technisierten Medizin noch immer ist.
Besonders danken möchte ich dem Verlag, insbesondere Bettina Meschede, die mir mit dem Auftrag der Überarbeitung der 1. Auflage großes Vertrauen und viel Freude geschenkt hat. Auch danke ich Inga Dopatka, die mir mit Antworten auf meine Fragen jederzeit zur Verfügung gestanden hat. Schlussendlich danke ich auch Lukas Lehmeyer, dem Erstautor dieses Buches, für seine Unterstützung und das Gegen- und Korrekturlesen der überarbeiteten und neu geschriebenen Kapitel.

München, im Februar 2009
Florian Stumpfe

W0303588

Inhalt

Abkürzungsverzeichnis

A., Aa.	Arteria, Arteriae
Abb.	Abbildung
Abk.	Abkürzung
ACE	Angiotensin-converting-Enzyme
AC-Gelenk	Akromioklavikulargelenk
AGS	adrenogenitales Syndrom
AF	Atemfrequenz
ALS	amyotrophe Lateralsklerose
art.	arteriell
ASD	Atrioseptaldefekt
ASR	Achillessehnenreflex
ASS	Acetylsalicylsäure
ATP	Adenosintriphosphat
AV-Klappe	Atrioventrikularklappe
AVK	arterielle Verschlusskrankheit
AZ	Allgemeinzustand
BB	Blutbild
BC	Bronchialkarzinom
bes.	besonders
BGA	Blutgasanalyse
BHP	benigne Prostatahyperplasie
BHR	Bauchhautreflex
BMI	Body-Mass-Index
BSG	Blutkörperchensenkungsgeschwindigkeit
BSR	Bizepssehnenreflex
BWS	Brustwirbelsäule
BZ	Blutzucker
bzgl.	bezüglich
bzw.	beziehungsweise
Ca	Karzinom
CADASIL	cerebrale autosomal-dominante Arteriopathie mit subkortikalen Infarkten und Leukenzephalopathie
CCT	kranielle Computertomographie
CML	chronisch-myeloische Leukämie
CMV	Zytomegalievirus
COPD	Chronic obstructive lung disease
CRP	C-reaktives Protein
CT	Computertomographie, Computertomogramm
CTS	Karpaltunnelsyndrom
CVI	chronisch-venöse Insuffizienz
d	Tag (*lat.* dies)
d. h.	das heißt
Diff-BB	Differentialblutbild
dpt	Dioptrien
DSM	Diagnostic and Statistic Manual of Mental Disorders
EAA	exogen-allergische Alveolitis
Echo	Echokardiographie
ECHO	Enteric cytopathogenic human orphan (virus)
EEG	Elektroenzephalographie, Elektroenzephalogramm
EKG	Elektrokardiographie, Elektrokardiogramm
EKT	Elektrokrampftherapie
EMG	Elektromyographie, Elektromyogramm
ERCP	endoskopische retrograde Cholangio-Pankreatikographie
etc.	et cetera
EUG	Extrauteringravidität
evtl.	eventuell
FGI	Freiburger Persönlichkeitsinventar
GCS	Glasgow-Coma-Scale
GFR	glomeruläre Filtrationsrate
ggf.	gegebenenfalls
Ggs.	Gegensatz
GI	gastrointestinal
GIT	Gastrointestinaltrakt
Gl., Gll.	Glandula, Glandulae
h	Stunden
Hb	Hämoglobin
HIB	Haemophilus influenzae Typ B
HIV	human immunodeficiency virus
HLW	Herz-Lungen-Wiederbelebung
HP	Helicobacter pylori
HPV	humanes Papillomavirus
HRS	Herzrhythmusstörungen
HSV	Herpes-simplex-Virus
HT	Herzton
HWI	Harnwegsinfekt
HWS	Halswirbelsäule
ICD	International Classification of Diseases
ICR	Interkostalraum
i. d. R.	in der Regel
IE	internationale Einheit
Ig	Immunglobulin
INR	International Normalized Ratio
i. v.	intravenös
KG	Körpergewicht; Krankengymnastik
KHK	koronare Herzkrankheit
KM	Kontrastmittel
li.	links
Lig.	Ligamentum
Lj	Lebensjahr
LWK	Lendenwirbelkörper
LWS	Lendenwirbelsäule
M.	Morbus
M., Mm.	Musculus, Musculi
MAP	Monoaminooxidase
MCL	Medioklavikularlinie
MCP	Metakarpophalangealgelenk
MERCP	Magnetresonanz-Cholangiopankreatikografie

Min.	Minute
Mio.	Million(en)
MKP	Mitralklappenprolaps
MMPI	Minnesota Multiphasic Personality Inventory
MÖT	Mitralklappenöffnungston
MRT	Magnetresonanztomographie, Magnetresonanztomogramm
MS	multiple Sklerose
N., Nn.	Nervus, Nervi
NAP	Nervenaustrittspunkt
neg.	negativ
NN	Neutral-Null
NNH	Nasennebenhöhlen
NSAR	nichtsteroidale Antirheumatika
NW	Nebenwirkungen
o. B.	ohne Befund
OP	Operation
OSG	oberes Sprunggelenk
pAVK	periphere arterielle Verschlusskrankheit
PDA	persistierender Ductus Botalli
PIP	proximale Interphalangealgelenke
PKI	Pulmonalklappeninsuffizienz
Pkt.	Punkt, Punkte
PKU	Phenylketonurie
p. m.	Punctum maximum
PNP	Polyneuropathie
p. o.	per os
pos.	positiv
PPI	Protonenpumpeninhibitor(en)
PRIND	prolongiertes reversibles ischämisches neurologisches Defizit
Proc.	Processus
PSR	Patellarsehnenreflex
py	Pack years
RA	rheumatoide Arthritis
re.	rechts
RF	Risikofaktor
RG	Rasselgeräusch
RKI	Robert-Koch-Institut
Rö-Thorax	Röntgen-Thorax
RR	Riva Rocci (Blutdruckmessung)
s. a.	siehe auch
SAB	Subarachnoidalblutung
sek.	sekundär
Sek.	Sekunden
SLE	systemischer Lupus erythematodes
s. o.	siehe oben
sog.	sogenannt
SPECT	Single photon emission computed tomography
s. S.	siehe Seite
STD	Sexually transmitted disease
Std.	Stunden
STIKO	Ständige Impfkommission
s. u.	siehe unten
Supp.	Suppositorium
Tab.	Tabelle
Tbc	Tuberkulose
teilw.	teilweise
TIA	transitorische ischämische Attacke
TPR	Tibialis-posterior-Reflex
TSR	Trizepssehnenreflex
u. a.	unter anderem
USG	unteres Sprunggelenk
u. U.	unter Umständen
V., Vv.	Vena, Venae
v. a.	vor allem
V. a.	Verdacht auf
Vol.	Volumen
VSD	Ventrikelseptumdefekt
VZV	Varicella-Zoster-Virus
Wo.	Woche
WS	Wirbelsäule
z. B.	zum Beispiel
Z. n.	Zustand nach
ZNS	zentrales Nervensystem
z. T.	zum Teil

Arzt-Patienten-Kommunikation

Allgemeine körperliche Untersuchung

A Allgemeiner Teil

Begegnung zwischen Arzt und Patient

Die Begegnung zwischen Arzt und Patient hat in erster Linie das Ziel, Beschwerden zu lindern oder den Patienten davon zu befreien. Grundsätzlich betrachtet konsultiert ein leidender Mensch den Fachmann in gesundheitlichen Fragen und erwartet von ihm eine kompetente Auseinandersetzung mit seinen Problemen und einen Lösungsvorschlag. Diese Tatsache birgt für die untersuchende und behandelnde Person neben einer großen Verantwortung auch eine gewisse Erwartungshaltung und Gefahren. So lässt sich gerade heute beobachten, dass sich ein zu hohes Maß an Autorität genauso wie ein zu belehrendes Verhalten und ein dem Patienten vermittelter Zeitdruck negativ auf die Beziehung und das Vertrauensverhältnis zwischen Arzt und Patient auswirken. Die Patienten sehen hierin oft eine Überheblichkeit und Arroganz des Arztes und verweigern, sich gerade auf emotionaler Ebene zu öffnen. Hingegen fördern aufmerksames Zuhören und Fragen, ein empathisches Verhalten und das Vermitteln klarer Perspektiven das für eine effiziente Therapie benötigte Vertrauensverhältnis. Dies sollte von der ersten Begegnung an durch ein freundliches und höfliches Verhalten praktiziert werden. Denn gerade die ersten Konsultationen und diagnostischen Maßnahmen sind entscheidend für die erfolgreiche weitere Behandlung.

Die Begegnung zwischen Arzt und Patient bringt ein hohes Maß an Intimität und Vertrauen mit sich, welches durch inadäquates Verhalten leicht zerstört werden kann.

Vorbereitung auf den Patienten

Ein gut strukturiertes ärztliches Gespräch und besonders die erste Begegnung mit dem Patienten erfordern eine gründliche Planung und Vorbereitung seitens des Arztes.

Informationsüberblick

Vor dem Beginn der Erstanamnese sollte sich der Arzt mit den verfügbaren Daten des Patienten auseinandersetzen. Hierzu gehören neben grundsätzlichen Angaben wie Name, Alter, Wohnort, Beruf, ethische Abstammung und Familienstand auch mögliche medizinische Vorbefunde wie Überweisungsgründe, bestehende Diagnosen oder auch Therapien. So kann nicht nur viel Zeit gespart werden, sondern es wird dem Patienten im folgenden Gespräch auch vermittelt, dass der Arzt sich auf ihn vorbereitet hat. Nicht außer Acht lassen sollte man allerdings, dass bereits vorliegende Kranken- und Arztberichte subjektive Beobachtungen von Kollegen sind und diese die Beziehung zum Patienten durchaus beeinflussen können.

Rolle des Arztes

Vor dem Zusammentreffen mit dem Patienten sollte sich der Untersucher seiner Aufgaben und Zielsetzungen als Arzt bewusst werden. Ist man als Student auf eine möglichst vollständige und detaillierte Anamnese und Untersuchung für spätere Patientenvorstellungen bedacht, ist das Ziel später als Arzt wesentlich umfangreicher. So liegt das Hauptaugenmerk eines Allgemeinmediziners neben dem Kennenlernen des Patienten und seiner Beschwerden auf der diagnostisch-therapeutischen Koordination und der lebensbegleitenden Betreuung, während z. B. der Facharzt seine fachliche Kompetenz in dem jeweiligen Spezialgebiet besitzt. Aufgrund dieser unterschiedlichen Aufgaben und Ziele ergibt sich eine immer individuelle Anamnese- und Untersuchungsstruktur im Umgang mit Patienten.

Auftreten und Verhalten

Das äußere Erscheinungsbild und Verhalten besonders bei Erstkonsultationen prägen den ersten Eindruck des Patienten. Deshalb ist die Einhaltung von gesellschaftlichen Normen und Höflichkeiten eine unbedingte Voraussetzung für den Einstieg in eine vertrauensvolle Zusammenarbeit mit dem Patienten. Hierzu zählen neben Pünktlichkeit und einem gepflegten Auftreten auch ein offener und ehrlicher Umgang. Das Vorstellen erfolgt mit Namen und Funktion (Student, PJler, behandelnder Arzt) in formaler Anrede und mit Händedruck, während des Gesprächs sollte Augenkontakt gehalten werden. Bereits am Anfang sollte dem Patienten der ungefähre Ablauf der anstehenden Anamnese und Untersuchung bzw. der weiteren diagnostischen Maßnahmen erläutert werden. Um die vertrauensvolle Basis für die weitere Beziehung weiterhin zu fördern, sollte der Arzt dem Patienten Empathie entgegenbringen, d. h. bereit sein, sich in dessen Problematik und Beschwerden hineinzufühlen. Im Sinne der professionellen Berufsausübung und einer logischen Problemfindung sind allerdings allzu überschwängliche Affekte bzw. Übertragungen aus dem privaten Bereich nicht angebracht. Das heißt natürlich nicht, seine Persönlichkeit um des Patienten willen zu verbiegen und die eigenen Grundsätze in der Patientenbehandlung beiseite zu lassen. Vielmehr sollten diese in beratender Weise in die Behandlung mit einfließen und so dem Patienten als Vorbild dienen. Es ist wichtig, den Patienten auf „seiner Ebene" abzuholen und mit ihm gemeinsam eine optimale Therapie zu erarbeiten.

Nicht mit jedem Patienten lässt sich ein vertrauensvolles und damit therapeutisch effizientes Verhältnis aufbauen. Dieser Tatsache muss mit dem nötigen Maß an Professionalität begegnet werden.

Umgebung

Grundsätzlich sollte bei jedem ärztlichen Gespräch für ein ungestörtes Umfeld gesorgt sein. Viele Patienten empfinden Störungen, z. B. durch Telefonate, Funkpiepser oder medizinische Mitarbeiter, als unangenehm und können dann ihre körperlichen, seelischen oder sozialen Probleme nicht artikulieren. Sowohl räumlich als auch zeitlich sollte die Umgebung angenehm sein, genügend Licht erleichtert besonders die körperliche Untersuchung ungemein. Aus forensischen und praktischen Gründen sollte bei der gynäkologischen bzw. zuweilen auch bei der urologischen Untersuchung eine Person des

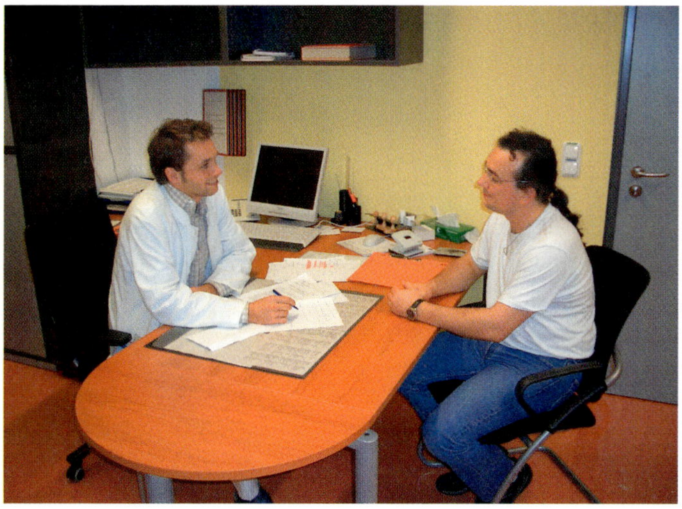

Abb. 1: Patientenfreundliches Anamnese-Setting. [8]

Pflegepersonals anwesend sein. Über die Anwesenheit von Familienmitgliedern bei der Konsultation entscheidet der Patient i. d. R. selbst (Ausnahme: Erziehungsberechtigte, Betreuer).

Arzt-Patienten-Kommunikation

Die Verständigung zwischen Arzt und Patient ist für einen diagnostischen und therapeutischen Erfolg die wohl wichtigste Komponente. Ein Patient, der sich von seinem behandelnden Arzt sowohl sprachlich als auch emotional und fachlich verstanden fühlt, ist umso empfänglicher für den ärztlichen Rat und Maßnahmen.
Der Arzt wird mit der Befriedigung belohnt, die sich bei einem effizienten Behandlungs- und Folgegespräch einstellt, und mit der Zufriedenheit des Patienten, der sich von seinem Therapeuten verstanden und adäquat behandelt fühlt. Dieser Zustand sollte das Ziel jeder ärztlichen Behandlung sein.

> Schon als Student kann im Krankenhaus diese Befriedigung durch ein offenes und empathisches Verhalten erreicht werden und zu einer besseren Behandlung des Patienten beitragen.

Da der Student bereits beim Erlernen der Anamnese und Untersuchungstechniken mit unterschiedlichsten Patienten zu tun hat, sollte er schon üben, mit den verschiedensten Menschen und deren Intellekt umzugehen. So erfordert z. B. ein 70-jähriger Diabetiker wahrscheinlich einen anderen Umgang als eine 30-jährige Patientin mit Kinderwunsch.
Um die Einstellung und das Verständnis des Patienten zu seinen Beschwerden kennenzulernen, lässt man ihn am Anfang der Anamnese über den Grund des Arztbesuchs frei berichten. Aus der Schilderung des aktuellen Beschwerdebildes lassen sich neben dem Sprachniveau auch die Emotionalität und Einstellung des Patienten zu den jeweiligen Beschwerden herausfiltern, um dann weitere Beschwerdeaspekte zu erfragen (Anamnese, s. S. 4). Der Untersucher geht einerseits klar und strukturiert in seiner Anamneseerhebung vor, lässt andererseits aber auch Freiräume für Fragen und Aussagen des Patienten. Auch mögliche unangenehme Themen sollten nicht abstrahiert, sondern klar, jedoch mit Feingefühl angesprochen werden. Medizinische Fachausdrücke und Klinikjargon sollten vermieden werden, da dies bei dem medizinischen Laien i. d. R. Unverständnis und Misstrauen auslöst. Eine einfache und auch anschauliche Erklärung ist meist die beste Art und Weise, schwierige medizinische Sachverhalte darzustellen (Abb. 1).
In der täglichen Praxis finden sich gerade heutzutage mehr und mehr informierte Patienten. Die kommunikative Herangehensweise unterscheidet sich hier. Während sich die medizinisch uninformierten Patienten, meist mit der Begründung: „Sie sind doch der Arzt", in die Obhut des Behandlers begeben und „autoritätshörig" dessen Anweisungen folgen, kommt der informierte Patient mit einem Wissen aus verschiedensten Medien (Internet, TV, Zeitschriften) zum Arzt. Hier gilt es, in einem fundierten und verständlichen Gespräch die einzelnen Aspekte der Beschwerden und deren Behandlung zu diskutieren. Neben dem aktuellen medizinischen Stand sollte man hier auch den Sinn und Unsinn verschiedenster diagnostischer und therapeutischer Methoden einfließen lassen und zusammen mit dem Patienten die weitere Behandlung durchsprechen.

Zusammenfassung

- Oberstes Ziel der ärztlichen Behandlung ist die Linderung von Beschwerden körperlicher und seelischer Art.
- Aufmerksames Zuhören, empathisches Verhalten und eine klare Perspektivengebung sind grundlegende Aspekte einer effizienten Arzt-Patienten-Beziehung.
- Die ärztliche Behandlung sollte in einem ruhigen Umfeld stattfinden.
- Begegnen Sie dem Patienten besonders sprachlich auf seinem Niveau.
- Versuchen Sie, medizinische Sachverhalte möglichst einfach zu erklären.
- Unterrichten Sie Ihren Patienten über den ungefähren Ablauf der bevorstehenden Anamnese und Untersuchung bzw. weiterer diagnostischen Maßnahmen.

Anamnese I

Die Anamnese als Gespräch zwischen Arzt und Patient dient in erster Linie dem Erfassen der Krankengeschichte des Patienten. Diese Informationen werden zusammen mit der anschließenden körperlichen Untersuchung unter pathophysiologischen Überlegungen zu einer späteren Arbeitsdiagnose geformt, nach welcher sich die weiteren diagnostischen und therapeutischen Maßnahmen richten. Zudem kommen in diesem optimalerweise interaktiv geführten Gespräch auch der psychosoziale Hintergrund, persönliche und berufliche Konflikte und das subjektive Krankheitsverständnis des Patienten zutage. Der Patient eröffnet dem behandelnden Arzt einen Einblick in intime Lebensbereiche. Medizinstudenten haben gerade am Anfang Probleme, einerseits die erhaltenen Informationen und Eindrücke zu überblicken und zu strukturieren, andererseits dem Patienten gleichzeitig das nötige Maß an Zuwendung zu bieten. Dieses Dilemma legt sich mit der Zeit! Mit steigender Anzahl der durchgeführten Untersuchungen nehmen auch die Routine und Erfahrung zu. Durch häufiges Üben einer strukturierten Patientenbefragung und -untersuchung werden die einzelnen diagnostischen Schritte schnell verinnerlicht, und man kann sich auf weitere Aspekte der Kommunikation, z. B. die nonverbale Ebene, konzentrieren.

> Die Ziele der Anamnese sind die Erhebung von Sachinformationen, der Einblick in die Persönlichkeit des Patienten und der Aufbau eines Vertrauensverhältnisses.

Generelle Aspekte der Anamnese

Die Grundvoraussetzung einer guten Anamnese ist eine ungestörte und für Untersucher und Patienten angenehme Gesprächssituation. Dem Patienten sollte nicht das Gefühl vermittelt werden, dass der Arzt unter Zeitdruck steht, eine wahrlich schwierige Aufgabe bei dem anfallenden Arbeitspensum in Klinik und Praxis. Trotzdem wertet ein ungestörtes Setting das Anamnesegespräch ungemein auf. Nicht nur das Vorstellen des Untersuchers ist wichtig, sondern auch das Behalten des Namens des Patienten während des Gesprächs! Mit einem Anamnesebogen, der während des Gesprächs ausgefüllt wird, bleiben alle Aspekte des Gesprächs in Erinnerung, und dieser hilft dabei, den Patienten problemlos einem Kollegen (Assistenz-, Oberarzt) vorzustellen.

Anamnesetechniken

Beim Erfragen der Krankheitssymptome und der Krankheitsgeschichte sollte man als Untersucher strukturiert vorgehen. Dabei kommt es neben der Verwendung bestimmter Fragetechniken und Fragetypen auch auf die nonverbale Auseinandersetzung mit dem Patienten an.

Verbale Kommunikation

Grundsatz jedes ärztlichen Gesprächs mit Patienten ist eine deutliche und klare Aussprache in angemessener Lautstärke. Sprachgeschwindigkeit und -lautstärke müssen bei alten oder schwerhörigen Menschen angepasst werden.

Offene Fragestellung

Das Gespräch sollte möglichst mit einer offen gestellten Frage begonnen werden. Fragen wie „Mit welchem Problem kommen Sie zu mir?" oder „Wie können wir Ihnen helfen?" geben dem Patienten die Möglichkeit, sein Anliegen frei formuliert und mit eigenen Worten vorzutragen. Wichtig ist dabei ausreichend Zeit. Dem Patienten muss eine Vertrauen fördernde Aufmerksamkeit gezeigt und Geduld beim Zuhören bewahrt werden. Genügt die Schilderung nicht, wird gezielt nachgefragt (Beispiel: „Können Sie mir diese Herzbeschwerden noch ausführlicher schildern?"). Geschickt gesetzte Zusammenfassungen der geschilderten Symptomatik bzw. Reflexionen der Krankengeschichte wahren eine ständige Rückkopplung zwischen Arzt und Patient.

Geschlossene Fragestellung

Mithilfe einer geschlossenen Fragestellung können die ungefilterten Informationen des Patienten genauer eingegrenzt und so das Beschwerdebild eingekreist werden. Fragen wie „Wo haben Sie den Schmerz empfunden?" oder „Wie lange hat der Schmerz gedauert?" geben die Möglichkeit, genauer und gezielter auf wichtige Symptome einzugehen. Der Patient ist dadurch aufgefordert, ausführlicher und detaillierter von den wichtigen Beschwerdesymptomen zu berichten. Die Extremform der geschlossenen Fragetechnik belässt dem Patienten lediglich eine Ja-Nein-Antwortmöglichkeit, was z. B. bei unpräzisen Angaben von Vorteil ist. Es versteht sich von selbst, dass in Kenntnis der Krankheitsbilder dieser Teil sehr strukturiert gestaltet wird.

Weitere Fragetechniken

Mit **Katalogfragen** wird dem Patienten eine Auswahl von Antwortmöglichkeiten angeboten. „Waren die Schmerzen eher ziehend, drückend oder reißend?" ist ein Beispiel für diese Fragetechnik. Zu viele Antwortmöglichkeiten können allerdings den Patienten leicht überfordern. **Suggestivfragen** wie z. B. „Aber im Nacken hatten Sie keine Schmerzen, oder?" bzw. „Sie können doch sicherlich noch zwei Etagen zu Fuß laufen, oder?" sollten vermieden werden – da ein Großteil der Patienten es nicht wagt, dem Arzt zu widersprechen, besteht die Gefahr, keine verlässlichen Antworten zu bekommen. Außerdem sollten auch **unscharfe** und **vage Formulierungen** der Fragen unterlassen werden, da der Patient entweder Unwissenheit des Arztes oder eine potenzielle Bagatellisierung (z. B. bei Tumorleiden) vermuten kann. Unangenehme Fragen zu Thematiken wie z. B. Abhängigkeit (Alkohol, Medikamente, Drogen), Sexualität, körperlicher Behinderung oder finanziellen Problemen sollten dem Patienten begründet, allerdings auch die Notwendigkeit bzw. Vertraulichkeit der Beantwortung verdeutlicht werden.

Mithilfe von **Konfrontationsfragen** lässt sich dem Patienten seine Einstellung bzw. sein Verhalten v. a. bzgl. heikler Themen wie z. B. Rauchen oder Compliance vergegenwärtigen. Fragen wie „Glauben Sie, dass das Rauchen einer Schachtel pro Tag den Heilungsprozess Ihrer Bronchitis beschleunigt?" können bei dem Patienten über ein Eingeständnis des eigenen Fehlverhaltens eine potenzielle Verhaltensänderung bewirken. Einige Patienten können diese direkte Kommunikationsform allerdings als beleidigend empfinden. Für das Kennenlernen des Krankheitsverständnisses des Patienten eignen sich **Interpretationsfragen** gut. Hier kann der Patient selbst eine Begründung seiner medizinischen Beschwerden anführen, was besonders bei V. a. psychosomatische Ursachen von Beschwerden weiterhilft.

Bei jeder Anamnese sollten dem Patienten sowohl Pausen als auch Zwischenfragen zugestanden werden.

Nonverbale Kommunikation

Unter nonverbaler Kommunikation versteht man die Interaktion zwischen Arzt und Patient zusätzlich zur sprachlichen Auseinandersetzung. Hierzu zählen neben Erscheinungsbild und Körperhaltung auch Gestik, Mimik, Körperkontakt und der Sprachduktus beider Seiten. Genau wie die verbale Auseinandersetzung ist auch die nonverbale Kommunikation eine Interaktion zwischen Arzt und Patient. Der Untersucher muss sich deshalb seiner eigenen Körpersprache bewusst sein und versuchen, diese empathisch und geschickt einzusetzen.

Die **Körperhaltung** des Patienten vermittelt viele Aspekte und Stimmungen wie Gelassenheit, Nervosität, Angst, Anspannung oder Introvertiertheit. Am **Gesichtsausdruck** lassen sich die Übereinstimmung zwischen verbalen und nonverbalen Äußerungen erkennen. Wichtig ist das Beibehalten des **Augenkontakts** während der Anamnese. Hier zeigen sich Charakteristika wie Aufgeschlossenheit, Angst, Verwirrung oder Interesse. Um gewisse Ängste, Barrieren oder Distanzen abzubauen bzw. Empathie oder Zuneigung zu zeigen, sollte **Körperkontakt** bewusst eingesetzt werden. Dieser kann allerdings missgedeutet und als zu offensiv bzw. beleidigend interpretiert werden.

Spezielle Anamnesebedingungen

Fremdanamnese

In manchen Situationen ist ein direktes Befragen des Patienten unmöglich, so z. B. bei Babys, Kleinkindern, älteren, behinderten, bewusstlosen oder psychotischen Patienten. Hier ist man auf die anamnestischen Aussagen und die Hilfe Fremder angewiesen.

Kinder und Jugendliche

Bei der Anamnese von Babys und Kleinkindern werden i. d. R. alle medizinisch relevanten Informationen von den Eltern oder Erziehungsberechtigten bezogen. Interessant und aufschlussreich ist hierbei die Interaktion zwischen Eltern und Kind. Älteren Kindern und Jugendlichen sollte die Möglichkeit gegeben werden, sich selbst zu artikulieren, ggf. kann dies bei delikaten Themen auch ohne das Beisein der Eltern stattfinden.

Alte Menschen

Die Anamnese von alten Menschen ist bei oftmals multiplen chronischen Krankheitsbildern und eingeschränkten kognitiven Fähigkeiten der Patienten eine besondere Herausforderung. Meist müssen sowohl die Sprache (laut, deutlich, langsam) als auch die Untersuchungsgeschwindigkeit (bei bettlägerigen Patienten) der erschwerten Situation angepasst werden. Fremdanamnestische Angaben von betreuenden und pflegenden Personen sind sehr hilfreich. Ein nötiges Maß an Höflichkeit, Respekt und Empathie ist ebenso selbstverständlich wie das Verständnis für die meist außergewöhnlichen Situationen (z. B. Partnerverlust, soziale Isolation) alter Menschen.

Ausländische Patienten

Grundlegendes Problem bei der Anamnese und Untersuchung von ausländischen Patienten ist die Sprachbarriere, welche eine fundierte Erhebung der Krankengeschichte meist unmöglich macht. Hilfreich ist, sich mit dem Patienten auf eine gemeinsame Sprache der Verständigung, z. B. Englisch, zu einigen. Ist dies nicht möglich, sollte eine dolmetschende Person mit Einverständnis des Patienten für das Gespräch hinzugezogen werden.

Emotionale Patienten

Bei Gesprächen mit Patienten erlebt man die unterschiedlichsten emotionalen Reaktionen. Gerade beim Überbringen von negativen Nachrichten muss mit überschießender Trauer, Verzweiflung, Weinen, Wut und sogar Aggressivität gerechnet und entsprechend reagiert werden. Solche emotionalen Äußerungen müssen immer ernst genommen und dem Patienten die Möglichkeit gegeben werden, seine Gefühle in einem ungestörten, ruhigen und unvoreingenommenen Gespräch zu artikulieren. Ein abwehrendes Verhalten gegenüber solchen Situationen oder ein Übergehen der emotionalen Äußerungen ist absolut unangebracht und kann das Vertrauensverhältnis zerstören.

Zusammenfassung

- Bei der ärztlichen Konsultation eröffnet der Patient einen Einblick in intime Lebensbereiche.
- Der Name des Patienten sollte nie vergessen werden.
- Grundsatz jeder Kommunikation mit Patienten ist eine deutliche und klare Aussprache in angemessener Lautstärke.
- Suggestivfragen sollten vermieden werden.
- Die nonverbale Ebene ist eine entscheidende Grundlage im Aufbau des Vertrauensverhältnisses zwischen Arzt und Patient.
- Gerade bei bewusstlosen Patienten sind fremdanamnestische Angaben zum Vorfall sehr wichtig.

Anamnese II

Die medizinische Anamnese

Die medizinische Anamnese ist ein strukturiertes Herangehen des Arztes an die Beschwerden und Erkrankungen des Patienten. Dieser hat hier einerseits die Möglichkeit, von seinen Beschwerden frei und beschreibend zu erzählen, andererseits bietet gerade die Systemübersicht dem Arzt ein genaues Abhandeln von einzelnen Organsystemen und ein gezieltes Erfragen von charakteristischen Krankheitssymptomen.
Art und Charakter eines Anamnesegesprächs sind letztlich immer wieder neu und sehr stark von Patient und Untersucher abhängig. Faktoren wie der Zeitaufwand oder der Umfang der Untersuchung variieren ebenfalls erheblich. Für die klinische Diagnostik eines komplexen Krankheitsbildes wie Diabetes mellitus oder einer pAVK braucht es einfach mehr Zeit als beispielsweise für eine Fraktur.

> Sowohl der Zeit- als auch der Untersuchungsumfang werden mit häufigen Anamnesen und Untersuchungen sowie zunehmender Routine geringer.

Der Untersucher sollte stets eine strukturierte Vorgehensweise beibehalten. Die folgenden Punkte sind essenzieller Bestandteil einer ausführlichen und guten medizinischen Anamnese. Eine chronologische Abfolge dieser Teile innerhalb eines Gesprächs ist empfehlenswert.

Leitsymptome und aktuelle Beschwerden

Der Grund des Arztbesuchs steht meist am Anfang des Anamnesegesprächs. Mit Sätzen wie „Herr Doktor, ich komme wegen meiner Schmerzen …“ oder „Mir ist seit Tagen immer wieder übel“ erzählen die Patienten oft schon bei der Begrüßung von ihrem medizinischen Problem. Der Patient sollte mit seinen eigenen Worten in chronologischer Abfolge erzählen, was ihn plagt, und dieses ggf. auch mit exaktem Wortlaut notiert werden. Falls es mehrere subjektive Beschwerden gibt, sollte der Patient diese in Haupt- und Nebenbeschwerden einteilen. Die geschilderten Symptome können sich entweder auf eine zugrunde liegende Erkrankung beziehen oder gleichzeitig und nebeneinander auftreten. Diese Entscheidung muss allerdings nicht sofort getroffen werden, sondern kann auch nach dem ärztlichen Gespräch mit dem Gesamtbild des Patienten überdacht werden. Anhand einer genauen Beschreibung von Schmerzen als Hauptsymptom kann man in ▮ Tabelle 1 die detaillierte Beschreibung und Tiefe des diagnostischen Gesprächs erkennen. Unter Verwendung von spezifischen und gezielten Fragen kann dann weiteren Symptomen des vermuteten Krankheitsbildes nachgegangen und versucht werden, mögliche Differenzialdiagnosen auszuschließen. Bei einer kurzen Zusammenfassung des aktuellen Beschwerdebildes hat der Patient nochmals die Möglichkeit für Ergänzungen und Erläuterungen.

Medizinische Vorgeschichte

Die medizinische Vorgeschichte ist im Hinblick auf Zusammenhänge zu dem aktuellen Beschwerdebild von besonderem Interesse. So muss beispielsweise bei operativ versorgten Tumorleiden immer an ein Rezidiv gedacht werden, oder chronifizierte Schmerzen müssen diagnostisch und therapeutisch anders behandelt werden als akute Schmerzsymptome. Wichtig sind neben den physischen und psychischen Vorerkrankungen auch Krankenhausaufenthalte bzw. Unfälle und Operationen. Diese sollten möglichst genau (Ort, Datum, Behandlungsdauer, Komplikationen) dokumentiert und ggf. die Befunde von der damalig behandelnden Institution in Form eines Arztbriefs angefordert werden. Es kommt oft vor, dass sich Patienten erst im Verlauf der weiteren Anamnese und Untersuchung an Vorerkrankungen bzw. wichtige vergangene medizinische Aspekte erinnern. Auffällige Befunde wie Narben, Verbrennungen oder Fehlstellungen sollten deshalb direkt angesprochen und nach der Ursache gefragt werden.

Systemübersicht

Die anschließende systematische Erhebung eines Systemüberblicks bzgl. der einzelnen Organsysteme ermöglicht es, sich einen umfassenden Eindruck über den Gesundheitszustand des Patienten zu verschaffen. Symptome (▮ Tab. 2), die mit den Hauptbeschwerden in Zusammenhang stehen könnten, werden so gezielt und detailliert erhoben.

Medikamentenanamnese

Die Frage nach Impfungen und der derzeitigen Medikamenteneinnahme muss Bestandteil jeder Anamnese sein. Diese ermöglicht einerseits Rückschlüsse auf den möglichen Erkrankungsgrund, auch wenn der Patient nur spärliche Angaben machen kann, andererseits kann nur so die pharmakologische Therapie kontrolliert und adäquat weitergeführt werden.

Charakteristikum	Fragestellung
Ort, Ausstrahlung	Wo genau haben Sie die Schmerzen? Strahlen diese in einen anderen Körperbereich aus?
Charakter	Beschreiben Sie die Schmerzen. Sind sie eher brennend, scharf, stechend, ziehend, dumpf, drückend oder kolikartig? Ist es ein oberflächlicher oder eher tiefer Schmerz?
Auslöser	Ist der Schmerz plötzlich eingetreten, oder hat er sich langsam (Tage, Wochen) entwickelt?
Intensität	Geben Sie die Stärke des Schmerzes auf einer Skala von 1 bis 10 an – 1 ist der schwächste, 10 der stärkste vorstellbare Schmerz.
Begleitsymptomatik	Spüren Sie weitere Krankheitszeichen wie Übelkeit, Erbrechen, Schwindel, Fieber oder Husten?
Zeitlicher Verlauf	Bestehen die Schmerzen immer, treten sie intermittierend auf, gibt es Schwankungen (Tageszeit)?
Bisherige Therapie	Was haben Sie bis jetzt gegen die Schmerzen unternommen (Kälte, Wärme, Medikamente)?
Modifizierende Faktoren	Wird der Schmerz besser, wenn Sie sich bewegen/ruhen, wenn es warm/kalt ist?

▮ Tab. 1: Charakteristika und Fragestellungen bei Schmerzen.

Tab. 2: Systemübersicht über die einzelnen Organsysteme.

Organsystem	Fragen nach ...
Allgemeinbefinden	Subjektives Gesundheitsbefinden, Müdigkeit/Abgeschlagenheit, Fieber, Nachtschweiß, Gewichtsverlust, -schwankungen, Appetit, körperliche und geistige Leistungsfähigkeit, Hautveränderungen, Haarwuchs, Nägel
Kopf	Kopfschmerzen, Konzentrations-, Sehstörungen, Synkopen, Krampfanfälle, Augenschmerzen, Visusstörungen, Ohrenschmerzen, Höreinschränkungen, Tinnitus, Nasennebenhöhlenentzündung
Mund/Hals	Mundgeruch, Geschmacksstörungen, Zahnstatus, Zahnfleischbluten, ulzeröse/aphthöse Veränderungen, Halsschmerzen, Entzündungen, Lymphknotenschwellungen
Respirationstrakt	Schmerzen bei Ein-/Ausatmung, Husten, Auswurf, Dyspnoe, Orthopnoe, Asthma, Heiserkeit, Stridor, Giemen
Kardiovaskuläres System	Brust- und Thoraxschmerz, Dyspnoe, Herzrhythmusstörungen, Palpitationen, Hypertonus, Synkopen, Ödeme, Nykturie, Orthopnoe, Fieber, Claudicatio intermittens, chronisch-venöse Insuffizienz
Gastrointestinaltrakt	Abdominalschmerz (Ober-, Unterbauch), Dysphagie, Schluckstörungen, Übelkeit/ Erbrechen, Sodbrennen, Durchfälle, Obstipation, Veränderungen des Stuhls in Farbe, Form und Konsistenz, Blut im Stuhl, Ikterus
Urogenitaltrakt	Miktionsfrequenz, -volumen, -beschwerden (Dysurie, Algurie), Hämaturie, Infektionen, Inkontinenz, sexuelle Aktivität Mann: Anzahl der Kinder, Impotenz, erektile Dysfunktion, Hodenschwellung, -entzündungen, urethraler Ausfluss, Prostatabeschwerden Frau: letzte Periode, Menstruationsprobleme, Menarche, Klimakterium, Juckreiz, Ausfluss, Blutungen, Anzahl der Schwangerschaften, Komplikationen, Aborte und Schwangerschaftsabbrüche, Anzahl der Kinder, Schmerzen, Entzündung, Selbstuntersuchung der Mammae, Vorsorgebewusstsein
Muskuloskeletales System	Muskuläre, ligamentäre, ossäre Schmerzen, Anlauf-, Ruheschmerz, Bewegungseinschränkungen, Gelenkschwellungen, -deformitäten, Arthritiden, Verletzungen, Knochenfrakturen, Muskelschwäche, Gicht
Neurologie/ Psychiatrie	Synkopen, Bewusstlosigkeit, Kopfschmerzen, Epilepsien, Schlaganfall, Koordinationsstörungen, Sensibilitätsstörungen, motorische Störungen, kognitive Störungen, Konzentrationsstörungen, Veränderung der Stimmungslage, Suizidgedanken

Es sollten die vom Patienten eingenommenen Medikamente mit **aktueller Dosis,** dem **Grund der Einnahme,** der **Häufigkeit** und dem **Zeitraum** der Einnahme erfragt werden. Dies trifft nicht nur auf verschreibungspflichtige, sondern auch auf die nicht verschreibungspflichtigen und meist vom Patienten selbst gekauften Medikamente zu. Viele Patienten sehen diese Arzneimittel nicht als Medikamente und vernachlässigen deren Neben- und Wechselwirkungen. Kann sich der Patient nicht an seine Medikation erinnern, so bittet man ihn, die Verpackungen der Medikamente zum nächsten Besuch mitzubringen.

Nahezu alle Medikamente haben Neben- und Wechselwirkungen. Diese können auch der Grund für das aktuelle Beschwerdesymptom sein.

Die Medikamenten-**Compliance** der Patienten, also eine regelrechte Einnahme der verordneten Medikation, lässt bei vielen und v. a. bei älteren Patienten (z. B. bei demenziellen Erkrankungen) oft zu wünschen übrig. Sie muss daher regelmäßig überprüft und sichergestellt werden. Der beste Weg hierfür ist in erster Linie eine ausführliche Information über Wirkung, Nebenwirkungen, Kontraindikationen und Besonderheiten von Medikamenten. Denn nur ein überzeugter Patient wird der ärztlichen Verordnung folgen. Zudem sollte in regelmäßigen Abständen die Medikation hinterfragt und ggf. angepasst werden.

Zusammenfassung

- Die medizinische Anamnese ist eine strukturierte Herangehensweise an die Beschwerden des Patienten.
- Besonders bei komplexen Krankheitsbildern ist das strukturierte Abarbeiten der einzelnen Punkte sehr hilfreich.
- Der Patient sollte in freier Rede von seinen aktuellen Beschwerden berichten.
- Mit gezielten Fragen lassen sich die Beschwerden dann näher eingrenzen.
- Der Systemüberblick gibt weitere wichtige Differenzialdiagnostische Hinweise bzgl. Haupt- und Nebenerkrankungen.
- Die Medikamentenanamnese ist obligater Bestandteil jeder Erstanamnese und sollte in regelmäßigen Abständen durchgeführt werden.

Anamnese III

Allergien

Allergien und Unverträglichkeitsreaktionen stellen ein ernst zu nehmendes Problem in der täglichen Praxis dar. Da die Bandbreite von allergischen Reaktionen von einer Hautrötung bis hin zu einer anaphylaktischen Reaktion mit Herz-Kreislauf-Versagen sehr groß und zudem nicht einzuschätzen ist, sollten die Patienten immer nach allergieauslösenden Stoffen und ihrer Erfahrung mit der entsprechenden Reaktion (Hautrötung, Urtikaria, Angioödem, Schock) befragt werden. Potenzielle Auslöser sind neben Nahrungsmitteln auch Medikamente wie Antibiotika, ACE-Hemmer, Analgetika, Kontrastmittel (Jod) oder auch Pflaster (Konservierungsmittel).

Sozialanamnese

Die Sozialanamnese ermöglicht es dem Arzt, seinen Patienten näher kennenzulernen, etwas über dessen privaten und beruflichen Hintergrund zu erfahren bzw. auch potenzielle psychosoziale Faktoren als Ursache von Beschwerden zu ergründen. Hierunter fallen neben dem sozialen Umfeld auch die beruflichwirtschaftliche Situation, Lebensgewohnheiten (Genussmittelkonsum, Reiseanamnese) und das Sexualleben.

> Der Einfluss psychosozialer Faktoren (z. B. seelische Störungen, soziale Konfliktsituationen) auf vom Patienten geäußerte Beschwerden ist ungemein groß und sollte, v. a. wenn die festgestellten objektiven Erscheinungen das Verhalten des Kranken nicht ausreichend erklären, unbedingt abgeklärt werden.

Soziales Umfeld

Bei Fragen nach der **sozialen Integration** des Patienten ist es wichtig, ob er ledig, verheiratet oder verwitwet ist oder ob er Kinder hat. Hat er Kontakt zu seiner Familie, und wie intensiv ist dieser Kontakt? Empfindet er einen sozialen und emotionalen Rückhalt über die Familie, Freunde oder Mitgliedschaft in Vereinen? Besonders bei chronischen Erkrankungen findet man bei genauer Betrachtung des sozialen Umfelds oft wichtige Einflussfaktoren. Aber auch der **kulturelle** und **religiöse Hintergrund** spielen für das Krankheitsverständnis und die Bewältigungsversuche eine wesentliche Rolle bzw. sind für die weiteren Therapieentscheidungen sehr relevant. Man denke z. B. nur an die Verweigerung von Bluttransfusionen bei den Zeugen Jehovas. Medizinische Beschwerden können außerdem durch die **Wohnsituation** des Patienten beeinflusst sein. So sind Personen ohne Obdach oder in unhygienischem Wohnumfeld für Infektionskrankheiten wie Tbc exponiert. Das Halten von Haustieren ist im Hinblick auf Zoonosen (Übertragung von Krankheiten von Tier → Mensch) ebenfalls ein wichtiger Anamneseaspekt.

Berufsanamnese

Wichtig ist das Gespräch mit dem Patienten über seine derzeitige berufliche Tätigkeit. Hat er derzeit eine Arbeit, oder ist er arbeitslos? Ist er zufrieden mit der Arbeit, und macht sie ihm Spaß? Ist die Bezahlung bzw. der Freizeitausgleich angemessen? Gibt es belastende (Stress) oder auch motivierende (Eustress) Faktoren? Für viele Patienten hat der berufliche Werdegang für ihre Persönlichkeit einen immens hohen Stellenwert, was sich oft durch stressbezogene psychische Beschwerden ausdrückt. Aber auch im Hinblick auf evtl. Berufskrankheiten (▌Tab. 3) sind die früheren Tätigkeiten mit möglicher und relevanter Exposition gegenüber physikalischen, chemischen oder infektiösen Noxen zu erfragen. Hier müssen genaue Angaben zu der potenziell schädigenden Noxe, der Expositionszeit und -dauer, Arbeitsplatzbedingungen und Voruntersuchungen gemacht und ggf. auch angefordert (z. B. bei Berufsgenossenschaften) werden.

Lebensgewohnheiten

Unter die Anamnese der Lebensgewohnheiten fallen die Angaben über Ernährung (Essgewohnheiten, Diäten, Essstörungen), körperliche Betätigung, aber auch über den Kaffee-, Nikotin-, Alkohol- und Drogenkonsum. Besonders bei übergewichtigen Patienten ist ein genaues Erfragen bzgl. Anzahl und Zusammensetzung der einzelnen Mahlzeiten und Getränke durchzuführen. Bei körperlich aktiven Patienten sollte man sich nach der betriebenen Sportart und deren Belastungsumfang erkundigen. Da der Nikotingenuss grundsätzlich einen gesundheitsgefährdenden Risikofaktor (KHK, pAVK, Bronchial-Ca) darstellt, sollte neben dem Aktivrauchen auch das Passivrauchen (Rauchverhalten von Rauchern in der Familie) erfragt werden. Bei aktiven Rauchern sind besonders Beginn und Dauer der Exposition relevant. Die Angabe erfolgt in sog. „Pack years" (s. Merkekasten). Ebenfalls ein wichtiger Bestandteil jeder Anamnese ist die Frage nach der Menge, Art (Wein, Bier, harte Spirituosen) und Häufigkeit des Alkoholkonsums. Die Erfahrung zeigt, dass eine Vielzahl von Patienten hier keine genaue Auskunft geben kann. Dies mag einerseits am unregelmäßigen Alkoholkonsum liegen, andererseits kann hinter vagen Angaben seitens der Patienten auch eine Suchtproblematik stecken. Hier ist besonderes Fingerspitzengefühl gefragt. Einen potenziell suchtkranken Patienten zu einer

Berufskrankheiten	Auslöser
Adenokarzinome der Nasenhaupt- und Nasennebenhöhlen	Stäube von Eichen- oder Buchenholz
Exogen-allergische Alveolitis	Organische Stäube
Silikose	Quarzstaub
Mesotheliom des Rippenfells, des Bauchfells oder des Perikards	Asbest
Lärmschwerhörigkeit	Lärm
Polyneuropathie, Enzephalopathie	Organische Lösungsmittel oder deren Gemische
Hautkrebs	Ruß, Rohparaffin, Teer, Anthrazen, Pech
Strahlenschäden	Ionisierende Strahlen
Infektionskrankheiten	Vielfältige virale, bakterielle, parasitäre Krankheitserreger

▌Tab. 3: Auswahl anerkannter Berufskrankheiten in Deutschland.

wahrheitsgemäßen Auskunft zu bewegen, ohne dessen – fast immer vorhandenen – Schuldgefühle zu provozieren, ist sicher keine leichte Aufgabe, zumal auch viele alkoholkranke Menschen ihre Suchtproblematik oft selbst nicht erkennen. Neben dem Einschätzen der diagnostischen und therapeutischen Relevanz der exakten Angaben empfiehlt sich der sog. **CAGE-Test** (s. S. 157, ▮ Tab. 1) für ein erstes Screening bzgl. einer möglichen Alkoholabhängigkeit. Zudem können Angaben von privaten und beruflichen Konflikten erste Hinweise auf eine bestehende Suchtproblematik sein. Ebenfalls ein sehr heikles Thema ist die Frage nach Drogenkonsum bzw. übermäßiger Medikamenteneinnahme. Angesichts steigender Zahlen von Drogen- und Medikamentenabhängigen sollte bei geringstem Verdacht behutsam, jedoch akribisch in der Anamnese nachgeforscht werden. Auch hier ist es wichtig, wahrheitsgemäße Angaben als Voraussetzung für eine erfolgreiche Therapie herauszustellen und dem Patienten professionelle Hilfe anzubieten.

Das Rauchen von einer Schachtel pro Tag über 15 Jahre hinweg ergibt (1 Schachtel × 15 Jahre) 15 Pack years.

Sexualanamnese

Die Erhebung der Sexualanamnese ist ein weiterer Aspekt des ärztlichen Gesprächs, der ein großes Maß an Einfühlungsvermögen und Taktgefühl erfordert. Jedoch können Informationen bzw. Beschwerden bzgl. des Sexuallebens wichtige diagnostische Hinweise geben. Beispielsweise können erektile Dysfunktionen als Nebenwirkung von β-Blockern der Grund für eine Non-Compliance eines Patienten sein. Der Hinweis auf häufig wechselnde Geschlechtspartner lässt bei einer unklaren Infektion an ein mögliches Vorliegen sexuell übertragbarer Erkrankungen denken. Erfragt werden **Häufigkeit des Geschlechtsverkehrs** und **Sexualpartner,** evtl. **Störungen** (wie z. B. Schmerzen, Libidoverlust), **Verhütungsmethoden** und **Schutz** vor infektiösen Geschlechtskrankheiten. Je offener, natürlicher und wertfreier diese Thematiken angesprochen werden, desto leichter fällt es meist dem Patienten, Hemmungen oder Schamgefühle abzulegen. Es sollte allerdings immer begründet werden, warum nach solch intimen Lebensbereichen gefragt wird. Es bietet sich an, die Sexualanamnese chronologisch der gynäkologischen bzw. urologischen Anamnese (s. S. 7, ▮ Tab. 2) anzuschließen.

Reiseanamnese

Besonders bei Erkrankungen, die mit unklarem Fieber, Übelkeit/Erbrechen, Durchfällen, Lymphknotenschwellungen einhergehen, kann die Frage nach Auslandsreisen oder -aufenthalten diagnostisch weiterhelfen. Gerade im Hinblick auf Malaria, Cholera oder Hepatitis sollte der Untersucher sich die Lebensumstände (Hygiene, Insektenprophylaxe, sexuelle Kontaktpersonen) in dem jeweiligen Land näher erläutern lassen. Zudem ist der aktuelle Impfstatus des Patienten von besonderer Bedeutung.

Familienanamnese

Besonders im Hinblick auf genetische Erkrankungen wie die Mukoviszidose oder beobachteter familiärer Häufung wie z. B. bei Diabetes mellitus, koronarer Herzkrankheit, Paraneoplasien (z. B. bei Darm- oder Brustkrebs), Atopie oder auch Depressionen ist die Anamnese der familiären Umgebung bedeutend. Die sog. **positive Familienanamnese** bedeutet, dass ein Krankheitsbild innerhalb einer Familie (Eltern, Großeltern, Geschwister) gehäuft auftritt, dass also eine gewisse Vorbelastung für den Patienten existiert. Gefragt wird also nach Krankheiten, Todesalter und Todesursache von Vater, Mutter und Geschwistern. Während der Befragung ist es durchaus hilfreich, sich bei auffälligen genetischen Krankheitsbildern einen Stammbaum zu skizzieren (▮ Abb. 1), um die erhaltenen Informationen später auf eine mögliche Vererbung abzuklären. Die Familienanamnese bietet zudem die Möglichkeit, bedeutende Einblicke in das Familiengeschehen und das Beziehungsgeflecht zu bekommen. Diese Informationen helfen gerade bei der Diagnostik psychosomatischer Erkrankungen entscheidend weiter.

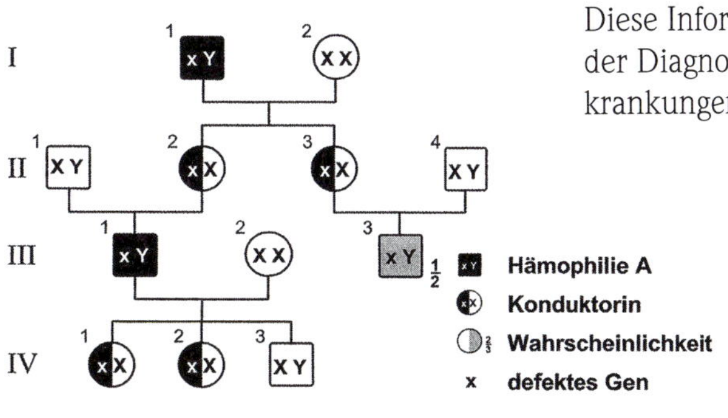

▮ Abb. 1: Stammbaumskizze bei Hämophilie A. [2]

Zusammenfassung

- Der Patient sollte immer nach bekannten Unverträglichkeitsreaktionen und Allergien gefragt werden.
- Das soziale Umfeld eines Patienten hat immense Auswirkungen auf den Krankheitsverlauf.
- Die Berufsanamnese ist für die Diagnostik von potenziellen Berufserkrankungen sehr detailliert zu erheben.
- Der CAGE-Test dient der ersten Einschätzung einer möglichen Alkoholabhängigkeit.
- Die Sexualanamnese erfordert ein hohes Maß an Einfühlungsvermögen.
- Die Familienanamnese hat im Hinblick auf Erbkrankheiten einen hohen Stellenwert.

Gesprächsführung, Dokumentation und Patientenvorstellung

Gesprächsführung

Als Student und später als Arzt sollte man sich bei der Kommunikation mit dem Patienten immer ein Ziel setzen. Sowohl bei der Erstanamnese als auch bei den Verlaufsvisiten und Entlassungsgesprächen muss man sich des Ziels der Problemerfassung und dessen Lösung bewusst sein. So sollte z. B. dem Patienten bei der stationären Entlassung der weitere Behandlungsweg klar erläutert und das Gespräch auf diesen wichtigen Rat gelenkt werden.
Viele Menschen können sich nur etwa ein Drittel des Gehörten merken. Ist der gehörte Sachverhalt zudem noch sehr komplex und schwierig, so wird noch weniger behalten. Deshalb ist es wichtig, dem Patienten zunächst in einer ihm verständlichen Sprache das weitere Vorgehen zu vermitteln und zudem auf Rückfragen zuvorkommend und gründlich einzugehen. Bildliche Hilfestellungen mit Beispielen aus dem alltäglichen Leben helfen beim Verstehen des medizinischen Sachverhalts bzw. des Befundes. Hiervon hängt in entscheidendem Maße die Compliance des Patienten ab.
Falls ein ärztliches Gespräch nicht den gewohnten Verlauf nimmt bzw. zu keinem Ergebnis kommt, sollte man dennoch versuchen, freundlich und verständnisvoll zu sein, sodass der Patient sich immer ernst genommen fühlt. Bei bestimmten Patienten kann es vorkommen, dass aufgrund einer persönlichen Antipathie eine objektive Haltung nicht beibehalten werden kann. Ist es nicht möglich, auch diese Patienten gleichwertig und unvoreingenommen zu behandeln, sollte dies einem Kollegen überlassen werden.

Dokumentation

Die Dokumentation als schriftliche Erfassung hat neben dem juristischen Aspekt eine entscheidende Bedeutung in der kontinuierlichen Behandlung des Patienten. Eine klare und übersichtliche Dokumentation hilft, eine Wiederholung bestimmter Untersuchungen zu vermeiden, und unterstreicht somit die Effizienz der Diagnostik und Therapie. Bei handschriftlichen Ausführungen ist ein klares Schriftbild wichtig, um Missverständnissen vorzubeugen.

Erstanamnese und klinische Untersuchung

Für die Dokumentation der Erstanamnese und Untersuchung gibt es mittlerweile in fast allen Krankenhäusern standardisierte Aufnahmebogen, die die Struktur des Gesprächs auch weitgehend vorgeben. Anfänger sollten sich bereits während der Anamnese und Untersuchung Notizen machen und den Bogen ausfüllen. Der medizinische Sachverhalt (aktuelle Beschwerden, Systemüberblick, Untersuchung) sollte bei der Dokumentation so klar, exakt und kurz wie möglich dargestellt werden. Oft hilft es, sich bestimmte, allerdings allgemein verständliche, Abkürzungen wie „d" für Tage oder „→", „↑, ↓", „+, –" anzueignen. Bei der Erhebung der aktuellen Beschwerden ist auf eine möglichst chronologische Aufzählung der Ereignisse zu achten. Meist sind für die Untersuchung bestimmter Organsysteme Skizzen in den Untersuchungsbogen eingefügt. Die erhobenen pathologischen Befunde können in diese eingezeichnet werden, um sie für sich selbst und Kollegen visuell festzuhalten. Mit der Unterschrift und dem aktuellen Datum unter dem Untersuchungsbogen erklärt der Student, dass er die Befunde am Patienten persönlich erhoben hat. Die Vorstellung des Patienten bestätigt der approbierte Arzt seinerseits ebenfalls mit seiner Unterschrift.

> In den meisten Unterrichtskursen am Krankenbett wird ein Patient von einer Gruppe Studenten untersucht und dann dem Tutor vorgestellt. Verteilen Sie die Aufgaben des Untersuchens und der Dokumentation, um so effizienter arbeiten zu können.

Verlaufsdokumentation

Für die stationäre und ambulante Kontrolle des Krankheitsverlaufs und für die Dokumentation des Behandlungserfolgs empfiehlt sich eine kurze und klar strukturierte Einteilung. Hier hat sich aus dem angloamerikanischen Sprachraum die **„SOAP"-Verlaufsdokumentation** bewährt (▮ Tab. 1).

Epikrise

Grundsätzlich steht die Epikrise als Abschlussbericht über die ärztlichen Diagnostik- und Therapiemaßnahmen am Ende der Patientenbehandlung, i. d. R. bei Entlassung aus dem Krankenhaus. In diesem Bericht sollte der Student, der einen Patienten im Rahmen von Famulaturen oder des PJ allein oder mitbetreut hat, den weiterbehandelnden Arzt in angemessener Form und Länge über seine Befunde und Maßnahmen unterrichten. Grundlagen der Epi-

Bedeutung	Beschreibung/Inhalt
Subjektives Befinden	Der Patient gibt sein aktuelles Befinden und sein Beschwerdebild an; er berichtet über eine Verbesserung/Verschlimmerung seines Gesundheitszustands
Objektive Befunde	Vitalparameter, Untersuchungsbefunde (Inspektion, Palpation, Auskultation)
Analyse	Zusammenfassung der wichtigsten Informationen zum Krankheitsbild und deren Differenzialdiagnose
Prozedere	Zusammenfassen des weiteren Vorgehens. Hierbei werden nicht nur die medizinische (z. B. Röntgen, EKG, MRT), sondern auch psychosoziale (Reha, Entlassung, Verlegung) Maßnahmen angeführt

▮ Tab. 1: SOAP-Verlaufsdokumentation.

krise sind der dokumentierte Aufnahmebefund und die täglichen Verlaufskontrollen. Die Epikrise kann während der ärztlichen Ausbildung zwar angefertigt werden – und soll es der Übung wegen auch –, muss allerdings immer einem approbierten Arzt (i. d. R. dem Oberarzt) zur Korrektur und Fehlerverbesserung vorgelegt werden.

Das Anfertigen einer Epikrise hat aufgrund der nachhaltigen Aufarbeitung des gesamten Krankheitsbildes und der Rücksprache mit einem erfahrenen Arzt einen ungemeinen Lerneffekt und sollte deshalb so oft wie möglich geübt werden.

Patientenvorstellung

Neben dem Erfassen der Beschwerden und dem Erstellen einer Arbeitsdiagnose gehört es zu den ärztlichen Aufgaben, das weitere Prozedere in Diagnostik und Therapie festzulegen und zu verfolgen. Zu diesem Zweck ist eine effiziente Vorstellung des Patienten und dessen Krankheitsgeschichte obligat. Entscheidend ist hierbei, die Anamnese und erhobenen Befunde möglichst **kurz, prägnant** und **präzise** zu präsentieren. Beim Bericht über die aktuellen Beschwerdesymptome und Krankheitsgeschichte sollten nur die für das Beschwerdebild relevanten Angaben des Patienten erwähnt werden. Ausschweifende Erläuterungen wie z. B. Hernienoperationen in der Vorgeschichte bei aktuellen Beschwerden im HWS-Bereich sind hier unangebracht und für den Zuhörer verwirrend. Allerdings sollten wichtige negative Informationen, wie z. B., dass der Patient bei den vorliegenden HWS-Beschwerden kein Trauma in der Vorgeschichte hatte, nicht vergessen werden. Das gleiche Prinzip gilt für das Vorstellen des Untersuchungsbefunds. Wichtige, zum Beschwerdebild passende Informationen müssen erwähnt werden.

Der Zuhörer kennt den Patienten nicht, sodass sein Kommentar und Rat zu dem jeweiligen Beschwerdebild von der Klarheit der Vorstellung bzw. der Fragestellung abhängig ist. Deshalb sollten Studenten die Patientenvorstellung so oft wie möglich üben und durchführen.

Anamnese

Das Vorstellen beginnt mit dem **Namen, Alter** und **Beruf/ Tätigkeitsfeld** des Patienten. Der **Zeitpunkt** der ambulanten oder stationären Aufnahme und das **aktuelle Beschwerdebild** (*engl.:* chief complaint) mit Beschreibung der Haupt- und Begleitsymptome kommen als Nächstes. Fortgefahren wird mit relevanten Angaben der medizinischen Vorgeschichte. Die derzeit eingenommenen Medikamente mit Präparatname und Dosis sind anzufügen. Auch die in der Sozial- und Familienanamnese wichtigen Befunde werden angegeben. Zum Abschluss der Anamnesevorstellung werden die Hauptbeschwerden des Patienten nochmals zusammengefasst.

Klinische Untersuchung

Zunächst wird die körperliche Untersuchung mit Angaben über **Größe** und **Gewicht** des Patienten vorgestellt, anschließend werden die erhobenen Vitalparameter **Blutdruck, Puls, Atemfrequenz, Temperatur** und **grob orientierender neurologischer Status** erwähnt. Anschließend wird über die relevanten und mit dem Beschwerdebild in Zusammenhang stehenden körperlichen Untersuchungsbefunde berichtet. Die bisherige Diagnostik (Labor, Bildgebung, Interventionen) wird erläutert und dann – basierend auf allen Informationen – die Arbeitsdiagnose formuliert und das weitere Vorgehen vorgeschlagen.
Es versteht sich von selbst, dass man als Anfänger in der Anamnese und klinischen Untersuchung zunächst die untersuchten Patienten vorstellt und die Arbeitsdiagnose zusammen mit dem erfahrenen Tutor stellt. Während der klinischen Ausbildung bekommt man allerdings einen guten Überblick über die einzelnen Krankheitsbilder und deren Untersuchungsbefunde und kann somit selbst Arbeitsdiagnosen stellen und sich das weitere diagnostische und therapeutische Prozedere durchdenken.

Ein guter und erfahrener Kliniker kann am Krankenbett bis zu 90 % der späteren Diagnosen stellen!

Zusammenfassung

- Wichtig bei der Kommunikation mit dem Patienten ist das Ziel des Untersuchers.
- Eine klare und übersichtliche Dokumentation trägt wesentlich zu einer effizienten Weiterbehandlung des Patienten bei.
- Für die tägliche Verlaufsdokumentation eignet sich das sog. SOAP-Schema.
- Der Patient wird kurz, prägnant und präzise vorgestellt.
- Bei der Patientenvorstellung muss bedacht werden, dass der Zuhörer den Patienten i. d. R. nicht kennt.

Die Grundlagen der körperlichen Untersuchung

Der ausführlichen Anamnese folgt die körperliche Untersuchung. Diese ermöglicht es, die zuvor erhobenen Beschwerdesymptome und Differenzialdiagnostischen Überlegungen an den einzelnen Organsystemen zu untersuchen und zu überprüfen.
Die klinische Untersuchung basiert grundsätzlich auf vier Säulen:

- **Inspektion:** Betrachten des Patienten
- **Palpation:** Betasten
- **Perkussion:** Beklopfen
- **Auskultation:** Abhorchen mithilfe eines Stethoskops

Grundsätzlich sollte man für die körperliche Untersuchung ein ruhiges und angenehmes Klima für den Patienten schaffen. Mögliche Ängste und Schamgefühle lassen sich durch ein kompetentes, ruhiges Auftreten und eine systematische Vorgehensweise, bei der dem Patienten jeder Schritt erklärt wird, abbauen. Sofern es die räumlichen und zeitlichen Möglichkeiten zulassen, sollte die Untersuchung in einem ruhigen Zimmer mit möglichst guten Lichtverhältnissen durchgeführt werden.

Bei der ersten Untersuchung sollte sich der Patient bis auf die Unterwäsche entkleiden.

Ablauf der körperlichen Untersuchung

Die Abfolge der körperlichen Untersuchung sollte klar strukturiert sein, jeder Untersuchungsteil systematisch abgearbeitet werden. Grundsätzlich enthält jede Erstuntersuchung möglichst alle Informationen jedes Patienten. Neben der inhaltlichen Vollständigkeit ist zudem ein zeitlich effizientes Vorgehen wünschenswert. Die vollständige Untersuchung inklusive Anamnese sollte im besten Fall 20–30 Min. dauern. Nach anfänglich langen Untersuchungssitzungen wird der Student mit zunehmender Zahl an Patienten die benötigte Zeit zu optimieren lernen.
Der Gesundheitszustand des Patienten hat ebenfalls erhebliche Auswirkungen auf Länge und Genauigkeit der klinischen Untersuchung. Ist der Patient bettlägerig oder bewegungseingeschränkt, muss auf seine Möglichkeiten des Mitwirkens eingegangen werden. Körperliche Behinderungen, Fehlbildungen oder auch Schmerzen können u. U. eine adäquate Untersuchung unmöglich machen. Hier gilt es, eine ausführliche Dokumentation zu verfassen.
In ▮ Tabelle 1 werden die einzelnen Organsysteme und deren Untersuchungsschritte angeführt. Dieses Schema bietet gerade am Anfang eine Leitstruktur und kann später beliebig modifiziert werden. Der schon erwähnte Anamnese- und Untersuchungsbogen bietet einen Anhaltspunkt für die einzelnen Untersuchungsschritte.

Das konsequente Einhalten der einzelnen Untersuchungsschritte hat eine entscheidende Bedeutung für die Diagnose.

Ein ambulanter Routinebesuch bei bekannter Patientengeschichte erfordert genauso wie die Befundung eines Lokal-

Gesamteindruck	Name, Alter, Geschlecht, Beruf, Gewicht, Größe, Allgemein-, Ernährungszustand, Habitus, Konstitution, Mimik, Gestik, Sprache, Haut, Schleimhäute, äußeres Erscheinungsbild, Hygiene
Vitalparameter	Puls, Blutdruck, Atemfrequenz, Temperatur, Bewusstsein
Kopf	Inspektion/Palpation des Schädels Inspektion der Augenlider, Bulbi, Konjunktiven, Skleren, Untersuchung der Pupillenreaktion, Überprüfen der Sehschärfe (Visus), evtl. Fundoskopie Inspektion der äußeren Nase und der Nasenschleimhäute, Beklopfen der Nasennebenhöhlen, Palpation der Nervenaustrittspunkte Inspektion der Ohren (Gehörgang, Trommelfell), Überprüfen des Hörvermögens (Versuch nach Rinne/Weber) Inspektion von Lippen, Mundhöhle, Zunge, Gaumen, Rachen, Tonsillen, Zähne, Zahnfleisch
Hals	HWS-Beweglichkeit, Palpation der Lymphknoten, Inspektion der zervikalen und klavikulären Halsvenen, Inspektion/Palpation der Schilddrüse
Lunge	Inspektion/Palpation/Perkussion/Auskultation der Lunge
Herz	Palpation des Herzspitzenstoßes, Auskultation des Herzens (Frequenz, Rhythmus, Herztöne, Herzgeräusche), Auskultation der A. carotis
Mammae	Inspektion/Palpation der Mammae auf Größe und Konsistenz
Abdomen	Inspektion der Bauchdecke, Auskultation der Darm-, Gefäßgeräusche, Perkussion, Palpation (oberflächlich/tief)
Gefäßsystem	Palpation/Auskultation der Arterien und Venen
Extremitäten	Inspektion/Palpation/Funktionsprüfung der Arme und Hände Inspektion/Palpation/Funktionsprüfung der Beine und Füße Inspektion/Palpation/Perkussion Funktionsprüfung der Wirbelsäule
Neurologische Untersuchung	Untersuchung der Hirnnerven Funktionsuntersuchung der Reflexe Überprüfen der Kraft und Motorik Überprüfen der Sensibilität Überprüfen der Koordination
Rektum, Genitale	Inspektion des Anus, Palpation des Rektums Inspektion/Palpation des äußeren Genitales, Palpation der inguinalen Lymphknoten

▮ Tab. 1: Vorgehensweise bei der körperlichen Untersuchung.

- Erhebung der Vitalparameter Puls, Blutdruck, Atemfrequenz, Temperatur und Bewusstsein
- Bestimmung von Größe und Gewicht
- Bestimmung des Allgemein- und Ernährungszustands
- Inspektion des Mundhöhle mit Beurteilung des Rachenrings
- Palpation der zervikalen, klavikulären, axillären, inguinalen Lymphknoten
- Perkussion und Auskultation der Lunge
- Auskultation des Herzens
- Inspektion und Palpation des Abdomens
- Inspektion der Beine und Füße

Tab. 2: Mindestumfang und -dokumentation einer körperlichen Untersuchung.

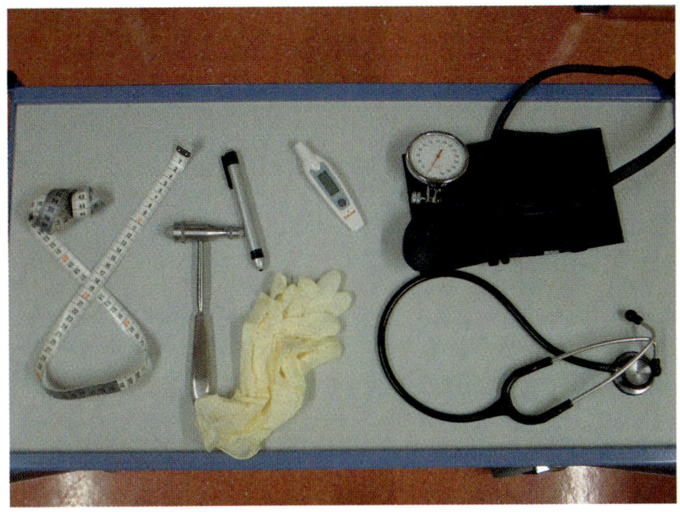

Abb. 1: Ausgewählte Gebrauchsutensilien für die körperliche Untersuchung. [8]

befundes natürlich weitaus weniger Zeit, sollte aber mindestens die in Tabelle 2 gezeigten Aspekte beinhalten.

Die Kunst einer guten Untersuchung ist es, höchste Effektivität zu erzielen. Dies bedeutet, mit einem Minimum an Aufwand für den Patienten das Maximum an Diagnostik zu betreiben.

Nach Abschluss der Untersuchung sollte jeder Patient kurz über die erhobenen Befunde informiert und alle weiteren Untersuchungen sollten besprochen werden.

Ausrüstung

Bei der körperlichen Untersuchung bedarf es für den Arzt einer qualitativ guten und vollständigen Ausrüstung. Hierzu zählen neben Einmalhandschuhen eine Uhr für die Puls- und Atemfrequenzmessung, ein Stethoskop für die Auskultation, ein Blutdruckmessgerät, ein Fieberthermometer, eine Pupillenleuchte, ein Glas- bzw. Holzspatel, ein Reflexhammer, eine Einmalnadel, eine Stimmgabel und ein Maßband. Für ein Oto-, Rhino- und Ophthalmoskop empfiehlt es sich, ein Kombinationsgerät mit unterschiedlichen Aufsätzen zu benutzen. Für die rektale Untersuchung benötigt man i. d. R. Vaseline. Diese Utensilien sollten in einem Untersuchungsraum griffbereit sein, sodass unnötige Pausen, z. B. während der Patient entkleidet ist, vermieden werden (Abb. 1).
Natürlich wird und sollte der Student am Anfang seiner Ausbildung nicht alle diese Geräte immer bei sich tragen. Für die Mitnahme im Kittel empfehlen sich neben dem Stethoskop eine Pupillenleuchte, der Reflexhammer und ein Mundspatel.

Zusammenfassung

- Die klinische Untersuchung basiert auf Inspektion, Palpation, Perkussion und Auskultation.
- Häufig nicht inspizierte Areale sind die Ohren und die Rima ani.
- Für die Untersuchung sollte ein möglichst ruhiges und ungestörtes Umfeld zur Verfügung stehen.
- Bei einer Erstuntersuchung sollten möglichst viele und umfassende Information und Befunde erhoben werden, und der Patient sollte bis auf die Unterwäsche ausgezogen sein.
- Folge- und Verlaufsuntersuchungen sind zeitlich wesentlich kürzer und gezielter.
- Zur Basisausrüstung für die klinische Untersuchung gehören Stift, Dokumentationsblatt, ein Stethoskop, ein Mundspatel, eine Stablampe und ein Reflexhammer.

Der Gesamteindruck

Bevor sich der Arzt mit den einzelnen Organsystemen im Speziellen befasst, sollte er sich einen ersten Gesamteindruck von seinem Patienten verschaffen. In diesen ersten Eindruck fließen sowohl die physische Konstitution (Alter, körperliches Erscheinungsbild, Krankheitszustand) als auch der psychisch-emotionale Zustand (Angst, Unruhe, Apathie) des Patienten mit ein. Schon beim Betreten des Zimmers können diverse Aspekte wie Gang, Haltung, Gestik oder auch Konstitutionstyp beurteilt und diese später in Zusammenhang zu den angegebenen Beschwerden gesetzt werden. Bei der namentlichen Vorstellung werden die übrigen Aspekte wie Sprache oder Alter erfasst.

Alter

Das Alter des Patienten ist im Hinblick auf die Ursachenfindung von Erkrankungen ein wichtiger Baustein. Für nahezu alle Krankheiten gibt es bzgl. des Erkrankungsalters einen Häufigkeitsgipfel. So ist z. B. das Auftreten von Basaliomen oder auch der Riesenzellarteriitis stark mit einem hohen Lebensalter assoziiert. Natürlich bestätigen auch hier Ausnahmen die Regel, grundsätzlich kann man die differenzialdiagnostischen Überlegungen aber in Abhängigkeit vom Alter des Patienten modifizieren. Ebenso kann eine Diskrepanz zwischen dem kalendarischen und dem biologischen Alter auf verschiedene Erkrankungen hinweisen. ▌Abbildung 1 zeigt einen deutlich vorgealterten 42-jährigen Patienten bei zugrunde liegender COPD nach Zigarettenabusus.

Habitus und Konstitutionstyp

Unter dem Habitus eines Patienten versteht man dessen körperliches Erscheinungsbild, d. h. Körpergröße, Körperhaltung, proportionale Verteilung und eventuelle anatomische Besonderheiten. Hieraus lassen sich Rückschlüsse auf angeborene oder erworbene Krankheiten ziehen. Während Erkrankungen wie das Marfan-Syndrom oder Hypophysenstörungen mit einem Hochwuchs (≥ 186 cm) assoziiert sind, geht z. B.

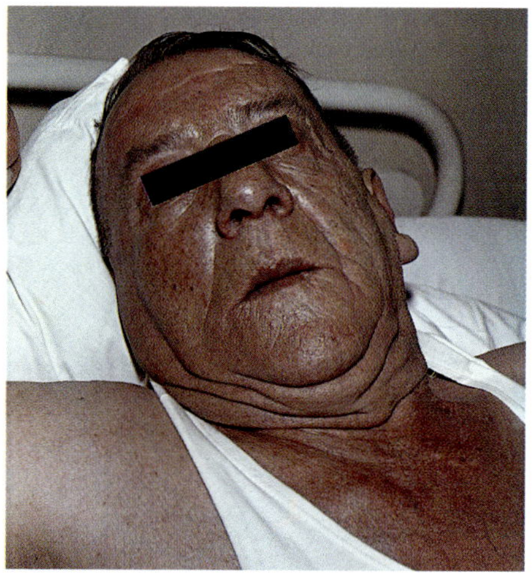

▌Abb. 1: Deutlich vorgealterter Patient bei COPD. [1]

das Turner-Syndrom mit einem Minderwuchs (≤ 150 cm) einher.
Der Psychiater Kretschmer hat in seinem Werk drei grundsätzliche Körperbautypen definiert, welche für den Untersucher ein Anhaltspunkt zur Beurteilung des Patienten sein können. Zwar stellt diese Einteilung keine streng objektive Bewertung dar, dennoch sollte man sie kennen. Der **asthenische oder leptosome Körperbautyp** ist nach Kretschmer ein dünner, lang aufgeschossener Typ mit schmalen Schultern, flachem Brustkorb und länglichem Gesicht. Dieser idealistische Konstitutionstyp leidet körperlich mit relativ hoher Wahrscheinlichkeit an Hypotonie, orthostatischer Dysregulation oder auch an Ulkuserkrankungen. Der **pyknische Konstitutionstyp** ist klein und gedrungen, mit Bauchansatz bzw. Adipositas und rundlichem Gesicht. Der pyknische Typ hat Probleme mit Erkrankungen wie Hypertonie, KHK oder auch Gicht. Er gilt als redseliger, aufgeschlossener und genießender Mensch. Der **athletische Typ** ist muskulös mit breiten, kräftigen Schultern und durchtrainiertem Körper. Somatisch betrachtet lebt dieser Konstitutionstyp im Vergleich zu den anderen beiden am gesündesten, für ihn gibt es keine „typischen" Krankheitsbilder. ▌Abbildung 2 zeigt die drei verschiedenen Typen.

Vitalparameter

Die Erhebung der Vitalparameter Puls, Blutdruck, Atemfrequenz, Temperatur und Bewusstseinslage sollte am Anfang jeder Patientenuntersuchung stehen, um sich einen Überblick über die derzeitige Verfassung des Patienten zu verschaffen und potenziell lebensbedrohliche Zustände rechtzeitig therapieren zu können. ▌Tabelle 1 gibt sowohl die Normwerte als auch Pathologien der Vitalparameter für Erwachsene wieder.

Bewusstseinslage, Orientierung

Eine Beurteilung des Bewusstseinszustands und der Orientierung des Patienten gehört grundsätzlich zu den zu erhebenden Vitalparametern. Mit Fragen zu Person, Ort und Zeit können neuropsychiatrische Einschränkungen schon zu Beginn der Untersuchung eingeschätzt werden. Von einem **somnolenten** Patienten spricht man bei einer abnormen Schläfrigkeit, aber Erweckbarkeit des Patienten. Reagiert der Patient nur auf starke Reize (z. B. Schmerz) mit Abwehrbewegungen bei einem schlafähnlichen Zustand, so bezeichnet

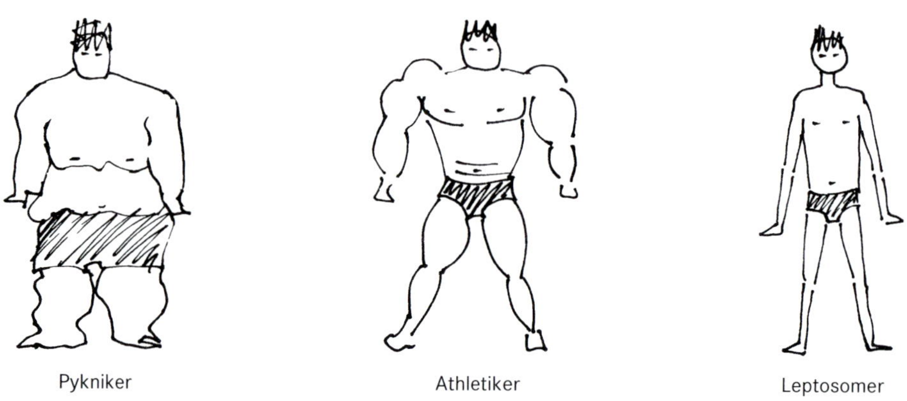

▌Abb. 2: Die verschiedenen Konstitutionstypen nach Kretschmer. Nach [35]

Vitalparameter	Normwerte	Pathologische Werte
Puls (/min)	60 – 80	Tachykardie: ≥ 100 Bradykardie: ≤ 50
Blutdruck (mmHg)	Systolisch: 100 – 130 Diastolisch: bis 85	Hypertonie: syst. ≥ 140; diast. ≥ 85 Hypotonie: syst. ≤ 100
Atemfrequenz (/min)	7 – 16	Tachypnoe: ≥ 17 Bradypnoe: ≤ 7
Temperatur (°C), Messung oral/ axillär/rektal	Bis 37,5	Unterkühlung: ≤ 36 Subfebril: 37,5 – 38,5 Fieber: ≥ 38,5
Bewusstseinslage	Wacher, aufmerksamer Patient	Eingeschränkter, somnolenter, soporöser, komatöser Patient

Tab. 1: Vitalparameter mit Normwerten und Pathologien.

BMI	Gewichtsdefinitionen
≤ 18	Untergewicht, Kachexie
18 – 25	Normalgewicht
> 25	Adipositas, Grad I
≥ 30	Adipositas, Grad II
≥ 40	Adipositas permagna, Grad III

Tab. 2: Body-Mass-Index und Normwerte.

man dies als **Sopor.** Ist der Patient im **Koma,** so zeigt er keinerlei Reaktion auf äußere Reize, kann keine willkürlichen Bewegungen ausführen und gibt keine oder nur ungezielte Abwehrbewegungen als Reizantwort. Eine genauere Differenzierung erlaubt die Glasgow-Coma-Scale (s. S. 106, Tab. 1).

Fieber

Fieber ist eine Begleiterscheinung vieler Erkrankungen. So findet sich Fieber als Symptom bei Infektionen, Tumorerkrankungen, Kollagenosen und Vaskulitiden, aber auch infolge medikamentöser Therapie oder selbst induziert bei psychiatrischen Patienten. Grundsätzlich kann man Fieber **aurikulär** (Ohr), **oral** (Mund), **axillär** (Achseln) oder **rektal** messen. Zwischen den Messorten können durchaus Schwankungen bis zu 1 °C gemessen werden. Für die Beurteilung und Erstellung eines Fieberverlaufs sollte man deshalb immer am selben Ort die Temperatur messen.

Ernährungszustand

Der Ernährungszustand (EZ) eines Patienten wird möglichst objektiv beurteilt. Die Erfassung des **Body-Mass-Index** (BMI) dient hierzu als allgemeiner Standard (Tab. 2). Dazu wird das Gewicht und die Größe des Patienten ermittelt und der BMI nach der Formel **Körpergewicht (kg)/Körpergröße (m^2)** berechnet.
Zur Beurteilung des Ernährungszustands gehört auch die Überprüfung des Wasserhaushalts. Als klinische Zeichen einer Dehydrierung, die besonders häufig bei alten Menschen zu finden ist, gelten trockene Schleimhäute, eine trocken belegt Zunge sowie „stehende Hautfalten", am besten zu sehen am Handrücken der Patienten. Ebenso können periphere oder zentrale Ödeme beobachtet werden.

Haut

Die Beschaffenheit der Haut und auffällige Veränderungen können ebenfalls wichtige Hinweise auf Erkrankungen geben. Wichtig ist hier ein Erfassen von Farbveränderungen (Ikterus, Anämie, Pigmentstörungen), Gefäßzeichnungen, Blutungen oder Effloreszenzen (s. S. 134 ff.).

Hygienischer Zustand

Das Hygienebewusstsein des Patienten lässt sich am äußeren Erscheinungsbild, am Körpergeruch oder auch am Zahnstatus des Patienten festmachen. Hieraus können Rückschlüsse auf die allgemeinen Lebensumstände und Ernährungsgewohnheiten der jeweiligen Person gezogen werden, eine Beobachtung, die für die Entstehung und Ursachenfindung etwaiger Erkrankungen von entscheidender Bedeutung sein kann. So können beispielsweise Infektionskrankheiten wie die Tuberkulose hygienisch schlechten Lebensbedingungen zugeordnet werden. Ein ausgeprägter Azetongeruch kann ein Hinweis auf eine diabetische Grunderkrankung sein, der Foetor (Mundgeruch) hepaticus ist ein Zeichen für ein Leberversagen.

Zusammenfassung

- Viele Erkrankungen lassen sich epidemiologisch unterschiedlichen Altersstufen zuordnen.
- Nach Kretschmer lassen sich der leptosome, pyknische und athletische Konstitutionstyp unterscheiden.
- Die Erhebung der Vitalparameter umfasst Puls, Blutdruck, Atemfrequenz, Temperatur und Bewusstseinslage.
- Fieber ist ein Begleitsymptom von vielen Erkrankungen.
- Die Haut ist bei vielen Erkrankungen ebenfalls betroffen.
- Das äußere Erscheinungsbild verrät i. d. R. viel über die Lebensumstände des Patienten.

Kopf und Gesicht

Die Kopfform und das Gesicht eines Patienten geben dem Untersucher viele erste Informationen über dessen Verfassung, ohne überhaupt mit ihm gesprochen zu haben. So lassen sich in der Mimik und Gestik neben dem allgemeinen Gesundheitszustand und Emotionen auch Schmerzen oder Leiden herauslesen. In puncto Größe, Form und Proportionen des Kopfes gibt es eine große Variationsbreite. Eine pathologische Vergrößerung wird als **Makrozephalie** bezeichnet. Hauptursache hierfür ist der Hydrozephalus, dem eine Liquorabflussstörung zugrunde liegt. Eine Verkleinerung des Kopfes wird als **Mikrozephalie** bezeichnet.
Das sehr häufig angegebene Symptom Kopfschmerzen hat die in ▮ Tabelle 1 gezeigten Differenzialdiagnosen.

Kopfschmerzart	Klinik
Spannungskopfschmerz	Häufigste Kopfschmerzform, dumpfer, drückender Dauerkopfschmerz im Nacken- und Hinterkopfbereich, Ausstrahlung über Schädelkalotte bis zur Stirn, mögliche Ursachen sind Verspannungen kopfnaher Muskeln
Migräne	Meist halbseitiger, pulsierender, heftiger Kopfschmerz im Stirn-, Orbital-, Schläfenbereich, Verstärkung durch Licht oder Geräusche, vegetative Begleitsymptome (Übelkeit, Erbrechen, Durchfall, Geräuschempfindlichkeit, Lichtscheu), psychische Begleitsymptome (Reizbarkeit, Affektlabilität), Triggerfaktoren sind Anspannung, Angst, Stress, endokrinologische Faktoren, Nahrungsmittelintoleranzen (Alkohol, Käse, Schokolade), Wetterumschwung (Föhn), Schlafmangel
Clusterkopfschmerz	Anfallartige, heftigste Schmerzen um Auge, Stirn, Schläfe; gerötetes, tränendes Auge, verstopfte Nase, besonders einseitiges Auftreten, meist sind junge Männer betroffen
Kopfschmerzen infektiöser Genese	Meist akut beginnender, dumpfer Kopfschmerz mit Begleitsymptomen (Fieber, Nackensteifigkeit, Fotophobie, Krampfanfälle)
Kopfschmerzen vaskulärer Genese	Akuter „Vernichtungskopfschmerz" bei Subarachnoidalblutung, unilateraler plötzlicher heftiger Kopfschmerz bei Sinusvenenthrombose, Sehstörungen und Druckschmerz über der A. temporalis bei Arteriitis temporalis
Medikamentös induzierter Kopfschmerz	Nach Absetzen von Analgetika oder als Reaktion auf Nitrate
Tumorbedingter Kopfschmerz	Vom Tumorwachstum abhängiger Kopfschmerz (plötzlich oder langsam progredient) mit Erhöhung des Hirndrucks (Hirndruckzeichen: schwallartiges Erbrechen, Krampfanfälle)

▮ Tab. 1: Differenzialdiagnosen zum Kopfschmerz.

Inspektion

Eine genaue Inspektion lässt neben offensichtlichen Grunderkrankungen auch Rückschlüsse auf diskretere Veränderungen zu. So kann der geübte Untersucher aus dem Gesicht seiner Patienten eine **Anämie** (blasse Haut), eine **Zyanose** (Blaufärbung bei O_2-Mangel), eine **Polyglobulie** (Rotblaufärbung) oder auch einen **Ikterus** (Gelbfärbung bei Lebererkrankungen) als Hinweise für entsprechende Grunderkrankungen lesen. Aber auch endokrine Störungen lassen sich im Gesicht des Patienten erkennen. So wirkt das Gesicht bei einer Schilddrüsenüberfunktion (Hyperthyreose, ▮ Abb. 3a) aufgrund des Phänomens des Exophthalmus oft angespannt und ängstlich. Bei einer Hypothyreose (▮ Abb. 3b) hingegen ist es aufgedunsen, die Haare wirken stumpf, struppig und spröde. Das typische Äußere eines Menschen mit Akromegalie zeigt ▮ Abbildung 1. Das Gesicht eines Patienten mit M. Parkinson wirkt mimisch starr, blass und wächsern (auch „Maskengesicht" genannt, ▮ Abb. 2). Das Cushing-Gesicht, als Folge einer Überfunktion der Nebennierenrinde oder einer Kortisontherapie, imponiert als hochrotes Vollmondgesicht. Xanthelasmen, gelblich gefärbte und beetartige Hauteinlagerungen im Oberlidbereich, sind mit einer Hyperlipoproteinämie assoziiert. Als pathognomonisches Bild eines Lupus erythematodes gilt ein blaurotes „Schmetterlingserythem" um Nasenrücken und Wangen. Zu achten ist auf Asymmetrien als Zeichen von Tumoren und auf Muskel- oder Nervenlähmungen (z. B. Fazialisparese). Brillen- oder Monokelhämatome sind Einblutungen in das periaurikuläre Gewebe und weisen auf eine Schädelbasisfraktur hin.

Palpation

Für die Palpation werden beide Hände genommen. Zunächst wird die Schädelkalotte auf **Unebenheiten, Vorwölbungen** (Stirnbein bei M. Paget), **Eindellungen** (DD Plasmozytom) und **Druckschmerzhaftigkeit** abgetastet. Durch ein Beklopfen und Betasten der einzelnen Regionen (frontal, parietal, okzipital) lässt sich ein bis dahin diffuser Kopfschmerz näher lokalisieren. Die Palpation der Nervenaustrittspunkte (NAP) des N. trigeminus erlaubt eine Aussage über eine bestehende Trigeminusneuralgie bzw. entzündliche Prozesse der jeweiligen Nasennebenhöhlen. Der Unter-

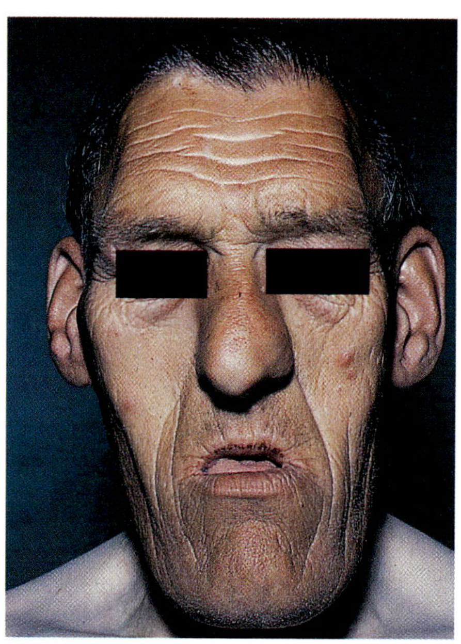

▮ Abb. 1: Charakteristisches Gesicht bei Akromegalie. [1]

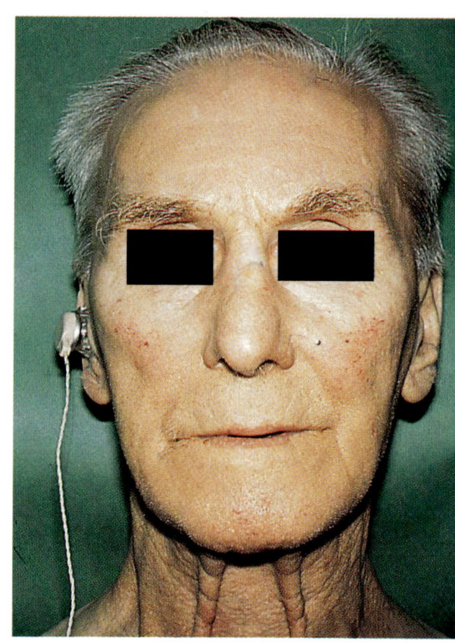

▮ Abb. 2: Charakteristisches Gesichtsprofil bei M. Parkinson. [1]

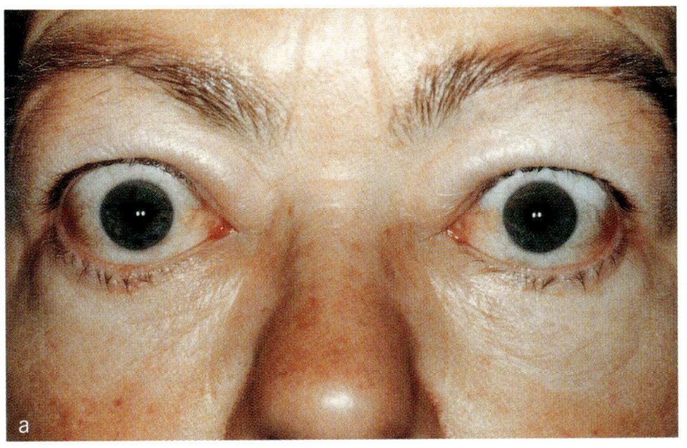

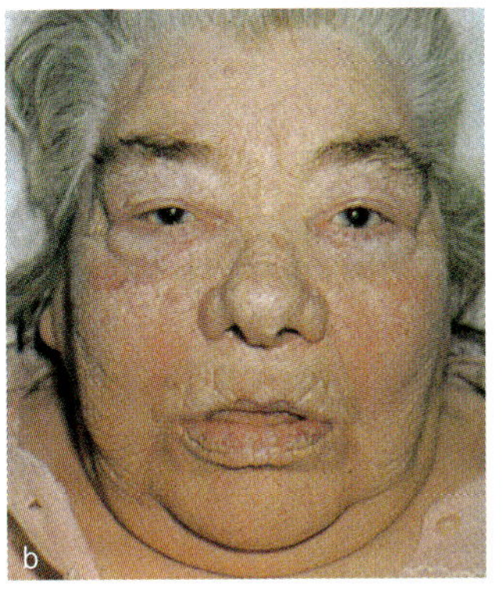

▌ Abb. 3: Charakteristisches Gesicht bei a) Hyperthyreose bzw. b) Hypothyreose. [9; 1]

sucher übt leichten Druck auf die Foramina supraorbitale (N. supratrochlearis), infraorbitale (N. infraorbitalis) und mentale (N. mentalis) aus (▌ Abb. 4). Bei Druckempfindlichkeit bzw. Schmerzen über dem Foramen supraorbitale sollte an eine **Sinusitis frontalis,** über dem Foramen infraorbitale an eine **Sinusitis maxillaris** und über dem Foramen mentale an **entzündliche Zahnerkrankungen** gedacht werden. Besonders bei älteren Menschen ist auch die temporal verlaufende A. temporalis auf evtl. Druckschmerzhaftigkeit oder Verhärtungen als Hinweis auf eine **Riesenzellarteriitis** zu prüfen.

Perkussion

Mithilfe der Perkussion fahndet der Untersucher nach Frakturen, entzündlichen und neoplastischen Prozessen. Hierfür beklopft er mit seinem Zeige- oder Mittelfinger die einzelnen Regionen der Schädelkalotte, das Mastoid (▌ Abb. 5) und die Projektionsareale der Nasennebenhöhlen (NNH) und achtet auf die Angabe eines Klopfschmerzes.

Funktionsüberprüfung

Das Überprüfen einzelner Organe des Kopfes und der Hirnnerven wird in den entsprechenden Kapiteln abgehandelt.

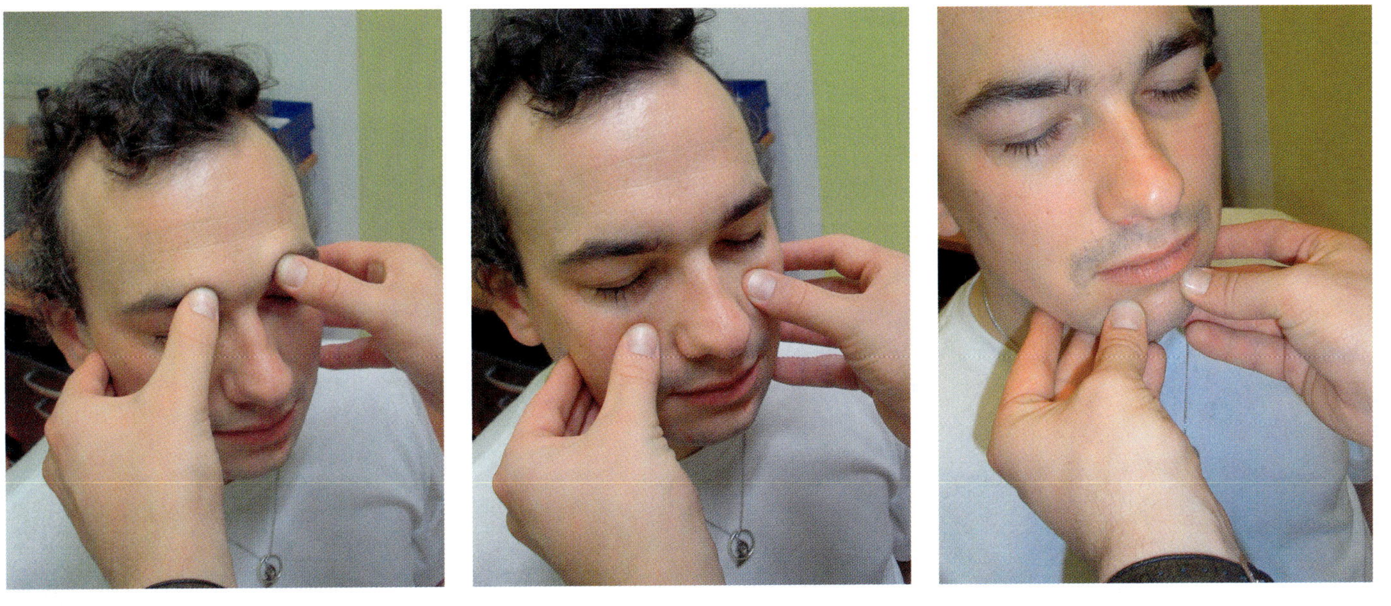

▌ Abb. 4: Palpation der Nervenaustrittspunkte (NAP). [8]

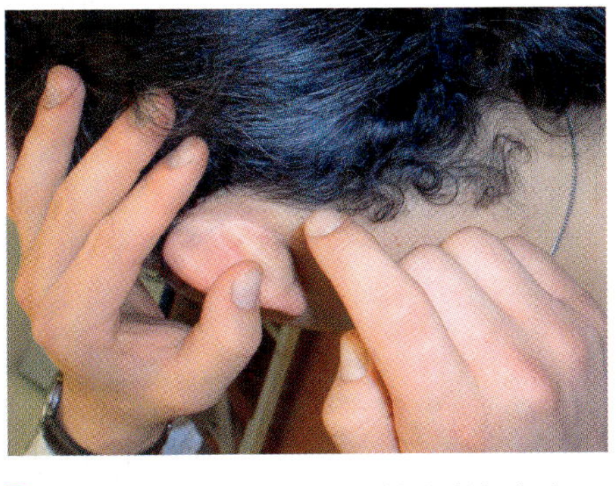

▌ Abb. 5: Perkussion des Mastoids bei Verdacht auf Mastoiditis. [8]

Zusammenfassung

- ✖ Aus dem Gesicht des Patienten lassen sich viele wichtige Informationen über dessen physische und psychische Verfassung ablesen.
- ✖ Spannungskopfschmerzen sind die wohl am häufigsten behandelten Beschwerden.
- ✖ Verschiedene endokrinologische Erkrankungen (Hyper-, Hypothyreose) lassen sich bereits im Gesicht des Patienten erkennen.
- ✖ Die Palpation der Nervenaustrittspunkte dient der Diagnostik von Neuralgien und Nasennebenhöhlenentzündungen.
- ✖ Die Perkussion einzelner Regionen des Schädels dient der Diagnostik von Frakturen, Entzündungen und Tumoren.

Augen

Für die detaillierte Untersuchung der Augenvorderkammer bzw. des Augenhintergrunds bedient man sich technischer Gerätschaften (Spaltlampe, Ophthalmoskop).

Anamnese

Die Hauptbeschwerden von Patienten im Bereich der Augen äußern sich ein- oder beidseits in einer Abnahme des Sehvermögens, in Schmerzen, Schwellungen und Rötungen.

▶ Ein für die Patienten sehr belastendes Ereignis ist hierbei der **Visusverlust.** Die detaillierte Schilderung über Beginn, Art, Dauer und Begleitsymptome gibt schon erste Hinweise auf die Pathogenese. Sowohl für den plötzlichen als auch für einen langsam progredienten Visusverlust gibt es verschiedenste Differenzialdiagnostische Ursachen (▮ Tab. 1). Die Frage nach Erstmaligkeit oder Rezidiven der Beschwerden, d. h. ob der Patient diese Art von Beschwerden kennt, ist in diesem Zusammenhang zudem wegweisend.
▶ **Doppelbilder** (Diplopie) s. Seite 89.
▶ Blitze oder Flimmern werden als **Fotopsie** bezeichnet und lassen an eine Glaskörpereinblutung denken.
▶ Geben Patienten an, bestimmte Gegenstände nur noch verzerrt **(Metamorphopsie)** wahrzunehmen, liegt normalerweise eine Netzhautablösung vor.

Begleitsymptome wie Kopfschmerzen, Doppelbilder, frühere Operationen, die Verwendung von Hilfsmitteln wie Brille oder Kontaktlinsen und für die ophthalmologische Anamnese wichtige Grunderkrankungen wie Diabetes mellitus, Hypertonie und Infektionskrankheiten sollten zudem erfragt werden. Auch eine ausführliche Medikamentenanamnese ist wichtig, da eine Vielzahl von Pharmaka, beispielsweise Steroide oder Neuroleptika, die Augen sowohl reversibel als auch irreversibel schädigen können.

Inspektion

Eine gründliche Inspektion des Augenapparats beginnt mit dem Blick auf die äußere Augenregion. Das Verhältnis der Stellung des Augenbulbus zum Orbitalrand gibt die Möglichkeit, einen Ex- oder Enophthalmus zu befunden. Das **„blaue Auge"** ist meist die Folge eines Traumas auf die Orbita und kann evtl. auch durch eine Nasen- oder Schädelfraktur hervorgerufen werden.

Vorderer Augenabschnitt

Zum vorderen Augenabschnitt gehören die Augenlider, Bindehaut, Hornhaut, Iris, Vorderkammer, Pupille und Linse. Für die Beurteilung des vorderen Augenabschnitts bedient man sich neben der klinischen Untersuchung auch der technischen Spaltlampenuntersuchung.

Augenlider Bei der Beurteilung der Augenlider ist zunächst auf die Lidstellung und die Lidspaltenweite zu achten. Diese beträgt normalerweise ca. 1 cm. Eine Verengung kann durch einen **Enophthalmus,** d. h. ein Zurückfallen des Augenbulbus in die Augenhöhle, bedingt sein. Eine Erweiterung findet sich hingegen bei einem **Exophthalmus** oder einer N.-facialis-Parese. Bei einem extremen Exophthalmus entwickelt sich ein unvollständiger Lidschluss, welchen man als auch als **Lagophthalmus** bezeichnet. Hier kann man das **Bell-Phänomen** beobachten – versucht der Patient einen Lidschluss, kann der Untersucher die Bulbusdrehung nach kranial erkennen. Ein beidseitiger Exophthalmus spricht für eine endokrine Orbitopathie, meist beim M. Basedow. Der Lidschlag erfolgt normalerweise in einem Abstand von 2 – 3 Sek. Ein seltener Lidschlag weist, zusammen mit weiteren Augenzeichen (▮ Tab. 2), auf einen M. Basedow hin. Ein häufiger Lidschlag findet sich bei Tic-Störungen.
Zu achten ist auch auf die Konsistenz und Beschaffenheit der Ober- und Unterlider. Diese können bei Vorliegen eines **Gerstenkorns** (Hordeolum), eines **Hagelkorns** (Chalazion) oder eines **Lidödems** (bei allergischer Reaktion) verändert sein.

Bindehaut (Konjunktiva) Bei der Untersuchung der Bindehäute achtet man besonders auf Rötungen, Schwellungen oder Konsistenzveränderungen. Das untere Augenlid wird hierfür mit beiden Daumen vorsichtig nach unten gezogen. Für die Untersuchung des oberen Augenlids muss dieses ektropioniert werden. Hierzu wird der Patient gebeten, nach unten zu sehen, die Wimpern des Oberlides werden zwischen Zeigefinger und Daumen der einen Hand gefasst und mit einem Stieltupfer wird Druck auf die Mitte des oberen Augenlids ausgeübt. Die Vorderkante des Lids klappt dadurch nach oben, und die Bindehaut ist einsehbar. Typische Beschwerden bei Affektion der Konjunktiven sind **Jucken, Brennen, Fremdkörpergefühl, Lichtscheu** oder auch **vermehrter Tränenfluss.** Während **konjunktivale Injektionen** als hellrote, oberflächliche Gefäßhyperämie imponieren und auf eine Konjunktivitis hinweisen, entstehen **ziliare Injektionen** (bläulich-rötliche Färbung) infolge schwerer Infektionen wie Keratitiden oder Iritiden.

Hornhaut (Kornea)/Lederhaut (Sklera) Bei der Untersuchung von Kornea und Sklera beurteilt man den **Durchmesser** (Erwachsener ca. 11 – 12 mm), die **Oberflächenbeschaffenheit** (Normalbefund: glatt, glänzend), die **Transparenz** und evtl. **Farbveränderungen.** Mit dieser Vorgehensweise lassen sich beispielsweise Hornhaut-

	Ursachen	Charakteristika
Plötzlicher Visusverlust	Zentralarterienverschluss	Plötzlicher, innerhalb von Sekunden eintretender, schmerzloser Visusverlust
	Zentralvenenverschluss	Plötzlicher, schmerzloser Visusverlust, Patient berichtet von einem „Schleier vor dem Auge"
	Akuter Glaukomanfall	Plötzlicher, sehr schmerzhafter Visusverlust, Nebelsehen, rotes Auge, weite Pupille, Begleitsymptome (Übelkeit, Erbrechen)
	Amaurosis fugax	Schmerzloser, nur vorübergehender Sehverlust infolge eines embolischen oder spastischen Verschlusses der A. centralis retinae
	Arteriitis temporalis	Schmerzloser Sehverlust, druckschmerzhafte A. temporalis, Schmerzen beim Kauen
	Netzhautablösung	Anfangs Gesichtsfeldausfälle, blitzende Lichter (sog. Rußregen)
	Glaskörperblutung	Schmerzloser Vorgang, Patient sieht kleine schwarze Punkte/Ringe
Langsamer Visusverlust	Katarakt	Schmerzlose, langsam fortschreitende Sehverschlechterung, „Schleiersehen"
	Optikusneuritis	Sich über Stunden bis Tage entwickelnde Sehverschlechterung mit Schmerzen beider Augen
	Stauungspapille	Lange normale Sehschärfe und Gesichtsfeld, erst bei der folgenden Optikusatrophie kommt es zu Visuseinschränkungen und Gesichtsfeldausfällen
	Makuladegeneration	Verschlechterung des zentralen Visus, Metamorphopsien (Verzerren der Objekte)

▮ Tab. 1: Ursachen und anamnestische Charakteristika bei plötzlichem und langsam progredientem Visusverlust.

erosionen bzw. -ulzera, aber auch trophische Veränderungen (z. B. Kayser-Fleischer-Kornealring bei M. Wilson) diagnostizieren. Die Hornhautsensibilität wird mit dem auf Seite 90 gezeigten Kornealreflex überprüft.

Pupillen Die Pupillen eines gesunden Menschen sind normalerweise seitengleich und in ihrer Größe von den vorherrschenden Lichtverhältnissen abhängig. Eine **Entrundung** kann nach Trauma oder bei erhöhtem intraokulären Druck beobachtet werden. Unter einer **Anisokorie** versteht man eine Seitendifferenz der beiden Pupillen, die durch eine Entzündungen oder intrakranielle Druckerhöhung verursacht sein kann. Verschiedene Ursachen für eine Miosis, eine **Verengung** beider Pupillen ≤ 2 mm, sind physiologisch (durch entsprechenden Lichteinfall), aber auch entzündlicher (z. B. Iritis), neurologischer (z. B. Horner-Trias, s. o.) oder medikamentöser (Opiate, Narkotika) Genese. Häufige Gründe für eine Mydriasis (**Erweiterung** beider Pupillen ≥ 5 mm) sind u. a. Angst, akute Glaukomanfälle, aber auch Kokain, Atropin oder Amphetamine.

Hinterer Augenabschnitt (Glaskörper, Papille, Netzhaut)

Bei der ophthalmologischen Untersuchung gibt es neben der Bulbuspalpation zur Glaukomdiagnostik zudem einige spezielle Untersuchungstechniken. Die wichtigsten werden im Folgenden näher erklärt, allerdings sei für weitere Untersuchungen auf das BASICS Augenheilkunde verwiesen.

Palpation

Die seitenvergleichende Palpation des Bulbus kann einen klinischen Hinweis auf einen erhöhten Augeninnendruck geben. Hierfür sollte der Patient die Augen schließen und nach unten blicken. Nun drückt der Untersucher mit beiden Daumen vorsichtig die beiden Augenbulbi leicht ein und versucht dabei, deren Imprimierbarkeit zu beurteilen. Der Bulbusdruck ist erhöht bei einem akuten Glaukomanfall (Konsistenz: steinhart), erniedrigt bei perforierenden Verletzungen (meist einseitig) bzw. bei Patienten im diabetischen Koma (meist doppelseitig).

> Hilfreich ist, die Palpation der Augenbulbi oft an gesunden Menschen zu üben und sich diesen Augeninnendruck einzuprägen.

Zeichen	Charakteristika
Graefe-Zeichen	Fehlende Oberlidsenkung bei Blicksenkung
Moebius-Zeichen	Konvergenzschwäche
Dalrymple-Zeichen	Weißer, über der Hornhaut sichtbarer Sklerenstreifen
Stellwag-Zeichen	Seltener Lidschlag

Tab. 2: Typische Augenzeichen bei M. Basedow.

Spezielle Untersuchungen

Visusprüfung/Farbsehen

Eine Überprüfung des Visus kann mittels Sehtafeln erfolgen. Hierzu werden Landolt-Ringe (Ringe mit Aussparungen unterschiedlicher Stellung), Pflüger-Haken (E-Haken in unterschiedlicher Drehung), Zahlen-, Text- oder Bildtafeln verwendet. Das Farbensehen lässt sich ebenfalls mit speziellen Tafeln (Ishiara-, Stilling-Tafeln) überprüfen.

Augenhintergrundspiegelung (Ophthalmoskopie)

Der Augenhintergrund sollte grundsätzlich bei jedem Patienten mit einer Sehverschlechterung untersucht werden. Bei Krankheiten wie Diabetes mellitus oder Hypertonie ist eine Fundoskopie Standard. Am besten wird der Patienten in einem abgedunkelten Raum untersucht. Der Untersucher sitzt ihm gegenüber und „spiegelt" mithilfe eines Ophthalmoskops mit seinem rechten Auge das rechte Patientenauge. Ebenso wird mit dem linken Auge verfahren. Um sowohl die Peripherie des Augenhintergrunds als auch die Gefäße beurteilen zu können, empfiehlt es sich, die Pupille mit einem Tropfen eines Mydriatikums (Sympathomimetikum, Parasympatholytikum) zu erweitern (Abb. 1).

> Die Fahrtauglichkeit des Patienten nach Gabe eines Mydriatikums ist eingeschränkt. Er darf nach der Untersuchung nicht Auto fahren!

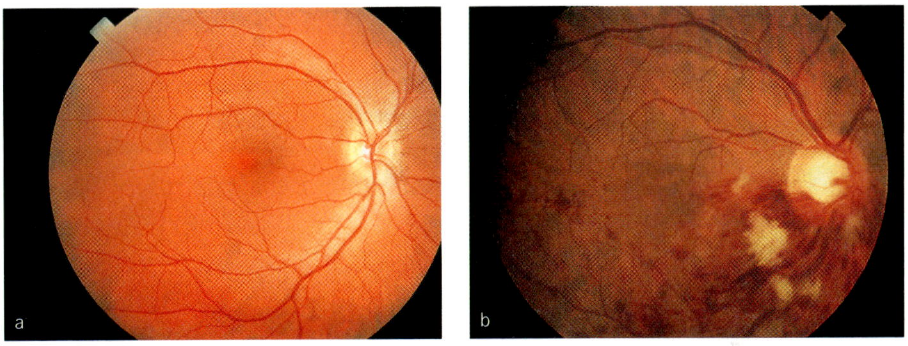

Abb. 1: Beispiel für einen a) gesunden sowie b) pathologischen (Stammvenenverschluss mit Cotton-wool-Spots) Augenhintergrund. [4]

Zusammenfassung

- Verschiedenste Phänomene (Fotopsie, Metamorphopsie) sind diagnostisch wegweisend und somit Bestandteil jeder Anamnese.
- Augenzeichen des M. Basedow sind neben dem Exophthalmus das Graefe-, Stellwag-, Möbius- und Dalrymple-Zeichen.
- Bestimmte Medikamente können zu reversiblen und irreversiblen Augenschäden führen.
- Der Begriff Anisokorie beschreibt eine Pupillendifferenz zwischen linkem und rechtem Auge.
- Mit der Bulbuspalpation lässt sich eine Druckdifferenz beider Augen beurteilen.
- Zu den Funktionstests des Auges gehören die Überprüfung des Visus, des Farbsehens, der Augenmotilität und des Gesichtsfelds.
- Mit der Ophthalmoskopie lässt sich der hintere Augenabschnitt nach pathologischen Veränderungen beurteilen.

Ohren und Nase

Die detaillierte Untersuchung von Nase und Ohren gehört genauso wie die Untersuchung von Mund und Rachen in das HNO-ärztliche Fachgebiet. Für eine orientierende Untersuchung bedarf es lediglich bestimmter Instrumente wie z. B. des Rhinoskops, Otoskops bzw. eines Holzspatels.

Für die Spiegeltechnik sitzt der Untersucher, ausgerüstet mit einem Kopfspiegel, dem Patienten gegenüber und schaut ihn frontal an. Rechts über dem Kopf des Patienten befindet sich eine Lichtquelle. Mithilfe dieses homogenen Lichts und des Spiegels lässt sich das Arbeitsumfeld fokussieren und mit beiden Händen frei arbeiten.

Ohren

Die häufigsten Beschwerdesymptome im Bereich der Ohren sind Schmerzen, Schwerhörigkeit, Schwindel und Tinnitus. In der differenzialdiagnostischen Abklärung von **Ohrenschmerzen** sollte nach Beginn (akut/langsam), Art, Lokalisation, Sekretion und Begleitsymptomen (Lymphknotenschwellung, Fieber, Hörverlust) gefragt werden. Außerdem entscheidend sind aktuelle Infekte der oberen Luftröhre (Fortleitung durch die Tuben), hygienische Maßnahmen (Wattestäbchen) oder auch Grunderkrankungen mit Prädisposition für Ohrenentzündungen (z. B. Diabetes mellitus). Eine Verminderung oder sogar ein Verlust der **Hörfähigkeit** kann in jeder Altersstufe auftreten und viele Ursachen wie Ohrenentzündungen, Medikamenteneinnahme oder Durchblutungsstörungen haben. Als **Tinnitus** bezeichnet man vom Patienten subjektiv wahrgenommene Geräusche oder Töne im Ohr. Mögliche traumatische, vaskuläre, toxische, otogene oder neoplastische Ursachen sind auszuschließen. **Schwindel** ist eine primäre Störung des vestibulären Anteils des Hör- und Gleichgewichtsorgans. Die oft als sehr unangenehm empfundene Störung der Orientierung im Raum kann auch andere Ursachen haben (▌Tab. 1) und der Patient sollte ebenfalls nach Beginn, Dauer, Auslöser, Besonderheiten und Begleitsymptomen gefragt werden.

	Mögliche Erkrankungen
Vestibulär	M. Menière (attackenartiger Drehschwindel), Neuritis vestibularis (akuter Drehschwindel), paroxysmaler Lagerungsschwindel
Kardiovaskulär	Hypotonie, Herzinsuffizienz, orthostatische Dysregulation
Zentral	Tumoren, Enzephalitis, Meningitis, multiple Sklerose
Weitere Ursachen	Kinetosen, Angstschwindel, Phobien

▌Tab. 1: Häufige Differenzialdiagnosen zu Schwindel.

Inspektion/Palpation

Die äußeren Strukturen der Ohren werden nach Fehlbildungen, Narben, Tumoren, Ekzemen, Entzündungszeichen, Konsistenzvermehrungen in Knorpel und Haut (z. B. Tophi bei Gicht) und Sekretionen, z. B. von Blut als Zeichen einer Schädelbasisfraktur, begutachtet. Dann werden Ohrmuschel, Tragus, Mastoid sowie die regionalen Lymphknoten palpiert und auf Druckschmerzhaftigkeit überprüft. Ein Tragusdruckschmerz spricht beim Erwachsenen für eine Otitis externa, bei Säuglingen evtl. auch für eine Otitis media.

Spezielle Untersuchung/ Funktionstests

Otoskopie

Die otoskopische Untersuchung dient der Inspektion des Gehörgangs und des Trommelfells und wird mithilfe eines Otoskops durchgeführt. Für die Untersuchung des linken Patientenohrs sitzt der Untersucher links neben dem Patienten, zieht mit seiner linken Hand das Ohr nach hinten oben und führt mit seiner rechten Hand vorsichtig das Otoskop ein. Jetzt lassen sich sowohl der Gehörgang als auch das Trommelfell beurteilen (▌Abb. 1). Wichtige Trommelfellpathologien sind eine Rötung und Vorwölbung bei Otitis media, eine Retraktion des Trommelfells bei Mittelohrkatarrh, eine Perforation nach Trauma, eine Ergusslinie bei vorliegendem Paukenerguss und ein randständiger Defekt bei Cholesteatom.

Druckausgleichstest

Mit dem Versuch des Druckausgleichs zwischen Nasen-Rachen-Raum und Mittelohr kann man die Durchgängigkeit der Tuben (Eustach-Röhren) überprüfen. Beim **Valsalva-Versuch** lässt man den Patienten mit zugehaltener Nase und geschlossenem Mund Luft in die Paukenhöhle pressen. Der Patient spürt hier ein Knacken im Ohr, das mit der Vorwölbung des Trommelfells synchron ist. Der **Politzer-Versuch** (Gummiballon in Nasenloch, Wasser schlucken) und der **Toynbee-Versuch** (Inspektion des Trommelfells bei Schlucken und zugehaltener Nase) dienen ebenfalls der Durchgängigkeitsüberprüfung der Tuben.

Hörtest

Die klassische Hörweitenprüfung erfolgt in einem Abstand von 6 m zum zu untersuchenden Ohr. Der Patient hält sich selbst das andere Ohr zu, der Untersucher flüstert viersilbige Zahlenwörter (z. B. „Sechs-und-sech-zig"), und der Patient wiederholt diese. Eine Unterscheidung zwischen Schallleitungs- und Schallempfindungsstörung erfolgt über den Rinne- und den Weber-Versuch. Hierfür wird eine 440-Hz-Stimmgabel benötigt.

Rinne-Versuch Mit dem Rinne-Versuch werden die Luft- und Knochenleitung des jeweiligen Ohres verglichen. Die Stimmgabel wird angeschlagen und auf das Mastoid hinter dem Ohr aufgesetzt. Wenn der Patient nichts mehr hört, wird die Stimmgabel dicht vor den Meatus acusticus gehalten. Normalerweise hört der Patient den Stimmgabelton wieder, sobald diese ihm vor das

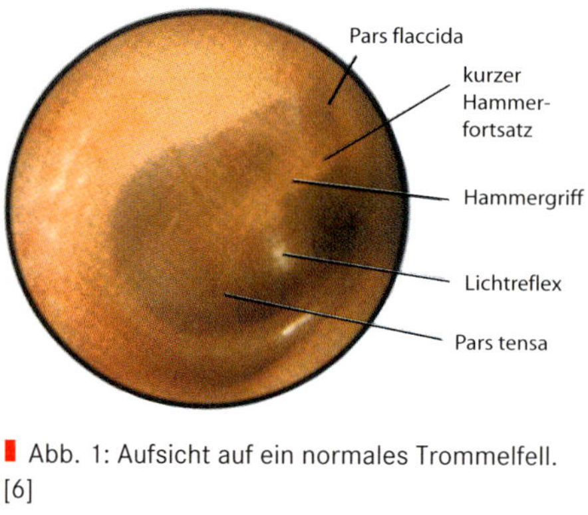

▌Abb. 1: Aufsicht auf ein normales Trommelfell. [6]

Ohr gehalten wird – die Luftleitung ist lauter als die Knochenleitung, der Rinne-Versuch wird als positiv gewertet. Bei negativem Befund liegt eine Schallleitungsstörung vor, welche durch eine Mittelohrentzündung oder einen Tubenkatarrh verursacht sein kann.

Weber-Versuch Der Weber-Versuch vergleicht die Hörfähigkeit der Knochenleitung beider Ohren. Die Stimmgabel wird angeschlagen und in die Mitte des Schädels gesetzt. Der gesunde Patient hört den Ton auf beiden Ohren gleich laut. Bei Vorliegen einer einseitigen Schallleitungsstörung hört der Patient den Ton auf der kranken Seite lauter, die Knochenleitung ist hier dominant. Bei einer einseitigen Schallempfindungsstörung hört der Patient den Ton auf der gesunden Seite lauter, hier ist meist eine irreversible Innenohrschädigung der Grund.

Gleichgewichtsprüfung

Für die Diagnosestellung des Schwindels ist eine genaue Anamnese (▮ Tab. 1) unabdingbar. Einfache Untersuchungsverfahren sind hier der Unterberger-Tretversuch bzw. der Romberg-Versuch oder der Seiltänzergang (s. S. 98). Die Untersuchung des **Nystagmus** (= ruckartige, unwillkürliche Augenbewegungen, Definition immer nach der schnell schlagenden Komponente) erfolgt mittels der Frenzel-Brille, die mit mind. 15-dpt-Linsen ausgestattet ist und an deren Seiten zwei Lämpchen befestigt sind. Bei abgedunkeltem Raum wird der Patient mit aufgesetzter Brille einem Drehreiz ausgesetzt und der Nystagmus im Anschluss überprüft.

Nase, Nasennebenhöhlen

Die Hauptbeschwerde im Nasen- und Nasennebenhöhlenbereich ist das **Nasenbluten** (Epistaxis). Häufigster Grund ist eine mechanische Reizung oder Gefäßverletzung des Locus Kiesselbachii, eines Venenplexus am vorderen Nasenseptum. Allerdings können auch hämatologische, paraneoplastische oder entzündliche Ursachen bzw. die Einnahme von Medikamenten zu einem vermehrten Nasenbluten führen.

Inspektion/Palpation

Die äußere Struktur der Nase wird im Hinblick auf **Fehlstellungen** (Deviation nach Trauma), **Schwellungen** (z. B. bei Furunkeln), **Farbe** (Rötung) und **Konsistenzveränderungen** (z. B. bei Rhinophym) betrachtet. Für die Untersuchung des Naseneingangs wird die Nasenspitze vorsichtig nach oben gedrückt. So lassen sich Fremdkörper, Nasenseptumdeviationen, Septumhämatome (bläulich rote Schwellung) oder auch Polypen erkennen. Besonders zu achten ist auf potenzielles Nasensekret und dessen Farbe und Konsistenz. Die Bandbreite reicht von serös (z. B. bei Heuschnupfen) über mukös (z. B. bei bakteriellen Entzündungen), blutig (z. B. nach Trauma) bis klar wässrig (z. B. bei Liquorrhö). Um die Durchgängigkeit zu überprüfen, lässt man den Patienten durch ein Nasenloch ausatmen, während das andere Nasenloch zugehalten wird. Die **Sprache** des Patienten ist ebenfalls ein wichtiges Diagnostikum. So lässt eine sehr näselnde Sprache an einen Verschluss der Nase **(Rhinolalia clausa)**, eine sehr klanglose Sprache an einen unvollständigen Rachenabschluss **(Rhinolalia aperta)** denken. Schließlich erfolgt die Palpation, um Weichteil- und Hauttumoren (z. B. Basaliome) aufzuspüren.

Spezielle Untersuchung

Die Überprüfung der Riechfunktion (s. S. 86) erfolgt mit bestimmten Riechstoffen (Olfaktorius-, Trigeminusriechstoffe). Eine spezielle Untersuchungstechnik für eine Beurteilung des Naseninneren ist die Rhinoskopie. Mit der **vorderen Rhinoskopie** (Rhinoscopia anterior, ▮ Abb. 2) lassen sich Nasenboden, Nasengang, die Nasenmuscheln und das Septum beurteilen und Pathologien wie Septumdeviationen, Polypen, Borkenbildung oder Muschelschwellungen diagnostizieren. Die **hintere Rhinoskopie** (Rhinoscopia posterior, ▮ Abb. 3) erfolgt vom Nasen-Rachen-Raum aus. Hier lassen sich die Nasenmuscheln von hinten und die Einmündungsgänge der Eustach-Röhre beurteilen und Adenoide diagnostizieren.

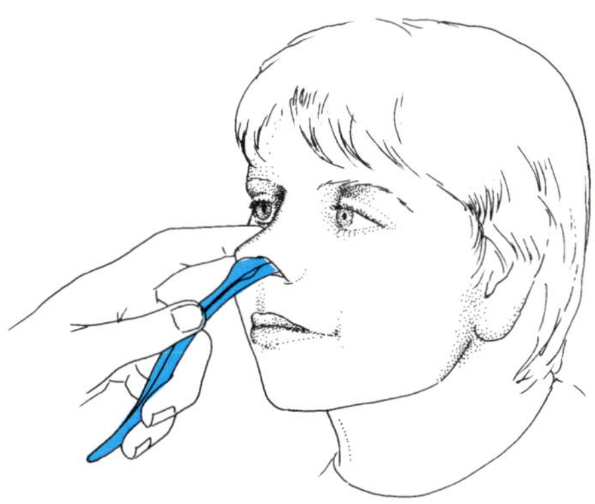

▮ Abb. 2: Vordere Rhinoskopie. [7]

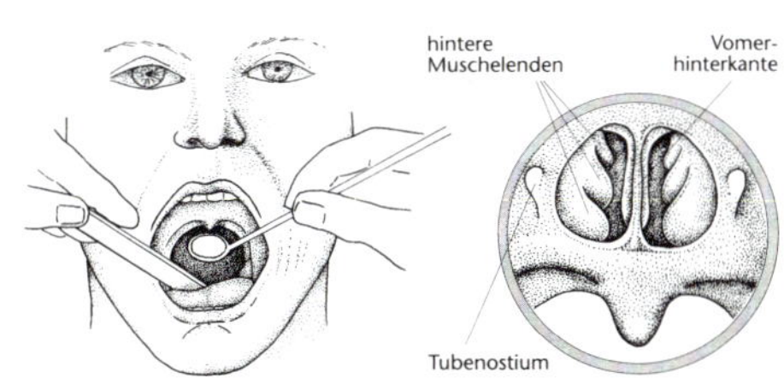

▮ Abb. 3: Hintere Rhinoskopie. [7]

Zusammenfassung

- ✖ Die HNO-ärztliche Untersuchung mittels Spiegeltechnik ist meist den HNO-Ärzten vorbehalten.
- ✖ Neben vestibulären Ursachen kann Schwindel auch mit kardiovaskulären oder zentralnervösen Erkrankungen assoziiert sein.
- ✖ Die Otoskopie dient der Inspektion des Gehörgangs und des Trommelfells.
- ✖ Häufigster Grund für Nasenbluten ist eine Verletzung des Locus Kiesselbachii im vorderen Nasenseptumbereich.
- ✖ Die Rhinoskopie dient der genauen Inspektion der Schleimhäute im Naseninneren.

Mund- und Rachenraum

Der Mund- und Rachenraum sollte in einer systematischen Reihenfolge untersucht werden. Man nehme sich ausreichend Zeit, um die einzelnen Bestandteile Lippen, Mundschleimhaut, Zähne, Zahnfleisch, Zunge, Speicheldrüsen und Tonsillen zu beurteilen. Der Untersucher sitzt dem Patienten am besten gegenüber und untersucht die einzelnen Strukturen mit Lichtquelle, Holzspatel und Einmalhandschuhen bei weit geöffnetem Mund des Patienten. Gelegentlich wird ein **Mundgeruch** (Foetor ex ore) des Patienten auffallen. Neben bekannten Nahrungs- und Genussmitteleinflüssen wie Nikotin, Kaffee oder Knoblauch kommen hier als Ursache auch Erkrankungen der Zähne oder des Zahnfleischs, Entzündungen im Mund- und Rachenraum, aber auch fehlende Mundhygiene infrage. Unter **Halitosis** versteht man einen üblen Geruch der Atemluft. Ursachen hierfür sind Erkrankungen des Verdauungstrakts (z. B. Ösophagusdivertikel), der Lunge (z. B. Bronchitis) oder Stoffwechselstörungen (z. B. Urämie, diabetische Azidose).

Inspektion

Bei der Inspektion werden Veränderungen an Zähnen und Zahnfleisch, der Wangenschleimhaut, der Zunge, den Tonsillen, dem Gaumen und der Rachenhinterwand beurteilt.

Lippen

Es werden Farbe und Form beurteilt. Es lassen sich beispielsweise Blässe (bei Anämie), eine Blaufärbung bei Zyanose bzw. auch Entzündungen erkennen. Bräunliche Pigmentflecken weisen auf das Vorliegen eines Peutz-Jeghers-Syndroms hin, Mundwinkelrhagaden (Cheilitis) finden sich bei Eisenmangel. Eine Herpes-simplex-Infektion imponiert i. d. R. mit herpetiform gruppierten Bläschen perioral. Auch die Oberflächenstrukturen müssen begutachtet werden, insbesondere die der Unterlippe. Ulzerationen oder Hyperplasien können auf potenzielle Malignome wie Lippenkarzinome hinweisen (▮ Abb. 1). Eine Asymmetrie der Lippen ist ein Hinweis auf eine evtl. vorliegende Fazialisparese, was mittels eines vollständigen Lippenschlusses überprüft wird. Als Zeichen für eine Sklerodermie gilt der sog. Tabaksbeutelmund.

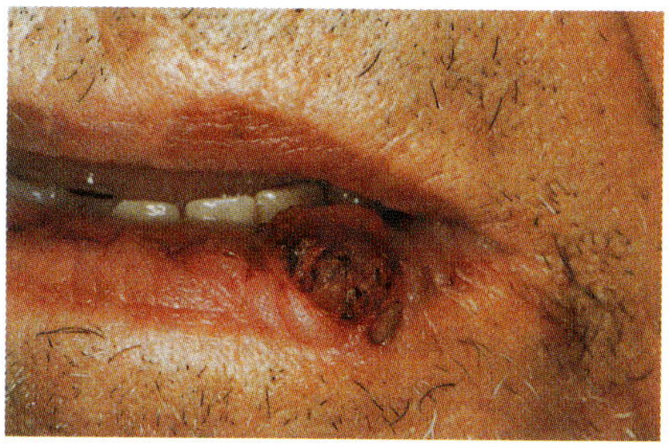

▮ Abb. 1: Plattenepithelkarzinom (spinozelluläres Karzinom) an der Unterlippe. [2]

Wangenschleimhaut/Zähne/Zahnfleisch

Die Wangenschleimhaut lässt sich mithilfe eines Holzspatels bei leicht geöffnetem Mund des Patienten gut beurteilen. Auffällige Befunde sind hier Aphthen (ovale, rötliche Erosionen), Ulzerationen, Leukoplakien oder auch Candida-Besiedlung. Ein pathognomonisches Krankheitszeichen für Masern sind die Koplik-Flecken – kleine, weißliche Beläge in der Schleimhaut gegenüber den unteren Molaren, die ca. vier Tage nach Infektion auftreten.
Bei der Inspektion der Zähne wird auf die Vollständigkeit der Zahnreihen geachtet. Der Zustand der Zähne ist vielfältig und kann evtl. Rückschlüsse auf das hygienische Umfeld des Patienten geben. Beurteilt wird auch der Zustand des Zahnfleischs (Gingiva). Übermäßiges Zahnfleischbluten findet sich bei Entzündungen oder Gerinnungsstörungen. Eine Hyperplasie kann Folge der Einnahme bestimmter Medikamente (z. B. Phenytoin) sein. Pigmentveränderungen können bei bestimmten Krankheitsbildern (z. B. M. Addison) oder bei Vergiftungen (z. B. mit Blei oder Cadmium) auftreten.

Zunge

Der Untersucher lässt den Patienten die Zunge herausstrecken und achtet dabei auf deren Größe, Form, Oberflächenbeschaffenheit und eine evtl. Abweichung zu einer Seite hin. Eine zu große Zunge tritt bei bestimmten Krankheitsbildern wie dem Down-Syndrom oder der Akromegalie auf. ▮ Tabelle 1 zeigt unterschiedliche Beschaffenheiten und Konsistenzen der Zunge und damit assoziierte Erkrankungen. Der Patient soll die Zunge in alle Richtungen bewegen – bei einer Abweichung von der Mittellinie muss an eine mögliche Lähmung des XII. Hirnnervs (N. hypoglossus) gedacht werden.

Speicheldrüsen

Die Untersuchung der Speicheldrüsen Glandulae parotis, sublingualis und submandibularis erfolgt meist erst bei schmerzhaften Beschwerden und Schwellungen. Bei der Inspektion und Palpation wird auf die Größe und Form im Seitenvergleich, auf Druckdolenzen, Rötungen und vergrößerte benachbarte Lymphknoten geachtet. Ursachen für Beschwerden der Speicheldrüsen sind neben Entzündungen Speichelsteine, aber auch autoimmune Erkrankungen und Paraneoplasien.

Veränderungen	Befund	Assoziierte Erkrankungen
Belegte Zunge	Weißlich gelber Belag	Normalbefund, Fieber, Parodontitis
Trockene Zunge	Fehlender Glanzaspekt	Dehydration, Exsikkose
Landkartenzunge (Lingua geographica)	Unregelmäßig verteilte rote Flecken (▮ Abb. 2)	Keine Pathologie
Faltenzunge (Lingua plicata)	Furchige Zungenoberfläche	Keine Pathologie
Himbeerzunge	Tiefrote Zungenfarbe	Scharlach
Lackzunge	Lackrote, glatte Zunge	Leberhautzeichen (z. B. bei Leberzirrhose)
Candida	Weißliche, abwaschbare Beläge auf der Zungenoberfläche	Candida-Infektion, möglicherweise assoziiert mit Immundefekten
Leukoplakie	Weißlicher, nicht abwaschbarer Zungenbelag	Präkanzerose
Haarleukoplakie	Unscharfe, weißliche, nicht abwaschbare Beläge am Zungenrand	HIV-Infektion

▮ Tab. 1: Veränderungen an der Zunge und assoziierte Erkrankungen.

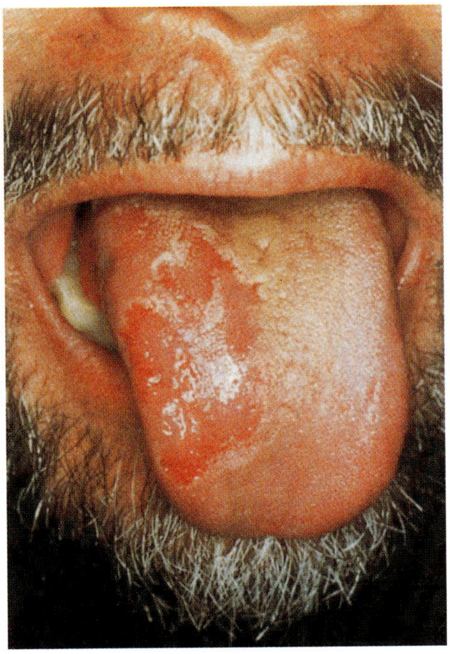

Abb. 2: Lingua geographica. [2]

Erkrankung	Beschreibung
Streptokokkenangina	Vergrößerung und Rötung der Tonsillen, weißlich gelbe Stippchenauflagerungen, Lymphknotenvergrößerungen
Diphtherie	Weiß-gräuliche, fibrinöse Beläge auf den Tonsillen, der Uvula und dem Gaumen
Peritonsillarabszess	Vorwölbung in der Tonsillenumgebung mit flammend roter Schleimhaut und Fluktuationen
Mononukleose	Rötung und Schwellung der Tonsillen, fibrinöser Belag, zusätzlich Lymphknotenschwellung und Splenomegalie, charakteristische Blutbildveränderungen
Chronische Tonsillitis	Meist vergrößerte und zerklüftete Tonsillen

Tab. 2: Pathologien bei Tonsillenveränderungen.

Tonsillen

Für die Inspektion der Tonsillen und der Rachenhinterwand wird die herausgestreckte Zunge des Patienten mit einem Holzspatel leicht nach unten gedrückt. Dabei muss umsichtig vorgegangen werden, da viele Patienten auf diese Manipulation mit einem Husten- oder Würgereiz reagieren. Beide Tonsillen werden nach Größe, Farbe, Form und Oberfläche beurteilt (Tab. 2). Der Patient soll laut „ahhhh" sagen, dabei werden Uvula und Gaumensegel auf eine regelrechte Bewegung hin inspiziert. Lähmungen in diesem Bereich sind auf eine Läsion des X. Hirnnervs (N. vagus) zurückzuführen.

Spezielle Untersuchungen

Bei entsprechenden klinischen Beschwerden wie Heiserkeit, Fremdkörper- oder Globusgefühl sowie Stridor ist eine spezielle Untersuchungstechnik mittels **Laryngoskopie** erforderlich. Dabei wird die bei weit geöffnetem Mund herausgestreckte Zunge des Patienten mit Daumen und Zeigefinger der linken Hand umfasst (Einmalhandschuhe tragen!) und fixiert. Mit einem Kehlkopfspiegel in der rechten Hand geht der Untersucher in die Mundhöhle hinein an der Uvula vorbei bis zur Rachenhinterwand, ohne diese zu berühren (Würgereflex!). Nun lassen sich die Stimmlippen in **Respirationsstellung** betrachten (Abb. 3). Für die Überprüfung der **Phonationsstellung** wird der Patienten aufgefordert, laut „hiii" zu sagen. Physiologischerweise wandern die Stimmlippen dabei zusammen. Wichtige pathologische Befunde sind Rötungen, Ulzerationen und Fremdkörper an den Stimmbändern sowie eine partielle oder andauernde Phonationsstellung der Stimmbänder bei ein- oder beidseitiger Rekurrensparese (N. recurrens innerviert die Stimmlippen motorisch), wie sie v. a. nach Strumektomien vorkommt.

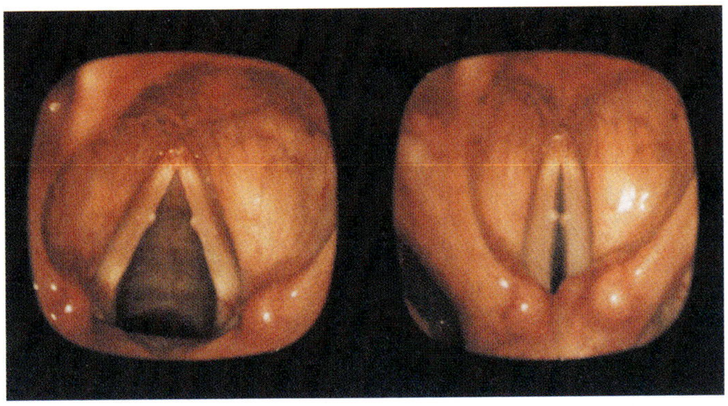

Abb. 3: Laryngoskopisches Bild mit Aufsicht auf die Stimmritze in Respirationsstellung und Phonationsstellung. [2]

Zusammenfassung

- Bei der Untersuchung der Lippen ist besonders auf Epithelveränderungen als Zeichen von Neoplasien zu achten.
- Die Koplik-Flecken sind pathognomonisch für die Masernviruserkrankung.
- Landkartenzunge und Faltenzunge haben keinen pathologischen Krankheitswert.
- Die Leukoplakie ist eine obligate Präkanzerose.
- Bei der Rekurrensparese bleiben die Stimmlippen in Phonationsstellung.

Hals und Schilddrüse

Hals

Die Untersuchung beginnt mit der Inspektion auf Hautveränderungen, Fehlhaltungen, Schwellungen, Deformitäten und Pulsationen. Sehr auffällige Befunde sind der **Schiefhals** (Tortikollis, ▮ Abb. 1), eine meist angeborene Verkürzung des M. sternocleidomastoideus, sowie das **Pterygium colli,** eine flügelartige Hautfalte zwischen Akromion und Processus mastoideus (bei Ullrich-Turner-Syndrom).

Bewegungseinschränkungen lassen sich feststellen, wenn der Patient den Kopf in alle Richtungen bewegt (s. S. 126). Beim Krankheitsbild des M. Bechterew kommt es z. B. in fortgeschrittenen Stadien zu degenerativen Veränderungen im Bereich der HWS. Bei genauer Betrachtung des Schildknorpels und des M. sternocleidomastoideus können u. U. mediane bzw. laterale **Halsfisteln** als Überreste des Ductus thyreoglossus bzw. der Kiementaschen auffallen. Inspiziert werden auch die den Hals durchziehenden Gefäße, in erster Linie natürlich die Karotisarterien beidseits. Neben der Palpation zur Erhebung des Pulsstatus sollten diese auch auf evtl. Stenosegeräusche oder fortgeleitete Herzgeräusche hin auskultiert werden (▮ Abb. 2). Die Beurteilung der Halsvenenfüllung und des Halsvenenpulses wird auf Seite 33 genauer beschrieben. Schließlich wird der Hals auf Schwellungen und mögliche Druckdolenzen hin palpiert. Da sich in diesem Körperbereich besonders viele – zervikale – Lymphknoten befinden, stellt der Hals eine Prädilektionsstelle für Lymphome (z. B. Hodgkin-Lymphom, ▮ Abb. 3) dar. Die Schwellungen bzw. die Lymphknoten werden entsprechend der Beschreibung auf Seite 26 f. nach Anzahl, Größe, Konsistenz, Verschieblichkeit und Druckschmerzhaftigkeit beurteilt.

Schilddrüse

Erkrankungen der Schilddrüse zählen zu den häufigsten Stoffwechselstörungen überhaupt. Grundsätzlich kann man die meisten Schilddrüsenerkrankungen einteilen in Schilddrüsenüberfunktionen (Hyperthyreosen) und -unterfunktionen (Hypothyreosen). Für beide Stoffwechsellagen gibt es eigentümliche und charakteristische Symptome. **Hyperthyreotiker** wirken oft unruhig, hektisch und nervös, sind i. d. R. dünne Personen (Gewichtsverlust) mit vermehrtem Appetit. Kardiale Symptome sind Tachykardien, Hypertonie sowie Herzrhythmusstörungen. Zu weiteren vegetativen Eigenheiten gehören die Wärmeintoleranz, ständiges Schwitzen, vermehrt Durchfälle und Muskelschwäche. **Hypothyreote Menschen** leiden oftmals an Antriebslosigkeit und Müdigkeit, haben trockene Haut bzw. brüchiges Haar und frieren häufig. Hinzu kommen Gewichtszunahme, Appetitlosigkeit, Bradykardie und Hypotonie.

Patienten mit einer vergrößerten Schilddrüse, einer sog. **Struma** (umgangssprachlich: „Kropf“, ▮ Abb. 4), bemerken diese meist aufgrund eines subjektiven Globusgefühls und Schluckbeschwerden. Im Rahmen der Ursachenforschung sollte hier anamnestisch die Möglichkeit einer autoimmun (z. B. M. Basedow → Familienanamnese) oder medikamentös induzierten Struma (z. B. Lithium → Medikamentenanamnese) in Erwägung gezogen werden. Die Mehrzahl der Strumaerkrankungen ist allerdings auf einen Jodmangel zurückzuführen (Jodmangelgebiet → Sozialanamnese).

Inspektion

Das ventrale Halsareal wird in normaler Halsstellung sowie in Reklinationsstellung (der Patient legt den Kopf in den Nacken) betrachtet. Man fordert den Patienten auf zu schlucken und achtet auf eine sichtbare Vergrößerung. Diese Struma wird klinisch in vier Stadien eingeteilt (▮ Tab. 1), wobei auch nicht tastbare Vergrößerungen mittels Ultraschall nachgewiesen werden können.

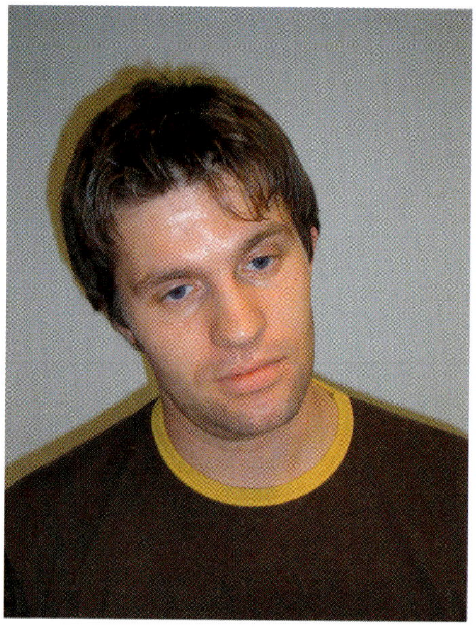

▮ Abb. 1: Tortikollis. [8]

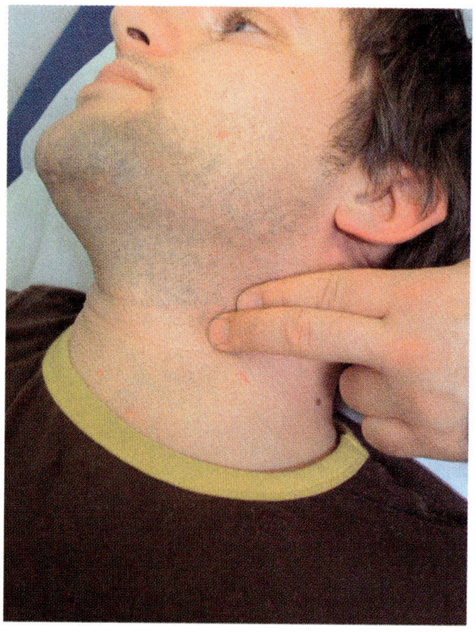

▮ Abb. 2: Palpation und Auskultation der A. carotis. [8]

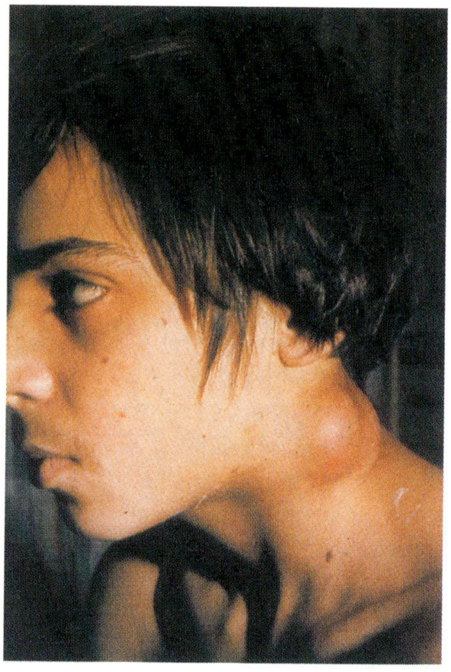

▮ Abb. 3: Darstellung eines Hodgkin-Lymphoms im Halsbereich. [2]

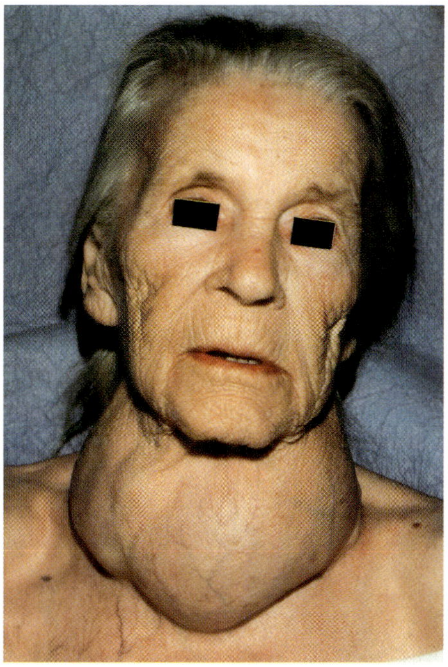

Abb. 4: Struma nodosa. [9]

Palpation

Bei der bimanuellen Palpation muss auf eine korrekte Position des Patienten geachtet werden. Während der Patient sitzt, umfasst der Untersucher von hinten seinen Hals, legt beide Daumen in den Nacken und versucht vorsichtig, mit den Fingern 2–4 die Schilddrüse etwas kaudal des Schildknorpels, entlang dem Vorderrand des M. sternocleidomastoideus, abzutasten. Kriterien, nach denen die Schilddrüse beurteilt wird, sind **Größe, Form** und **Symmetrie** sowie **Verschieblichkeit, Schmerzhaftigkeit und Konsistenz.** Diese sollten sowohl in Ruhe als auch während des Schluckakts überprüft werden. Eine normale Schilddrüse lässt sich kaum ertasten, fühlt sich homogen weich an, ist nicht druckschmerzhaft und ist verschieblich. Eine Größenzunahme, Asymmetrie, knotige Veränderungen und eine Druckschmerzhaftigkeit sprechen für eine Pathologie. Hierbei kann zwischen einer diffusen Vergrößerung (Struma diffusa) und einem klar abgrenzbaren Knoten (Struma uninodosa/multinodosa) unterschieden werden. Eine rasche Größenzunahme, mangelnde Verschieblichkeit und eine harte Konsistenz sind malignomverdächtig.

Grad	Charakteristika
0	Keine Vergrößerung
I	Tastbare Vergrößerung lediglich bei Reklination des Kopfes
II	Tastbare Vergrößerung, sichtbar auch bei Normalhaltung des Kopfes
III	Sichtbare Vergrößerung der Schilddrüse

Tab. 1: Stadieneinteilung einer Struma.

> Bei großen Knotenstrumen, die mit der Umgebung verwachsen sind, kann die Schluckverschieblichkeit aufgehoben sein.

Auskultation

Findet sich bei der Palpation eine Vergrößerung der Schilddrüse, so sollte mithilfe des Stethoskops nach auffälligen Geräuschen auskultiert werden. Hierfür wird die Membran an beide Schilddrüsenlappen gelegt und auf systolisch-diastolische Strömungsgeräusche oder ein Schwirren geachtet. Ein positiver Befund kann Zeichen einer verstärkten Vaskularisierung der Schilddrüse z. B. bei M. Basedow sein.

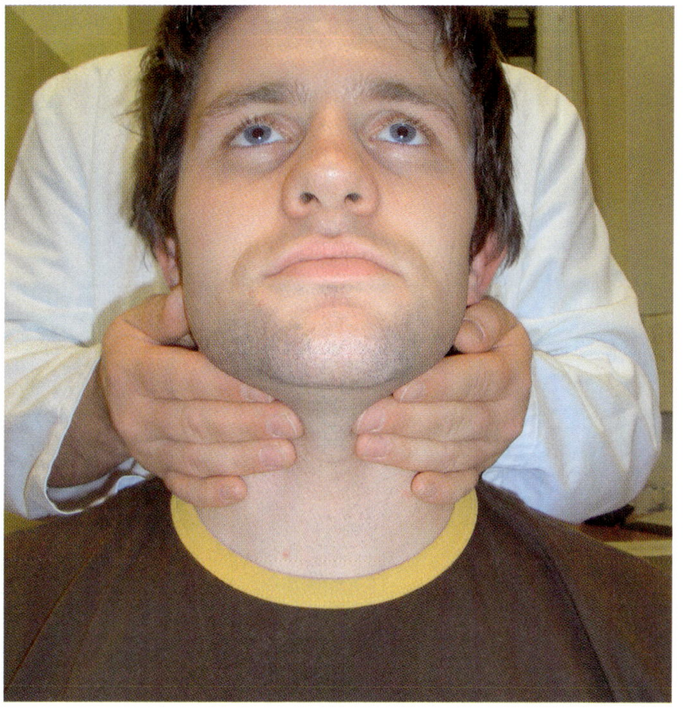

Abb. 5: Bimanuelle Untersuchung der Schilddrüse von dorsal. [8]

Zusammenfassung

- Schiefhals und Pterygium colli sind auffällige Befunde in der Halsregion.
- Hodgkin-Lymphome sind meist in der Halsregion lokalisiert.
- Zeichen eine Hyperthyreose sind Wärmeintoleranz, ständiges Schwitzen, Nervosität, Unruhe, Gewichtsverlust, Durchfälle, Herzrhythmusstörungen, Hypertonie.
- Zeichen einer Hypothyreose sind Kälteintoleranz, häufiges Frieren, Müdigkeit, Abgeschlagenheit, Gewichtszunahme, Appetitlosigkeit, Obstipation, trockene Haut, Bradykardie, Hypotonie.
- Jodmangel ist in Deutschland die häufigste Ursache für die Entwicklung einer Struma.
- Eine rasche Größenzunahme und harte, knotige Veränderungen im Bereich der Schilddrüse sind malignomverdächtig.

Lymphknoten

Eine genaue Untersuchung aller Lymphknotenstationen (▮ Abb. 1) mit der Suche nach vergrößerten Lymphknoten ist ein obligater Bestandteil jeder klinischen Untersuchung. Diese kann je nach Gewohnheit des Untersuchers entweder als Ganzes im Rahmen einer Statuserhebung (für Anfänger aufgrund des Merkeffekts gut geeignet) oder im Rahmen der Untersuchung der einzelnen Organe erfolgen. Schwellungen der Lymphknoten kann man i. d. R. sehr häufig, besonders aber bei jungen Menschen und Kindern ertasten und beobachten. Diese treten dann meist in Zusammenhang mit entzündlichen Erkrankungen wie Tonsillitis, Pharyngitis oder Sinusitiden auf. Als wichtige Differenzialdiagnose gelten Tumorerkrankungen. Hier sind zur Abgrenzung v. a. das Alter der Lymphknotenvergrößerung und des Patienten sowie weitere Symptome (B-Symptomatik: Fieber, Nachtschweiß, Gewichtsverlust) von Tumorerkrankungen entscheidend.

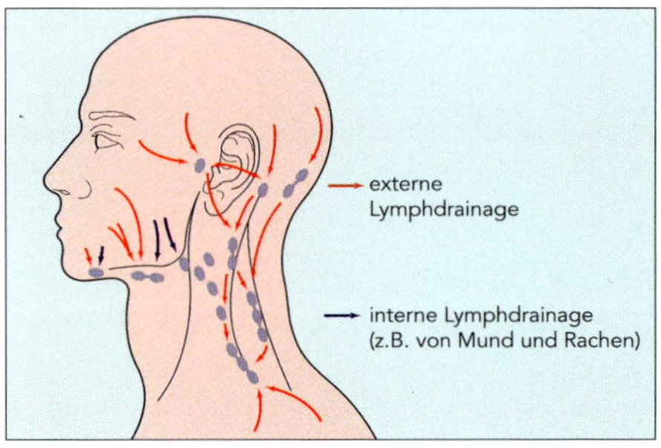

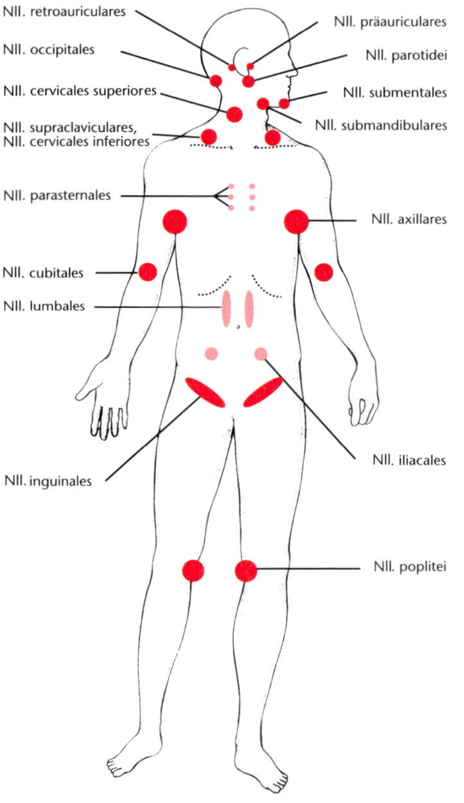

▮ Abb. 1: Die verschiedenen Lymphknotenstationen am Körper [23; 40]

Anamnese

Berichtet ein Patient über neu aufgetretene „Knoten“ oder „Schwellungen“ unter der Haut an entsprechenden Lymphknotenarealen, so liegt die Annahme einer Lymphknotenvergrößerung sehr nahe. Wichtige Fragen im weiteren Gespräch für eine erste, grobe Differenzierung dieser Schwellung sind die nach **Beginn** und **Dauer** der Schwellung. Aber auch die **Größenzunahme** und **Schmerzhaftigkeit** des betroffenen Areals können einen ersten Eindruck über die Dignität der Vergrößerung vermitteln. Schließlich ist der Zusammenhang zu **gleichzeitig bestehenden Krankheitssymptomen** entscheidend. Wichtig ist also die Frage, ob diese Schwellung Begleiterscheinung einer Systemerkrankung, z. B. einer Entzündung oder eines Tumors, ist oder lediglich lokal begrenzt auftritt.

> Jeder neu aufgetretene Lymphknoten, der länger als drei Monate besteht, sollte vollständig exzidiert und histologisch abgeklärt werden.

Inspektion

Besonders zu achten ist auf die **Beschaffenheit** und **Farbe** der Schwellung und der umgebenden Haut. Bei einer Entzündung der Lymphbahnen (Lymphangiitis, im Volksmund „Blutvergiftung“) kann man in dem entzündeten Gebiet (häufig Unterarm oder Unterschenkel) einen rötlichen, nach proximal verlaufenden Streifen erkennen. Eiternde oder fistelbildende Lymphknoten sind Merkmal einer Tuberkulose oder von Entzündungen strepto- oder staphylogener Ursache.

Palpation

Für die Palpation der Lymphknoten muss der Patient eine entspannte sitzende oder liegende Position einnehmen. Der Untersucher verwendet für eine genaue Erfassung und Beurteilung der subdermalen vergrößerten Resistenzen seine Fingerspitzen. Eine symmetrische Untersuchung mit beiden Händen erlaubt eine seitenvergleichende Beurteilung. Bei einem gesunden Menschen sind die Lymphknoten nicht vergrößert und nicht druckschmerzhaft. Wird eine Schwellung ertastet, sollte diese genauer nach folgenden Kriterien charakterisiert werden:

- ▶ **Anzahl der Lymphknoten** (solitärer Knoten, mehrere Lymphknoten, Lymphknotenpakete)
- ▶ **Größe** (in cm)
- ▶ **Konsistenz, Beschaffenheit** (weich, derb, hart, fluktuierend)
- ▶ **Verschieblichkeit** gegenüber dem umliegenden Gewebe
- ▶ **Druckschmerzhaftigkeit** (nicht, leicht, mäßig, stark druckschmerzhaft)

Eine Dokumentation im Verlauf, d. h. eine tägliche Beurteilung, verschafft einen Überblick über die Progredienz der Schwellung.

Kopf, Hals

Im Kopf-Hals-Bereich werden die meisten Lymphknotenschwellungen getastet. Neben akuten Erkrankungen kann es auch nach durchgemachten Erkrankungen zu sog. postentzündlichen Lymphknotenschwellungen kommen. Für die Untersuchung sollte der Patient sitzen. Der Untersucher sollte in dieser Reihenfolge vorgehen:

▶ **Aurikulär:** zuerst die Lymphknoten hinter und dann vor dem Ohr
▶ **Subokzipital:** Die subokzipitalen Lymphknoten findet man am Ansatz des M. trapezius am Os occipitale.
▶ **Submandibulär:** von dorsal nach ventral kurz kaudal der Mandibula
▶ **Submental:** Die submentalen Lymphknoten finden sich direkt unter dem Os mentale.
▶ **Zervikal:** Die Orientierung und Palpation erfolgt am M. sternocleidomastoideus ventral und dorsal des Muskels von kranial nach kaudal.
▶ **Supraklavikulär:** Die Orientierung und Palpation erfolgt am Verlauf der Klavikula von medial nach lateral.
▶ **Infraklavikulär:** Getastet wird unterhalb der Klavikula, ebenfalls von medial nach lateral (▮ Abb. 2).

Axilla

Für die Palpation der axillären Lymphknoten eigenen sich die beiden folgenden Untersuchungsmöglichkeiten:

▶ Für einen **groben Überblick** lässt man den Patienten in stehender Position beide Arme abduzieren und versucht, mit dem Zeige- und Mittelfinger tief in beide Achseln zu fassen. Die Orientierung erfolgt dabei am Innenrand des M. pectoralis major. Um noch tiefer in die Achselhöhle einzudringen, wird dann der Patient aufgefordert, die Arme hängen zu lassen.
▶ Bei der einseitigen, **genaueren Methode** gibt der Untersucher dem Patienten die Hand, eleviert den Arm und versucht mit der anderen Hand tief in die Axilla hineinzutasten.

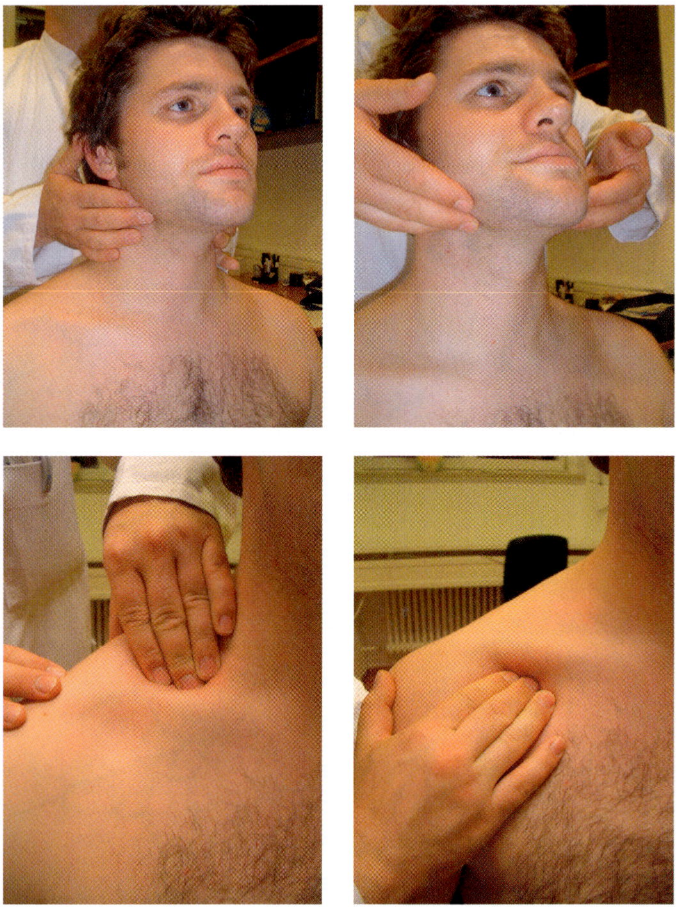

▮ Abb. 2: Untersuchung der zervikalen, supraklavikulären und intraklavikulären Lymphknotenstationen. [8]

Inguinalregion

Die oberflächlichen inguinalen Lymphknoten liegen knapp unterhalb des Leistenbands und verlaufen zu diesem parallel. In diese drainiert die Lymphe aus der Analregion, dem äußeren und inneren Genitale und der Bauchhaut aus der Hüftregion. Diese Lymphknoten sind bei tumorösen und entzündlichen Erkrankungen des Genitaltrakts vergrößert und druckschmerzhaft. Mit den Fingern der linken und rechten Hand wird nach Schwellungen und knotigen Strukturen getastet (▮ Abb. 3).

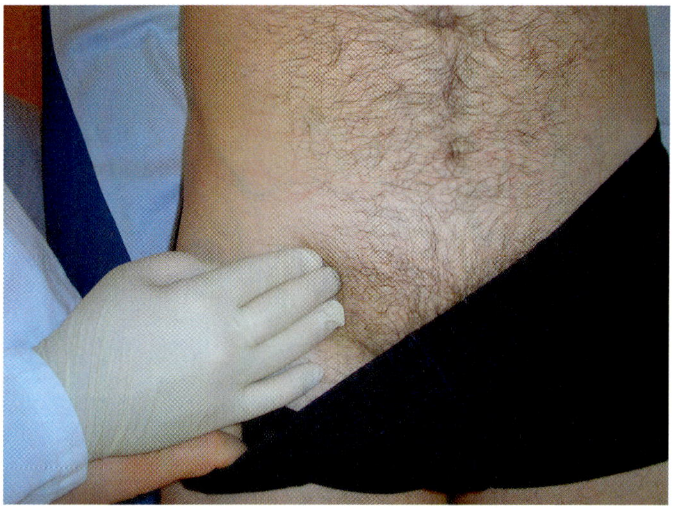

▮ Abb. 3: Untersuchung der inguinalen Lymphknoten. [8]

Zusammenfassung

- ✖ Lymphknoten können im Rahmen einer Statuserhebung oder auch bei den einzelnen Organsystemen untersucht werden.
- ✖ Wichtig sind Angaben zu Beginn, Dauer und Schmerzhaftigkeit der Lymphknotenvergrößerung.
- ✖ Zeichen einer Lymphangiitis (meist am Arm) ist ein rötlicher, die Lymphbahn entlang ziehender Streifen von distal nach proximal.
- ✖ Entscheidende Faktoren bei der Palpation der Lymphknoten sind Anzahl, Größe, Konsistenz, Verschieblichkeit und Druckschmerzhaftigkeit.
- ✖ Lymphknoten bei einem gesunden Menschen sind nicht vergrößert und nicht druckschmerzhaft.

Kardiovaskuläres System

Respirationstrakt

Abdomen

Urogenitaltrakt

Nervensystem

Muskuloskeletales System

Haut

Spezielle Themen

B Spezieller Teil

Kardiovaskuläre Untersuchung I

Die kardiovaskuläre Untersuchung beschäftigt sich mit der Anamnese und klinischen Untersuchung des Herzens und des peripheren Gefäßsystems. Grundlegender Bestandteil in der gemeinsamen Anamnese ist die Überprüfung des kardiovaskulären Risikoprofils des Patienten für die Entwicklung einer generalisierten Arteriosklerose und einer koronaren Herzerkrankung (▮ Tab. 1). In diese Erhebung fließen natürlich sowohl die Sozial- und Familienanamnese als auch die Medikamenten- und Genussmittelanamnese mit ein.

Untersuchung des Herzens

Anamnese

Ganz entscheidend bei der kardialen Anamnese ist das Abklären von Vorerkrankungen, so z. B. eine bestehende KHK, Klappenvitien, ein arterieller Hypertonus oder etwaige venöse thrombotische Geschehen. Um eine Progredienz kardialer Erkrankungen feststellen zu können, sind die bereits erfolgten diagnostischen Untersuchungen (EKG, Röntgen-Thorax, Herzechokardiografie) zu erfragen und einzufordern – wurde der Patient wegen Herz- oder Gefäßproblemen bereits stationär behandelt oder ggf. operiert?

Klinische Untersuchung

Die klinische Untersuchung des Herzens erfolgt i. d. R. am sitzenden bzw. am liegenden Patienten bei entkleidetem Oberkörper. Während sich der Patient für die Inspektion und die Erhebung der Vitalparameter Puls, Blutdruck, Atemfrequenz und Temperatur auf die Untersuchungsliege setzen kann, sollte er bei der Palpation und Auskultation in ca. 30°-Oberkörperhochlage entspannt liegen.

Inspektion

Bei der Inspektion sind zunächst der Gesamteindruck und der Allgemeinzustand des Patienten richtungsweisend. Ein Blick auf den Ernährungszustand (Adipositas, Kachexie), evtl. Anzeichen für Nikotinkonsum oder auch das Hautkolorit (z. B. roter Kopf bei Hypertonikern) erlauben erste Rückschlüsse auf eine kardiale Erkrankung. **Mimik, Haltung** und **Gestik** spielen v. a. bei akuten Situationen eine große Rolle. Patienten mit einem Myokardinfarkt oder Lungenödem sind z. B. in höchstem Maße emotional agitiert, ängstlich und angespannt. Bei der Begutachtung der **Haut** kann man ebenfalls erste differenzialdiagnostische Überlegungen anstellen. So spricht eine bläuliche Verfärbung der Haut für eine O_2-Unterversorgung des jeweiligen Gewebes. Ist diese **Zyanose** an den Zehen oder Fingern zu sehen, deutet dies auf eine gesteigerte Ausschöpfung des Blutsauerstoffs in der Peripherie hin (periphere Zyanose), wie sie z. B. bei einer Herzinsuffizienz vorkommt. Die zentrale Zyanose mit einer Verfärbung der Schleimhäute, Lippen und Zunge ist Folge einer Minderoxygenierung des Blutes in der Lunge und imponiert z. B. bei einer Lungenstauung oder Herzvitien. Bei Inspektion des auf die Thoraxwand projizierten Herzareals können v. a. bei jungen Patienten der **Herzspitzenstoß** (5. ICR, medioklavikular links), aber auch epigastrische Pulsationen sichtbar sein. Ein **Herzbuckel** („Voussure") kann Folge angeborener oder in der Jugend erworbener Herzfehler sein. Bei sehr selten vorkommenden Herzbeutelverwachsungen kann es zudem zu ebenfalls sichtbaren systolischen Einziehungen des Herzareals kommen. Zu jeder kardiologischen Untersuchung gehört eine ausführliche Begutachtung der Extremitäten. Auffällig sind hier bei einer Rechtsherzinsuffizienz i. d. R. Ödeme der unteren Extremität (Knöchel-, Fußrücken- und Prätibialregion), ebenso die permanente Füllung der Handvenen (auch bei Anheben über das Herzniveau) oder gestaute Halsvenen. Sogenannte **Trommelschlägelfinger** und **Uhrglasnägel** (▮ Abb. 1) sind typische Zeichen einer chronischen Hypoxämie bei angeborenen Herzfehlern oder auch schweren Lungenerkrankungen.

Palpation

Die Palpation umfasst neben der Erhebung des Pulsstatus und der Blutdruckmessung auch die Beurteilung des Jugularvenenpulses und -drucks (s. S. 32). Für die Tastuntersuchung des **Herzspitzenstoßes** liegt der Patient mit freiem Oberkörper in ca. 30°-Oberkörperhochlage entspannt auf der Untersuchungsliege. Physiologischerweise tastet man den systolischen Impuls der Herzaktion im 5. ICR der linken MCL (▮ Abb. 2). Verstärkt lässt er sich palpieren, wenn sich der Patient vornüberbeugt bzw. in Linksseitenlage liegt. Eine **Verbreiterung** und **Linksverlagerung** sind Hinweise auf eine Dilatation der linken Kammer, ein **hebender Herzspitzenstoß** lässt an eine linksventrikuläre Hypertrophie denken.
Pulsationen im Abdominalbereich können ein Hinweis für eine Rechtsherzvergrößerung bzw. ein Aortenaneurysma sein. Ebenfalls ein Hinweis auf eine Rechtsherzbelastung sind **„Anasarka"**, lageabhängige Hautödeme im Rumpfbereich und Wassereinlagerungen in der unteren Extremität. Diese zeigen sich nach Druckausübung als bestehende Druckstellen in dem jeweiligen Bereich (s. S. 44, Leitsymptome). Bei einer ausgeprägten Aortenstenose oder einem Ventrikelseptumdefekt (VSD) kann man

Beeinflussbare RF	1. Ordnung ↑ Gesamtcholesterin (↑ LDL-Cholesterin, ↓ HDL-Cholesterin), ↑ Triglyzeride, arterieller Hypertonus, Diabetes mellitus, metabolisches Syndrom, Zigarettenkonsum
	2. Ordnung Bewegungsmangel, negativer Stress, ↑ Lipoprotein (a), Hyperfibrinogenämie, Hyperhomocystinämie, genetisch bedingte tPA-Defekte
Unbeeinflussbare RF	Familiäre Disposition, männliches Geschlecht, Lebensalter

▮ Tab. 1: Kardiovaskuläre Risikofaktoren (RF).

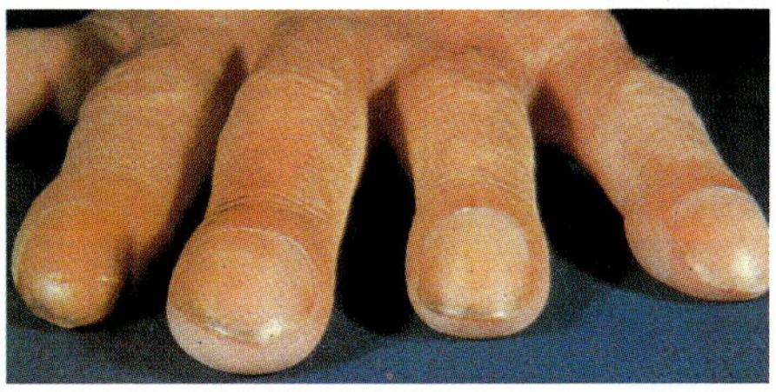

▮ Abb. 1: Trommelschlägelfinger und Uhrglasnägel. [1]

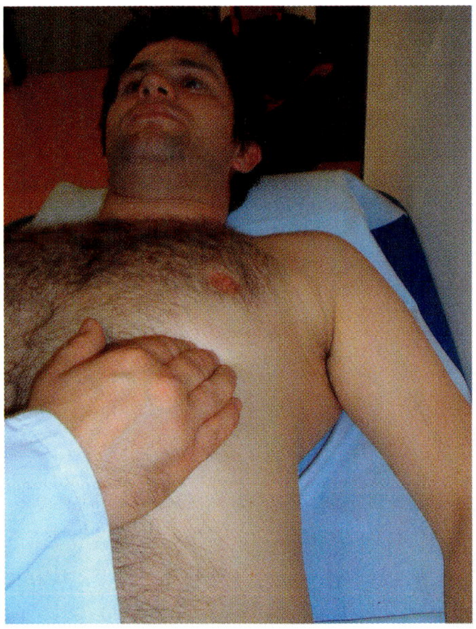

▮ Abb. 2: Palpation des Herzspitzenstoßes in der MCL mit Beurteilung der Lage, Größe, Ausdehnung und Stärke. [8]

mit der auf den Thorax aufgelegten Hand Vibrationen, das sog. **präkordiale Schwirren,** fühlen.

Perkussion

Die Perkussion mit Bestimmung der relativen und absoluten Herzdämpfung war früher eine vielfach verwendetes diagnostisches Mittel, wird jedoch aufgrund der Ungenauigkeit im Vergleich zu den bildgebenden Verfahren (Röntgen-Thorax, Herzecho) kaum mehr durchgeführt.

Auskultation

Die Auskultation ist ein etabliertes und wertvolles klinisches Diagnosemittel und lässt besonders den geübten Untersucher bisweilen eindeutige Rückschlüsse auf Erkrankungen ziehen. Hierfür bedient man sich eines Stethoskops, welches mit einer Membran und einer Glocke ausgestattet sein sollte. Mithilfe der Membran lassen sich hochfrequente Töne gut auskultieren. Für niederfrequente Töne eignet sich die Glocke besonders gut.

> Die Investition in ein qualitativ hochwertiges Stethoskop als Student zahlt sich langfristig in jedem Fall aus. Dieses erfüllt von Anfang an den hohen Anspruch an eine gute Akustik und kann deshalb lange verwendet werden.

Grundsätzlich muss erwähnt werden, dass die Auskultation „praktisch“, d. h. am Patienten erlernt werden muss, idealerweise nach Anleitung eines erfahrenen und versierten Kollegen oder Tutors. Während der Auskultation soll der Untersucher systematisch folgende Aspekte des Herzschlags erarbeiten:

- **Herzfrequenz:** Tachy-, Bradykardie, Normofrequenz?
- **Herzrhythmus:** regelmäßig, unregelmäßig, Extrasystolen?
- **Herztöne:** Beurteilung des 1./2. Herztones, evtl. Extratöne (3./4. Herzton)?
- **Herzgeräusche:** systolische bzw. diastolische Geräusche und deren Charakter

Um die einzelnen Herztöne und potenzielle Herzgeräusche gut auskultieren zu können, muss in bestimmten Arealen auskultiert werden. ▮ Abbildung 3 gibt die den Herzklappen entsprechenden Auskultationspunkte und deren Projektion auf die Thoraxwand wieder. Der **„Erb-Punkt“** im 3. ICR parasternal links liegt im Bereich der absoluten Herzdämpfung und eignet sich am besten für eine Gesamtbeurteilung der Herztöne und -geräusche. Zusätzlich zu den Auskultationspunkten sollte über den Karotiden bzw. auch über dem Epigastrium auskultiert werden, um evtl. Fortleitung von Herzgeräuschen oder lokale Stenosen zu erfassen.

> Fast alle Herztöne und Geräusche lassen sich am besten in Exspirationsstellung beurteilen.

Bei einem Verdacht auf das Vorliegen bestimmter Herzgeräusche kann für eine differenziertere Beurteilung die Position des Patienten verändert werden. So wird z. B. bei der Untersuchung einer Mitralinsuffizienz in Linksseitenlage der typische Auskultationsbefund verstärkt. Die Aorteninsuffizienz lässt sich am besten bei vornübergebeugtem Körper des Patienten hören.

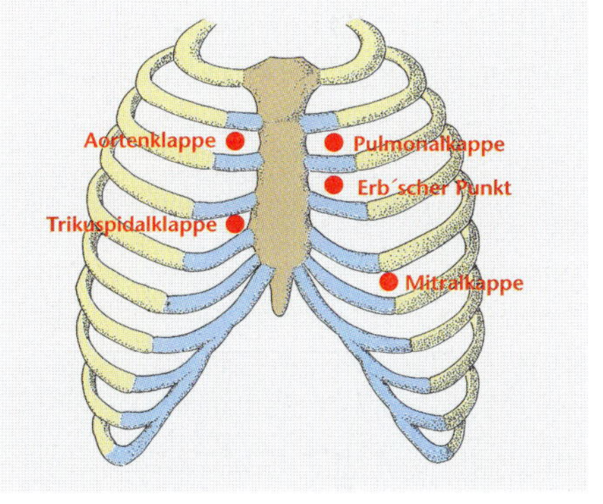

▮ Abb. 3: Schemazeichnung der auf den Thorax projizierten Auskultationspunkte. [3]

Zusammenfassung

- ✖ Unbeeinflussbare kardiovaskuläre RF: familiäre Disposition, Alter, männliches Geschlecht; beeinflussbare kardiovaskuläre RF 1. Ordnung: ↑ Cholesterin/Triglyzeride, Hypertonus, Diabetes mellitus, metabolisches Syndrom, Zigarettenrauchen.
- ✖ Eine Zyanose ist eine bläuliche Verfärbung der Haut, die für eine O_2-Unterversorgung des jeweiligen Gewebes spricht.
- ✖ Der Herzspitzenstoß kann beim Gesunden im 5. ICR der MCL links getastet werden.
- ✖ Die systematische Beurteilung der Herzauskultation umfasst Herzfrequenz, Herzrhythmus, Herztöne und Herzgeräusche; der Erb-Punkt eignet sich am besten für eine Gesamtbeurteilung der Herztöne und -geräusche.

Kardiovaskuläre Untersuchung II

Die folgenden Untersuchungen sind im Rahmen der Erhebung der Vitalparameter essenzieller Bestandteil jeder körperlicher Untersuchung. Während die Messung der Vitalparameter allerdings zur Erfassung des aktuellen Zustands des Patienten bzw. auch zum Ausschluss eines lebensbedrohlichen Zustands dient, wird bei der kardiovaskulären Untersuchung im Sinn der differenzialdiagnostischen Überlegungen differenzierter, genauer und detaillierter vorgegangen.

Pulsmessung

Die routinemäßige Messung des Pulses erfolgt über die Palpation der A. radialis mit den Fingerkuppen des Zeige- bzw. Mittelfingers (▌Abb. 4). Ist der Radialispuls nicht zugänglich, können auch andere Pulsstationen palpiert werden (s. S. 34). Für eine zügige Untersuchung wird die Pulsfrequenz über eine halbe Min. gezählt und dann auf eine Min. hochgerechnet. Ist der Puls arrhythmisch, empfiehlt es sich, die HF über eine volle Minute zu messen. Bei der gewissenhaften Pulsmessung werden Frequenz, Rhythmus und Pulscharakter beurteilt.

Frequenz

Die normale Pulsfrequenz liegt bei Erwachsenen zwischen 60 und 100/Min., ist jedoch u. a. vom körperlichen Trainingszustand abhängig. So werden bei Leistungssportlern i. d. R. niedrigere Pulsfrequenzen (teilweise ≤ 50/Min.) gemessen. Die **Tachykardie** (Pulsus frequens) ist definitionsgemäß eine Herzfrequenz von über 100/Min. und ist Folge von Anstrengung, aber auch von Herzversagen, Hyperthyreose, Anämie, Schmerzen oder Fieber. Als **Bradykardie** (Pulsus rarus) bezeichnet man eine Frequenz von < 60/Min. Hier ist ursächlich neben dem schon erwähnten niedrigen Ruhepuls bei Sportlern an eine Hypothyreose, einen Erregungsleitungsblock, eine medikamentöse Therapie (Digitalisüberdosierung, β-Blocker-Therapie) zu denken.

Rhythmus

Der Pulsrhythmus kann entweder als regelmäßig (Pulsus regularis) oder als unregelmäßig (Pulsus irregularis) beurteilt werden. Ein unregelmäßiger Puls kann neben der physiologischen respiratorischen Arrhythmie (Pulsbeschleunigung bei Inspiration) auch durch Extrasystolen oder Vorhofflimmern bedingt sein. **Extrasystolen** fallen in den regelmäßigen, normalen Pulsschlag ein und ziehen u. U. eine kompensatorische Pause, d. h. eine Pause bis zur nächsten systolischen Herzaktion nach sich. **Vorhofflimmern** ist charakterisiert durch eine völlig unregelmäßige Abfolge von Ventrikelkontraktionen, die keinen Grundrhythmus erkennen lassen (Arrhythmia absoluta). Ein **Pulsdefizit** kann bei gleichzeitiger Auskultation und Palpation der Herzaktion erhoben werden. Hier kommt bei einer durch eine Tachykardie verkürzten Diastolendauer nicht jede zentral erregte Herzaktion in der Peripherie an.

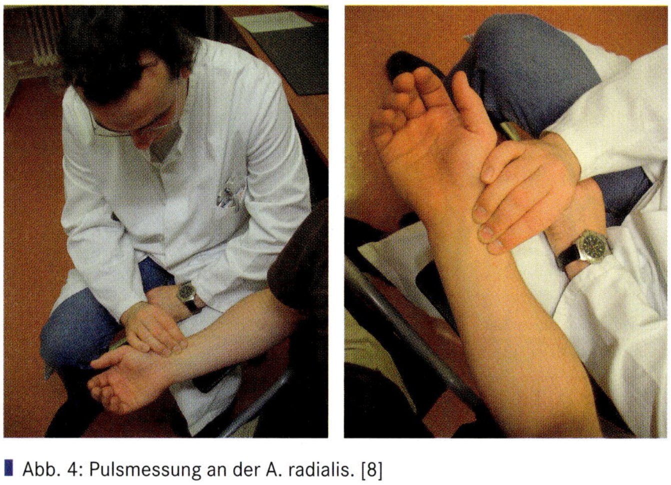

▌Abb. 4: Pulsmessung an der A. radialis. [8]

Pulscharakter

Für eine genaue Bezeichnung des Pulscharakters stehen dem Untersucher verschiedene Beschreibungen zur Verfügung. So kann die Druckamplitude hoch (altus) oder niedrig (parvus), der Pulsschlag schnell (celer) oder langsam, träge (tardus) sein. Die Kombination der unterschiedlichen Qualitäten kann charakteristisch für bestimmte Krankheiten sein. Ein **Pulsus parvus et tardus** spricht am ehesten für eine Aortenstenose, während ein **Pulsus celer et altus** einer Aorteninsuffizienz zugeordnet wird. Bei einem **Pulsus alternans** liegt eine von Pulsschlag zu Pulsschlag wechselnde Pulsstärke vor, wie es auf eine schwere Herzinsuffizienz zutrifft. Als **Pulsus paradoxus** bezeichnet man eine inspiratorische Abnahme der Pulsamplitude um mehr als 10 mmHg. Dieser Pulscharakter tritt u. a. bei einer Herzbeuteltamponade auf.

Blutdruckmessung

Die Blutdruckmessung erfolgt mittels indirekter, unblutiger Messmethode nach Riva Rocci (RR). Hierzu benötigt man eine aufblasbare Manschette, die der Größe und Dicke des Oberarms angepasst werden muss. Eine normale Manschettenbreite für Erwachsene liegt bei 12–14 cm. Für Patienten mit dicken Oberarmen und Kinder gibt es Extragrößen und -breiten. Mit einem Manometer wird die Manschette aufgeblasen, bis der systolische Puls an der A. radialis nicht mehr palpiert werden kann. Der Manschettendruck wird dann langsam abgelassen, während gleichzeitig mithilfe des Stethoskops über der A. brachialis auskultiert wird (▌Abb. 5). Ab einem gewissen systolischen Druck sind Strömungsgeräusche (Korotkow-Geräusche) zu hören. Deren Verschwinden definiert den diastolischen Blutdruckwert.
Der Blutdruck sollte bei jeder Erstuntersuchung an beiden Armen gemessen werden, um evtl. Seitendifferenzen als möglichen Hinweis auf Gefäßstenosen auszuschließen. So ist bei einem Blutdruckunterschied von mehr als 20 mmHg an eine Aortenisthmusstenose oder eine Stenose der A. subclavia an dem zu niedrig gemessenen Arm zu denken. ▌Tabelle 2 zeigt die Einteilung der Blutdruckwerte nach JNC (Joint National Committee on Detection of High Blood Pressure) und das daraus resultierende Vorgehen.

Kategorie	Systolischer Wert (mmHg)	Diastolischer Wert (mmHg)	Empfohlenes Vorgehen
Normal	≤ 130	≤ 85	Kontrolle alle 2 Jahre
Hochnormal	131 - 139	86 - 89	Kontrolle jedes Jahr
Stadium I (milde Hypertonie)	140 - 159	90 - 99	Bestätigung innerhalb von 2 Monaten
Stadium II (mittelschwere Hypertonie)	160 - 179	100 - 109	Abklärung innerhalb von 1 Monat
Stadium III (schwere Hypertonie)	180 - 209	110 - 119	Abklärung innerhalb von 1 Woche
Stadium IV (sehr schwere Hypertonie)	≥ 210	≥ 120	Sofortige Abklärung

Tab. 2: Einteilung der Hypertonie nach JNC und empfohlenes Vorgehen.

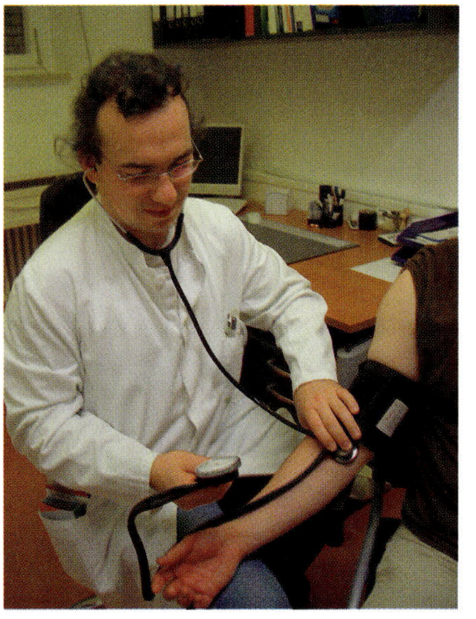

Abb. 5: Blutdruckmessung am Oberarm nach Riva Rocci. [8]

Da sowohl der normale als auch ein chronisch erhöhter Blutdruck situativen, emotionalen und körperlichen Einflüssen unterliegen, sollte für die Abklärung einer arteriellen Hypertonie mindestens dreimal im Sitzen zu drei unterschiedlichen Zeitpunkten gemessen werden.

Beurteilung des Jugularvenenpulses

Die Inspektion des Jugularvenenpulses kann bei der kardiovaskulären Untersuchung wichtige Informationen über den Rückstrom des Blutes zum rechten Herzen geben. Hierfür liegt der Patient in 45°-Oberkörperhochlage auf der Untersuchungsliege und neigt seinen Kopf etwas zur Seite. Lateral des M. sternocleidomastoideus und oberhalb der Klavikula kann der Jugularvenenpuls inspektorisch beurteilt werden (Abb. 6). Bei Vorhofflimmern oder einer absoluten Arrhythmie fehlt aufgrund der nicht vorhandenen Vorhofkontraktion die a-Welle. Bei einer Trikuspidalinsuffizienz imponiert eine eingipflige hohe Welle durch den Rückstrom des Blutes in die V. cava.

Messung des Jugularvenendrucks

Die Blutfüllung der Halsvenen korreliert mit dem zentralvenösen Druck. Somit zeigt eine Stauung der Halsvenen eine Einflussstauung am rechten Herzen an, wie sie bei Rechtsherzinsuffizienz, Trikuspidalinsuffizienz, Herzbeuteltamponade oder Lungenembolie vorkommen kann. Auch bei dieser Untersuchung liegt der Patient in 45°-Oberkörperhochlage, den Kopf leicht zur Seite gedreht. Zunächst bestimmt man den Manubriosternalgelenkwinkel (Abb. 6) und misst dann den Abstand zum höchsten Punkt der Venenfüllung. Bei Normalbefund liegt die Venenfüllung bei weniger als 4 cm über dem Manubriosternalwinkel. Eine Halsvenenfüllung über 4 cm wird als pathologisch gewertet und muss weiter abgeklärt werden.

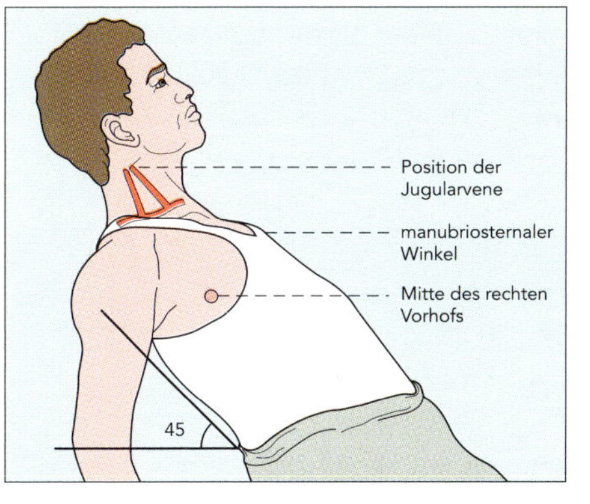

Abb. 6: Bestimmung des Jugularvenendrucks (JVP). [23]

Zusammenfassung

- Puls- und Blutdruckmessung sind als Vitalparameter Bestandteil jeder körperlichen Untersuchung.
- Mögliche Ursachen einer Tachykardie sind Anstrengung, Herzversagen, Hyperthyreose, Anämie, Schmerzen oder Fieber.
- Mögliche Ursachen einer Bradykardie sind ein Ruhepuls bei Sportlern, Hypothyreose, Erregungsleitungsblock oder medikamentöse Therapie (z. B. Digitalis, β-Blocker).
- Ein Pulsus parvus et tardus spricht für eine Aortenstenose, ein Pulsus celer et altus für eine Aorteninsuffizienz.
- Der RR unterliegt situativen, emotionalen und körperlichen Einflüssen.

Kardiovaskuläre Untersuchung III

Untersuchung der peripheren Gefäße

Die Untersuchung des Gefäßsystems ist ein wichtiger Bestandteil der kardiovaskulären Untersuchung. Sowohl Inspektion als auch Palpation des arteriellen und venösen Gefäßsystems erfolgen stets im Seitenvergleich.

Symptom	Beschreibung	Beispiel
Beinglatze	Fehlende Beinbehaarung	Schwere pAVK
Trockene Gangrän	Schwarzer, trockener, klar abgrenzbarer Gewebedefekt	pAVK (Stadium IV)
Feuchte Gangrän	Feuchter, infizierter, unscharf begrenzter Gewebedefekt	Diabetische Mikroangiopathie
Venöses Ulkus	Oberhalb des Innen- oder Außenknöchels mit typischen Hautveränderungen	CVI
Ulkus	Schmerzhaftes, „ausgestanztes", scharf begrenztes Ulkus an schlecht durchbluteten Bereichen wie Fußrücken, Innen- und Außenballen	pAVK, Tropenkrankheiten

▮ Tab. 3: Trophische Störungen der Haut.

Symptom	Beschreibung	Beispiel
Blässe	Verminderter arterieller Zustrom bei normaler Entleerung der Venen	pAVK, Raynaud-Syndrom, akuter arterieller Verschluss
Marmorierung	Blasse Haut mit felderartiger rötlich-bläulicher Zeichnung	pAVK, Schock, aber auch Normalbefund
Heiße Röte	Entzündlicher Prozess	Diabetischer Fuß, Erysipel
Kalte Röte	Schwere Minderdurchblutung mit maximaler Weitstellung der postkapillären Venen	Ischämische Lähmung der vasalen Innervation
Zyanose	Blaufärbung der Haut bei hoher Sauerstoffausnutzung des Blutes, auch bei eingeschränktem venösen Abfluss	Funktionelle Durchblutungsstörungen, Herzinsuffizienz, Phlebothrombosen

▮ Tab. 4: Pathologische Veränderungen der Hautfarbe.

Arterielles Gefäßsystem

Der häufigste Leitbefund arterieller Durchblutungsstörungen ist der Schmerz (Claudicatio). Aber auch eine abgeschwächte Sensitivität, Missempfindungen und Kältegefühl können Ausdruck einer schweren Durchblutungsstörung sein. Diese Symptome sind – wie die Risikofaktoren für Gefäßerkrankungen – bereits anamnestisch zu erfragen.

Inspektion

Bei der Inspektion muss als mögliches Resultat einer Durchblutungsstörung besonders auf **Hautfarbe** und **Hauttrophik** geachtet werden. Während die gestörte Hauttrophik Zeichen einer chronisch eingeschränkten Sauerstoff- bzw. Nährstoffzufuhr ist (▮ Tab. 3), zeigt eine pathologisch veränderte Hautfarbe (▮ Tab. 4) meist eine akute lokale oder systemische Störung an.

Palpation/Auskultation

An den in ▮ Abbildung 7 gezeigten Stellen wird der Patient von kranial beginnend im Seitenvergleich palpiert und auskultiert. Bei der Palpation werden in jedem Fall die A. carotis, A. subclavia, A. ulnaris, A. radialis, A. femoralis, A. poplitea, A. tibialis posterior und A. dorsalis pedis untersucht. Wichtig ist die Beurteilung der Pulsstärke, welche als sehr kräftig, normal, abgeschwächt oder fehlend charakterisiert werden kann. So können beispielsweise die Lokalisation einer Gefäßstenose oder auch die Ausdehnung einer pAVK bestimmt werden.

Ein Puls lässt sich i. d. R. erst bei einer 90 %igen Lumeneinengung des Gefäßes nicht mehr tasten.

Mithilfe des Stethoskops werden die Arterien auf evtl. Strömungsgeräusche hin auskultiert. Diese entstehen durch die Erhöhung der Blutflussgeschwindigkeit aufgrund von Stenosen (ab 70 % Lumeneinengung) oder arteriosklerotischen Wandveränderungen. Hierbei achtet man auf den Geräuschcharakter und die Frequenz des Geräuschs. Je höherfrequent das auskultierte Strömungsgeräusch ist, desto hochgradiger ist die Stenose einzustufen.

Spezielle Funktionstest

Funktionelle Tests dienen der weiteren diagnostischen Abklärung von Beschwerden, indem die Leistungsreserven der Patienten erfasst und beurteilt werden.

Gehtest

Der Patient läuft auf einer abgemessenen Strecke mit einer Geschwindigkeit von einem Doppelschritt/Sek. Liegt eine arterielle Verschlusskrankheit (pAVK) vor, zeigt sich nach einer bestimmten Gehstrecke ein belastungsinduzierter Schmerz (Claudicatio intermittens), der ein Weitergehen unterbindet. Zeitdauer und Gehstrecke bis zum Auftreten der ersten Beschwerden werden zur Stadieneinteilung der pAVK nach Fontaine (s. S. 45, ▮ Tab. 4) herangezogen.

Allen-Test

Mit dem Allen-Test überprüft man den regelrechten Durchfluss der A. radialis und A. ulnaris. Dazu werden die beiden

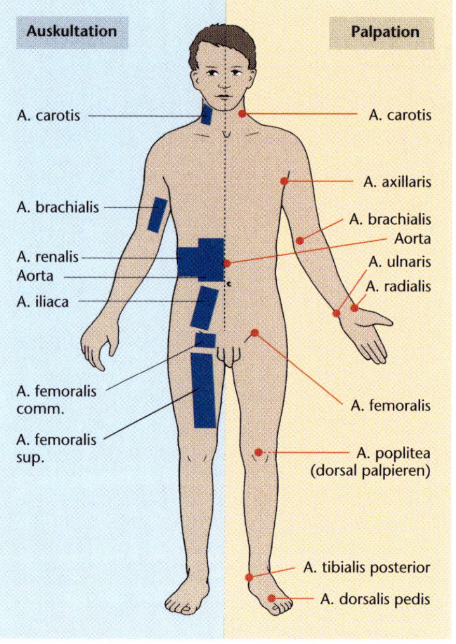

▮ Abb. 7: Typische Stellen der Arterienpalpation und -auskultation [3]

Unterarmarterien komprimiert, der Patient wird zum wiederholten Faustschluss aufgefordert (→ Finger werden blass). Ist die Durchblutung der Hand nach Dekompression der A. ulnaris verzögert (▮ Abb. 8) bzw. bleibt sie aus, spricht das für deren Verschluss. Bei V. a. einen Verschluss der A. radialis wird der Test umgekehrt durchgeführt.

Der Allen-Test muss vor jeder Punktion der A. radialis durchgeführt werden!

Lagerungsprobe nach Ratschow

Diese kann sowohl an den Armen als auch an den Beinen durchgeführt werden und gibt einen bedeutenden Hinweis auf ein arterielles Strombahnhindernis. Der Patient hebt seine Extremitäten (je nach Fragestellung entweder Arme oder Beine) für ca. 1 Min. maximal an und führt gleichzeitig in den Sprung- bzw. Handgelenken Kreisbewegungen durch. Danach werden Arme/Beine hängen gelassen (▮ Abb. 9). Normalerweise sollte es nach 5–7 Sek. zu einer reaktiven Hyperämie mit anschließender Venenfüllung kommen. Ist dies nicht der Fall, so ist von einem Strombahnhindernis auszugehen.

Bei Verdacht auf eine schwere pAVK ist dieser Test kontraindiziert!

Venöses Gefäßsystem

Ziel ist es, die Beschwerden des Patienten und die Symptome dem oberflächlichen oder tiefen Venensystem zuzuordnen.

Inspektion/Palpation

Für eine adäquate Beurteilung der Venen ist es wichtig, den Patienten im Liegen und Stehen zu inspizieren. Im Stehen lässt sich neben der **Hautfarbe** (Blässe, Ödeme, Zyanose) und dem **Beinumfang** auch die **Hauttrophik** (Pigmentverschiebungen, Ulzera, Ulkusnarben) beurteilen. Bei einer Phlebothrombose lassen sich sog. **Signalvenen,** eine auffällige Venenzeichnung der oberflächlichen Venen, erkennen. Bei einer Stammvarikose kann man **Varizenstränge** entlang der Innenseite des Beins tasten.

Spezielle angiologische Funktionstest

Trendelenburg-Test

Dieser Test überprüft die Klappenfunktion der Vv. saphenae magna, parva sowie der Perforansvenen und dient der Diagnostik einer Stammvenen- oder Perforansvenenvarikose. Hierbei werden die Varizen beim mit erhobenen Beinen liegenden Patienten nach proximal ausgestrichen und die V. saphena magna unterhalb der Leiste mithilfe eines Stauschlauchs komprimiert. Anschließend steht der Patient unter Beobachtung der Venenfüllung auf. Während es beim Gesunden aufgrund funktionierender Vv. perforantes zu einer langsamen Füllung der V. saphena magna kommt, verläuft die Venenfüllung bei insuffizienten Perforansvenen wesentlich schneller.

Perthes-Test

Dieser Test dient der Überprüfung der Vv. perforantes sowie der tiefen Beinvenen. Nach Anlage eines Stauschlauchs oberhalb des Knies geht der Patient eine Weile umher. Eine Entleerung der Varizen aufgrund der Muskelpumpe beweist funktionierende Vv. perforantes und tiefe Beinvenen. Eine ausbleibende Entleerung der Varizen weist auf eine Abflusshinderung der tiefen Beinvenen hin.

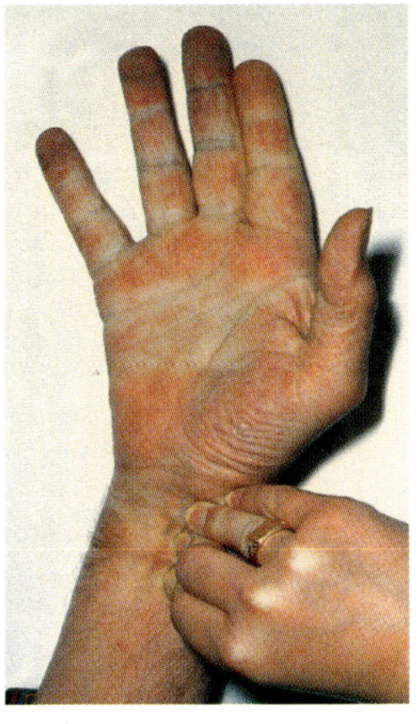

▮ Abb. 8: Allen-Test bei einem Verschluss der A. ulnaris. [3]

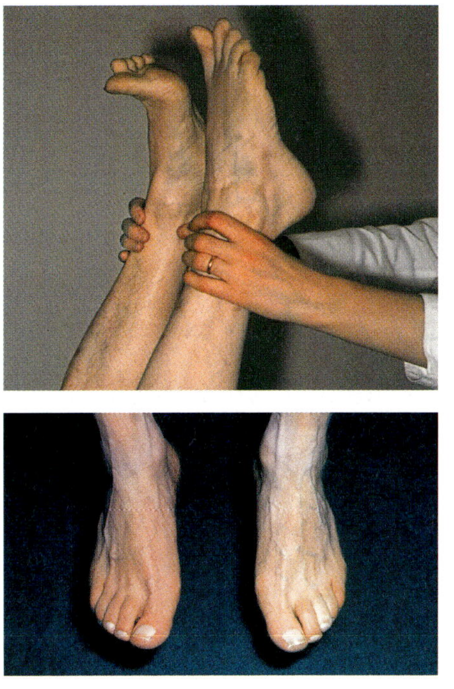

▮ Abb. 9: Lagerungsprobe nach Ratschow. Akrale Durchblutungsstörung mit Weißfärbung. [3]

Zusammenfassung

- ✖ Die Beurteilung der Hautfarbe und Hauttrophik ist für die klinische Untersuchung des Gefäßsystems (venös und arteriell) richtungsweisend.
- ✖ Die Palpation der Pulse ermöglicht die Lokalisation von Durchblutungsstörungen.
- ✖ Je höherfrequent ein Strömungsgeräusch, desto hochgradiger ist die Stenose.
- ✖ Der Gehtest ist diagnostisch wichtig zur Stadieneinteilung einer pAVK nach Fontaine.
- ✖ Eine Unterscheidung zwischen oberflächlicher und tiefer Beinvenenthrombose ist mittels Inspektion, Palpation und Funktionstests möglich.

Grundlagen der Auskultation

Die entscheidenden diagnostischen Parameter bei der Auskultation des Herzens sind neben Frequenz und Herzrhythmus die Beurteilung der Herztöne und potenzieller Herzgeräusche. Sowohl eine Abweichung vom normalen Klang der Herztöne als auch hörbare Geräusche während der Herzaktion können Hinweise auf spezifische Krankheitsbilder liefern.

Herztöne

Sie entstehen während der normalen Herzaktion durch die Bewegung der Herzklappen bzw. durch die Kontraktion des Herzmuskels. Bei jeder Herzaktion kommen physiologischerweise 1. und 2. Herzton vor. Zusätzliche Herztöne (Extratöne) lassen u. U. auf pathologische Zustände schließen.

> Man beachte, dass die einzelnen Herztöne an den einzelnen Auskultationspunkten unterschiedlich laut und klar gehört werden können. Das sog. Punctum maximum (p. m.) gibt den Auskultationspunkt an, an welchem der jeweilige Herzton am lautesten und somit am besten gehört werden kann.

Bei der Unterscheidung zwischen 1. und 2. HT ist es ratsam, den Puls an der A. radialis zu palpieren. So kann man den 1. HT unmittelbar vor der getasteten Pulswelle identifizieren. Eine Übersicht über die physiologischen und pathologischen HT zeigt ▮ Abbildung 1.

1. Herzton

Dieser HT entsteht durch die Segelanspannung der **Mitral- und Trikuspidalklappe** (Atrioventrikularklappen) am Beginn der Systole. Das p. m. liegt hier „über Erb" bzw. über der Herzspitze (Apex). Der 1. HT erscheint laut bei Anstrengung, Fieber, Anämie oder Hyperthyreose, aber auch bei asthenischen Menschen mit dünner Brustwand und bei einer Sepsis. Adipöse Menschen mit dicker Brustwand weisen einen leisen, abgeschwächten 1. HT auf. Außerdem ist dieser Klangcharakter bei einer Herzinsuffizienz, Mitralinsuffizienz oder einem Lungenemphysem zu hören. Ein paukender 1. HT ist einer Mitralstenose zuzuordnen. Die Spaltung des 1. HT kann physiologisch (z. B. bei Jugendlichen mit Aufhebung bei Inspiration) oder pathologisch (Extrasystolen, Schenkelblöcke) sein.

2. Herzton

Der 2. HT entsteht durch den Klappenschluss der Semilunarklappen, der **Aorten- und Pulmonalklappe** und markiert das Ende der Systole bzw. den Beginn der Diastole. Grundsätzlich ist der 2. HT kürzer als der 1. HT und sein Klangcharakter heller. Das p. m. ist über Erb und an der Herzbasis über den Projektionsarealen der Aorten- und Pulmonalklappe. Der 2. HT hat zwei Anteile, die i. d. R. nur bei Inspiration unterschieden werden können. Bei dieser sog. **physiologischen Spaltung** schließt die Aortenklappe (A_2) ein wenig früher als die Pulmonalklappe (P_2). Die **pathologische Spaltung** zeigt unterschiedliche Muster (▮ Abb. 1). Der fixierten Spaltung (d. h. atemunabhängig) liegt häufig ein Ventrikelseptumdefekt zugrunde. Eine zu weite Spaltung findet sich bei einer Mitralinsuffizienz oder einem Rechtsschenkelblock. Schließt P_2 vor A_2, so bezeichnet man dies als **paradoxe Spaltung**. Diese verstärkt sich im Ggs. zur physiologischen Spaltung bei Exspiration. Schwere Aorten- und Aortenisthmusstenosen oder Linksschenkelblöcke sind Grund dieses Auskultationsbefunds. Keine Spaltung ist u. U. ein Hinweis auf eine Aorten-, Pulmonalstenose, auf eine Hypertonie oder eine KHK. Wird der 2. HT (A_2) als zu laut empfunden, so ist dies ein Hinweis auf eine Aortensklerose oder eine arterielle Hypertonie. Ein leiser, abgeschwächter 2. HT kann auf eine Aortenstenose hinweisen.

3. Herzton

Der 3. HT ist durch die Füllung des Ventrikels während der Diastole bedingt und folgt kurz nach dem 2. HT. Er klingt dumpf, der Rhythmus wird als protodiastolischer Galopp beschrieben. Bei Kindern und Jugendlichen ist der 3. HT als physiologisch zu werten, bei Erwachsenen deutet er auf eine diastolische Ventrikelüberladung hin, charakteristisch für eine Herz- oder Mitralklappeninsuffizienz.

4. Herzton

Er entsteht durch die enddiastolische Vorhofkontraktion und liegt unmittelbar vor dem 1. HT. Das p. m. liegt über Erb bzw. der Herzspitze. Ein Vorliegen impliziert eine erhöhte Druckbelastung der Ventrikel, z. B. in der Akutphase eines Myokardinfarkts. Der Rhythmus wird auch als Vorhofgalopp beschrieben.

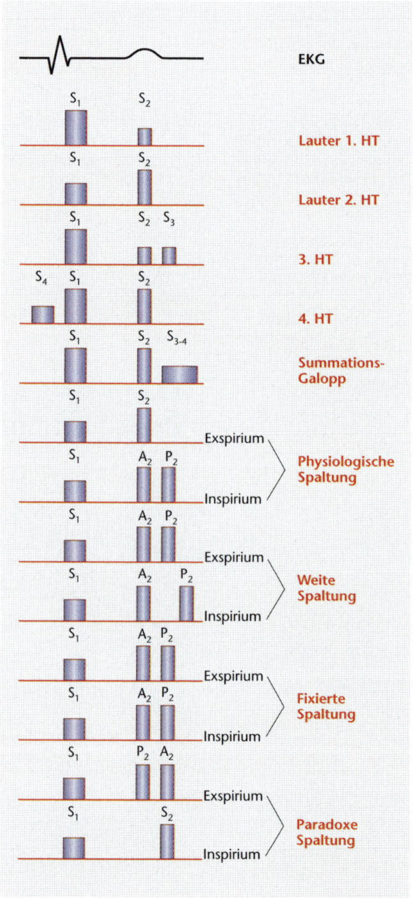

▮ Abb. 1: Übersicht über physiologische und pathologische Herztöne: S_1 = 1. Herzton (HT), S_2 = 2. Herzton, A_2 = Aortenklappenschlusston, P_2 = Pulmonalklappenschlusston. [3]

Sind bei der Auskultation neben einer Tachykardie der 3. und 4. HT zu hören, so spricht man von einem Summationsgalopp.

Extratöne

Zu den hörbaren Extratönen zählen die Klappenöffnungs- und Austreibungstöne. Klappenöffnungstöne entstehen durch einen abrupten Stopp der Öffnungsbewegung der stenosierenden AV-Klappen. Dies geschieht in der Diastole. Häufigster Klappenöffnungston ist der **Mitralklappenöffnungston (MÖT).** Austreibungstöne oder auch **„Ejection clicks"** entstehen durch eine Wirbelbildung in einem erweiterten Ausflusstrakt. Frühsystolische Klicks sind i. d. R. hochfrequent und finden sich bei Aortenvitien, meso- oder spätsystolische Klicks z. B. bei Mitralklappenprolaps.

Herzgeräusche

Herzgeräusche entstehen durch Turbulenzen und Wirbelbildungen in Richtung des (Stenose) oder entgegengesetzt dem physiologischen Blutstrom (Insuffizienz) bzw. bei Shuntverbindungen im Hoch- oder Niederdrucksystem. Grundsätzlich unterscheidet man zwischen organisch bedingten, funktionellen und akzidentellen Herzgeräuschen. Während **organische Herzgeräusche** z. B. durch angeborene oder erworbene Fehlbildungen des Herzens verursacht sind, entstehen **funktionelle Herzgeräusche** infolge eines erhöhten Herzzeitvolumens, z. B. bei Fieber, körperlicher Belastung, Anämie oder Hyperthyreose. **Akzidentelle Herzgeräusche** haben keine strukturelle oder funktionelle Grundlage, werden als hämodynamisch nicht wirksam angesehen und sind bei Jugendlichen und Kindern häufig zu finden. Bei der Charakterisierung der Herzgeräusche ist auf folgende Punkte besonders zu achten:

Lautstärke der Herzgeräusche

Siehe ▮ Tabelle 1.

Zeitliches Auftreten und Beziehung zum Herzzyklus

Herzgeräusche können sowohl in der Systole als auch in der Diastole auftreten. Um dies zu unterscheiden, auskultiert man das Herz bei gleichzeitiger Palpation des A.-radialis-Pulses (▮ Tab. 2).

Klangcharakter

Ein an Lautstärke zunehmendes Geräusch wird als Crescendo-Geräusch, ein leiser werdendes als Decrescendo-Geräusch beschrieben. Unter einem spindelförmigen Geräusch versteht man ein an- und abschwellendes Geräusch, als bandförmig wird ein während der Diastole oder Systole gleich bleibendes Geräusch beschrieben.

Lokalisation

Wichtig ist die Angabe des Punctum maximum sowie die Frage nach einer Fortleitung in bestimmte Richtungen (z. B. Karotiden, Axilla).

Grad	Beschreibung
1/6	Sehr leise, nur während Atempausen in geräuschloser Umgebung zu hören
2/6	Leise, während des Atmens hörbar
3/6	Mittellaut, jedoch ohne tastbares Schwirren
4/6	Laut, meist mit leichtem Schwirren
5/6	Sehr laut, mit starkem Schwirren
6/6	Sehr laut, auch ohne Stethoskop hörbar

▮ Tab. 1: Lautstärkegrade der Herzgeräusche.

Zeitraum	Zeitpunkt	Beschreibung	Beispiele
Systolikum	Holosystolisch	Über die gesamte Systole andauernd, aus 1. HT hervorgehend, bandförmig oder decrescendoartig	Mitral- oder Trikuspidalinsuffizienz, Ventrikelseptumdefekt
	Mesosystolisch	Nur während der systolischen Auswurfphase, vom 1. HT abgesetzt, spindelförmig	Aorten-, Pulmonalstenose, Vorhofseptumdefekt
	Spätsystolisch	Meist niederfrequent, Crescendo-Charakter, in den 2. HT übergehend	Mitralklappenprolaps, Aortenisthmusstenose
Diastolikum	Frühdiastolisch	Hochfrequentes, aus dem 2. HT hervorgehendes Decrescendo-Geräusch	Aorten-, Pulmonalinsuffizienz
	Mesodiastolisch	Meist niederfrequente, vom 2. HT abgesetzte Geräusche, bandförmig oder decrescendoartig	Mitral-, Trikuspidalstenose
	Präsystolisch	Meist niederfrequent, Crescendo-Charakter, in den 1. HT übergehend	Mitralstenose
Systolikum-Diastolikum		„Maschinengeräusche" mit Crescendo-Decrescendo-Charakter	Persistierender Ductus Botalli

▮ Tab. 2: Herzgeräusche und deren Beziehung zum Herzzyklus.

Zusammenfassung

- Der 1. HT entsteht durch Segelanspannung der AV-Klappen am Beginn der Systole, der 2. HT durch den Klappenschluss der Semilunarklappen am Ende der Systole.
- Als Extratöne werden Klappenöffnungs- und Austreibungstöne bezeichnet.
- Organische Herzgeräusche sind bei angeborenen oder erworbenen Fehlbildungen des Herzens hörbar, funktionelle Herzgeräusche können bei Fieber, körperlicher Belastung, Anämie oder Hyperthyreose auftreten, akzidentelle Herzgeräusche sind bei Jugendlichen und Kindern häufig zu finden.
- Systolische und diastolische Herzgeräusche sind unterschiedlichen Herzvitien zuzuordnen.

Auskultationsbefunde I

Aortenfehler

Aortenklappenstenose

Mit 20 % aller Herzklappenerkrankungen ist die Aortenklappenstenose das häufigste Herzvitium.
Klinisch kann es durch kardiale Sauerstoffunterversorgung zu pektanginösen Beschwerden kommen, ebenso treten Schwindel und Synkopen durch die O_2-Minderversorgung auf. Durch die Einengung und den hieraus entstehenden erhöhten Druck in der linken Kammer kommt es zur Linksherzhypertrophie, die sich palpatorisch durch einen hebenden, nach links verlagerten Herzspitzenstoß zeigt. Der vorherrschende Pulscharakter ist ein Pulsus parvus et tardus, ein „kleiner und verzögerter" Puls. Der arterielle Blutdruck ist normal bzw. erhöht. **Auskultatorisch** zeigt sich typischerweise ein raues, mittel- bis tieffrequentes, spindelförmiges Systolikum mit p. m. über der Herzbasis (2. ICR parasternal rechts) mit Fortleitung in die Karotiden. Da die Aortenklappenstenose oft in Kombination mit einer Aorteninsuffizienz vorliegt, ist u. U. auch ein leises diastolisches Decrescendo-Geräusch zu hören. ▮ Abbildung 1 zeigt Merkmale zunehmender Schweregrade der Aortenklappenstenose.

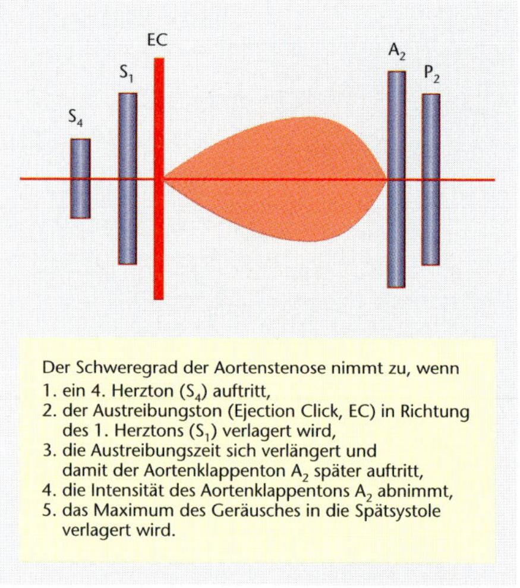

▮ Abb. 1: Auskultationsmerkmale der valvulären Aortenklappenstenose. [3]

Aortenklappeninsuffizienz

Durch unzureichenden Verschluss der Aortenklappe in der Diastole kommt es zum Rückstrom von Blut aus der Aorta in den linken Ventrikel und somit zur Volumenbelastung der linken Kammer mit der Folge einer Dilatation.
Klinisch ist ein Pulsus celer et altus, d. h. ein Puls mit großer RR-Amplitude, charakteristisch. Klinische Zeichen sind z. B. pulssynchrone Bewegungen des Kopfes (Musset-Zeichen), Pulsationszeichen bei Nagelbett- und Lippenkompression (Quincke-Kapillarpuls) oder pulsierende Gefäße im Schläfen- und Halsbereich. Der Herzspitzenstoß ist i. d. R. nach links unten verlagert.
Auskultatorisch ist ein hochfrequentes, frühdiastolisches Decrescendo-Geräusche mit p. m. über Erb zu hören (▮ Abb. 2), das bei vornübergebeugtem Oberkörper verstärkt wird. Eventuell besteht zudem ein kurzes spindelförmiges Systolikum als Ausdruck einer „relativen Aortenstenose". Ein spätsystolisches Geräusch mit rumpelndem Charakter (Austin-Flint-Geräusch) entspricht einer funktionellen Mitralklappenstenose, da die Mitralklappenöffnung durch den Blutrückfluss behindert ist.

Aortenisthmusstenose

Hier liegt eine Verengung der Aorta nach Abgang der linken A. subclavia mit dem Leitbefund einer gleichzeitig vorliegenden arteriellen Hypertonie oberhalb der Stenose (obere Extremität) und einer Hypotonie unterhalb der Stenose (untere Extremität) vor. Je nach Verschluss kann ebenso eine Seitendifferenz zwischen rechtem und linkem Arm bestehen. **Auskultatorisch** findet sich ein Mesosystolikum mit p. m. parasternal links mit Fortleitung in den Rücken. Außerdem sind ein frühsystolischer Klick und manchmal auch Strömungsgeräusche über den Interkostalarterien zu hören.

Mitralklappenfehler

Mitralklappenstenose

Durch eine eingeengte Öffnung der Mitralklappe und folglich verminderten Blutfluss in den linken Ventrikel kommt es durch den erhöhten Vorhofdruck zu einer Vorhofdilatation. **Inspektatorisch** fallen neben einer peripheren auch eine Wangenzyanose sowie evtl. periphere Ödeme und eine Halsvenenstauung auf. Die Stenose macht sich **auskultatorisch** durch einen paukenden 1. HT, einen betonten Pulmonalisanteil des 2. HT und einen Mitralöffnungston, dem sich ein Decrescendo-Geräusch mit p. m. über der Herzspitze anschließt, bemerkbar (▮ Abb. 3).

Etwa 60 % der Herzklappenfehler betreffen die Mitralklappe. In der Regel besteht eine Kombination von Mitralklappenstenose und -insuffizienz.

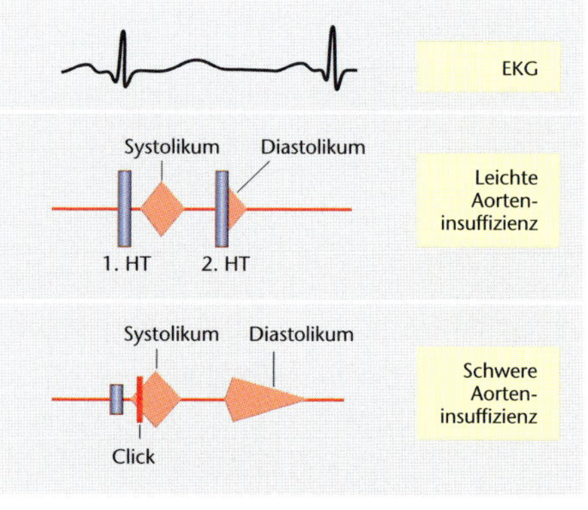

▮ Abb. 2: Auskultationsmerkmale einer leichten und schweren Aortenklappeninsuffizienz. [3]

Mitralklappeninsuffizienz

Ein ungenügender Schluss der Mitralklappe lässt einen Volumenrückstrom in den linken Vorhof mit entsprechender Dilatation zu.
Klinik: Während der Befund einer akuten Mitralklappeninsuffizienz die akute Linksherzinsuffizienz ist (z. B. bei Z. n. Myokardinfarkt), entwickelt sich der chronische Verlauf langsamer mit sich einschleichender Belastungsdyspnoe, Hämoptysen und Lungenödem. Die **Auskultation** ergibt ein hochfrequentes Holosystolikum mit p. m. über der Herzspitze und Fortleitung in die Axilla. Mit zunehmendem Schweregrad der Insuffizienz wird das Geräusch rauer und niederfrequenter. Bei erheblicher Volumenbelastung folgt dem 2. HT ein 3. HT (▮ Abb. 4).

Mitralklappenprolaps

Beim MKP wölben sich ein oder beide Klappensegel in den linken Vorhof vor. **Auskultatorisch** findet sich ein wechselnd lauter mesosystolischer Klick. Beim Mitralklappenprolapssyndrom, also wenn es zu Beschwerden führt, klagen die Patienten über Herzstolpern, linksthorakale Schmerzen und Palpitationen.

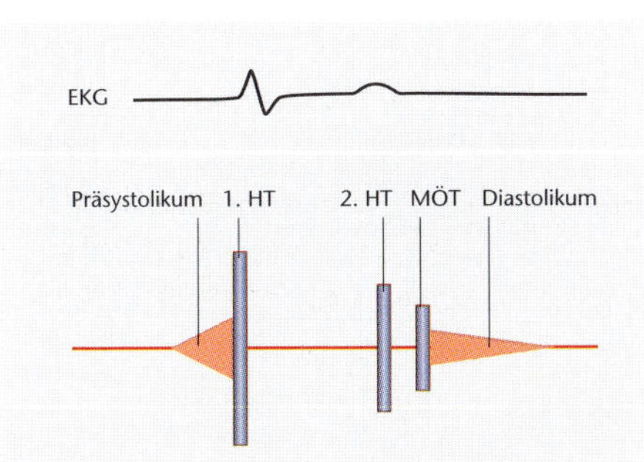

▮ Abb. 3: Auskultationsbefund bei einer Mitralklappenstenose (MÖT = Mitralklappenöffnungston). [3]

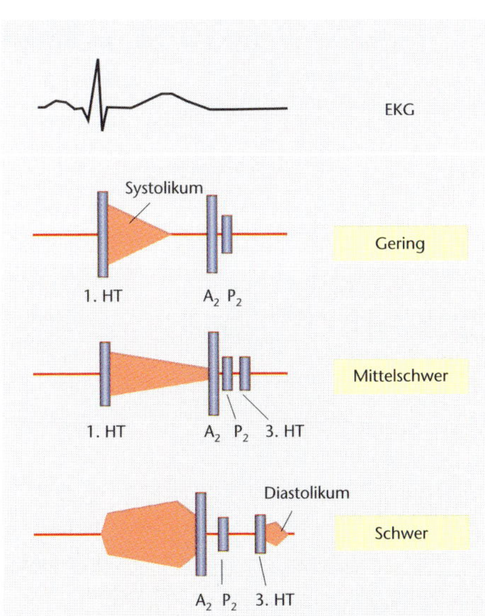

▮ Abb. 4: Auskultationsbefund bei Mitralklappeninsuffizienz. [3]

Pulmonalklappenfehler

Pulmonalklappenstenose

Hier kommt es durch die eingeengte Pulmonalklappe zu einer erhöhten Druckbelastung des rechten Ventrikels, der sich **auskultatorisch** durch ein spindelförmiges Systolikum mit p. m. über dem 2. ICR parasternal links bemerkbar macht (▮ Abb. 5). **Klinisch** sind die Patienten symptomfrei, können allerdings über Dyspnoe, Palpitationen und Thoraxschmerzen bei Belastung klagen.

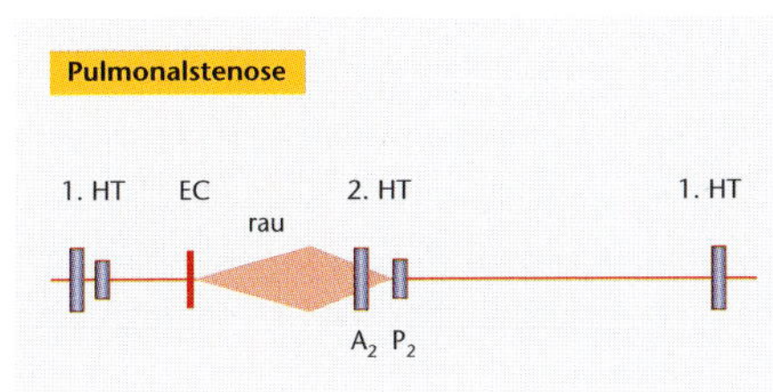

▮ Abb. 5: Auskultationsmerkmale der Pulmonalstenose. [3]

Zusammenfassung

- ✖ **Aortenklappenstenose:** raues, mittel- bis tieffrequentes, spindelförmiges Systolikum mit p. m. über der Herzbasis (2. ICR parasternal rechts) und Fortleitung in die Karotiden.
- ✖ **Aortenklappeninsuffizienz:** hochfrequentes, frühdiastolisches Decrescendo-Geräusch mit p. m. über Erb.
- ✖ **Aortenisthmusstenose:** Mesosystolikum mit p. m. parasternal links mit Fortleitung in den Rücken.
- ✖ **Mitralklappenstenose:** paukender 1. HT, betonter Pulmonalisanteil des 2. HT, Mitralklappenöffnungston (MÖT) mit anschließendem Decrescendo-Diastolikum mit p. m. über der Herzspitze.
- ✖ **Mitralklappeninsuffizienz:** hochfrequentes Holosystolikum mit p. m. über der Herzspitze und Fortleitung in die Axilla.
- ✖ **Mitralklappenprolaps:** mesosystolischer Klick mit anschließendem systolischen Geräusch.
- ✖ **Pulmonalklappenstenose:** spindelförmiges Systolikum mit p. m. über dem 2. ICR parasternal links.

Auskultationsbefunde II

Trikuspidalklappenfehler

Erworbene Trikuspidalklappenfehler sind im Vergleich zu Vitien des linken Herzens wesentlich seltener.

Trikuspidalklappeninsuffizienz

Eine Trikuspidalklappeninsuffizienz kann sich als Folge einer Dilatation oder Druckbelastung des rechten Ventrikels oder infolge einer infektiösen Endokarditis nach i. v. Drogenabusus entwickeln. **Auskultatorisch** findet sich ein inspiratorisch stärker werdendes, hochfrequentes, holosystolisches Geräusch mit p. m. im 4.–5. ICR links.

Trikuspidalklappenstenose

Eine Trikuspidalklappenstenose ist fast immer die Folge einer rheumatischen Erkrankung. **Klinisch** imponieren – ebenso wie bei einer Trikuspidalklappeninsuffizienz – Zeichen einer rechtsseitigen Einflussbehinderung. Bei der **Auskultation** ist ein mittelfrequentes Diastolikum mit p. m. am linken Sternalrand zu eruieren, dessen Lautstärke bei Inspiration zunimmt (▌Abb. 6).

Andere Herzerkrankungen

Vorhofseptumdefekt (ASD)

Ein Vorhofseptumdefekt (Atrioseptaldefekt) ist eine angeborene Verbindung zwischen dem rechten und linken Vorhof. **Klinisch** bleiben die Patienten oft Jahrzehnte lang asymptomatisch und klagen später über eingeschränkte Belastbarkeit, Belastungsdyspnoe und vermehrt bronchopulmonale Defekte. **Auskultatorisch** charakteristisch ist ein spindelförmiges, raues Systolikum mit p. m. im 2./3. ICR parasternal links mit einem weit gespaltenen, atemunabhängigen 2. HT (▌Abb. 7).

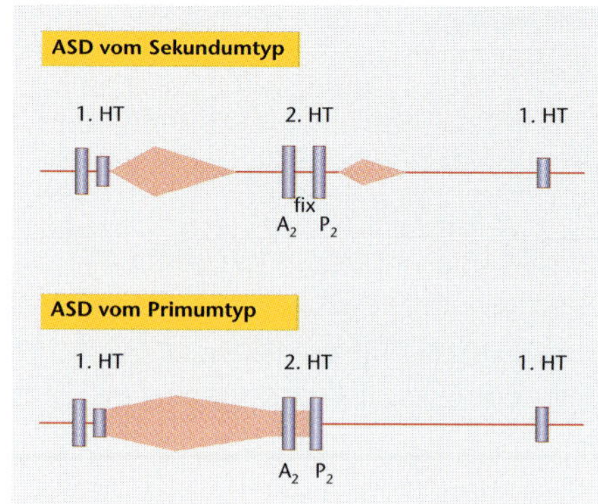

▌Abb. 7: Auskultationsmerkmale des Vorhofseptumdefekts. [3]

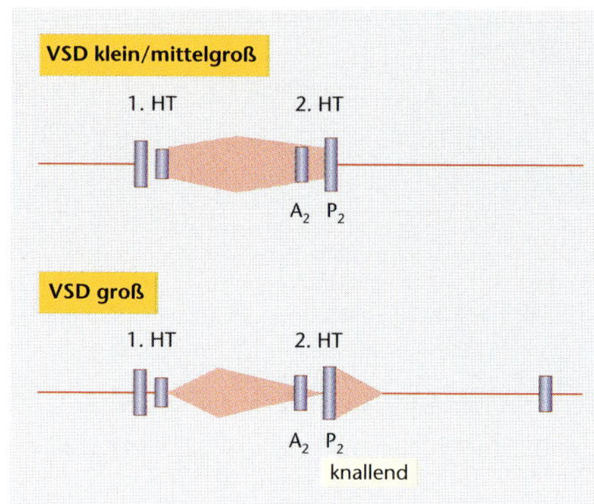

▌Abb. 8: Auskultationsmerkmale bei Ventrikelseptumdefekt. [3]

Ventrikelseptumdefekt (VSD)

Der VSD ist der häufigste angeborene Herzfehler – es handelt sich um die Verbindung zwischen rechter und linker Herzkammer. Bei kleinem VSD sind die Patienten i. d. R. beschwerdefrei. Bei größerem VSD zeigen sich Belastungsdyspnoe und rezidivierende pulmonale Defekte. **Auskultatorisch** zeigt sich bei kleinem und mittlerem VSD (Volumen < 30 %) mit Links-rechts-Shunt ein hochfrequentes, holosystolisches sog. „Pressstrahlgeräusch" mit p. m. über dem 3.–4. ICR parasternal links.
Ein großer VSD (Vol. > 50 %) ist wegen des geringen Druckgradienten häufig schwer zu hören. Hier imponiert ein paukender 2. HT (▌Abb. 8).

Persistierender Ductus Botalli (PDA)

Durch ausbleibenden Verschluss des Ductus arteriosus kommt es zum Links-rechts-Shunt während der Systole und Diastole. Das Blut fließt also aus der Aorta in die A. pulmonalis mit Folge der Volumenbelastung von Lungenkreislauf und linkem Herzen. **Auskultatorisch** ist ein kontinuierliches, systolisch-diastolisches Maschinengeräusch mit p. m. über dem 2. ICR parasternal links zu hören (▌Abb. 9). Dieses Geräusch verschwindet bei Zunahme des Schweregrads.

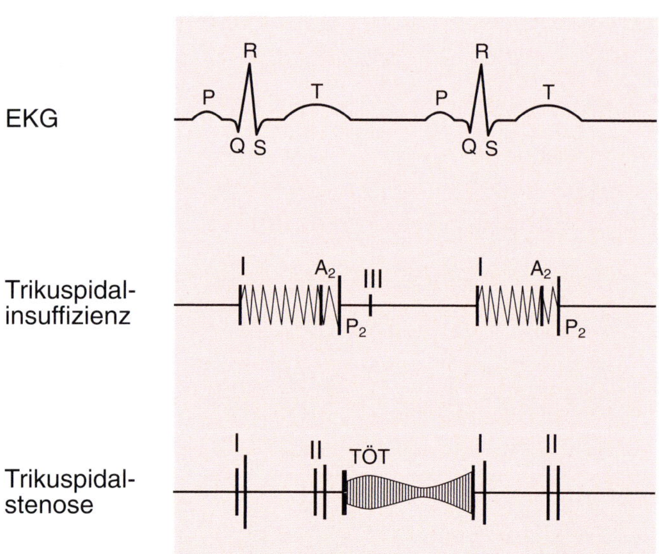

▌Abb. 6: Auskultationsmerkmale der Trikuspidalklappeninsuffizienz und der Trikuspidalklappenstenose. [9]

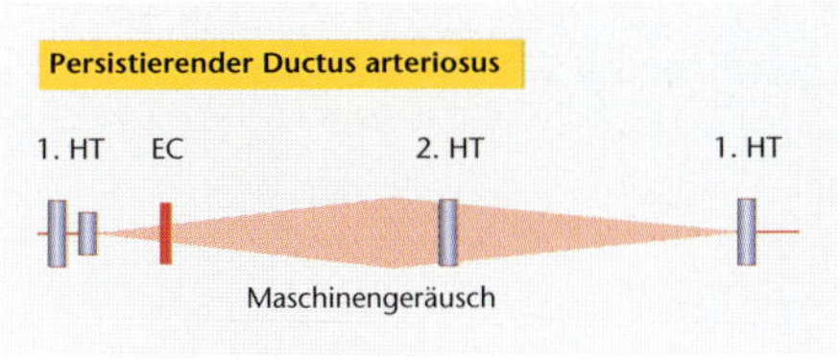

Abb. 9: Auskultationsbefund bei persistierendem Ductus arteriosus Botalli. [3]

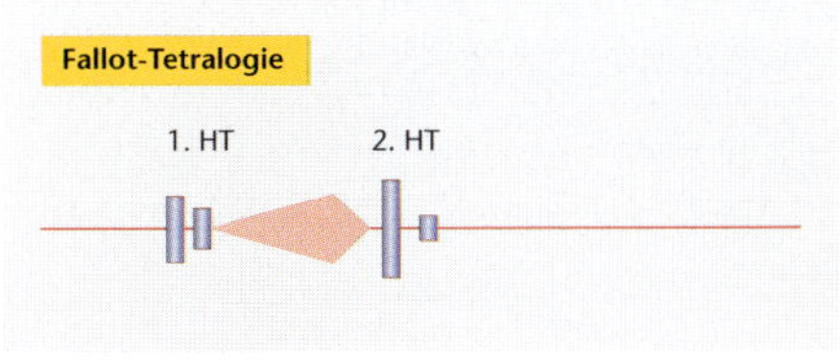

Abb. 11: Auskultationsbefund bei Fallot-Tetralogie. [3]

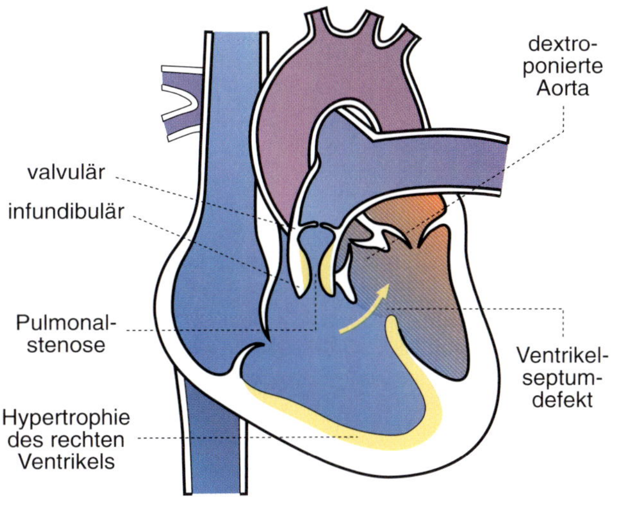

Abb. 10: Morphologie der Fallot-Tetralogie. [41]

Fallot-Tetralogie

Hierbei handelt es sich um einen Herzfehler mit vier Komponenten: ASD, VSD mit reitender Aorta, Rechtsherzhypertrophie und Pulmonalstenose (Abb. 10).
Klinisch finden sich eine zentrale Zyanose, Minderwuchs, Trommelschlägelfinger, Uhrglasnägel und eine vermehrte konjunktivale Zeichnung (als Zeichen der hypoxiebedingten Polyglobulie).
Auskultatorisch ist ein raues, lautes, systolisches Austreibungsgeräusch mit p. m. über dem 2. ICR parasternal links zu hören (Abb. 11). In schweren Fällen fallen Aorten- und Pulmonalklappenschlusston zusammen, sodass eine Spaltung dieser Herztöne nicht wahrgenommen werden kann.

Perikarditis

Bei der Herzbeutelentzündung entwickeln sich häufig ein Perikarderguss mit der Gefahr einer Herzbeuteltamponade und eine Entzündung der angrenzenden Herzschichten. Die Patienten klagen bei akutem Verlauf v. a. über einen retrosternalen und linksthorakalen stechenden Schmerz, der sich bei Bewegung oder tiefer Atmung verstärkt und von vegetativen Symptomen wie Fieber oder Tachykardie begleitet ist. **Auskultatorisch** ist ein schabendes Reibegeräusch in Systole und Diastole mit p. m. über Erb für die fibrinöse Perikarditis charakteristisch. Bei exsudativer und konstriktiver Perikarditis ist der Befund nicht immer zu hören.

Perikardtamponade

Als Perikardtamponade wird eine hämodynamisch wirksame Kompression der Vorhöfe und des rechten Ventrikels aufgrund einer Flüssigkeitsansammlung zwischen Perikard und Myokard bezeichnet. Die diastolische Füllung wird hierdurch behindert, das Blut staut sich zurück, und die Auswurfleistung des Herzens nimmt ab. **Klinisch** zeigen sich neben einer reaktiven Tachykardie die Zeichen einer Rechtsherzinsuffizienz, nämlich ein Blutaufstau der Jugularvenen, sowie Oberbauchschmerzen. Es imponierte ein Pulsus paradoxus, d. h. Schlagvolumen und damit Pulsstärke schwanken atemunabhängig.

Zusammenfassung

- **Trikuspidalklappeninsuffizienz:** hochfrequentes, holosystolisches Geräusch mit p. m. im 4./5. ICR parasternal links.
- **Trikuspidalklappenstenose:** mittelfrequentes Diastolikum mit p. m. am linken Sternalrand.
- **ASD:** spindelförmiges, raues Systolikum mit p. m. im 2./3. ICR parasternal links mit einem weit gespaltenen, atemunabhängigen 2. HT.
- **Kleiner VSD:** lautes, hochfrequentes, holosystolisches Geräusch, welches am linken Sternalrand als sog. Pressstrahlgeräusch auskultierbar ist.
- **PDA:** kontinuierliches, systolisch-diastolisches Maschinengeräusch mit p. m. über dem 2. ICR parasternal links.
- **Fallot-Tetralogie:** raues, lautes, systolisches Austreibungsgeräusch mit p. m. über dem 2. ICR parasternal links.
- **Fibrinöse Perikarditis:** diastolisch und systolisch schabendes Reibegeräusch mit p. m. über Erb.

Leitsymptome kardiovaskulärer Erkrankungen I

Kardiovaskuläre Erkrankungen sind durch spezifische Leitsymptome und Beschwerden der Patienten charakterisiert. Hierzu zählen neben dem Brust-/Thoraxschmerz auch Palpitationen, Atemnot sowie Ödeme, Nykturie, Synkopen oder auch die Claudicatio intermittens. Auf den folgenden Doppelseiten werden diese Leitsymptome und deren Differenzialdiagnosen näher erklärt.

Brust-/Thoraxschmerz

Brust- oder Thoraxschmerzen können sich auf dem Boden verschiedenster Erkrankungen entwickeln und müssen deshalb schon in der Anamnese differenziert, d. h. deren Beginn, Dauer, Verlauf, Ausstrahlung und Begleitsymptomatik erfragt werden. In der Mehrzahl der Fälle liegt dem thorakalen Schmerz eine koronare Herzerkrankung (KHK) auf dem Boden einer generalisierten Arteriosklerose zugrunde, welche sich in Form eines Angina-pectoris-Anfalls oder Myokardinfarkts äußern kann. Weitere kardiale Ursachen sind eine Entzündung der Herzschichten, die Aortendissektion und funktionelle Herzbeschwerden.
Bei der Präsentation einer thorakalen Schmerzsymptomatik kommen allerdings nicht nur kardiovaskuläre Ursachen infrage. In ca. 20 % der Fälle sind die Schmerzen durch pulmonale, gastrointestinale, muskuloskeletale oder auch neurologische Störungen bedingt. ▮ Tabelle 1 zeigt die Differenzialdiagnostischen Erwägungen bei noch nicht näher definierten thorakalen Schmerzen.

Angina pectoris („Brustenge")

Der Angina-pectoris-Anfall ist klinisch charakterisiert durch ein kurzzeitiges retrosternales Schmerzempfinden, ein Brennen bzw. ein Druck- oder Engegefühl in der Brust mit unterschiedlich ausgeprägter Ausstrahlung in den linken Arm, die Schulter, den Kiefer oder auch das Epigastrium (▮ Abb. 1). Pathophysiologische Grundlage ist eine O_2-Minderversorgung des Herzmuskelgewebes aufgrund einer meist progredienten stenotischen Verengung der Koronararterien, auch **Koronarinsuffizienz** genannt. Es gibt eine Vielzahl von Auslösern wie körperliche oder emotionale Belastung, fettreiche Mahlzeiten oder kalte Luft. Aber auch in Ruhe kann die Angina pectoris auftreten (Prinzmetal-Angina). Charakteristischerweise bessern sich die Schmerzen innerhalb von fünf bis zehn Minuten bei Ruhe bzw. nach Gabe von Nitroglyzerin (Nitrolingual®). Bei einer **stabilen Angina pectoris** sind die Schmerzen durch die genannten Faktoren wiederholt auslös- und behandelbar. Von einer **instabilen Angina pectoris** spricht man bei einem Erstereignis, wenn die Schmerzen bereits in Ruhe auftreten oder einen progredienten Schmerzverlauf haben. Dieser Zustand wird zusammen mit dem Herzinfarkt als **„akutes Koronarsyndrom"** bezeichnet.

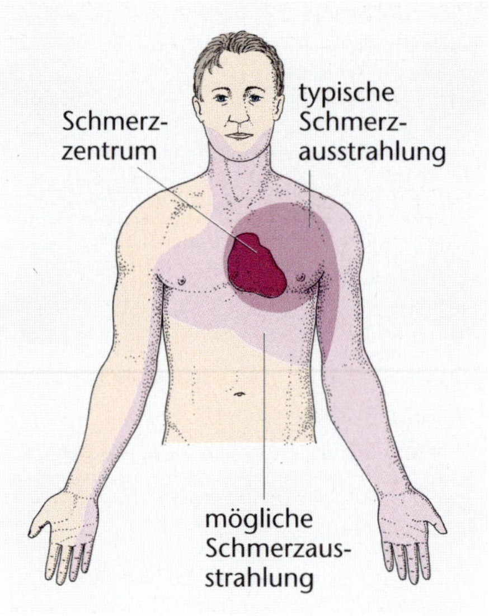

▮ Abb. 1: Ausstrahlungsgebiete des Angina-pectoris-Schmerzes. [36]

Myokardinfarkt

Der Herzinfarkt ähnelt dem Angina-pectoris-Anfall bzgl. der Schmerzsymptomatik und der auslösenden Faktoren. Die Schmerzen werden allerdings wesentlich intensiver empfunden und oft als „Vernichtungsschmerz" beschrieben. Sie dauern länger als zehn Minuten und bessern sich bei Ruhe oder nach Gabe von Nitrolingual® nicht. Hinzu kommen meist vegetative Symptome wie Übelkeit, Erbrechen, Dyspnoe, Kaltschweißigkeit und Todesangst. Pathophysiologisch liegt hier bereits eine Nekrose des Herzmuskelgewebes aufgrund einer absoluten O_2-Minderversorgung vor. Die Patienten haben meist schon mehrere Angina-pectoris-Anfälle in der medizinischen Vorgeschichte. Charakteristisch für den Vorderwandinfarkt ist eine sympathikoadrenerge Überstimulation mit Tachykardie und Hypertonie. Der Hinterwandinfarkt weist eher eine vagale Symptomatik mit Bradykardie und Hypotonie auf. Bei der **Auskultation** können evtl. Stauungsgeräusche über den Lungen, ein Ventrikelgalopp (mit 3. und 4. HT) oder auch ein Perikardreiben, durch eine entzündliche Exsudation ausgelöst, gehört werden.

Akute Myokardinfarkte verlaufen in 20 – 30 % als sog. stumme Infarkte, d. h. ohne eine Schmerzsymptomatik. Grund für ein Nichtwahrnehmen der Schmerzen ist eine autonome Neuropathie, wie sie v. a. bei Diabetikern und älteren Menschen gehäuft auftritt. Hier stehen meist nur die vegetativen Begleitsymptome im Vordergrund.

Aortendissektion

Eine Aortendissektion wird meist als wandernder Schmerz im Thorakolumbalbereich lokalisiert und als sehr schmerzhaft empfunden. Charakteristisch ist ein plötzlicher Beginn. Die Patienten berichten ebenfalls von einem

Störung	Erkrankung
Kardiovaskulär	Angina-pectoris-Anfall, Myokardinfarkt, Aortendissektion, Perikarditis, funktionelle Herzbeschwerden
Pulmonal	Pneumonie, Pneumothorax, Pleuritis
Gastrointestinal	Gastroösophageale Refluxkrankheit, Ösophagitis, Ulcus ventriculi, Ulcus duodeni
Muskuloskeletal	Interkostalneuralgie, Rippenfraktur
Neurologisch	Zosterneuralgie
Sonstige	Hyperventilation, Angst-/Panikstörung

▮ Tab. 1: Differenzialdiagnose zum thorakalen Schmerz.

„Vernichtungsschmerz", welcher bei fortschreitender Dissektion von den Schulterblättern bis in die Kreuzbeingegend wandert.

Perikarditis

Bevor sich häufig Thoraxschmerzen beim betroffenen Patienten bemerkbar machen, beginnt die Krankheit mit Symptomen wie Fieber, Abgeschlagenheit und blassgrauem Hautkolorit. Der Brustschmerz strahlt bei einer Perikarditis häufig in den Rücken oder in die Schulter aus und ist häufig bewegungs- und atmungsabhängig.
Zur Diagnose einer Perikarditis ist eine ausführliche Anamnese wichtig. Weiter ist bei der akuten Perikarditis im EKG eine ST-Hebung in allen Ableitungen erkennbar, da fast immer die Vorder- und Hinterwand betroffen sind. Die EKG-Veränderungen bestehen typischerweise mehrere Tage lang.
Auskultatorisch zeigt sich v. a. bei fibrinöser Perikarditis das sog. Perikardreiben – ein ohrnahes systolisch-diastolisch „schabendes" Reibegeräusch. Am lautesten ist der Befund in den Atempausen zu auskultieren. Findet sich kein Auskultationsbefund, sollte eine Perikarditis allerdings nicht vorschnell ausgeschlossen werden. Bei einer exsudativen Perikarditis kann zum Untersuchungszeitpunkt bereits ein Perikarderguss vorliegen, durch den ein Perikardreiben nicht mehr auskultiert werden kann.

Funktionelle Herzbeschwerden

Patienten mit funktionellen Herzbeschwerden verspüren v. a. unter emotionaler Belastung Herzklopfen, Herzrasen bzw. auch ein Druck- oder Schmerzgefühl in der Brust. Der Hauptschmerz ist eher in der Nähe der Herzspitze lokalisiert, die Dauer der Schmerzen erstreckt sich u. U. über mehrere Tage und bessert sich meist, wenn die Patienten „abgelenkt" sind. Die Diagnose lässt sich oft nur über einen Ausschluss der potenziellen organischen Ursachen stellen und muss v. a. bei einem Erstereignis durchaus ernst genommen werden.

Palpitationen

Als Palpitationen werden durch den Patienten bewusst wahrgenommene und somit als unangenehm empfundene Herzschläge bezeichnet. Diese können im Einzelnen als zu schnell **(„Herzrasen"),** zu langsam oder als unrhythmisch **(„Herzstolpern")** empfunden werden. Kardiale Ursache sind zumeist Vorhofflimmern, Tachykardien oder Extrasystolen, extrakardiale Ursachen können neben einer Hyperthyreose auch Fieber, bestimmte Genussmittel (z. B. Kaffee) oder auch eine orthostatische Anpassung sein. Die eletrokardiografische Untersuchung (Ruhe- und Langzeit-EKG) hilft hier bei der differenzialdiagnostischen Abklärung weiter.

Atemnot

Unter der Annahme eines kardiovaskulären Beschwerdebildes ist die Atemnot ein wichtiger Hinweis auf eine akute oder chronische Linksherzinsuffizienz. Die linke Herzkammer ist bei diesem Krankheitsbild nicht in der Lage, einen adäquaten Volumen-output zu bewältigen, es kommt zu einem Volumenrückstau in die Lunge mit erhöhter Atemfrequenz des Patienten und Dyspnoe. Unterschieden wird zwischen einer sog. **Belastungsdyspnoe** bei körperlicher Anstrengung und einer Atemnot, die bereits in Ruhe **(Ruhedyspnoe)** auftritt. Von einer **Orthopnoe** spricht man, wenn der Patient bei flachem Liegen aufgrund einer Volumenüberlastung des Herzens und ungenügender Kompensationsmöglichkeit eine Atemnot entwickelt, welche sich bei aufrechtem Sitzen wieder zurückbildet. Dies klärt man am besten mit der Frage nach einer erhöhten Schlafposition des Patienten („Wie viele Kissen benötigen Sie?"). Gemäß der New York Heart Association (NYHA) wird der Schweregrad einer Herzinsuffizienz je nach Klinik in unterschiedliche Stadien eingeteilt (▮ Tab. 2).

Stadium	Charakteristische Beschwerden
I	Beschwerdefreiheit bei normaler körperlicher Belastung
II	Beschwerdefreiheit bei leichter körperlicher Belastung, Beschwerden bei starker körperlicher Belastung
III	Beschwerden bei leichter körperlicher Belastung
IV	Beschwerden in Ruhe

▮ Tab. 2: NYHA-Klassifikation der Herzinsuffizienz.

Zusammenfassung

- ✖ Thoraxschmerzen müssen bereits in der Anamnese differenziert nach Beginn, Dauer, Lokalisation und Verlauf differenzialdiagnostisch eingegrenzt werden.
- ✖ Die Schmerzausstrahlung infolge einer Koronarischämie kann sehr variieren.
- ✖ Stabile Angina pectoris: Schmerzen treten ab einer bestimmten Belastung des Herzens auf; instabile Angina pectoris: jede Erstangina, pektangiöse Beschwerden bereits in Ruhe, progredient zunehmender Schmerzverlauf; Myokardinfarkt: lang anhaltende intensive Schmerzen, welche in Ruhe und nach Nitrolingual®-Gabe nicht abklingen.
- ✖ Das Perikardreiben ist für eine Perikarditis charakteristisch, liegt aber nicht immer vor.
- ✖ Palpitationen werden vom Patienten oft als „Herzrasen" oder „Herzstolpern" empfunden.
- ✖ Belastungsdyspnoe: Atemnot ab einer bestimmten körperlichen Belastung; Ruhedyspnoe: Atemnot in Ruhe; Orthopnoe: Atemnot im Liegen.

Leitsymptome kardiovaskulärer Erkrankungen II

Periphere Ödeme

Ödeme beschreiben den Zustand einer schmerzlosen Schwellung, hervorgerufen durch eine Flüssigkeitsansammlung im interstitiellen Raum. Grundsätzlich gibt es viele Ursachen einer Ödembildung. Kardiovaskuläre Ödeme entwickeln sich zumeist in der Peripherie, genauer gesagt in der unteren Extremität infolge eines zu hohen hydrostatischen Drucks bei einer Rechtsherz- oder globalen Stauungsinsuffizienz. Klinisch lassen sich diese Ödeme feststellen, indem man nach Druck auf die Haut im Tibia- oder im Sakralbereich eine **„Hautdelle“** beobachten kann (▮ Abb. 2).

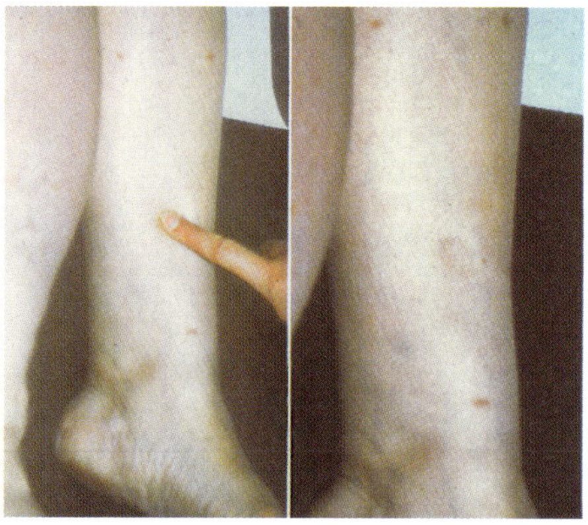

▮ Abb. 2: Ödem am Unterschenkel. [37]

Nykturie

Unter einer Nykturie versteht man ein vermehrtes nächtliches Wasserlassen. Bei Patienten mit einer kardiovaskulären Erkrankung ist dies ein Zeichen einer Herzinsuffizienz. Pathophysiologisch liegt die Bildung von Ödemen in der Peripherie zugrunde, welche sich tagsüber aufgrund der Volumenüberlastung des Körpers bei eingeschränkter Pumpfähigkeit des Herzens entwickeln. Nachts werden dann einerseits die Nieren besser durchblutet, andererseits werden aufgrund der horizontalen Lage des Körpers die eingelagerten Ödeme ausgeschwemmt und ausgeschieden, und es kommt zum Harndrang.

Synkope

Eine Synkope ist gekennzeichnet durch ein plötzliches, kurzzeitiges Aussetzen des Bewusstseins mit Verlust des Körpertonus. Nach der ECS (European Society of Cardiology) werden verschiedene Typen der Synkope unterschieden. Zu den reflexvermittelten Synkopen zählt z. B. die neurokardiogene (vasovagale) Synkope, bei der es durch Angst, Schmerz oder Stress zu einer Kaskade kommt, bei der die Sympathikusaktivität ab- und die Parasympathikusaktivität zunimmt. Folglich kommt es zum Abfall des Blutdrucks und zur Bradykardie und schließlich zur zerebralen Minderdurchblutung. Bei der orthostatischen Synkope ist plötzliches Aufstehen und Versagen des vasokonstriktorischen Reflexes der Kapazitätsgefäße die Ursache. Arrhythmogene Synkopen sind bedingt durch Tachy- oder Bradyarrhythmien. Auch bei Herz- und Lungenerkrankungen, wie z. B. der Aortenstenose, kann es zu Synkopen kommen. Selten ist die Ursache einer Synkope ein Steal-Syndrom. Zur Differenzialdiagnose der Synkope siehe ▮ Tab. 3.

Ursache	Erkrankungen	Beispiele	Leitbefunde
Kardiogen	Asystolische oder bradykarde HRS	AV-Block, SA-Block, Karotissinussyndrom, Sick-Sinus-Syndrom	Oft bei KHK oder anderen kardialen Grunderkrankungen
	Tachykarde HRS	Ventrikuläre oder supraventrikuläre Tachykardie	Dokumentierte Tachykardie während der Synkope
	Myokardiale Dysfunktion	Herzinfarkt	Klinik einer myokardialen Schädigung
	Obstruktion des ventrikulären Ausflusstrakts	Aorten-, Pulmonalstenose, pulmonale Hypertonie	Klinik der Grunderkrankungen
Kreislaufbedingt	Vasovagal	Emotional belastende Situationen	Symptomatischer RR-Abfall bei Kipptischversuch
	Orthostatische Dysregulation	Schneller Positionswechsel vom Liegen zum Stehen	Pathologischer Schellong-Test
	Medikamentös		Medikamentenanamnese
	Neurovaskuläre Erkrankungen	TIA, Apoplex, Subclaviansteal-Syndrom	Neurologische Untersuchung
Neurologisch, psychiatrisch	Migräne		Typisch einseitige Kopfschmerzsymptomatik, evtl. vegetative Begleitsymptome
	Psychogene Synkope	Hysterischer Anfall, Affektkrampf	Normaler neurologischer Befund
	Epilepsie, Narkolepsie		Typische Anfalls- und Begleitsymptomatik (Aura, Dämmerzustand)
Metabolisch	Hypoglykämie		Konzentrationsstörungen, Kaltschweißigkeit, Bewusstlosigkeit

▮ Tab. 3: Differenzialdiagnosen der Synkope.

Claudicatio intermittens

Als „Claudicatio intermittens“ werden belastungsabhängige, ischämische Muskelschmerzen der unteren Extremität bezeichnet, welche Patienten mit **peripherer arterieller Verschlusskrankheit (pAVK)** nach einer bestimmten Gehstrecke zum Stehenbleiben zwingen. Sehr treffend ist dieses Phänomen durch den Begriff der „Schaufensterkrankheit“ beschrieben. Die Patienten bleiben oft stehen, um sich von den belastungsabhängigen Schmerzen zu erholen, und versuchen häufig, dies z. B. mit einem Blick in ein Schaufenster zu überspielen. Die Angabe der schmerzfreien Gehstrecke nutzt man diagnostisch im sog. Gehtest für die Stadieneinteilung der pAVK nach Fontaine (▮ Tab. 4). Während das Stadium I keine Beschwerden verursacht, kommt es im Stadium II zur Claudicatio intermittens. Stadium III zeichnet sich durch Schmerzen in Ruhe aus. Im Stadium IV kommt es dann zu ischämischen Nekrosen. Es zeigen sich auffällige fleckig-livide Hautverfärbungen (▮ Abb. 3).

Grad	Schmerzfreie Gehstrecke
I	Beschwerdefreiheit, asymptomatisch
II	Ischämischer Belastungsschmerz a) Gehstrecke ≥ 200 m b) Gehstrecke < 200 m
III	Ischämischer Ruheschmerz
IV	Nekrose/Gangrän

▌Tab. 4: Stadieneinteilung der pAVK nach Fontaine.

Akuter embolischer Verschluss

Ein akuter embolischer Verschluss entsteht zu 80 % aufgrund einer Verschleppung eines Thrombus bei Vorhofflimmern bzw. durch eine Ablösung von thrombotischem Material aus arteriellen Aneurysmen. Die charakteristischen Symptome werden im englischen Sprachraum als **„6P"** beschrieben und sollten bei Anamnese und klinischer Untersuchung nicht fehlen:

- ▶ Pain → blitzartiger, starker Schmerz
- ▶ Pallor → Blässe
- ▶ Paresthesia → gefühllose Extremität
- ▶ Paralysis → Bewegungsverlust
- ▶ Prostration → Schock
- ▶ Pulselessness → Pulslosigkeit

Die hauptsächliche Lokalisation der akuten peripheren Verschlüsse zeigt ▌Abbildung 4. Besonders betroffen ist die A. femoralis, gefolgt von der A. iliaca und der A. poplitea.

Plötzlicher Herztod

Beim plötzlichen Herztod kommt es bei dem Betroffenen unerwartet zum Tode. Ursächlich ist in 90 % der Fälle Kammerflimmern (▌Abb. 5) oder -flattern. Die restlichen Fälle werden durch einen bradykarden Herzstillstand ausgelöst.

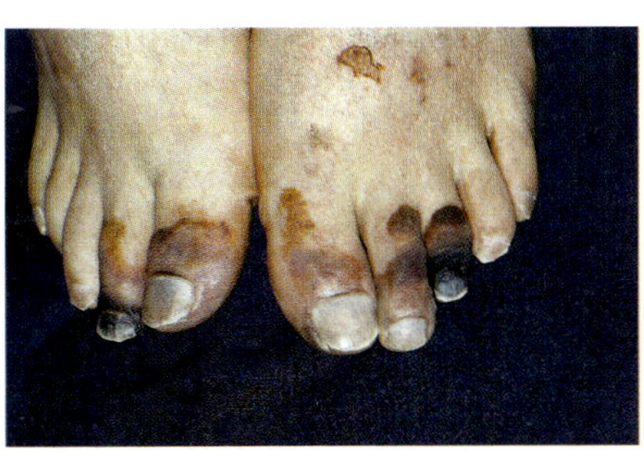

▌Abb. 3: Hautverfärbungen bei einer pAVK. [38]

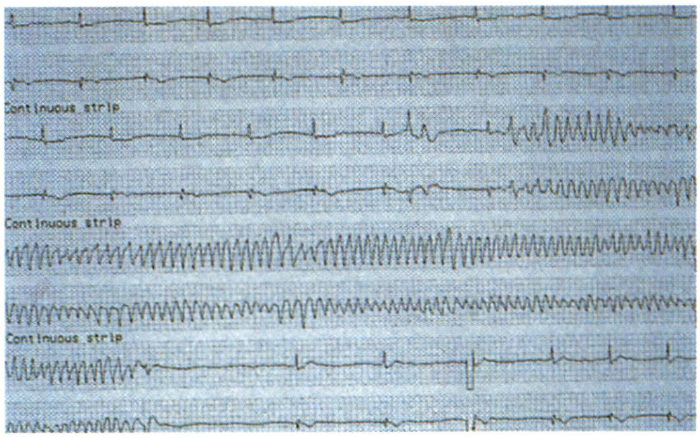

▌Abb. 5: Spontanes Kammerflimmern im Langzeit-EKG. [50]

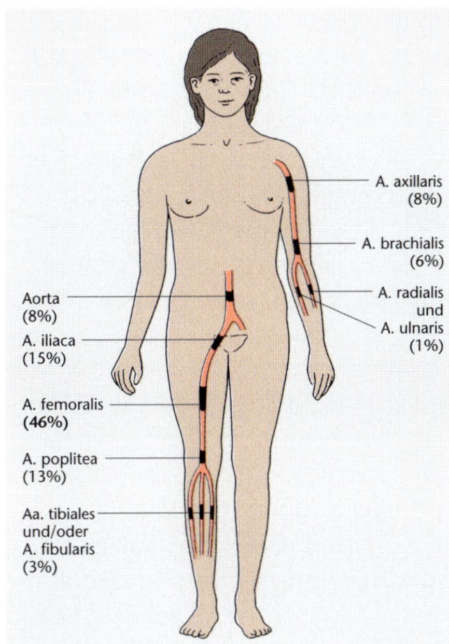

▌Abb. 4: Lokalisation embolischer Arterienverschlüsse. [3]

Risikofaktoren für den plötzlichen Herztod sind eine KHK, eine überlebte Reanimation nach Kammerflimmern bei einem Myokardinfarkt, hypertrophe oder dilatative Kardiomyopathien mit ventrikulären Arrhythmien, entzündliche Herzerkrankungen, angeborene oder erworbene Herzfehler, Fehlbildungen des Reizleitungssystems oder Repolarisationsstörungen des Herzens (z. B. ein Long-QT-Syndrom).
Meist betrifft der plötzliche Herztod allerdings Menschen, die bisher kardial unauffällig waren.
Präventiv kann der plötzliche Herztod insoweit verhindert werden, als dass die Bevölkerung in den Wiederbelebungsmaßnahmen gut geschult ist. Die Vermeidung von Risikofaktoren der KHK zählt ebenso zu den Präventionsmaßnahmen des plötzlichen Herztods.

Zusammenfassung

- ✖ Periphere Ödeme lassen an eine Herzinsuffizienz denken.
- ✖ Durch Druck auf die Tibiakante bleibt bei Ödemen eine „Hautdelle" bestehen.
- ✖ Die Nykturie ist Folge der nächtlichen Ausschwemmung von im Gewebe eingelagerter Flüssigkeit.
- ✖ Die häufigsten kardial verursachten Synkopen sind mit Herzrhythmusstörungen assoziiert.
- ✖ Die Claudicatio ist das Leitsymptom der peripheren arteriellen Verschlusskrankheit.
- ✖ Die „6P" des akuten arteriellen Verschlusses: Pain, Pallor, Paresthesia, Paralysis, Prostration, Pulselessness.

Untersuchung des Respirationstrakts I

Für eine adäquate klinische Untersuchung der Lunge ist die Kenntnis der **Größe** und der **Lungenbegrenzung** (▮ Abb. 1) auf dem knöchernen Thorax unerlässlich. Während die Oberlappen der beiden Lungenflügel mit ihrem Apex bis unter die Klavikula reichen, ist die kaudale Begrenzung der Lungen aufgrund der atemabhängigen Mitbewegung des Zwerchfells nicht eindeutig festzulegen. Bei entspanntem Diaphragma reicht die anatomische Abgrenzung i. d. R. von der kostochondralen Verbindung der 6. Rippe zum Processus spinosus des 10. Wirbelkörpers. Die Fissura obliqua trennt im linken Lungenflügel den Oberlappen vom Unterlappen, im rechten Lungenflügel den Unterlappen vom Mittellappen. Sie verläuft von der 6. kostochondralen Verbindung zum Processus spinosus des 4. Wirbelkörpers. Die Fissura horizontalis findet sich nur im rechten Lungenflügel, verläuft im 4. Interkostalraum (ICR) von ventral nach dorsal und vereinigt sich dann mit der Fissura obliqua.
Die **Inspiration** (▮ Abb. 2) erfolgt durch eine Expansion des Thorax mittels Anheben der Rippen in eine horizontale Position bzw. eine Kontraktion des Zwerchfells. Die **Exspiration** ist ein weitgehend passiver Vorgang, begünstigt durch die Elastizität des Lungengewebes. Frauen benutzen beim Atmen mehr die Interkostalmuskulatur **(Brustatmung),** während Männer eher unter Zuhilfenahme des Zwerchfells atmen **(Bauchatmung).**

Anamnese

Die Bevölkerung ist heutzutage zunehmend toxischen und allergischen Substanzen ausgesetzt. Deshalb sollten Sie grundsätzlich nach der persönlichen Belastung (**„private pollution“,** z. B. Zigarettenrauchen) sowie der allgemeinen Belastung (**„common pollution“,** z. B. durch Auto-/Industrieabgase) fragen. Lassen Sie diesen Hintergrund in die folgenden Gesprächspunkte mit einfließen.

Sozialanamnese

Nikotinkonsum hat als Hauptrisikofaktor für die chronische Bronchitis bzw. das Bronchialkarzinom eine herausragende Stellung. Zur Risikoeinschätzung wird der Konsum des Patienten in sog. Pack years angegeben, d. h. der Zahl der täglich gerauchten Zigaretten (in Packungen) multipliziert mit den Jahren, in denen der Patient geraucht hat. Des Weiteren ist die **Wohnsituation** ein wichtiger anamnestischer Parameter. Feuchte Wände, Luftbefeuchter oder Klimaanlagen gelten als potenzielle Risikofaktoren für die Entwicklung eines Asthma bronchiale. Fragen Sie auch nach einer potenziellen **Exposition gegenüber Allergenen** wie Hausstaub, Tierhaaren (Hunde, Katzen, Hasen), Gräsern, Pollen oder Nahrungsmitteln. Diese gelten als Auslöser einer allergischen Alveolitis (EAA).

Vorerkrankungen

Hat der Patient eine Tuberkulose durchgemacht? Keuchhusten und Masern in der Vergangenheit haben ein erhöhtes Risiko für die Entwicklung von Bronchiektasien. Eine familiäre, atopische Prädisposition als Ursache eines Asthma bronchiale ist genauso wichtig wie verschiedene genetische Erkrankungen mit ernsthaften Auswirkungen auf das respiratorische System (z. B. Mukoviszidose).

Reiseanamnese

Die Frage nach kürzlich unternommenen Auslandsreisen kann bedeutende Hinweise auf die Ursachen von Beschwerden bringen. So könnten Legionellen die Ursache einer atypischen Pneumonie sein. Die in östlichen Ländern weit verbreitete Tuberkulose oder auch eine in Risikogebieten akquirierte HIV-Infektion könnte ebenfalls Grund einer Atemproblematik sein.

Medikamente

Die aktuelle Medikation mit Dosierung und Einnahmedauer sollte auch bei der Anamnese respiratorischer Erkrankungen erfragt werden. Unter Behandlung mit Immunsuppressiva (z. B. Methotrexat) kann sich eine Lungeninfektion entwickeln. ACE-Hemmer, ASS oder β-Blocker können zum Bronchospasmus mit Husten führen oder auch eine Asthmaerkrankung verstärken. Für einen Überblick ist außerdem der aktuelle Impfstatus, besonders mit den Impfungen gegen Infektionen der oberen und unteren Atemwege (wie Influenza und Pneumokokkenpneumonien), notwendig.

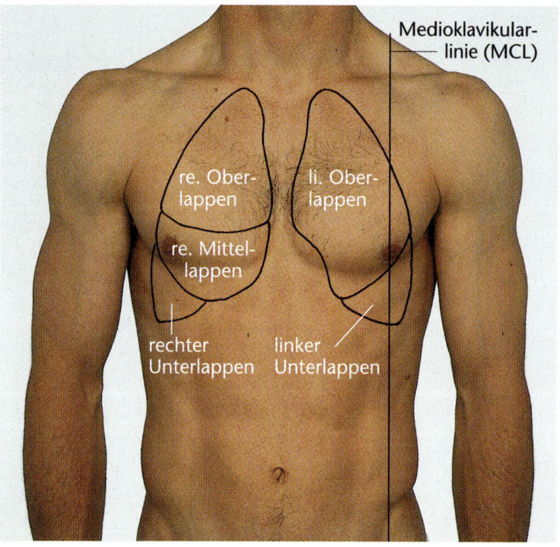

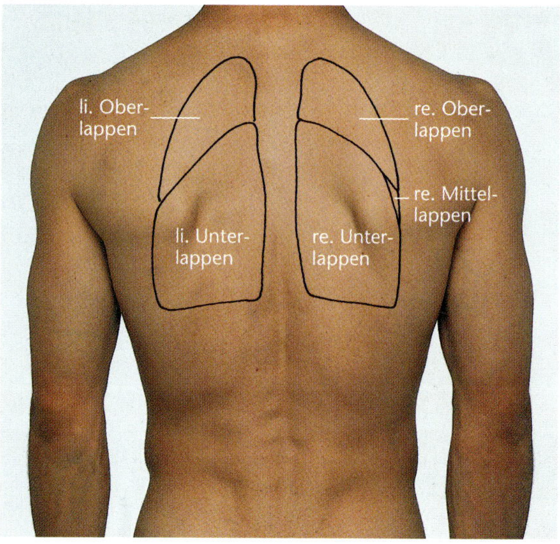

▮ Abb. 1: Projektion der Lungengrenzen auf den Thorax. [3]

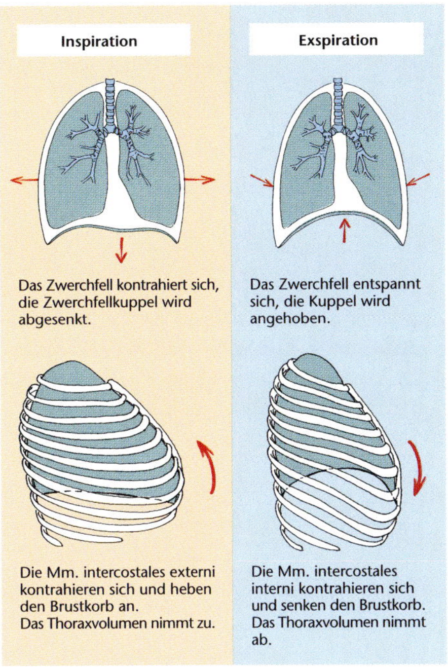

▌Abb. 2: Atemmechanik. [3]

Berufsgruppe	Stoffexposition	Erkrankung
Bergbau	Kohlenstaub	Pneumokoniose
Glas-Keramik-, Porzellan-, Metallindustrie, Bergbau	Quarzstaub (Silikate)	Silikose, COPD, Emphysem
Baugewerbe	Asbest	Asbestose, Pleuramesotheliom, BC, Larynx-Ca
Stahlbau	Eisenstaub	Siderose
Elektro-, Atomindustrie	Beryllium	Berylliose
Textilindustrie	Baumwolle, Hanf	Byssinose
Winzer	Schimmelige Weinreben	Spätleselunge
Bauern	Schimmeliges Heu	Farmerlunge

▌Tab. 1: Exponierte Berufsgruppen und mögliche pulmonale Erkrankungen.

Berufsanamnese

Bei keinem anderen Organsystem ist in der differenzialdiagnostischen Überlegung die Berufsanamnese so wichtig wie bei respiratorischen Erkrankungen. Über eine dauerhafte Exposition gegenüber organischen und anorganischen Stoffen sind zahlreiche Berufsgruppen wie Arbeiter im Bergbau, in Bäckereien, in der Viehzucht oder in der Landwirtschaft einem erhöhten Risiko für die Entwicklung von pulmonalen bzw. allergischen Erkrankungen ausgesetzt. Als Berufsallergene gelten Nahrungsmittelenzyme, Mehl- oder Holzstaub oder auch Latex in Gummihandschuhen. ▌Tabelle 1 zeigt exponierte Berufsgruppen und mögliche Erkrankungen. Zu berücksichtigen ist hier neben dem zeitlichen Auftreten der Atemprobleme (sofort/Latenzzeit) auch eine evtl. Symptombesserung bei fehlender Exposition (z. B. während des Urlaubs).

Inspektion

Achten Sie bereits während sich der Patient entkleidet auf eine **Atemnot** oder **Kurzatmigkeit.** Neben einer genauen Beobachtung der Atmung (Frequenz, Periodik, Tiefe), der Thorax- und der Hautbeschaffenheit sollten Sie den Allgemeinzustand des Patienten beurteilen. Während kachektische Patienten meist an einer malignen Grunderkrankung leiden, kann eine ausgeprägte Adipositas Hinweis auf eine kardiovaskuläre Problematik sein. **Trommelschlägelfinger** und **Uhrglasnägel** sind Ausdruck einer schweren Hypoxie, die sich bei einer chronischen Bronchitis, bei Bronchialkarzinomen oder auch bei systemischen Entzündungen entwickeln kann.

Thoraxform

Die Beurteilung der Thoraxform ist im Hinblick auf evtl. zugrunde liegende Erkrankungen aufschlussreich. Ein **Fassthorax** ist gekennzeichnet durch einen vergrößerten Anterior-posterior-Durchmesser und tief stehende Lungengrenzen. Diese Thoraxform kann sich auf dem Boden eines Asthma bronchiale, einer COPD, eines Emphysems oder einer respiratorischen Insuffizienz entwickeln. Bei der **Trichterbrust** (Pectus excavatum) handelt es sich um eine bogenförmige Einziehung des unteren Sternums. Die **Hühnerbrust** (Pectus carinatum) wölbt sich hingegen vom Sternum aus nach vorn. Für beide Brustformen kann eine Rachitis bzw. eine Osteomalazie verantwortlich sein.

Zusammenfassung

- Nikotinkonsum gilt als Hauptrisikofaktor für die Entstehung der chronischen Bronchitis bzw. des Bronchialkarzinoms.
- Unter „Pack years" versteht man die Zahl der täglich gerauchten Zigaretten (in Packungen) multipliziert mit den Jahren, in denen der Patient geraucht hat.
- ACE-Hemmer, ASS oder β-Blocker können zu einem chronischen Reizhusten führen oder eine Asthmaerkrankung verstärken.
- Trommelschlägelfinger und Uhrglasnägel sind Ausdruck einer schweren Hypoxie.
- Die normale Atemfrequenz eines Erwachsenen liegt i. d. R. zwischen 12 und 16 Atemzügen/Min.
- Die Cheyne-Stokes- und die Biot-Atmung weisen auf eine schwerwiegende ZNS-Störung hin.

Untersuchung des Respirationstrakts II

Inspektion (Fortsetzung)

Atmung

Die Messung der Atemfrequenz erfolgt bereits bei der Überprüfung der Vitalparameter am Anfang jeder Untersuchung. Um einen möglichst objektiven Wert zu erhalten, achten Sie darauf, die Atemfrequenz möglichst unbemerkt zu erheben. Die normale Atemfrequenz eines Erwachsenen liegt bei 12–16 Atemzügen/Min., bei Säuglingen um die 40/Min., bei Kleinkindern etwa 25/Min. Einer **Tachypnoe** (AF ↑) kann neben einem hohen O_2-Bedarf (Anstrengung, Fieber, Schmerz) auch ein vermindertes O_2-Angebot (kardialer/pulmonaler Ursache) zugrunde liegen. Eine **Bradypnoe** (AF ↓) besteht physiologisch bei tiefer Entspannung bzw. Schlaf, aber auch pathologisch bei erhöhtem Hirndruck. Die **Hyperventilation** ist klinisch charakterisiert durch eine schnelle und tiefe Atmung. Ursächlich sind neben psychogenen, zentralen (ZNS-Schäden), metabolischen Störungen auch hormonelle oder medikamentöse Einflüsse. Die Extremvariante ist die sog. **Hyperventilationstetanie** mit Schwindel, Parästhesien und Muskelkrämpfen („Pfötchenstellung" der Hände). Bei **schwerer Dyspnoe** imponieren der verstärkte Gebrauch der Atemhilfsmuskulatur sowie bei In- und Exspiration zu beobachtende Einziehungen und Vorwölbungen der Interkostalräume. Von hoher klinischer Relevanz sind die verschiedenen pathologischen Atmungstypen (▮ Abb. 3). Die **Kussmaul-Atmung** (abnorm tiefe, regelmäßige Atmung) liegt bei azidotischer Stoffwechsellage (z. B. Coma diabeticum) vor. Die **Cheyne-Stokes-Atmung** tritt u. a. bei schwerer Schädigung des Atemzentrums oder bei Herzerkrankungen infolge verlangsamter Blutzirkulation auf. Die **Biot-Atmung** muss an eine schwere ZNS-Störung denken lassen. Die **Schnappatmung** ist Kennzeichen des präfinalen Stadiums.

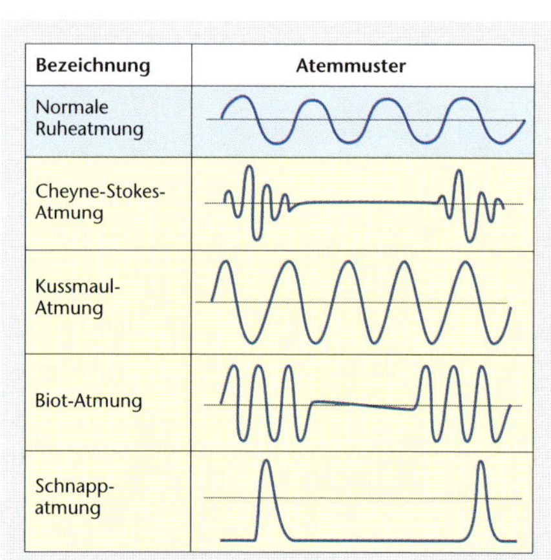

▮ Abb. 3: Pathologische Atmungstypen. [3]

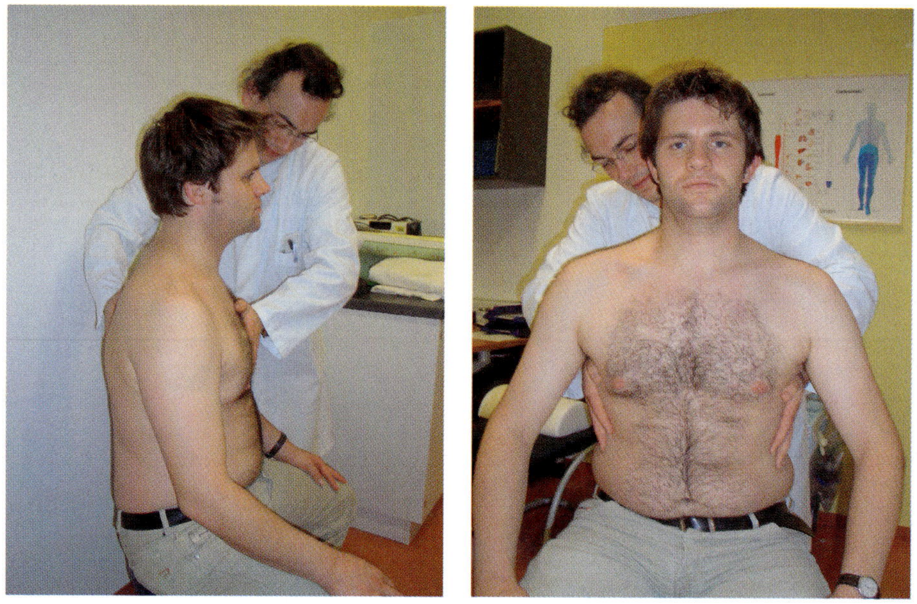

▮ Abb. 4: Thoraxkompression in Frontal- und Sagittalebene. [8]

Palpation

Mit der Palpation des Thorax kann der Untersucher neben dem Herzspitzenstoß auch die Atemexkursionen sowie lokalisierte Schmerzen beurteilen.

Schmerzen

Lokale Schmerzen im Thoraxbereich sind meist Folge von Rippenfrakturen oder Interkostalneuralgien. Lassen Sie sich den schmerzhaften Bereich vom Patienten genau zeigen und palpieren Sie diesen vorsichtig. Über die in ▮ Abbildung 4 gezeigte Kompression der Thoraxwand in Frontal- und Sagittalebene können Sie bei Rippenserienfrakturen oder einem instabilen Thorax einen Schmerz provozieren.

Position des Mediastinums/ der Trachea

Die Position des Mediastinums lässt sich indirekt über die regelrechte Stellung der Trachea und des Herzspitzenstoßes (5. ICR, Medioklavikularlinie, links) beurteilen. Der Untersucher legt seinen Zeigefinger in die Fossa jugularis kranial des Sternums und versucht, in der Tiefe die trachealen Knorpelspangen zu ertasten. Die Trachea liegt normalerweise zentral ohne Abweichung zu einer Seite. Eine Abweichung ist als pathologische Mediastinalverschiebung zu werten und erklärt sich entweder über einen vermehrten Zug einer Seite (z. B. Lungenkollaps, Fibrose) oder ein Schieben zur anderen Seite hin, wie es z. B. bei einem Spannungspneumothorax der Fall ist.

Atemexkursionen

Ein Vergleich der Atemexkursionen sollte im Seitenvergleich vorgenommen werden. Legen Sie beide Hände von hinten auf eine definierte Ebene (z. B. auf Höhe der 9. Rippe) des Patientenrückens (s. a. Überprüfung des Stimmfremitus in ▮ Abb. 5). Bei gleichmäßiger Ein- und Ausatmung sollte man die Stellung der Hände auf evtl. Verziehungen oder Asymmetrien überprüfen. Eine einseitig verminderte Atemexkursion kann auf einen Pleuraerguss, eine Pneumonie, einen Pneumothorax oder eine Atelektase hinweisen. Aber auch muskuloskeletale Erkrankungen mit eingeschränkter Thoraxbeweglichkeit sollten hier Differenzialdiagnostisch in Erwägung gezogen werden.

Stimmfremitus

Die Überprüfung des Stimmfremitus basiert auf der Änderung der Leitfähigkeit des Lungengewebes und somit der Thoraxwand bei evtl. pneumonischen Infiltraten. Bei dieser grob orientierenden Untersuchung legt der Untersucher seine Hände im Bereich der 8.–10. Rippe auf den Rücken des Patienten (▮ Abb. 5). Während dieser deutlich die Zahl „99" ausspricht, vergleicht der Untersucher die beidseits fortgeleiteten Vibrationen. Ein einseitig verstärkter Stimmfremitus deutet auf ein pulmonales Infiltrat hin, eine Abschwächung hingegen kann durch einen Erguss, einen Pneumothorax oder auch durch Atelektasen bedingt sein.

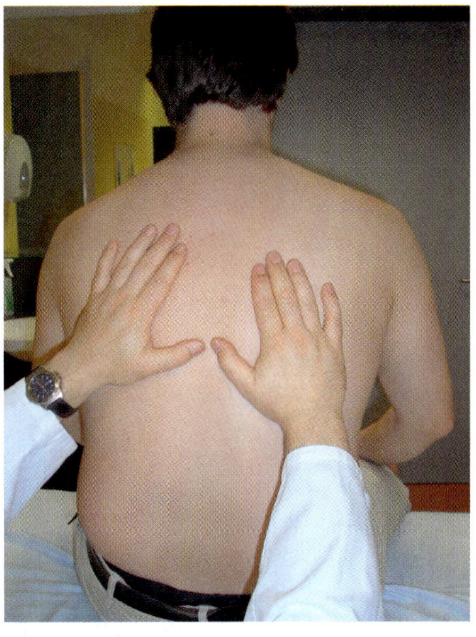

▮ Abb. 5: Palpation zur Überprüfung des Stimmfremitus. [8]

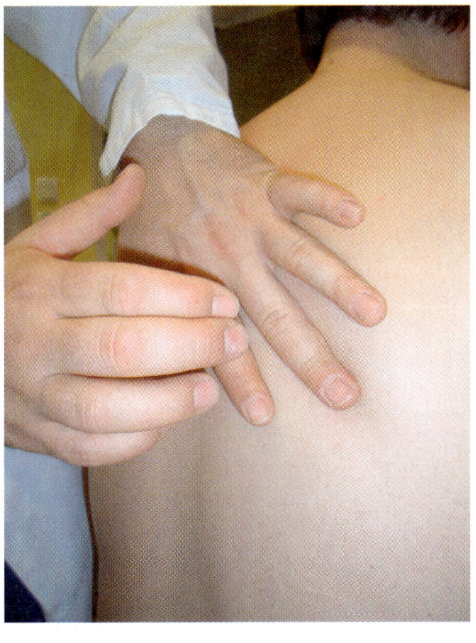

▮ Abb. 6: Perkussion der Thoraxwand. [8]

Perkussion

Durch die ebenfalls seitengleiche Beurteilung der Resonanzfähigkeit von Thorax und Lungengewebe lassen sich Rückschlüsse auf pathologische Prozesse, wie beispielsweise Lufteinschlüsse (z. B. Pneumothorax) oder Flüssigkeitsansammlungen (z. B. Erguss), ziehen. Aber auch die Lungenbegrenzungen können mittels Perkussion relativ genau beurteilt werden.
Benutzen Sie den Mittelfinger einer Hand als „Klopfunterlage" – überstreckt und parallel zu den Interkostalräumen auf die Thoraxwand des Patienten. Mit dem leicht angewinkelten Zeige- oder Mittelfinger der anderen Hand klopfen Sie dann mehrmals in kurzen Abständen auf die „Klopfunterlage" (▮ Abb. 6) und beurteilen den dadurch entstandenen Klang entsprechend den in ▮ Tabelle 2 gezeigten differenzialdiagnostisch relevanten Qualitäten. Vergessen Sie nicht die Thoraxvorderseite. Für die Beurteilung v. a. der kaudalen Lungenbegrenzungen sitzt der Patient idealerweise mit vornübergebeugtem Oberkörper, während Sie von hinten im Bereich des 10. Rippenpaares auf eine Dämpfung hin perkutieren. Lassen Sie den Patienten dann tief einatmen, die Luft anhalten und perkutieren Sie erneut. Die Atemverschieblichkeit der Lungengrenzen ist normalerweise ≥ 1 Interkostalraum. Eine einseitig verminderte Verschieblichkeit weist auf einen Zwerchfellhochstand, eine symmetrische Verminderung z. B. auf ein Lungenemphysem hin.

Schallqualität	Klangcharakteristika	DD Erkrankungen
Sonor	Tief, laut, lang andauernd	Normalbefund
Hypersonor	Tief, sehr laut, sehr lang andauernd	Pneumothorax, Lungenemphysem
Hyposonor	Hoch, kurz und gedämpft	Erguss, Atelektase, Pneumonie
Tympanitisch	Klingend, laut	Hohlraum (z. B. Darmschlingen, Magenblase)

▮ Tab. 2: Schallqualitäten bei der Perkussion.

Zusammenfassung

- Die normale Atemfrequenz eines Erwachsenen liegt i. d. R. zwischen 12 und 16 Atemzügen/Min.
- Die Cheyne-Stokes- und die Biot-Atmung weisen auf eine schwerwiegende ZNS-Störung hin.
- Mit einer Kompression der Thoraxwand in der Frontal- und Sagittalebene können Sie bei Rippenserienfrakturen oder einem instabilen Thorax Schmerzen auslösen.
- Einseitig verminderte Atemexkursionen können auf Pleuraerguss, Pneumonie, Pneumothorax oder Atelektasen hinweisen.
- Ein einseitig verstärkter Stimmfremitus deutet auf ein pulmonales Infiltrat hin.
- Eine Abschwächung des Stimmfremitus kann durch einen Erguss, einen Pneumothorax oder auch durch Atelektasen hervorgerufen werden.
- Die Perkussion beurteilt die Resonanzfähigkeit von Thorax und Lungengewebe.
- Mithilfe der Lungenperkussion können Sie neben den Lungenbegrenzungen auch pathologische Prozesse erfassen.

Untersuchung des Respirationstrakts III

Auskultation

Die Auskultation der Lunge hat bei der Untersuchung des Respirationstrakts eine herausragende Stellung. Mithilfe dieser Methode können differenzialdiagnostisch wichtige Befunde erhoben werden.

Der Patient nimmt dabei eine sitzende Position ein. Bitten Sie ihn, mit leicht geöffnetem Mund gleichmäßig tief, allerdings nicht forciert ein- und auszuatmen, während Sie mit der Membran des Stethoskops entsprechend den in ▮ Abbildung 7 gezeigten Arealen die vordere, hintere und seitliche Thoraxwand abhören. Achten Sie dabei auf die im Folgenden erklärten Atem- und Nebengeräusche.

Atemgeräusche

Das physiologische Atemgeräusch wird auch als **vesikuläres** oder auch **alveoläres Atmen** bezeichnet. Dabei hört man ein leises, niederfrequentes Rauschen, welches in der Inspirationsphase durch das Eindringen der Luft in den Alveolarraum entsteht. In der Exspirationsphase ist dieses Atemgeräusch kaum noch zu hören. Ein schärferes, hochfrequent hohl klingendes und auch während der Exspiration hörbares Atemgeräusch (▮ Abb. 8) ist das **Bronchialatmen.** Physiologischerweise kann man dieses über der Trachea, den Bronchien und zwischen den Schulterblättern hören. Bei einer Gewebsinfiltration (z. B. bakterielle Pneumonie) oder bei einer Lungenfibrose wird dieses in den Bronchien entstehende Geräusch bis zur Brustwand fortgeleitet und kann dann über der äußeren Thoraxwand als pathologisches Atemgeräusch auskultiert werden. Im Seitenvergleich der beiden Lungenhälften kann beim Vorliegen eines Ergusses oder bei verminderter Lungenentfaltung ein **abgeschwächtes Atemgeräusch** gehört werden. Das Geräusch kann einseitig (z. B. bei Pneumothorax) oder beidseitig (z. B. bei Lungenemphysem) auch fehlen **(fehlendes Atemgeräusch).**

Nebengeräusche

Nebengeräusche sind als pathologische Auskultationsbefunde zu werten und können je nach Klangcharakter verschieden beschrieben werden. So kann man z. B. **trockene** und **feuchte Rasselgeräusche,** das **Pleurareiben** oder auch die **Sklerophonie** bzgl. ihrer Entstehung und diagnostischen Bedeutung unterscheiden.

Trockene Rasselgeräusche Diese Geräusche imponieren als **Pfeifen, Giemen** oder **Brummen** und entstehen durch eine Obstruktion der unteren Luftwege, wie sie z. B. bei einer COPD vorkommt. Während das Giemen als pfeifendes exspiratorisches Geräusch die Folge eine Strömungsbeschleunigung der Luft bei einer Obstruktion ist, liegt bei einem in- oder auch exspiratorischen Brummen ein tieffrequentes, meist durch Schleimfäden verursachtes Geräusch vor. Der Patient sollte aufgefordert werden, diese Schleimfäden abzuhusten, und anschließend nochmals auskultiert werden.

> Vom Giemen abzugrenzen ist der Stridor, ebenfalls ein hochfrequentes, pfeifendes Atemgeräusch, welches allerdings in den oberen Atemwegen entsteht. Ein tracheTaler Stridor (bei Trachealkompression) kann sowohl in- als auch exspiratorisch auftreten. Der bronchiale Stridor tritt exspiratorisch auf und kommt z. B. bei Asthma vor.

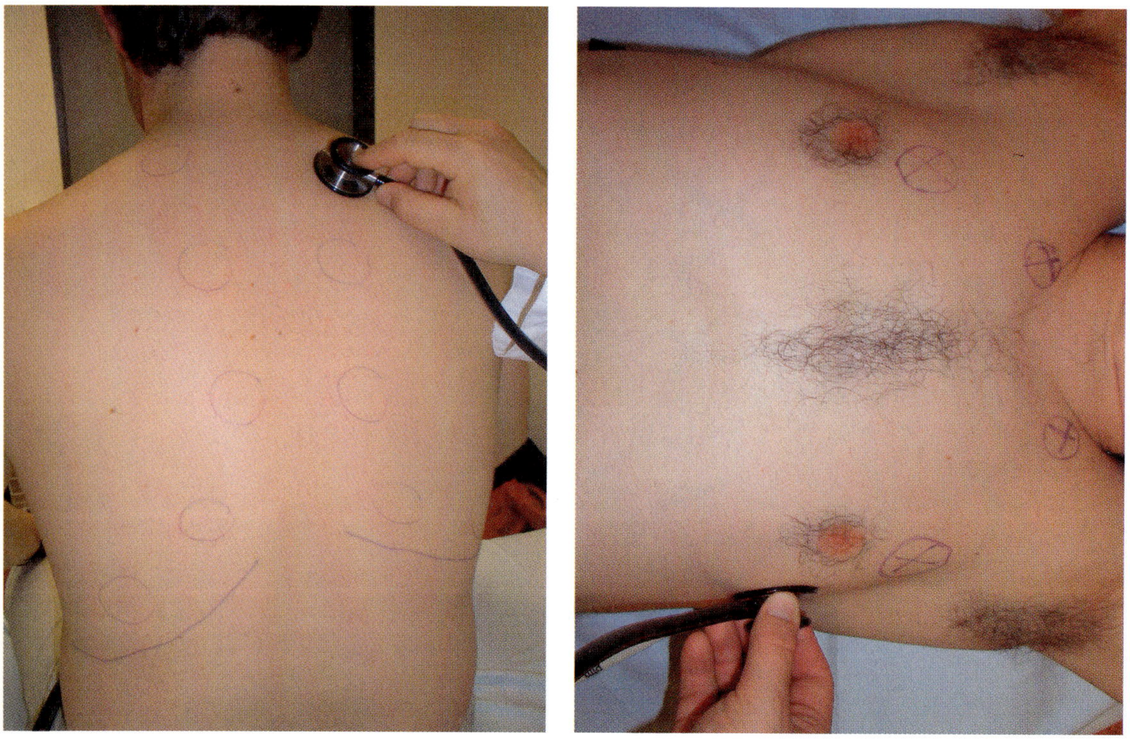

▮ Abb. 7: Auskultationsareale an der Thoraxvorder- und -rückseite. [8]

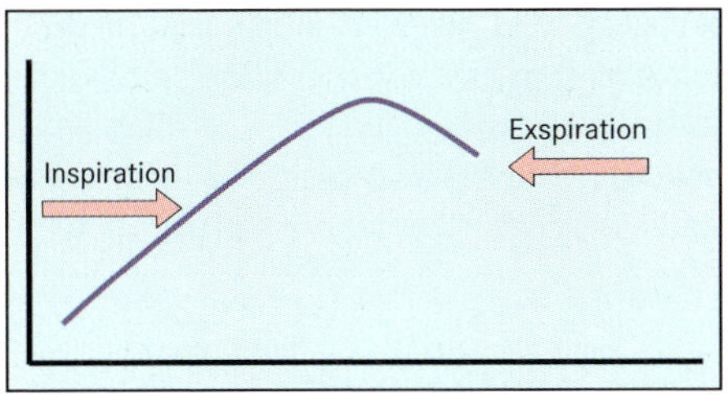

a

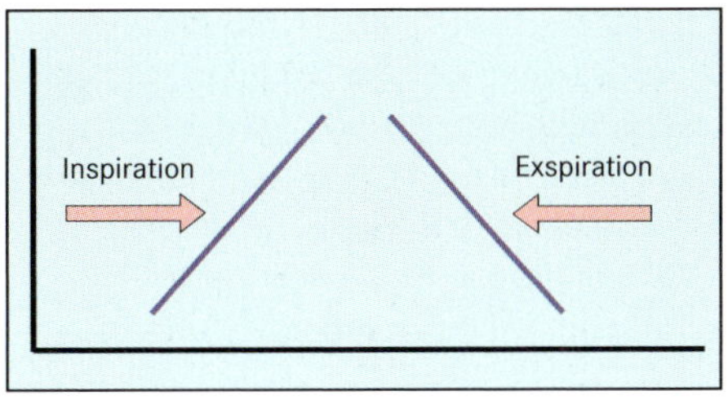

b

▌Abb. 8: Schemazeichnung eines vesikulären Atemgeräuschs (a) und bei Bronchialatmung (b). [23]

Feuchte Rasselgeräusche Diese entstehen durch eine Flüssigkeitsansammlung in den Lufträumen und sind besonders in der Inspirationsphase zu hören. Sie werden in **fein-, mittel-** und **grobblasig** bzw. **„klingend"** und **„nicht klingend"** eingeteilt. ▌Tabelle 3 zeigt diese Unterteilung und mögliche Differenzialdiagnosen im Überblick.

Sklerophonie (Siderophonie) Die Sklerophonie ist ein typisches Geräusch bei vorliegender Lungenfibrose. Man kann es als trockenes Knisterrasseln besonders gut gegen Ende der Inspirationsphase hören.

Pleurareiben Pleurareiben ist ein „ohrnahes", schabendes Geräusch während der In- und Exspiration, das durch ein Aneinanderreiben der beiden Pleurablätter (Pleura visceralis und parietalis) bei zugrunde liegender Entzündung entsteht. Bildlich wird dieses Geräusch oft als „Lederknarren" beschrieben, welches durch einen höheren Druck der Stethoskopmembran verstärkt auszukultieren ist. Das Geräusch ist definiert und i. d. R. verbunden mit starken Schmerzen, die sich bei tiefer Inspiration oder Husten noch verschlimmern.

Bronchophonie/Ägophonie Die **Bronchophonie** dient als Stimmphänomen bei der Auskultation zur Diagnostik einer Lungenentzündung. Physikalische Grundlage sind, entsprechend der palpatorischen Untersuchung des Stimmfremitus, die unterschiedlichen Leitungsqualitäten des Lungengewebes für hohe und tiefe Frequenzen.

▶ Setzen Sie bei dieser Untersuchung die Stethoskopmembran auf die Thoraxhinterwand auf und bitten Sie den Patienten, die Zahl „66", stellvertretend für hohe Frequenzen, zu flüstern. Achten Sie hierbei auf einen leisen, aber seitengleichen Befund. Die pathologische Dichtezunahme des Lungengewebes bei Infiltraten führt zu einer besseren Leitfähigkeit und damit zu einem deutlichen und lauter hörbaren Auskultationsbefund.

Das gleiche physikalische Prinzip macht man sich bei der **Ägophonie** zunutze.

▶ Hier sagt der Patient bei gleichzeitiger Auskultation laut „i". Ist das Lungengewebe pathologisch verdichtet, so hören Sie als Untersucher bei der Auskultation ein „e".

Rasselgeräusche	Beschreibung	Mögliche Krankheitsbilder
Feinblasig	Flüssigkeit in den Bronchiolen und Alveolen; hochfrequenter Klangcharakter	Chronische Linksherzinsuffizienz mit Lungenstauung, Pneumonie
Mittelblasig	Flüssigkeit in den kleinen Bronchien	Bronchitis, Alveolitis
Grobblasig	Flüssigkeit in den größeren Bronchien; tieffrequenter Klangcharakter	Lungenödem, Bronchiektasien
Klingend	Lokalisierte, „ohrnahe", hochfrequente RG	Typisch für Infiltration, Pneumonie
Nicht klingend	„Ohrfern", niederfrequenter Klangcharakter	Kardiale Stauung

▌Tab. 3: Einteilung und Beschreibung der feuchten Rasselgeräusche.

Zusammenfassung

- Bei der Lungenauskultation sollte der Patient sitzen.
- Unter Bronchialatmen versteht man ein scharfes, hochfrequentes, während der Exspiration hörbares Atemgeräusch. Es kann physiologisch über der Trachea, den Bronchien und zwischen den Schulterblättern auskultiert werden.
- Einem abgeschwächten oder fehlenden Atemgeräusch liegt eine Minderbelüftung des entsprechenden Lungenareals zugrunde.
- Zu den trockenen Rasselgeräuschen zählen Pfeifen, Giemen und Brummen.
- Feuchte Rasselgeräusche werden in fein-, mittel- und grobblasig bzw. „klingend" und „nicht klingend" eingeteilt.
- Pleurareiben entsteht durch ein Aneinanderreiben der beiden Pleurablätter infolge von Entzündungen.
- Die pathologische Dichtezunahme des Lungengewebes bei Infiltraten führt zu einer besseren Leitfähigkeit.

Respiratorische Leitsymptome I

Die auf den folgenden Doppelseiten beschriebenen fünf Leitsymptome stellen die Hauptbeschwerden bei Erkrankungen des respiratorischen Systems dar.

Dyspnoe

Dyspnoe ist der Zustand einer Atem- oder Luftnot, die sich auch durch Kurzatmigkeit äußern kann. Differenzialdiagnostisch sind neben respiratorischen Ursachen auch kardiovaskuläre, neurologische, metabolische und psychiatrische Krankheitsbilder zu bedenken. Die Dyspnoe muss anamnestisch also weiter differenziert werden.

▶ Bestehen die Beschwerden eher bei der **Ein-** oder bei der **Ausatmung?** Inspiratorische Beschwerden **(Stridor)** weisen auf eine Verlegung der Atemwege hin, einer erschwerten Exspiration liegt häufig eine chronisch-obstruktive Atemwegserkrankung (z. B. eine COPD) zugrunde.
▶ Wichtig ist auch die Frage nach **Dauer** und **Verlauf** der Dyspnoe. Eine akute Atemnot entwickelt sich über Minuten und kann durch Fremdkörperaspiration, Lungenembolie, Linksherzversagen, Pneumothorax oder auch durch einen akuten Asthmaanfall ausgelöst sein. Erkrankungen wie die chronische Herzinsuffizienz, eine COPD oder auch die Lungenfibrose bauen sich dagegen über Monate und Jahre auf.
▶ Besteht die Atemnot bereits in Ruhe **(Ruhedyspnoe)** oder erst nach einer definierten Belastung, z. B. nach zwei Etagen Treppensteigen **(Belastungsdyspnoe)?**
▶ Ist die Dyspnoe **tageszeitlich begrenzt?** Nächtliche Atemnotattacken treten bei kardialem Lungenödem auf, tagsüber kommen viele verschiedene Faktoren wie eine Pollen-, Tierhaarexposition, Anstrengung oder Rauchen als Ursache infrage.
▶ Bestehen **Begleitsymptome** (Fieber, Gewichtsverlust, Nachtschweiß, Husten oder Brustschmerzen) und **Vorerkrankungen** (z. B. Diabetes mellitus, KHK)?

Asthma bronchiale

Das Asthma bronchiale ist definiert als in Anfällen auftretende Atemnot infolge einer reversiblen Obstruktion der unteren Luftwege. Grundlegend sind eine entzündliche Schleimhautschwellung sowie die Hypersekretion von mukösem, zähem Schleim. Ätiologisch unterscheidet man zwischen einem **exogen-allergischen** (extrinsisch) und einem **nicht allergischen** (intrinsisch) Asthma. Während Auslöser der extrinsischen Form eine allergische Sofortreaktion mit nachfolgender Spätreaktion auf bestimmte Allergene (wie z. B. Tierhaare, Medikamente, Hausstaub, Milben, Blütenpollen, Schimmelpilze) ist, wird die intrinsische Form von einer Vielzahl nicht allergener Auslöser, wie Viren, Anstrengung, kalte Luft, Stress, Rauch oder auch Gase, verursacht. Häufig liegt eine Kombination aus beiden Formen vor.
Der **Asthmaanfall** ist eine klinisch gestellte Diagnose, typischerweise gekennzeichnet durch eine plötzlich einsetzende Atemnot in Kombination mit einem typischen exspiratorischen Pfeifen und entsprechender Sitzposition (Orthopnoe). Zu Beginn des Anfalls imponiert häufig ein Reizhusten, viele Patienten klagen über Brustenge. ▌Tabelle 1 zeigt weitere Symptome und Befunde unterschiedlicher Schweregrade.

Chronisch-obstruktive Lungenerkrankungen

Die COPD (Chronic obstructive pulmonary disease) ist eine Atemwegsobstruktion auf dem Boden einer chronischen Bronchitis oder eines Lungenemphysems, die durch Glukokortikoid- oder Bronchodilatatorengabe nicht vollständig reversibel ist. Ursächlich ist eine chronische Entzündung im Bereich der kleinen Atemwege, die durch exogene Noxen wie Zigarettenrauch oder Luftverschmutzung ausgelöst wird.
Das Asthma bronchiale ist von der chronischen Lungenerkrankung zunächst abzugrenzen, da es sich hier um eine akut intermittierende, also reversible Obstruktion der unteren Atemwege handelt. Allerdings entwickeln auch Asthmatiker im Laufe ihrer Erkrankung eine chronische Obstruktion der Atemwege.

Chronische Bronchitis

Die Bronchitis wird als chronisch eingestuft, wenn der Patient während mindestens drei Monaten zweier aufeinanderfolgender Jahre an Husten mit Auswurf leidet. Pathologische Grundlage ist zunächst eine Schleimhautschädigung ohne Obstruktion **(einfache chronische Bronchitis),** welche sich im weiteren Krankheitsverlauf zu einer zunehmenden Obstruktion und schließlich zu einer irreversiblen Dilatation der peripheren Luftwege, dem **Emphysem** (s. u.), entwickelt. Fast alle Patienten klagen über Husten mit zähem, besonders morgendlichem Auswurf und rezidivierenden bronchialen Infekten. Zudem imponieren Zeichen einer Atemwegsobstruktion wie eine Belastungsdyspnoe, Engegefühl über der Brust oder auch ein nächtlicher Husten.

Lungenembolie

Eine Lungenembolie entsteht durch den embolischen Verschluss einer Lungenarterie mit einem zumeist aus den tiefen Bein- oder Beckenvenen kommenden Thrombus. Differenzialdiagnostisch sollte auch immer an

	Mild	Mäßig	Schwer	Drohender Atemstillstand
Symptome				
Dyspnoe	Beim Gehen	Beim Gehen	In Ruhe	In Ruhe
Körperhaltung	Kann liegen	Bevorzugt Sitzen	Sitzt aufrecht (Orthopnoe)	Orthopnoe oder erschöpfungsbedingtes Liegen
Spricht in	Sätzen	Kurzen Sätzen	Worten	Evtl. Stöhnen
Bewusstseinslage	Evtl. agitiert	Agitiert	Agitiert	Benommen, verwirrt
Befunde				
Atemfrequenz	↑	↑	Oft ≥ 30/Min.	Evtl. verlangsamt
Einsatz der Atemhilfsmuskulatur, suprasternale Einziehungen	Nein	Häufig	Meist	Paradoxe Brustbewegungen mit inspiratorischer Vorwölbung des Bauches und Einsinken des Thorax
Giemen	Oft nur endexspiratorisch	Laut, während des gesamten Exspiriums	Normalerweise laut, z. T. biphasisch (in Ein- und Ausatmung)	Fehlend
Puls	≥ 100/Min.	100 – 120/Min.	≥ 129/Min.	Bradykard
Pulsus paradoxus	Fehlt	Evtl. vorhanden	Oft vorhanden	Bei Ermüdung der Atemhilfsmuskulatur abwesend

▌Tab. 1: Schweregradeinteilung des akuten Asthmaanfalls bzgl. Symptomen und Befunden (modifiziert nach: Expert panel report II, National Institutes of Health, USA, update 2002).

Embolien durch Fremdkörper, Luft, Fruchtwasser oder Fett gedacht werden.

> Lungenembolien werden sehr häufig übersehen, nur ca. 30 % der Embolien werden vor dem Tod diagnostiziert. Deshalb sollte schon bei dem geringsten Verdacht eine Lungenemboliediagnostik eingeleitet werden.

Klinik Eine akut aufgetretene Lungenembolie zeigt sich durch eine **Dyspnoe** und **Tachykardie.** Bei der Untersuchung finden sich ein permanent gespaltener 2. HT, eine Halsvenenstauung und ggf. Halsvenenpulsationen. Weiter können sich Zeichen eines Pleuraergusses (abgeschwächtes Atemgeräusch, Dämpfung) sowie einer Pneumonie (Fieber, Rasselgeräusche) entwickeln. Fragen Sie den Patienten nach früheren Thromboseereignissen, einer familiären Thromboseneigung und achten Sie auf einen unterschiedlichen Beinumfang im Seitenvergleich. Der Schweregrad der Lungenembolie wird nach Grosser eingeteilt (▮ Tab. 2).
Die klinische Untersuchung allein reicht i. d. R. nicht für den Ausschluss einer Lungenembolie. Mit den laborchemischen (BGA, D-Dimer) und den technisch-apparativen Untersuchungsmöglichkeiten wie EKG, Rö-Thorax, CT, Perfusionsszintigramm und Angiografie (als Goldstandard) kann eine Lungenembolie definitiv diagnostiziert werden.

Pneumothorax

Der Pneumothorax ist definiert als eine Luftansammlung zwischen den beiden Pleurablättern, Pleura visceralis und Pleura parietalis, mit resultierendem Kollaps der Lunge. Damit sich ein Pneumothorax entwickelt, ist eine Verbindung zwischen den Atemwegen und dem Pleuraraum bzw. eine Verletzung der Thoraxwand Voraussetzung. Folgende Hauptformen können unterschieden werden (▮ Abb. 1):

▶ **Spontanpneumothorax:** entwickelt sich ohne eine vorbestehende Lungenerkrankung. Betroffen sind meist große, schlanke Männer, bei denen ursächlich eine subpleurale Emphysemblase reißt.
▶ **Traumatischer Pneumothorax:** ist meist Folge von Verkehrsunfällen bzw. auch iatrogen nach Punktion, Biopsie oder Katheteranlage verursacht
▶ **Spannungspneumothorax:** Eine große Rolle spielt dabei der sog. Ventilmechanismus, bei dem bei Inspiration Luft von außen in den Pleuraspalt eindringt, bei Exspiration allerdings nicht entweichen kann. Die Lunge kollabiert, das Herz wird über eine daraus resultierende Mediastinalverlagerung auf die gesunde Seite gedrängt, es entsteht eine akute Einflussstauung des Herzens mit evtl. Herz-Kreislauf-Versagen.

Klinik Der Patient klagt initial meist über einen akuten Schmerz, gefolgt von einem Reizhusten und auch hustenabhängigen, lokalisierten Pleuraschmerzen mit Dyspnoe. Der Spannungspneumothorax imponiert zusätzlich mit zunehmender Atemnot, Tachykardie und Schocksymptomen. **Perkutorisch** findet man über dem betroffenen Lungenabschnitt einen hypersonoren Klopfschall in Verbindung mit einem abgeschwächten Atemgeräusch und abgeschwächtem Stimmfremitus.

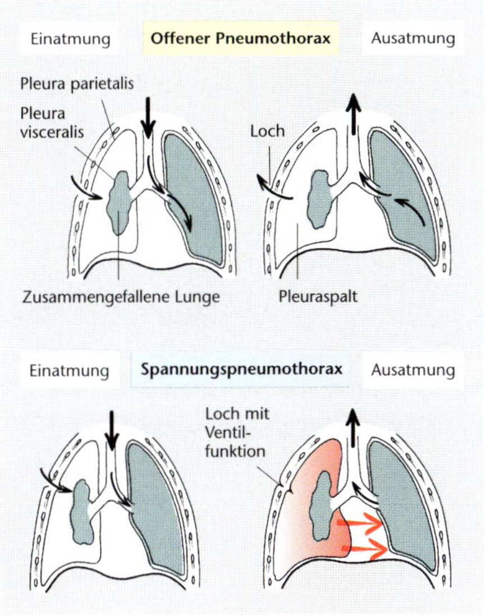

▮ Abb. 1: Verschiedene Formen des Pneumothorax. [3]

Schweregrad	Klinik	Art. RR	PO_2	Gefäßverschluss
I (mäßig)	Leichte Dyspnoe, thorakaler Schmerz	Normal	~ 80 mmHg	Periphere Äste
II (schwer)	Akute Dyspnoe, Tachypnoe, -kardie, thorakaler Schmerz	Normal	70 mmHg	Segmentarterien
III (massiv)	Akute, schwere Dyspnoe, Zyanose, Unruhe, Synkope, thorakaler Schmerz	↓	60 mmHg	Ein Pulmonalarterienast
IV (fulminant)	Zusätzlich Schocksymptomatik, evtl. Herz-Kreislauf-Stillstand	Schock	≤ 60 mmHg	Pulmonalarterienhauptstamm oder mehrere Lappenarterien

▮ Tab. 2: Schweregrade der Lungenembolie (nach Grosser).

Zusammenfassung

- ✖ Die **DD der Dyspnoe** umfasst respiratorische kardiovaskuläre, neurologische, metabolische und psychiatrische Krankheitsbilder.
- ✖ Beim **extrinsischen Asthma bronchiale** sind Allergene der Auslöser, respiratorische Infekte, Rauch und Gase lösen das **intrinsische** aus.
- ✖ Die **COPD** betrifft vorwiegend Raucher.
- ✖ **Lungenembolie:** Die Mehrzahl der verantwortlichen Thromben stammt aus dem Gebiet der tiefen Bein- oder Beckenvenen.
- ✖ **Spannungspneumothorax:** Bei Inspiration dringt Luft von außen in den Pleuraspalt ein und kann bei Exspiration nicht mehr entweichen.

Respiratorische Leitsymptome II

Husten

Husten ist als reflektorische Reizantwort auf eine Irritation der Bronchialschleimhaut zu sehen. Diese Irritation kann auf dem Boden von Entzündungen, Raumforderungen oder auch – v. a. bei Kindern – durch Fremdkörper verursacht sein. Fragen nach der **Dauer,** dem **Charakter** und produktivem Auswurf sollte jede Anamnese bei Husten beinhalten. Ein akuter Reizhusten in Zusammenhang mit üblichen Erkältungszeichen kann einer infektiösen (meist viral) Entzündung der oberen Atemwege zugeordnet werden. Ein produktiver Husten mit gleichzeitigen retrosternalen Schmerzen deutet auf einen Infekt der unteren Atemwege (Tracheobronchitis, Bronchopneumonie) hin. ▮ Abbildung 2 zeigt ein Diagramm zur Differenzialdiagnostik des Hustens.

Akute Bronchitis

Die akute Bronchitis („Erkältung") ist die häufigste akute Atemwegserkrankung und meist infektiöser Genese. Hauptauslöser sind Viren (Adeno-, Myxo-, ECHO- und Rhinoviren), seltener auch Bakterien wie Chlamydien oder Mykoplasmen.
Typisch ist ein plötzlich einsetzender Husten mit Auswurf, der zunächst schleimig, glasig und zäh, später dann eitrig-gelb oder bisweilen auch blutig sein kann.

Lungenemphysem

Das Lungenemphysem ist charakterisiert durch eine irreversible Erweiterung der terminalen Bronchiolen und Alveolen als Folge einer Zerstörung der Alveolarsepten.
Der betroffene Patient klagt über eine ausgeprägte Belastungsdyspnoe und Husten bei einer meist lange bestehenden chronischen Bronchitis. Eitriger Auswurf wird besonders nach Infekten beobachtet. Bei ausgeprägtem Emphysem zeigt sich ein Fassthorax, d. h. ein Brustkorb mit vergrößertem Anteriorposterior-Durchmesser und tief stehenden, kaum verschieblichen Lungengrenzen. Zudem lassen sich ein hypersonorer Klopfschall sowie abgeschwächte Atem- und Herzgeräusche eruieren. Röntgenbefund und Lungenfunktionsdiagnostik bestätigen das Vorliegen eines Emphysems.

Auswurf (Sputum)

Bei produktivem Husten mit Auswurf sind sowohl die **Menge** als auch die **Farbe** des Sputums für eine erste diagnostische Beurteilung von Nutzen. Bei Bronchiektasien, d. h. sackförmigen Erweiterungen der Bronchien, husten die Patienten v. a. morgens große Mengen an dreischichtigem Sputum (gelb-grün, viskös, schaumig) ab. Bei Bronchopneumonien ist der Auswurf meist purulent, gelb-grünlich, bei Lobärpneumonien infolge einer Entzündung durch Pneumokokken eher rostig-braun. Im Auswurf von Patienten mit Lungenödem findet sich ebenfalls ein bräunlicher, aber schaumiger Aspekt (Nachweis von Herzfehlerzellen).

Hämoptysen

Hämoptysen sind kleinere Blutbeimengungen im abgehusteten Auswurf (▮ Abb. 3). Dieser für viele Patienten sehr beunruhigende Auswurf ist in Verbindung mit purulentem Sputum ein häufiges Symptom von Infekten der unteren Atemwege (z. B. Lobärpneumonie, Tbc). Differenzialdiagnostisch kommen bei Hämoptysen aber auch potenziell lebensbedrohliche Lungenerkrankungen wie Neoplasien oder Lungenembolien, gastrointestinale Blutungen oder auch Verletzungen im Oropharyngealbereich infrage. Eine gründliche Anamnese zu den Begleitumständen und eine genaue Inspektion des Mund-Hals-Bereichs führen hier weiter.

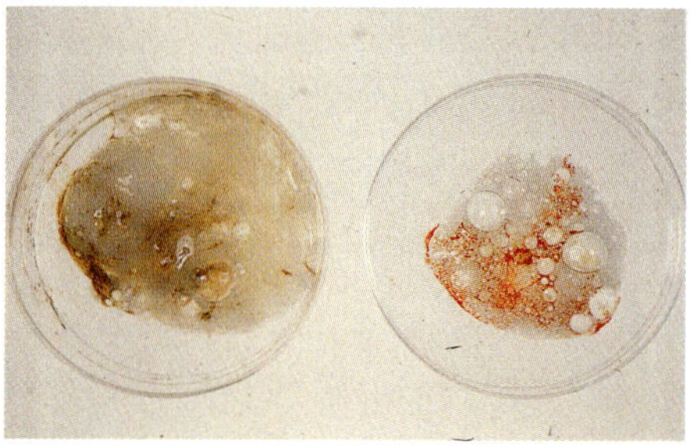

▮ Abb. 3: Rostrotes Sputum bei Patienten mit Pneumokokkenpneumonie, blutiges Sputum bei Patienten mit kleinzelligem Bronchialkarzinom. [1]

Leit- und Begleitsymptome	Verdachtsdiagnosen	Spezifische Diagnostik	Spezifische Therapie
produktiver Husten Erkältungssymptome	bakterielle Bronchitis	Atemwegsinfekt, Asthma bronchiale Pulmo: grobblasige RGs, Spastik bei obstruktiver Bronchitis	erhöhte Flüssigkeitszufuhr, Mukolytika (ACC), Antitussiva (Codein) **schlechter AZ** ➔ Antibiose (z. B. Clarithromycin, Amoxicillin, Cefaclor)
Hüsteln, Räuspern Heiserkeit, Schluckbeschwerden, subfebrile Temperaturen	akute Pharyngitis	geröteter Rachen, geschwollene Tonsillen und LK Bakterienkultur (Rachenabstrich)	Vermeidung inhalativer Noxen (v.a. Zigarettenrauch), NSAR, Mundspülung mit Kamillen-/Salbeitee, Lutschtabletten, Antitussiva, Bettruhe
Reizhusten Fassthorax, exspiratorischer Stridor, verlängertes Exspirium	Asthma bronchiale	Familienanamnese Pulmo: hypersonorer KS, Zwerchfelltiefstand, Spastik, Peak-Flow-Protokoll, Methacholin-Provokationstest, Allergietest Ges-IgE, spez. IgE-Ak, BGA, Lufu Pulsoxymetrie, Rö Thorax, EKG	Allergenkarenz, Hyposensibilisierung **Stufe 1** ➔ β_2-Sympathomimetika b. Bedarf **Stufe 2** ➔ plus inhalative Kortikoide **Stufe 3** ➔ plus lang wirksame β_2-Sympathomimetika, Theophyllin, Leukotrien-Rezeptor-Antagonisten **Stufe 4** ➔ plus orale Kortikoide
chronischer Reizhusten Sodbrennen, retrosternal/epigastrisch Druck und Brennen, Meteorismus, Dysphagie, Regurgitation von Nahrungsresten, Heiserkeit	gastroösophageale Refluxkrankheit	scharfe Gewürze, Pfefferminze, Größe, Gewicht Langzeit-pH-Metrie im unteren Ösophagus, Bernstein-Test (Provokation mit verdünnter HCl) ÖGD mit Biopsie	Gewichtsreduktion, eiweiß-/fettarme Ernährung, frühabends Abendessen, nachts Oberkörperhochlagerung, Nikotin-/Alkoholkarenz, Protonenpumpenblocker (PPI), H_2-Rezeptorenblocker, Metoclopramid, Antazida **schwerer Verlauf** ➔ OP (Fundoplicatio n. Nissen)

▮ Abb. 2: Differenzialdiagnose des Leitsymptoms „Husten". [42]

Brustschmerz

Brustschmerz, der mit respiratorischen Erkrankungen assoziiert ist, imponiert meist **atemabhängig** und kann durch eine Entzündung des parietalen Pleurablattes (scharfer, gut lokalisierbarer Schmerz, bei Inspiration zunehmend), durch einen Lungeninfarkt, einen Pneumothorax oder auch durch Neoplasien ausgelöst werden. Die Lunge selbst ist nicht sensibel innerviert und verursacht somit keine Schmerzen. Fragen Sie differenzialdiagnostisch also immer nach einer Atemabhängigkeit der Schmerzen. Rippenfrakturen lösen meist einen bei Inspiration und Husten verstärkten Schmerz aus. Entzündungen im Bereich des Larynx oder der Trachea sind meist retrosternal lokalisiert. Eine definitive Unterscheidung zu kardial (z. B. Angina pectoris), gastrointestinal (z. B. Reflux) oder muskuloskeletal (bei Wirbelsäulenerkrankungen) ausgelösten Schmerzen ist nicht einfach und sollte deshalb mittels apparativer Diagnostik weiter abgeklärt werden.

Lungenentzündung (Pneumonie)

Pneumonien sind entzündliche Erkrankungen des Lungenparenchyms mit meist infektiöser Genese. Als Auslöser kommen neben den Bakterien auch Viren und Pilze infrage, wobei schwere Verläufe meist mit bakteriellen Infektionen und Superinfektionen assoziiert sind.

Klinik Die klinische Präsentation der Pneumonie hängt vom Zustand und Alter des Patienten ab. Die **typische Pneumonie,** meist durch Pneumokokken bedingt, beginnt mit plötzlichem Fieber und Schüttelfrost in Kombination mit Dyspnoe und Tachykardie. Husten und Auswurf sind in der Anfangsphase eher selten zu beobachten. Bei einer Begleitpleuritis kommt meist ein atemabhängiger Thoraxschmerz hinzu. Der röntgenologische Befund zeigt eine Lappen- oder Segmentbegrenzung (▮ Abb. 4). Die **atypische Pneumonie** beginnt meist grippeähnlich mit leichtem Fieber und evtl. Reizhusten. Das klinische Erscheinungsbild der Patienten sowie der Auskultationsbefund sind

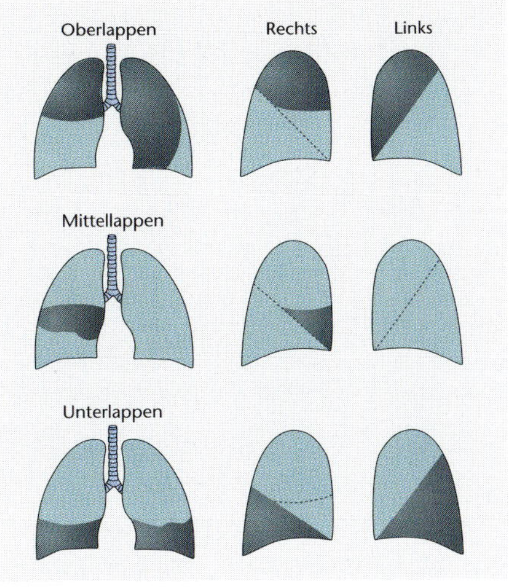

▮ Abb. 4: Lokalisation der Lobärpneumonie im Röntgenbild. [3]

eher mild und ohne fassbare Pathologien, in der Rö-Thorax-Untersuchung finden sich allerdings deutliche Veränderungen mit oft beidseitigen Infiltraten. Ein kultureller Nachweis aus einer Sputumprobe ist für die Diagnosestellung unerlässlich. ▮ Tabelle 3 zeigt mögliche ursächliche Keime und deren anamnestisch-klinischen Aspekte.

Anamnese/Klinik	Wahrscheinlicher Erreger
Abrupter Beginn, plötzlich krank	Pneumokokken, Legionellen
Langsamer Beginn, über Tage	Mykoplasmen, Viren, Chlamydien, Rickettsien
Langsamer Beginn, über Wochen	Mycobacterium tuberculosis
Ambulant erworben	Pneumokokken, HIB, Legionellen, Mykoplasmen, Viren
Nosokomial (im Krankenhaus erworben)	E. coli, Klebsiellen, Proteus, Serratia, Pseudomonas sp., Enterobakter sp., Staphylococcus aureus
Bei Immunsuppression	Pneumocystis carinii, Zytomegalievirus, Candida albicans, Aspergillen, typische/atypische Mykobakterien
Atypische Pneumonie	Legionellen, Mykoplasmen, Chlamydien, Rickettsien, Pneumocystis carinii, Zytomegalievirus

▮ Tab. 3: Spektrum der Pneumonieerreger in Abhängigkeit von Anamnese und Klinik.

Zusammenfassung

- ✖ **Produktiver Husten** mit retrosternalen Schmerzen deutet auf einen Infekt der unteren Atemwege hin.
- ✖ **Akute Bronchitis:** Hauptauslöser sind Viren (Adeno-, Myxo-, ECHO- und Rhinoviren). Bakterielle Superinfektionen können zu einer Bronchopneumonie führen.
- ✖ Das **Lungenemphysem** ist charakterisiert durch eine irreversible Erweiterung der terminalen Bronchiolen und Alveolen als Folge einer Zerstörung der Alveolarsepten.
- ✖ Bei Bronchiektasien husten die Patienten morgens große Mengen an dreischichtigem Sputum (gelb-grün, viskös, schaumig) ab.
- ✖ Der **Brustschmerz** bei respiratorischen **Erkrankungen** ist durch eine Entzündung des parietalen Pleurablattes bedingt – die Lunge selbst ist nicht sensibel innerviert.
- ✖ **Lungenentzündung:** Die am häufigsten verwendeten Einteilungen erfolgen nach Infektionsort (ambulant, nosokomial) und nach Infektionsverlauf (typisch, atypisch).

Untersuchung des Abdomens I

Patienten mit gastrointestinalen Beschwerden stellen für den Untersucher v. a. wegen der meist unspezifischen Symptome und der zahlreichen potenziell betroffenen Organe eine besondere Herausforderung dar. Deshalb ist ein strukturiertes Vorgehen und eine akribische Abklärung der Symptome unbedingt erforderlich.

Anamnese

Im ärztlichen Gespräch sollte in jedem Fall auf die Leitsymptome eingegangen werden (s. S. 62 ff.). Bei der Anamnese von **Bauchschmerzen** sollte neben den intraabdominellen Gründen auch an mögliche extraabdominelle Ursachen (Urogenitaltrakt, Lungenembolie, Herzinfarkt, Frakturen) mit Schmerzausstrahlung gedacht und möglichen Hinweisen (z. B. Brennen beim Wasserlassen, kardiale Vorerkrankung) nachgegangen werden. Aufgrund der häufigen Korrelation zwischen Psyche und Darmbeschwerden sollten zudem **psychische** und **psychosoziale Eckdaten** wie Stress, Grundstimmung oder neurotische Veranlagung erhoben werden. Im Zusammenhang mit Darmerkrankungen muss auch daran gedacht werden, den **Genussmittelkonsum** des Patienten zu erfragen. **Appetitveränderungen** (Abneigung, Nahrungsmittelunverträglichkeit) stellen ebenfalls einen wichtigen Anamnesepunkt, insbesondere bei Tumorerkrankungen, dar. Übelkeit oder Erbrechen weisen auf eine Schleimhautirritation, Motilitätsstörungen, intestinale Obstruktion oder eine peritoneale Reizung hin. Der **Stuhlgang** (Frequenz, Farbe, Form) lässt Rückschlüsse auf die Struktur und Funktionalität der Mukosa des Magen-Darm-Takts zu. **Begleitsymptome,** insbesondere Fieber, gelten als Hinweis auf einen entzündlichen Vorgang. Außerdem ist die **Medikamenteneinnahme** sehr wichtig, da eine langfristige Anwendung bestimmter Substanzen erhebliche NW haben kann (Glukokortikoide/NSAR → Magenulzera; Antikoagulanzien → Retroperitonealblutungen). Auch **Vorerkrankungen** (z. B. KHK, M. Crohn, Colitis ulcerosa) und **Voroperationen** (z. B. bei Bridenileus) sollten abgeklärt werden. Schließlich können Magen-Darm-Beschwerden im Rahmen bestimmter **familiärer Erkrankungen** (z. B. familiäres Mittelmeerfieber) auftreten. Auch nach **Auslandsaufenthalten** muss gefragt werden, da verschiedenste Tropenkrankheiten abdominelle Symptome auslösen können.

Klinische Untersuchung

Bei der Präsentation von Magen-Darm-Beschwerden ist grundsätzlich eine komplette Allgemeinuntersuchung angezeigt, da diese nicht selten Begleiterscheinungen von Erkrankungen anderer Organsysteme sind. Der Patient liegt während der Untersuchung entspannt auf dem Rücken mit einem Kissen unter dem Kopf. Die Hände sollten neben dem Körper liegen, die Beine leicht angewinkelt sein. Der Bauch sollte mit warmen Händen und vorgewärmtem Stethoskop untersucht werden, eine entleerte Blase ist besonders für die Beurteilung eines Aszites von Vorteil. Um eine gute differenzialdiagnostische Systematik bei der Zuordnung der Beschwerden zu erlangen, teilt man das Abdomen am besten in Quadranten und Bereiche ein (▮ Abb. 1).

Inspektion

Als Erstes wird auf den **Ernährungs-** und **Gesundheitszustand** und die **Körperhaltung** des Patienten geachtet. Schon hier können mögliche Beschwerden und deren Ursachen erahnt werden. So versucht der Patient z. B. bei einer Peritonitis, möglichst ruhig zu liegen und sich nicht zu bewegen, während Patienten mit kolikartigen Schmerzen sehr unruhig sind und durch Lage- und Positionsveränderungen eine Linderung herbeiführen wollen. Des Weiteren sind **Operationsnarben** als Zeichen früherer Beschwerden und Eingriffe wichtig. Asymmetrien, seitliche Vorwölbungen und Hernien in der Medianlinie, Leiste oder Nabel sind i. d. R. nicht zu übersehen. Eine deutliche Peristaltik des proximalen Darmabschnitts gilt als Ausdruck einer Obstruktion bei einem mechanischen Ileus. Sichtbare Pulsationen sind bei schlanken Menschen durchaus physiologisch, ein pulsierender Tumor sollte allerdings unter dem Verdacht eines Bauchaortenaneurysmas abgeklärt werden. Eine Blaufärbung **(Cullen-Zeichen)** um den Nabelbereich ist – wie die blau-livide Verfärbung in den Flanken **(Grey-Turner-Zeichen)** – als Zeichen einer akuten hämorrhagischen Pankreatitis zu werten (▮ Abb. 2). Ein veränderter Behaarungstypus (z. B. Bauchglatze als Leberhautzeichen) kann ebenfalls auf mögliche Grunderkrankungen hinweisen.

Als **Facies abdominalis** bezeichnet man den klassischerweise bei einer Peritonitis zu beobachtenden ängstlichen, eingefallenen Gesichtsausdruck mit halonierten Augen. Die bei Lebererkrankungen vorkommenden Leberhautzeichen sind auf S. 60 f. näher beschrieben.

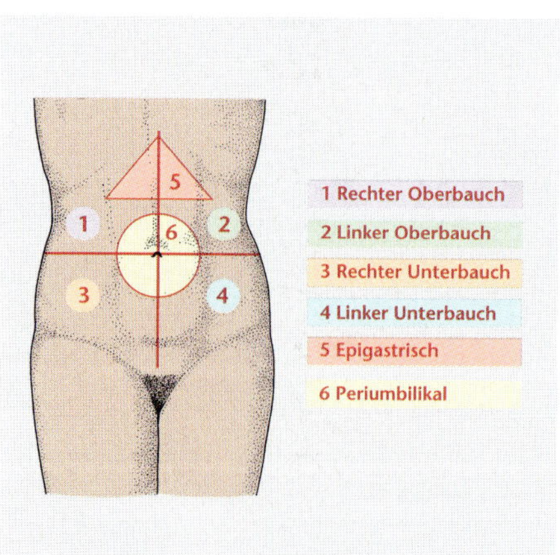

▮ Abb. 1: Einteilung des Abdomens in Quadranten und Bereiche. Modif. nach [3]

Palpation

Neben der **Form, Größe** und **Beschaffenheit** (Konsistenz) der Bauchorgane lassen sich auch **lokale Schmerzen, Resistenzen** oder eine **peritoneale Reizung** feststellen. Sinnvoll ist eine systematische und sanfte Palpation, die möglichst schmerzfern beginnt und sich zum Schmerzzentrum hintastet. Zunächst sollte **oberflächlich** und mit leichtem Druck in allen vier Quadranten palpiert und neben der Druckschmerzprovokation auch nach **Resistenzen, Abwehrspannung** und evtl. **Lücken** (Diastasen) getastet werden. Bei der anschließenden **tiefen Palpation** werden die abdominellen Organe nach Größe, Form und Konsistenz beurteilt (▮ Abb. 3).

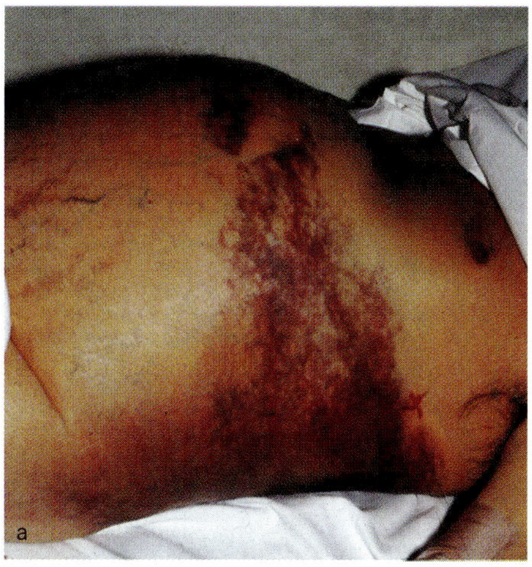

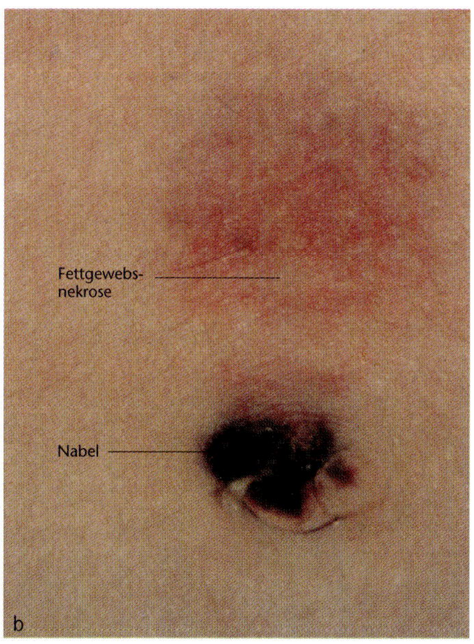

Abb. 2: a) Grey-Turner-Zeichen: Einblutung in die Flanken bei hämorrhagisch-nekrotisierender Pankreatitis; b) Cullen-Zeichen: Einblutung in den Nabel bei akuter hämorrhagischer Pankreatitis, mit intrakutaner Fettgewebsnekrose. [3]

Punkte	Lokalisation
McBurney	Zwischen mittlerem und äußerem Drittel auf der Verbindungslinie Nabel/rechte Spina iliaca anterior superior
Lanz	Rechter Drittelpunkt der die beiden Spinae iliacae anteriores superiores verbindenden Linie
Rovsing-Zeichen	Schmerzangabe beim Eindrücken des linken Unterbauchs und Verschieben des Koloninhalts in Richtung Appendix
Blumberg-Zeichen	Loslassschmerz nach langsamem Eindrücken und plötzlichem Loslassen des linken Unterbauchs
Psoasschmerz	Schmerzangabe beim Anheben des rechten Oberschenkels gegen Widerstand (Beugung des Hüftgelenks)

Tab. 1: Lokalisation der Schmerzpunkte bei Appendizitis.

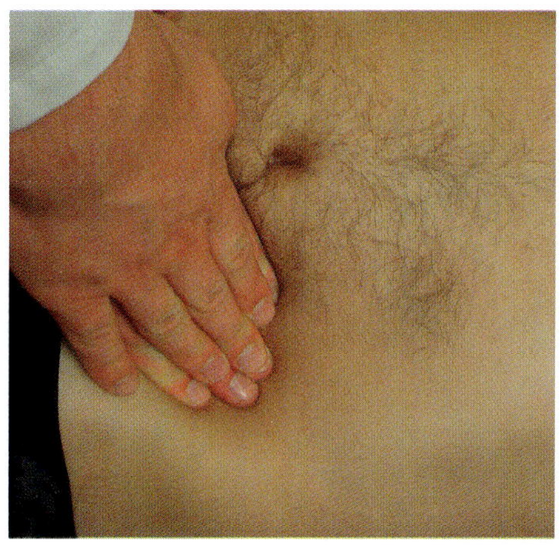

Abb. 3: Klinische Palpation des Abdomens. [8]

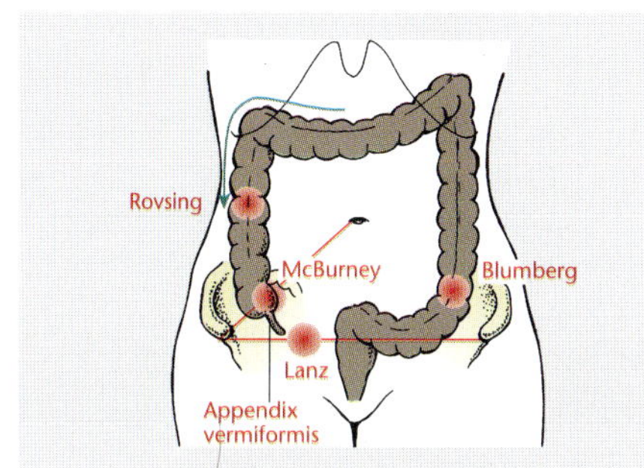

Abb. 4: Schmerzpunkte und Schmerz auslösende Manöver bei einer Appendizitis. [3]

Das Abdomen eines gesunden Menschen ist weich und weist keine Abwehrspannung auf. Weder die oberflächliche noch die tiefe Palpation ist schmerzhaft, und es finden sich keine Resistenzen und Peritonitiszeichen. Wichtige pathologische Befunde der Abdomenpalpation sind:

▶ **Peritonitiszeichen:** Die Entzündung des Bauchfells (Peritonitis) tritt häufig als Folge von Perforationen einzelner Hohlorgane des Bauches auf. Der Verlauf ist meist hochakut und weist neben einer ausgeprägten Abwehrspannung der Bauchdecke („brettharter" Bauch aufgrund von Muskelanspannung bei Berührung) und stärksten Schmerzen (Loslassschmerz) auch eine Kreislaufdekompensation (Tachykardie, -pnoe, Kaltschweißigkeit, Erbrechen, Fieber) bis hin zum Schock auf.

▶ **Appendizitiszeichen:** Die charakteristischen Symptome für eine Appendizitis (erst diffuse abdominelle Schmerzen, dann rechter Unterbauchschmerz; Übelkeit, Erbrechen, Fieber) lassen sich durch die Überprüfung der klassischen Druckschmerzpunkte (Tab. 1, Abb. 4) bestätigen. Das Alter des Patienten oder Lagevariationen können die Schmerzangabe beeinflussen.

Zusammenfassung

- Bereits in der Anamnese von abdominellen Beschwerden sollte an intraabdominelle und extraabdominelle Ursachen gedacht werden.
- Für einen guten Überblick und eine systematische Zuordnung von gastrointestinalen Beschwerden wird das Abdomen in vier Quadranten und bestimmte Bereiche eingeteilt.
- Die „Facies abdominalis" mit eingefallenem Gesichtsausdruck und halonierten Augen ist als Zeichen einer Peritonitis zu werten.
- Bei der oberflächlichen Palpation des Abdomens wird nach Druckschmerzen, Resistenzen, Abwehrspannung und Diastasen gefahndet, mit der tiefen Palpation lassen sich die Bauchorgane nach Größe, Form und Konsistenz beurteilen.
- Die klassischen druckschmerzhaften Punkte bei einer Appendizitis sind die nach Lanz und McBurney.

Untersuchung des Abdomens II

Klinische Untersuchung (Fortsetzung)

Perkussion

Mithilfe der Perkussion lässt sich grundsätzlich die **Größe** einzelner Organe wie Leber, Milz oder Blase (Füllungszustand) bestimmen. Zudem dient die Erhebung des Klopfschalls auch als sensitive klinische Beurteilung von freier Flüssigkeit (Aszites, s. u.) in der Bauchhöhle (ab ca. 1 l Flüssigkeit). Grundsätzlich erzeugt die Perkussion über luftgefüllten Arealen einen **tympanitischen Klopfschall,** während der Schallcharakter bei soliden Organen (zur Größenfeststellung) eher **gedämpft** ist (▮ Abb. 5).

Aszites Unter Aszites versteht man eine Ansammlung von freier Flüssigkeit im Bauchraum. Je nach Zusammensetzung (Zellzahl, Eiweißgehalt, spezifisches Gewicht) der Flüssigkeit unterscheidet man zwischen **Transsudat** (Peritoneum intakt), **Exsudat** (Peritoneum erkrankt), **hämorrhagischem** und **chylösem** Aszites.

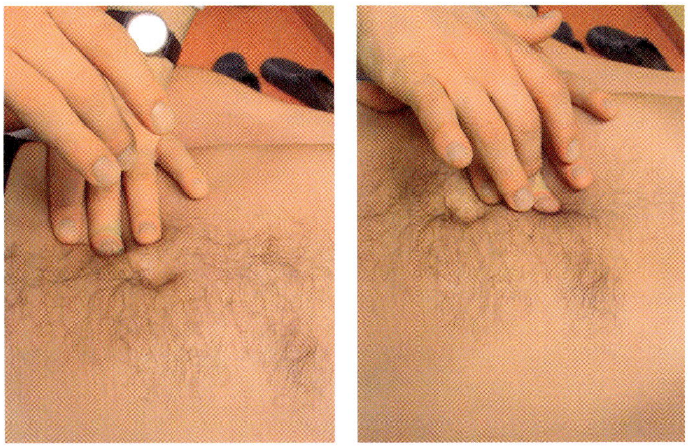

▮ Abb. 5: Klinische Perkussion. [8]

Subjektive Beschwerden der Patienten sind ein vorangehender Meteorismus, diffuse abdominelle Schmerzen oder auch – bei ausgeprägtem Befund – eine Behinderung der Atmung durch einen Zwerchfellhochstand. **Inspektorisch** präsentiert sich neben der Zunahme des Bauchumfangs auch ein verstrichener Nabel. Mittels der **Perkussion** versucht man, das Symptom der wandernden Dämpfung zu provozieren. Diese Schallverschiebungen sind der klinische Beweis eines bestehenden Aszites, allerdings gelingt dieser Test erst ab einer Flüssigkeitsmenge von ca. 1 l. Es gibt zwei Untersuchungsmöglichkeiten:

- ▶ **Untersuchung in Rechtsseitenlage:** Der Patient liegt zunächst auf dem Rücken, die Flüssigkeit entweicht in die Flanken (perkutorische Dämpfung), der Klopfschallcharakter über der ventralen Bauchwand ist tympanitisch. Nachdem die Grenze zwischen tympanitischem und gedämpftem Klopfschall markiert wurde, dreht sich der Patient auf die rechte Seite, wobei sich die intraabdominelle Flüssigkeit ebenfalls auf die rechte Flanke (Flankendämpfung rechts) verlagert (▮ Abb. 6). Die linke Flanke klingt bei der Perkussion tympanitisch.
- ▶ **Knie-Ellbogen-Lage:** Dabei lässt sich die Schalldämpfung an der ventralen Bauchwand feststellen.

Palpatorisch kann ein orientierender erster Eindruck mit dem Test der fluktuierenden Welle (Undulationsphänomen, ▮ Abb. 7) gewonnen werden. Dafür wird eine Hand an die Flanke des Patienten gelegt und mit der anderen Hand kurz an die gegenüberliegende Flanke geklopft. Falls eine fluktuierende Welle an der aufliegenden Hand gespürt wird, könnte ein Aszites vorliegen.

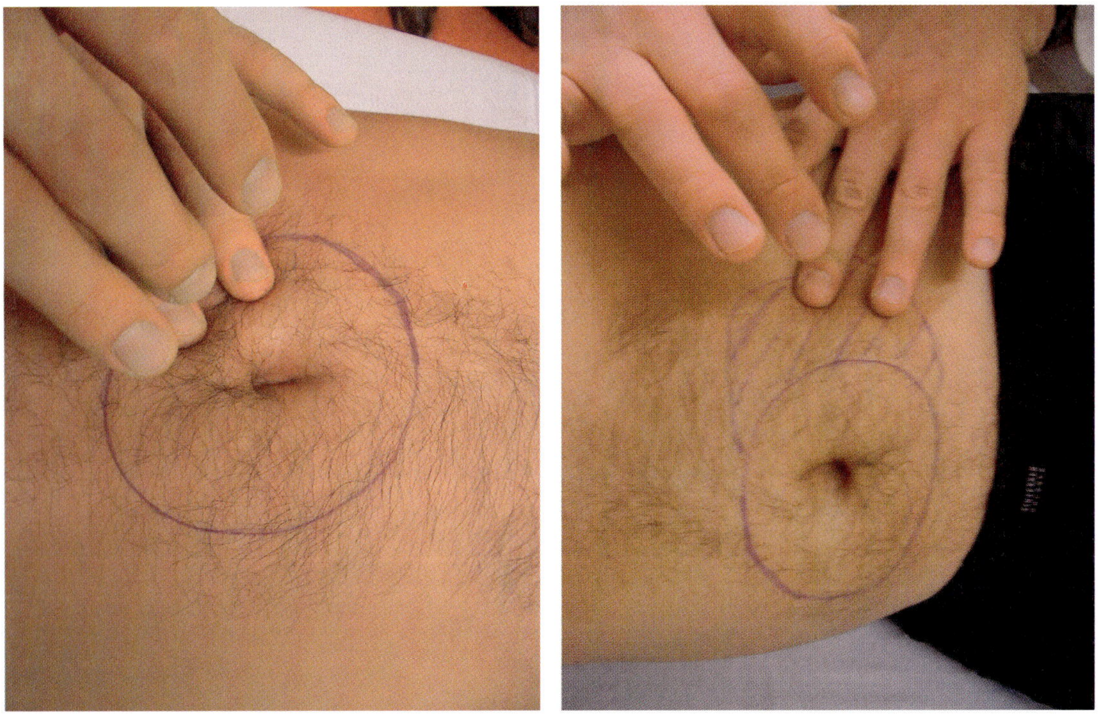

▮ Abb. 6: Klinische Perkussion des Aszites. [8]

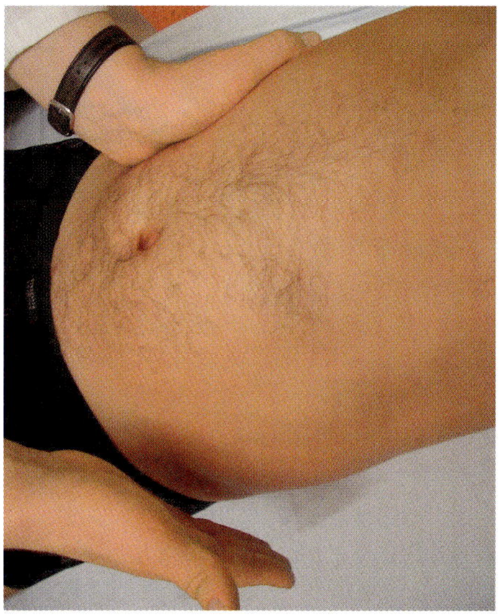

Abb. 7: Test der fluktuierenden Welle. [8]

Auskultation

Die Auskultation des Abdomens dient einerseits der Beurteilung der Darmgeräusche, andererseits kann damit auch der abdominelle Gefäßstatus (v. a. die Bauchaorta) beurteilt werden.

Darmgeräusche Die Auskultation der Darmgeräusche erfolgt am liegenden Patienten und in allen vier Quadranten (▮ Abb. 8). Physiologischerweise treten dort überall pro Minute 5–30 hochfrequente „Klick- und Gurgelgeräusche" auf. Die Frequenz ist abhängig von der Nahrungsaufnahme, der tageszeitabhängigen Peristaltik und der körperlichen Aktivität des Patienten.

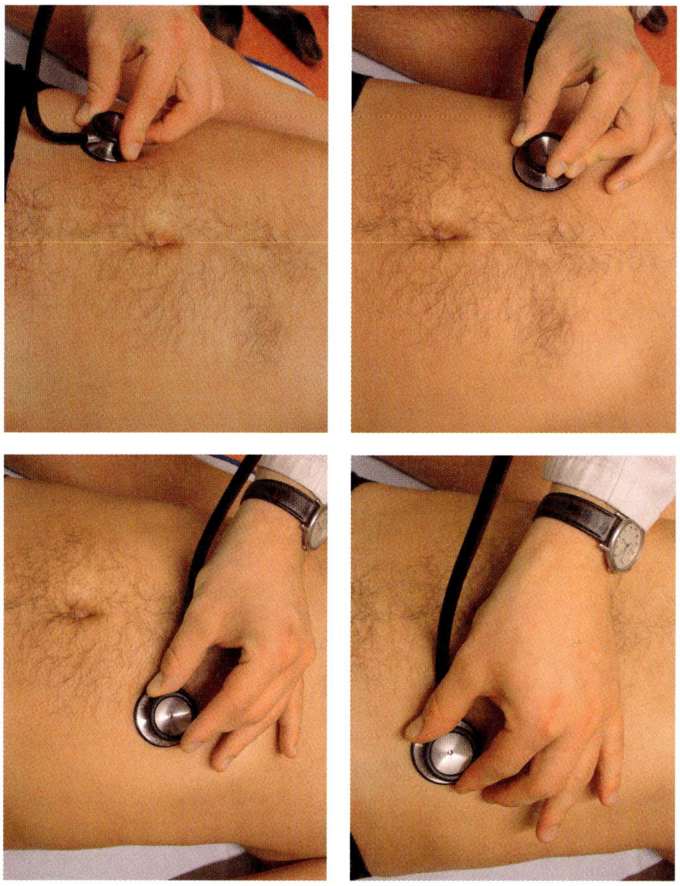

Abb. 8: Klinische Auskultation von Darmgeräuschen. [8]

> Lassen Sie sich von einem erfahrenen Kliniker möglichst oft normale Darmgeräusche (Klick- und Gurgelgeräusche) erklären und zeigen. Nur so können Sie dann pathologische von physiologischen Darmgeräuschen unterscheiden.

Pathologische Geräusche können auf verschiedenste Erkrankungen hinweisen (▮ Tab. 2).

Gefäßgeräusche Die Beurteilung von abdominellen Gefäßgeräuschen erfolgt ebenfalls am entspannt liegenden Patienten. Vorliegende Bauchaortenaneurysmen oder auch Nierenarterienstenosen lassen sich über der Medianlinie bzw. in der Periumbilikalregion gut auskultieren.

Geräusch	Mögliche Erkrankung
Plätschernde, heftige Geräuschkaskaden	Diarrhö
Lebhafte, verstärkte („Borborygmen"-) Geräusche	Gastroenteritis, Malabsorption oder Hungerzustand
Metallisch klingend („hochstehende, hochgestellte") Geräusche	Mechanischer Ileus
„Totenstille"	Paralytischer Ileus
Tympanitischer Klopfschall	Meteorismus, Ileus
Dämpfung	Bauchtumoren
Lageabhängige Schalldämpfung	Freie Flüssigkeit im Bauchraum (Aszites, Blut)

Tab. 2: Pathologische Darmgeräusche und mögliche Erkrankungen.

Zusammenfassung

- Bei der Perkussion über luftgefüllten Arealen imponiert ein tympanitischer Klopfschall, bei der Perkussion von soliden Organen ist der Klopfschall eher gedämpft.
- Für die perkutorische Bestimmung eines Aszites kann der Patient die Rechtsseitenlage oder die Knie-Ellbogen-Lage einnehmen.
- Der Test der fluktuierenden Welle ist eine orientierende Untersuchung.
- Die Auskultation der Darmgeräusche erfolgt über allen vier Quadranten.
- Bei einem Bauchaortenaneurysma können über der Aorta abdominalis Strömungsgeräusche auskultiert werden.

Untersuchung des Abdomens III

Im Folgenden wird die detaillierte Untersuchung der wichtigsten Organe im Bauchraum dargestellt.

Leber

Schon bei der **Inspektion** lassen sich viele Lebererkrankungen über die sog. Leberhautzeichen erkennen. Hierzu zählen Spider-Nävi (▮ Abb. 9), Weißnägel, Lackzunge, Hautatrophien, Palmarerythem, Kollateralvenen um den Bauchnabel (Caput medusae), fehlende männliche Sekundärbehaarung („Bauchglatze"), Striae und Petechien. Weitere klinische Symptome sind Ikterus (s. S. 65, ▮ Abb. 3), grobschlägiges Zittern („flapping tremor"), Kratzeffloreszenzen und Ödeme.
Mittels der **Perkussion** in der rechten Medioklavikularlinie gewinnt man einen ersten Eindruck über die Größe der Leber (Normgröße: 8–12 cm bei Männern, 7–11 cm bei Frauen).

> Die Perkussion imponiert über der Lunge sonor, über der Leber gedämpft und über dem Abdomen (Darmschlingen) tympanitisch.

Eine weitere Möglichkeit der Größenbestimmung ist die **Auskultation** mittels Kratzmethode. Dafür wird das Stethoskop auf die Medioklavikularlinie in den Bereich des Rippenbogens gesetzt und die Haut in horizontaler Ebene mit dem Finger oder einem Holzspatel von kaudal nach kranial „bekratzt". Das Kratzgeräusch wird im Bereich des Lebergewebes verstärkt und lauter und zeigt so die Lebergrenzen auf. Für die **Palpation** der Leber (▮ Abb. 10) liegt der Patient in Rückenlage, während der rechte obere Quadrant des Abdomens untersucht wird. Der Patient wird aufgefordert, tief einzuatmen, und dabei wird in die Tiefe palpiert. Normalerweise stößt man etwa zwei bis drei Querfinger unterhalb des Rippenbogens mit den Fingerkuppen an den Leberunterrand. So lassen sich **Oberfläche** und **Konsistenz** der Leber beurteilen und prüfen, ob ein **Druckschmerz** auslösbar ist, z. B. bei einer Hepatitis, einer Stauungsleber oder bei Leberabszessen. Eine verkleinert tastbare Leber mit derber Oberfläche spricht für eine fortgeschrittene Leberzirrhose. Ein knotiger Leberrand ist Hinweis auf eine karzinomatöse Ursache. Eine Lebervergrößerung (Hepatomegalie) kann angeboren sein (z. B. bei Riedel-Lappen) oder bei Entzündungen, alkoholischem Parenchymschaden oder jeglicher Art von Tumoren entstehen.

Gallenblase

Die Gallenblase liegt am kaudalen Rand der Leber in der Medioklavikularlinie und ist bei Normalbefund nicht tastbar. Bei einem Verschluss der ableitenden Gallengänge (am häufigsten durch Steine), Entzündungen (Empyem) oder Raumforderungen kommt es jedoch zu einem Aufstau der Galle, zu einem Hydrops und damit zu einer palpablen Raumforderung. Palpatorisch lassen sich zudem meist die folgenden Druckdolenzen provozieren:

▶ **Murphy-Zeichen/Chiray-Handgriff:** Das Murphy-Zeichen ist ein umschriebener Schmerz bei Druck mit dem Finger auf die Gallenblase und spricht für das Vorliegen einer Cholezystitis. Dafür wird am sitzenden Patienten mit Zeige- und Mittelfinger die Bauchwand in der MCL und unter dem rechten Rippenbogen eingedrückt und der Patient aufgefordert, schnell und tief einzuatmen. Im „positiven" Fall stockt die Einatmung abrupt, und der Patient äußert Schmerzen. Bei fettleibigen Patienten kann versucht werden, den Inspirationsschmerz mittels des Kammgriffs in Linksseitenlage des Patienten (Chiray-Handgriff) zu provozieren. Hier steht der Untersucher am Kopf des liegenden Patienten und greift von oben tief unter den rechten Rippenbogen.

▶ **Courvoisier-Zeichen:** Dieses imponiert als prall-elastische, aber schmerzlose Vergrößerung der Gallenblase mit Verschlussikterus, deren Ursache neben einer Papillenstenose auch ein Pankreaskarzinom sein kann.

Milz

Die Milz eines gesunden Menschen ist durch die Einbettung in den knöchernen Thorax bei der Untersuchung nicht tastbar. Deutlich vergrößert (Splenomegalie) und somit als pathologisch anzusehen ist die Milz bei Erkrankungen wie Leukämien, Lymphomen, bei Infektionen, aber auch Anämien. Bei der **Palpation** wird die rechte Hand um die linke Flanke des Patienten gelegt und die Milz so nach ventral gedrückt. Mit der linken Hand kann dann versucht werden, die Milz tief unter dem linken Rippenbogen zu ertasten. Bei einer vergrößerten Milz stößt man bei tiefer Inspiration des Patienten mit den Fingerkuppen an den unteren Milzrand.

Pankreas

Die Bauchspeicheldrüse ist aufgrund ihrer retroperitonealen Lage hinter dem Magen lediglich bei einer Vergrößerung (z. B. große Pankreaszysten → Vorwölbung der Bauchhaut) zu tasten. Deshalb werden v. a. bildgebende Verfahren wie die Sonografie, CT, ERCP, MERCP und laborchemische Verfahren angewendet.

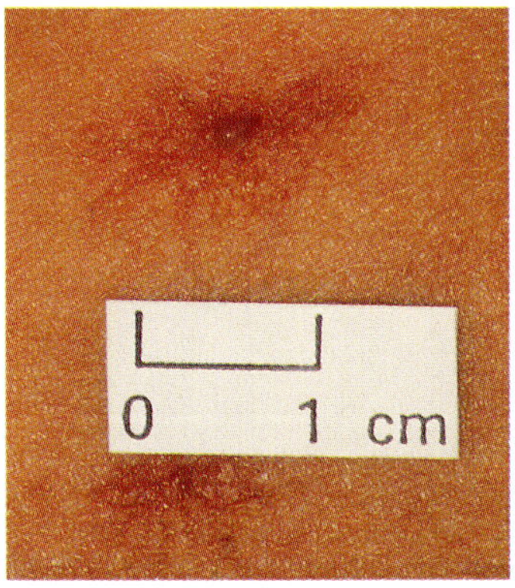

▮ Abb. 9: Spider-Nävi. [1]

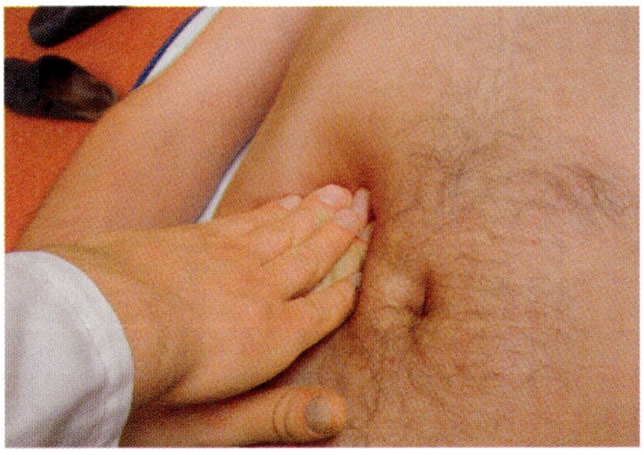

▮ Abb. 10: Klinische Palpation der Leber. [8]

Rektale Untersuchung

Die rektale Untersuchung ist fester Bestandteil der abdominellen Untersuchung und beinhaltet die **Inspektion der Analregion** sowie die **rektale Tastuntersuchung** (▮ Abb. 11). Anamnestisch erhobene Stuhlunregelmäßigkeiten oder blutiger Stuhl stellen in jedem Fall die Indikation für diese Untersuchung. Vorher sollte ausreichend Zeit vorhanden sein, um dem Patienten die Indikation und den Untersuchungsvorgang zu erklären. Für die Untersuchung gibt es drei Positionen: die Knie-Ellbogen-Lage, die Steinschnittlage und die Linksseitenlage. Besonders für die Untersuchung am Krankenbett hat sich die Linksseitenlage mit leicht angezogenen Knien bewährt. Als Hilfsmittel fungieren ein Fingerling oder Einmalhandschuhe, Gleitmittel (z. B. Vaseline) und ein Hämoccult®-Test. Bei der Inspektion der Analregion wird auf mögliche Hautveränderungen, Fissuren, Thrombosen oder Hämorrhoiden geachtet (▮ Tab. 3). Dann wird der Patient gebeten, wie bei der Defäkation zu pressen, und dabei der mit Gleitmittel versehene Finger unter leichtem Druck in das Rektum eingeführt. Zunächst wird der Analsphinktertonus geprüft (Analreflex auslösen!), und dann werden die Wände des Rektums durch Drehen des Fingers zu allen Seiten hin abgetastet. Beim Mann wird an der Ventralseite die Prostata palpiert und nach Form, Größe und Konsistenz beurteilt, bei der Frau werden ventral der Douglas-Raum sowie der Uterus nach Lage und Größe beurteilt.
Die rektale Untersuchung eines gesunden Patienten ist normalerweise nicht schmerzhaft, die Rektumschleimhaut ist weich und verschieblich zu tasten, sowohl Prostata als auch Uterus haben eine homogene Konsistenz und eine glatte Oberfläche. Gibt der Patient Schmerzen bei der Palpation an, muss an entzündliche Veränderungen im Bereich der Appendix, der Adnexe oder der Parametrien gedacht werden. Schmerzen im Douglas-Raum sprechen für eine Extrauteringravidität. Bei derben oder knotigen Schleimhautveränderungen oder Raumforderungen muss ein Rektumkarzinom ausgeschlossen werden.

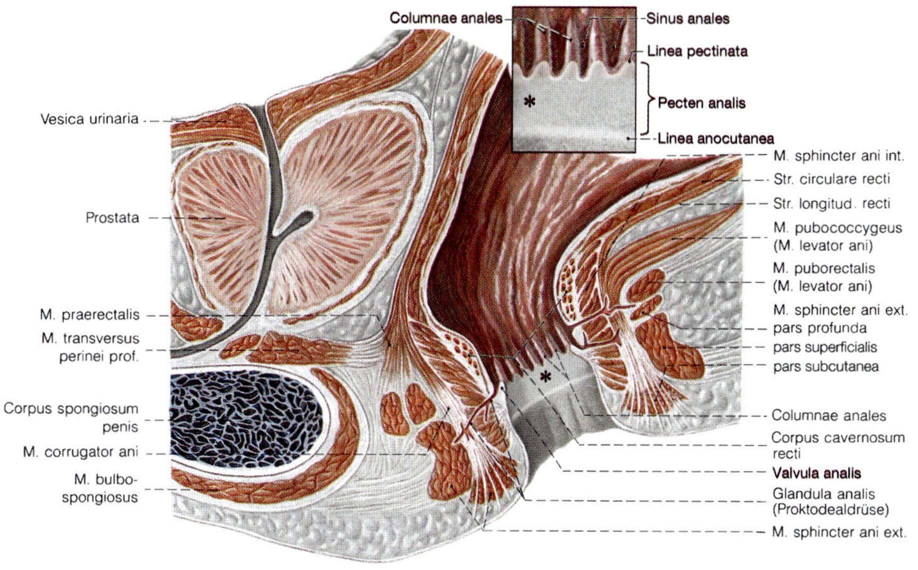

▮ Abb. 11: Schemaübersicht der groben Strukturen bei der rektalen Untersuchung. [43]

Befunde	Beschreibung
Analabszess	Abgekapselter, schmerzhafter Abszess in verschiedenen Strukturen
Analfistel	In die Anal- oder Perianalschleimhaut mündende, entzündete Gangöffnungen
Analfissuren	Schmerzhafte Längseinrisse der Haut im Analkanal
Marisken	Schlaffe, perianale Hautfalten, die i. d. R. keine Beschwerden verursachen
Analprolaps	Ausstülpung der Analschleimhaut
Rektumprolaps	Vorfall aller Wandschichten des Rektums
Pilonidalsinus	Subkutaner Epitheleinschluss über dem Steißbein

▮ Tab. 3: Mögliche Befunde und deren Beschreibung.

Zusammenfassung

- ✖ Viele Lebererkrankungen präsentieren sich über die Leberhautzeichen.
- ✖ Als Diagnostikum für eine akute Cholezystits dient das Murphy-Zeichen.
- ✖ Die Milz eines gesunden Menschen ist i. d. R. nicht tastbar.
- ✖ Besonders für die Untersuchung am Krankenbett ist die Linksseitenlage am besten geeignet.
- ✖ Die digitale rektale Untersuchung beinhaltet die Inspektion des Analbereichs, die Palpation des Analkanals und der Rektumampulle sowie die Beurteilung der Prostata (Mann) und des Douglas-Raums (Frau). Die rektale Tastuntersuchung ist als wichtige Vorsorgeuntersuchung für kolorektale Karzinome unabdingbar.

Abdominelle Leitsymptome I

Der Gastrointestinaltrakt ist ein multifunktionelles Organsystem und erstreckt sich vom Mund über Speiseröhre, Magen, Dünndarm (Duodenum, Jejunum, Ileum) und Dickdarm bis hin zu Rektum und Anus. Das mit Abstand häufigste Symptom dieses Organsystems ist in allen Altersstufen der abdominelle Schmerz.

Abdominelle Schmerzen

„Bauchschmerzen" werden durch eine Vielzahl akuter und chronischer Ursachen hervorgerufen. Diese können sowohl intraabdominell als auch extraabdominell bedingt sein. Viele Krankheiten äußern sich – besonders auch bei Kindern – u. a. in der Bauchregion. Wichtig ist es in erster Linie zu unterscheiden, ob die vorliegende Schmerzsymptomatik als potenziell lebensbedrohlich eingestuft werden muss (s. a. akutes Abdomen), was ein sofortiges therapeutisches Handeln erfordert. Hierbei versucht man, über die Beurteilung von **Lokalisation, Stärke, Schmerzcharakter** und **begleitenden Faktoren** die Schmerzen klinisch besser einzuordnen. Eine apparative Diagnostik (z. B. Sonografie, Röntgen, CT) ist lege artis angezeigt, allerdings kann man mit einer guten klinischen Untersuchung (z. B. bei einer Appendizitis) in der Diagnostik sehr weit kommen.

Lokalisation/Ausstrahlung

Erste differenzialdiagnostische Überlegungen lassen sich bei der Lokalisation von Schmerzen i. d. R. aufgrund der anatomischen Lage der einzelnen Organe anstellen (▮ Abb. 1).

Allerdings können abdominelle Schmerzen auch in andere Körperregionen ausstrahlen, was die Diagnostik erschwert. Aufgrund der neuronalen Verschaltungen können z. B. Schmerzen der Gallenblase in die rechte Schulter, Schmerzen des Magens oder der Milz in die linke Schulter **(Kehr-Zeichen)** projiziert werden. Ebenso können Organschmerzen als Hautschmerzen **(Head-Zonen)** bestimmter Areale (▮ Abb. 2) imponieren.

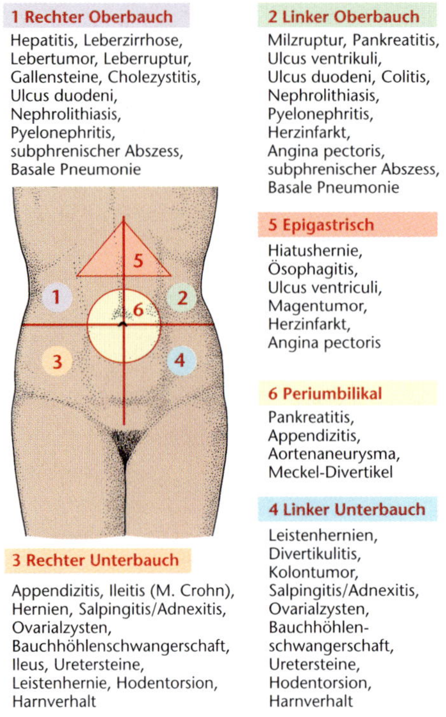

▮ Abb. 1: Schmerzlokalisation der einzelnen Organe gemäß einer Quadranteneinteilung. [3]

Zeitliches Auftreten

Entscheidend ist die Differenzierung in **akute, subakute** oder **chronische,** in **lang anhaltende** (Stunden, Tage, Wochen) oder **kurz dauernde** (Sekunden, Minuten) Schmerzen sowie die **Häufigkeit** (konstant, intermittierend) der Symptomatik. Treten die Schmerzen plötzlich, akut-einschießend auf, sollte man an eine potenziell lebensbedrohliche Perforation von Hohlorganen denken (s. a. akutes Abdomen, S. 66). Sich langsam entwickelnde Schmerzen weisen eher auf einen zugrunde liegenden entzündlichen (z. B. Pankreatitis) oder obstruktiven (z. B. Ileus) Prozess im Bauchbereich hin. Das Auftreten eines **schmerzfreien Intervalls,** das z. B. bei einem Mesenterialgefäßinfarkt auftritt, ist in der Anamnese zu beachten. Nach einem anfänglich schmerzhaften Initialstadium kommt es zu einem symptomarmen Intervall (bis zu acht Std.), in dem es zu einer Darmwandnekrose kommt. Anschließend entwickelt sich ein akutes Abdomen mit gefährlichem Verlauf. Zur Unterscheidung zwischen organisch und psychisch bedingten Schmerzen kann man **tageszeitliche Intensitätsschwankungen** in die Überlegung mit einbeziehen. Ein nächtliches Auftreten der Schmerzsymptomatik spricht eher für eine organische als für eine psychisch-funktionelle Ursache.

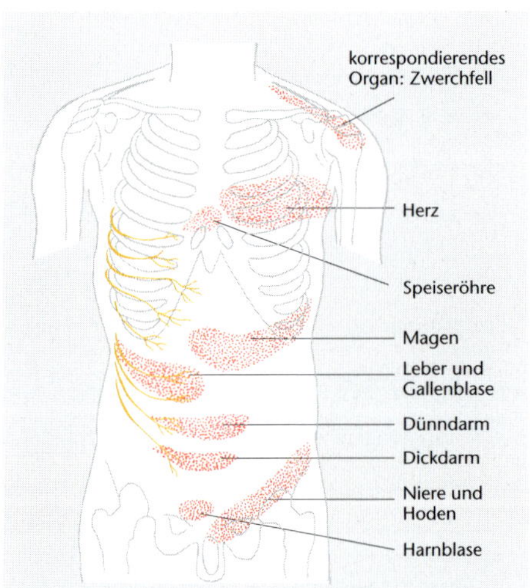

▮ Abb. 2: Beispiele für Head-Zonen der abdominellen Organe. [3]

Schmerzcharakter

Bauchschmerzen lassen sich anamnestisch weiter eingrenzen und in viszerale und somatische Schmerzen untergliedern. Der **viszerale Schmerz** entsteht aufgrund von Kapseldehnungen der Baucheingeweide (Leber, Gallenblase, Milz), hat einen dumpfen, krampf- oder kolikartigen Charakter und ist schlecht zu lokalisieren. Der **somatische Schmerz** ist ein vom Patienten akut, scharf und brennend empfundener Schmerz, der gut lokalisierbar ist und i. d. R. vom Peritoneum ausgeht. Er tritt besonders bei Perforationen von Hohlorganen, Blutungen im Bauchraum oder auch bei Bauchfellentzündungen (Peritonitis) auf. ▮ Tabelle 1 stellt die typischen Schmerzcharakteristika der einzelnen Organe dar.

Auslösende/ verstärkende Ereignisse

Der Patient sollte nach möglichen Auslösern und Begleitsymptomen der Schmerzen gefragt werden. So helfen Angaben über die **Nahrungsaufnahme** (Gallenkoliken nach fettigem Essen), zum **Alkoholkonsum** (z. B. bei V. a. Ösophagusvarizen, Mallory-Weiss-Syndrom), zu physischer und psychischer Anstrengung, zum Stuhlgang (z. B. bei V. a. Divertikulose/Divertikulitis), Menstruationszyklus und zur Einnahme von **Medikamenten** (z. B. bei V. a. Gastritis durch NSAR) weiter.

Medizinische Vorgeschichte

In der Vorgeschichte sind besonders die Angaben über **frühere Operationen** von entscheidender Bedeutung. Abdominelle Schmerzen können die Folge eines Darmverschlusses beispielsweise durch Verwachsungen sein (Bridenileus). Aber auch schon länger bestehende chronisch-entzündliche Darmerkrankungen (M. Crohn, Colitis ulcerosa) können Grund einer aktuellen Beschwerdesymptomatik sein. Bei Frauen im gebärfähigen Alter muss immer die Möglichkeit einer Schwangerschaft abgeklärt werden.

Organ	Beschreibung/Lokalisation
Bauchaorta	Infolge einer Aneurysmaruptur; sehr starker, von Brust zu Beinen wandernder Schmerz, bei Aneurysma dissecans (im Aortenisthmus) oft auch zwischen den Schulterblättern lokalisiert
Ösophagus	Retrosternaler, manchmal in den Rücken ausstrahlender Schmerz, der beim Schlucken scharfer oder heißer Speisen verstärkt wird; wird oft verwechselt mit kardialer Schmerzsymptomatik
Gallenblase	Bandbreite von symptomlos bis akut-kolikartigen Schmerzen, Auftreten im rechten oberen Quadranten, z. T. in die rechte Schulter ausstrahlend
Magen/ Duodenum	Epigastrische Schmerzen mit Auftreten in konstanter Rhythmik; oft beschrieben als „nagender" Schmerz, der sich nach Nahrungsaufnahme lindert
Dünndarm	Meist infolge von Infektionen; meist periumbilikal lokalisiert mit kolikartigem Charakter; abdominal-anginöser Schmerz entsteht v. a. nach Nahrungsaufnahme, der Appendizitisschmerz beginnt diffus und wandelt sich zum lokalisierten Schmerz im rechten Unterbauch
Mesenterial-gefäße	Infarkt beginnt mit plötzlichen Schmerzen → schmerzfreies Intervall → akutes Abdomen
Milz	Bei Kapseldehnung Schmerzen im linken oberen Quadranten, teils atemabhängig; heftige Schmerzen bei Infarkt oder Ruptur
Leber	Leberparenchymschaden ist nicht schmerzhaft; bei Dehnung der Leberkapsel diffuser rechter Oberbauchschmerz
Pankreas	Gürtelförmige, stärkste Schmerzen im Epigastrium, die sich in Rückenlage verstärken
Peritoneum	Bei lokaler Affektion lokaler peritonealer Schmerz, bei generalisierter Affektion diffuser, stärkster Schmerz, positiver Loslassschmerz
Prostata	Dumpfe Schmerzen im Bereich des Damms in Kombination mit Schmerzen bei Miktion und Defäkation
Ovarien	Meist unilateraler Schmerz (bei Zysten); bei Ruptur von Ovarialzysten akuter stärkster Schmerz
Nieren	Gut lokalisierbarer Kapseldehnungsschmerz mit evtl. gürtelförmiger Ausstrahlung in den Genitalbereich; zudem klopfschmerzhafte Nierenlager
Harnleiter	Meist Folge von Entzündungen, oft als Nierenkolik beschrieben, sehr schmerzhaftes Ziehen von lateralem Nierenbereich nach vorn in die Genitalgegend
Harnblase	Suprapubischer Schmerz, besonders beim Wasserlassen (Zystitis); in Kombination mit Fieber und Nierenschmerzen (Pyelonephritis)
Rektum	In der Regel gut lokalisierter Schmerz, die Proktalgia fugax mit akutem Beginn entsteht aufgrund einer Verkrampfung der pelvinen Muskulatur
Analbereich	Folge von Fissuren und Haarfollikelentzündungen, sehr schmerzhaft und gut lokalisierbar; Auftreten v. a. während der Defäkation

Tab. 1: Schmerzcharakteristika einzelner Organe.

Zusammenfassung

- Die Unterscheidung zwischen „banalen" und potenziell lebensbedrohlichen Bauchschmerzen ist für das therapeutische Handeln ungemein wichtig.
- Über neuronale Verschaltungen können Organläsionen als Hautschmerzen (Head-Zonen) in bestimmten Arealen imponieren.
- Ein schmerzfreies Intervall ist bei Vorliegen eines Mesenterialgefäßinfarkts zu beobachten.
- Der viszerale Schmerz hat einen dumpfen, krampf- oder kolikartigen Charakter, der somatische Schmerz hat einen akuten, scharfen und brennenden Charakter.
- Frühere Operationen sind im Hinblick auf mögliche schmerzhaft imponierende Verwachsungen im Bauchraum ein wichtiger Anamnesepunkt.
- Bei Frauen im gebärfähigen Alter sollte bei abdominellen Beschwerden immer eine Schwangerschaft ausgeschlossen werden.

Abdominelle Leitsymptome II

Übelkeit/Erbrechen

Übelkeit und Erbrechen können durch eine Vielzahl von Auslösern hervorgerufen werden. So liegen neben infektiösen, toxischen, zentralvenösen und psychischen Ursachen auch reflektorische Reize zugrunde. Neben der **Frequenz** (akut, chronisch) und evtl. **Auslösern** (▮ Tab. 2) müssen auch die **Qualität** des Erbrochenen (gallig, blutig, fäkulent, unverdaute Nahrung, sauer) und **Begleitsymptome** (z. B. Drehschwindel bei vestibulärer Ursache, ZNS-Symptome bei zentralnervöser Ursache, Abdominalschmerzen oder begleitende Diarrhö bei abdominellen Ursachen) erfragt werden.

Vagale Reizung	Triggerfaktoren	ZNS-Einflüsse
Dehnung eines viszeralen Hohlorgans, z. B. durch Obstruktion	Toxine und Stoffwechselprodukte (z. B. Alkohol, Hypoxie, Azidose)	Hirndruck
Peritoneale Reizung (Peritonitis, Blutung)	Medikamente (Opioide, Zytostatika)	Migräne
Proximale Mukosairritation (virale, medikamentöse Gastroenteritis)	Bestrahlung	ZNS-Infektion (Enzephalitis, Meningitis)
Medikamente (mit cholinerger Wirkung)	Alkoholisches Morgenerbrechen	Psychogenes Erbrechen

▮ Tab. 2: Ursachen von Übelkeit und Erbrechen. [3]

Hämatemesis

Darunter versteht man das Erbrechen größerer Mengen Blut, ein typisches Zeichen der oberen gastrointestinalen Blutung, d. h. einer Blutung proximal des Treitz-Bandes. Das erbrochene Blut kann entweder hellrot (kurze Verweildauer) oder kaffeesatzartig (durch eine Hämatinbildung nach Kontakt mit saurer Magensäure) sein. Hauptursache sind ernst zu nehmende und potenziell lebensbedrohliche Ulkusblutungen, Gastritiden und Ösophagitiden sowie Ösophagusvarizen.

DD Hämoptyse: Hier imponiert hellrotes, schaumiges Blut im abgehusteten Sputum. Auskultatorisch finden sich zudem meist feuchte RGs.

Dyspepsie

Unter dyspeptischen Beschwerden versteht man unspezifische, mit der Nahrungsaufnahme assoziierte Oberbauchbeschwerden, die sich als „Sodbrennen" bzw. als Druck- oder Krampfgefühl (teilweise mit Schluckauf/Übelkeit) oder Völlegefühl im Epigastrium lokalisieren lassen. Hauptsächlich verantwortlich sind neben dem gastroösophagealen Reflux auch ösophageale Motilitätsstörungen, Schleimhautentzündungen (Gastritis/Ulkuskrankheit) bzw. Genussmittel wie Alkohol und Kaffee sowie scharfe Speisen. Dyspeptische Beschwerden treten besonders im Liegen oder beim Bücken auf.

Dysphagie

Dabei handelt es sich um eine Schluckstörung. Sie kommt als Leitsymptom für Erkrankungen des Ösophagus vor. Die Patienten berichten, dass ihnen „etwas im Halse stecken bleibt" oder dass sie etwas nicht hinunterschlucken können. Unterscheiden muss man zwischen einer mechanischen bzw. entzündlichen Obstruktion und neuromuskulären Störungen (▮ Tab. 3).
Von der Dysphagie muss das **Globusgefühl** (Globus pharyngis) abgegrenzt werden. Dieses imponiert als chronisches Druck-, Kloß- oder Trockenheitsgefühl im Hals und hat neben seltenen organischen (z. B. Struma) vorwiegend psychogene Ursachen.

Gewichtsverlust

Das Gewicht und der Ernährungszustand des Patienten sind unspezifische Indikatoren für dessen Gesundheit. Für spätere Vergleiche sollte deshalb, v. a. bei langfristiger Betreuung des Patienten (z. B. als Allgemeinarzt), bei jeder routinemäßigen Untersuchung der Gewichtsstatus des Patienten erhoben werden. Ursache eines Gewichtsverlusts können Malabsorptionssyndrome, Stoffwechselstörungen, maligne Neoplasien oder auch Infektionen sein. Ein massiver Gewichtsverlust bzw. eine Gewichtszunahme innerhalb von Stunden ist fast ausschließlich auf Störungen des Wasser-Elektrolyt-Haushalts zurückzuführen.

Gewichtsverlust über 10 % des KG innerhalb von sechs Monaten ohne bewusste Diät zählt neben Fieber, Müdigkeit und Nachtschweiß zu den „B-Symptomen" und ist tumorverdächtig.

Meteorismus

Hierunter versteht man Blähungen, die vom Patienten oft als Völlegefühl, „Blähbauch" oder schmerzhafte Krämpfe empfunden werden. Ursache können Nahrungsmittel (z. B. ballaststoffreiche Lebensmittel), Medikamente bzw. Motilitätsstörungen des Darms sein.

Flatulenz

Der Begriff beschreibt den Abgang von Darmgasen, für den neben Nahrungsmitteln (Hülsenfrüchte) auch Entzündungen oder neurogene Funktionsstörungen verantwortlich sein können. Der Begriff des **„falschen Freundes"** ist definiert als Flatulenz mit ungewolltem Stuhlabgang und ist u. U. ein Hinweis auf das Vorliegen eines kolorektalen Karzinoms.

Stuhlunregelmäßigkeiten

Stuhlunregelmäßigkeiten gelten als Hinweis für zahlreiche gastrointestinale Grundleiden, z. B. für Infektionen, Malabsorptionen, metabolische Erkrankungen (Hyperthyreose), chronisch-entzündliche Darmerkrankungen (M. Crohn, Colitis ulcerosa), Obstruktionen aller Art (mechanisch, karzinomatös) oder auch für ernährungsbedingte, medikamenteninduzierte bzw. psychosomatisch ausgelöste Erkrankungen.

Ursache	Charakteristika	Mögliche Krankheitsbilder
Mechanisch-obstruktiv	Auftreten v. a. bei Aufnahme fester Nahrung	Kompression des Ösophagus von außen z. B. durch Tumoren
	Langsam progredient fortschreitende Schluckbeschwerden	Ösophaguskarzinom, peptische Stenosen
	Gewichtsverlust, Kachexie	Ösophaguskarzinom
	Akut auftretende Schluckbeschwerden	Infektion, Entzündung
	Muskelschwäche, Paresen	
	Fieber, Lymphknotenschwellungen	Infektion, Entzündung
Neuromuskuläre Störungen	Auftreten bei Aufnahme fester und flüssiger Nahrung, Verschlucken bei Nahrungsaufnahme	
	Muskelschwäche, Paresen	

▮ Tab. 3: Ursachen und klinische Charakteristika der Dysphagie.

Stuhlunregelmäßigkeiten müssen als sehr subjektives Symptom des Patienten immer möglichst genau anamnestiziert und somit objektiviert werden.
Jede Stuhlveränderung wie Diarrhö, Obstipation, blutiger oder schleimiger Stuhl kann Hinweis auf ein kolorektales Karzinom sein und muss weiter abgeklärt werden!

Diarrhö
Der normale Stuhlgang des Erwachsenen schwankt sowohl in puncto Frequenz (zwischen 3 ×/Tag und 3 ×/Woche) als auch in der Konsistenz (zwischen kaum geformt und hart). Als Diarrhö bezeichnet man entweder zu häufige Stuhlentleerungen, d. h. ≥ 3 ×/Tag oder zu flüssigen Stuhlgang (ungeformt bis wässrig). Der Patient muss also nach Auftreten, Dauer, Entleerungsfrequenzen, Farbe, Form und evtl. Blut- oder Schleimauflagerungen gefragt werden. Zudem sollten entzündungsassoziierte Faktoren (Fieber, Gliederschmerzen), Medikamenteneinnahme (z. B. Antibiotika → pseudomembranöse Kolitis) und Auslandsaufenthalte (z. B. virale Durchfallerkrankungen) abgeklärt werden.

Obstipation
Stuhlentleerungen von weniger als 3 ×/Woche in Kombination mit exzessivem Aufwand oder Schmerzen werden als Obstipation definiert. Die Ursachen umfassen harmlose funktionelle Störungen, falsche Ernährungsgewohnheiten (zu faserarme Kost), neurogene Motilitätsstörungen (z. B. M. Hirschsprung) bis zu malignen Erkrankungen.

Steatorrhö
Unverdaute Nahrungsanteile und Fettbeimengungen im Stuhl sind eine Sonderform der Diarrhö und werden als Fettstühle bezeichnet. Die medizinische Definition beschreibt dies mit einer Ausscheidung von mehr als 7 g Fett im Stuhl. Ursachen können eine Insuffizienz des exokrinen Pankreas, M. Crohn oder auch Maldigestions- und Malabsorptionssyndrome sein.

Blut im Stuhl

Blutverluste über den Stuhl können entweder makroskopisch sichtbar als „Teerstuhl" (Meläna) bzw. frische Blutauflagerungen (Hämatochezie) oder aber auch makroskopisch unsichtbar (okkulte Blutung) vorkommen. Ursachen für diesen Blutverlust sind Schleimhaut- oder Gefäßschäden, die allerdings mittels der klinischen Untersuchung nicht topografisch zugeordnet werden können.

Okkulte Blutungen
Diese sind makroskopisch und somit klinisch nicht sichtbar, können aber hämodynamisch relevante Auswirkungen (Hb-Abfall) haben. Mittels Teststreifen (Hämoccult®) können sie nachgewiesen werden. Ursachen sind Ulkusblutungen, Karzinome oder entzündliche Erkrankungen (Divertikulitis, M. Crohn).

Meläna (Teerstuhl)
Unter Meläna versteht man schwarze, teerartige, klebrige Stühle, die durch metabolische Zersetzung, meist im Magen, zustande kommen. Dafür müssen mind. 50 ml Blut fünf bis acht Std. im Gastrointestinaltrakt verweilen, was für eine Blutung im oberen GI-Trakt spricht. Auch Eisen-, Kohle- oder Bismutpräparate sowie Spinat oder Blaubeeren können schwarze Stühle verursachen.

Hämatochezie
Der rektale Abgang von frischem, rotem Blut wird als Hämatochezie bezeichnet und spricht v. a. für eine Blutung im unteren GI-Trakt. In ca. 50 % der Fälle liegt die Blutungsquelle im Anorektalbereich. Dem Stuhl aufgelagertes Blut spricht eher für blutende Hämorrhoiden, während mit Stuhl vermischtes Blut für eine proximalere Blutungsquelle (z. B. Kolon) spricht.

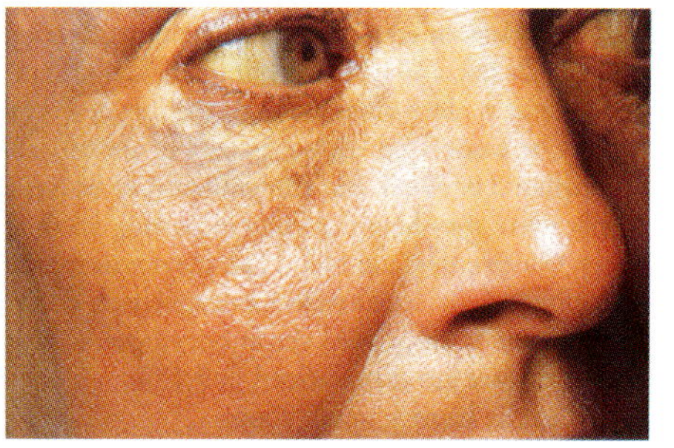

Abb. 3: Ikterus bei Virushepatitis mit typischer Gelbfärbung der Haut und Schleimhäute. [1]

Blut im Stuhl muss stets abgeklärt werden (Hämoccult®, Koloskopie), da sich hinter jeder rektalen Blutung ein Karzinom verbergen kann.

Ikterus

Ikterus beschreibt eine Gelbfärbung (Abb. 3) von Haut, Schleimhäuten und Organen durch eine verminderte Ausscheidung von Bilirubin und somit eine Zunahme des Bilirubinspiegels im Blut. Zugrunde liegt ein Missverhältnis zwischen Anfall von Bilirubin (prähepatisch), der Aufnahme und Verstoffwechselung in der Leber (intrahepatisch) und der Ausscheidung (posthepatisch) über das Gallensystem. Die häufigsten Ursachen sind neben der akuten Hepatitis der Verschlussikterus durch Gallensteine oder Tumoren.

Zusammenfassung
- Bei Erbrechen kann v. a. die Qualität des Erbrochenen (gallig, blutig, fäkulent, unverdaute Nahrung, sauer) differenzialdiagnostisch weiterhelfen.
- Die Dysphagie ist ein Leitsymptom bei Erkrankungen des Ösophagus.
- Massive Gewichtsab- bzw. -zunahme innerhalb kurzer Zeit ist fast ausschließlich auf Störungen des Wasser-Elektrolyt-Haushalts zurückzuführen.
- Als Diarrhö bezeichnet man entweder zu häufige Stuhlentleerungen (d. h. ≥ 3 ×/Tag) oder zu flüssigen Stuhlgang (ungeformt bis wässrig).
- Makroskopischer Blutverlust über den Stuhl kann als „Teerstuhl" (Meläna) oder frische Blutauflagerungen (Hämatochezie) auftreten.
- Die häufigsten Ursachen eines Ikterus sind der Verschluss durch Gallensteine oder Tumoren bzw. die akute Hepatitis.

Abdominelle Leitsymptome III

Akutes Abdomen

An dieser Stelle soll näher auf die differenzialdiagnostischen Ursachen eines akuten Abdomens (▮ Abb. 4) als internistischen und chirurgischen Notfall eingegangen werden.
Das akute Abdomen ist durch die folgenden drei Eigenschaften gekennzeichnet: starke, akute Bauchschmerzen, Abwehrspannung und Kreislaufdekompensation, die bis zum Schock reichen kann. Wichtig bei der Inspektion ist die Beachtung evtl. vorhandener OP-Narben, die beim Ausschluss verschiedener Ursachen helfen können.

Appendizitis

Die Entzündung des „Blinddarms" betrifft ca. 7 % der Bevölkerung und kann sich je nach Lage der Appendix und Alter des Patienten sowohl mit typischen als auch atypischen Symptomen präsentieren.

Klinik

Der typische Verlauf beginnt mit einem nicht genau lokalisierbaren, diffusen Schmerzempfinden im Mittel- und Oberbauch, begleitet von vegetativen Symptomen wie Übelkeit, Erbrechen und Obstipation. Im Laufe der Erkrankung wandert der Schmerz in den Unterbauch. Er ist dann mithilfe der definierten Schmerzpunkte nach **McBurney** bzw. **Lanz** (s. S. 57, ▮ Abb. 4) lokalisierbar und wird durch Gehen oder Husten des Patienten verstärkt. Zudem entwickeln sich neben den Stuhlunregelmäßigkeiten (Obstipation ≥ Diarrhö) auch subfebrile Temperaturen bis 38,5 °C bei einem rektal-axillär messbaren Temperaturunterschied von ≥ 1 °C. Allerdings treten diese klassischen Zeichen nicht zwingend auf. Aufgrund der verschiedenen Lagevarianten der Appendix (▮ Abb. 5) können sich die Schmerzen mehr im Oberbauch (Zökumhochstand), spiegelverkehrt (Situs inversus) oder auch in den Flanken (retrozökale Lage) präsentieren. Bei alten Menschen sind die Symptome oft nur minimal und diffus ausgeprägt, was die Diagnosestellung auch für erfahrene Ärzte erheblich erschwert und die Komplikationen in Form von Perforation und Entwicklung einer Peritonitis nährt. Trotzdem ist besonders bei diesem Krankheitsbild die genaue körperliche Untersuchung nach wie vor die verlässlichste Methode vor den technischen Diagnosemöglichkeiten (Labor, Sonografie und CT).

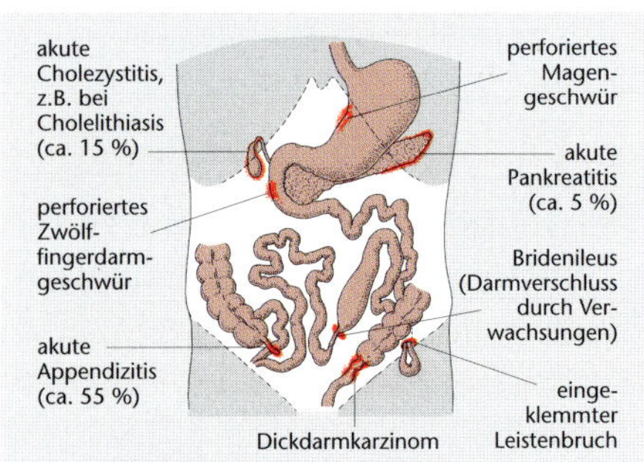

▮ Abb. 4: Die häufigsten Ursachen des akuten Abdomens. [3]

Cholezystitis

Bei der Gallenblasenentzündung kommt es zu einer akuten Entzündung der Gallenblasenwand, die durch den Verschluss des Ductus cysticus durch einen Gallenstein verursacht wird. Eine Cholezystitis entwickeln ca. 10 % der Patienten mit symptomatischer Choledocholithiasis.

Klinik

Typisch ist ein spontan auftretender Schmerz im rechten Oberbauch, der durch Druckschmerz der prallgefüllten Gallenblase, Abwehrspannung und Fieber über 37,5 °C begleitet wird.
Aus dem anfänglichen lokalen Schmerz entwickelt sich häufig ein diffuser Schmerz, der zwischen beide Schulterblätter ausstrahlen kann. Bei älteren Patienten kann der Druckschmerz herabgesetzt oder nicht vorhanden sein.
Bei Verdacht auf eine Cholezystitis sollte schnellstmöglichst eine Sonografie durchgeführt werden. Charakteristisch ist die Dreischichtigkeit der Gallenblase als Zeichen der Entzündung. Außerdem sind i. d. R. Gallensteine nachweisbar.
Im Labor sind die Entzündungsparameter erhöht, ebenso die Transaminasen.

Divertikulitis

Darmdivertikel sind meist kleine Ausstülpungen der Darmwand mit häufigster Lokalisation im Bereich des Sigmoids. Sie werden bei ca. 50 % der über 50-jährigen Bevölkerung gefunden. In einem Großteil der Fälle sind sie asymptomatisch. Liegen multiple Divertikel vor, spricht man von einer Divertikulose, entzünden sich diese, von einer Divertikulitis.

Klinik

Bei einer Divertikulitis geben die Patienten ziehende Unterbauchschmerzen an, die auch in den Rücken ausstrahlen können. Da die Schmerzsymptomatik mit der einer Appendizitis vergleichbar ist, spricht man auch von einer Linksappendizitis. Der linke Unterbauch ist druckschmerzhaft, gelegentlich auch abwehrgespannt, und es lassen sich (auch bei der rektalen Untersuchung) Resistenzen ertasten. Weitere Symptome wie blutiger Stuhl (bei bis zu 20 %), Fieber, Übelkeit/Erbrechen und Appetitlosigkeit sind typisch. **Komplikationen** sind neben der Perforation auch eine Abszess- und Fistelbildung, was die Therapie erheblich erschwert.

Perforiertes Magenulkus

Das gastroduodenale Ulkus ist ein gutartiges Geschwür der Magen- oder Dünndarmschleimhaut unterschiedlichster Ursache (Helicobacter pylori, nicht steroidale Antirheumatika, Alkohol, Stress). Die meist lokal umschriebenen Mukosadefekte kommen sowohl in aku-

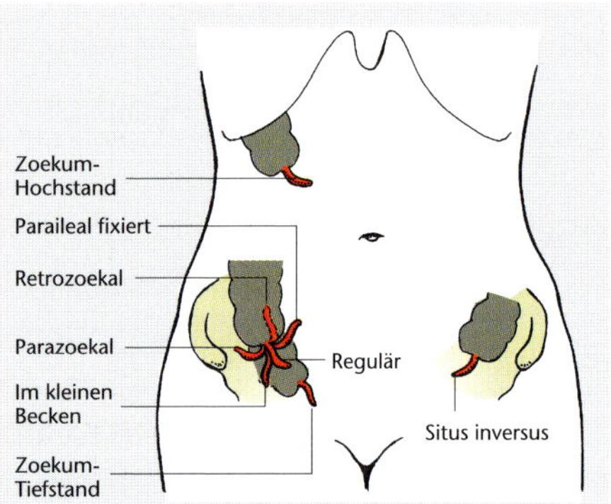

▮ Abb. 5: Lagevarianten der Appendix vermicularis. [3]

ter („Stressulkus"), als auch in chronischer Form vor. Das Magenulkus hat seine Prädilektionsstelle in der kleinen Kurvatur des Magenausgangs, das Duodenalulkus ist fast ausschließlich im Bulbus duodeni lokalisiert.

Klinik

Es imponieren epigastrische Schmerzen mit „nagendem", dumpfem Charakter sowie dyspeptische Beschwerden wie Übelkeit, Erbrechen, Völlegefühl und Appetitlosigkeit. Der epigastrische Schmerz lässt sich in vielen Fällen auch als rhythmisch bzw. periodisch, mit tageszeitlichen Schwankungen und Besserung nach Nahrungsaufnahme beschreiben. Allerdings kann man die Ulkuskrankheit rein klinisch nicht von anderen Ursachen der Dyspepsie bzw. Magen- und Duodenalulkus nicht voneinander unterscheiden. Lediglich der nächtliche Schmerz sowie die Schmerzerleichterung nach Nahrungsaufnahme sind beim Duodenalulkus häufig ausgeprägter.
Als schwerwiegende **Komplikationen** gelten die Penetration in das umliegende Gewebe (Pankreas, Leber), die Ulkusblutung und die Ulkusperforation, die besonders mit NSAR-bedingten Ulzera assoziiert ist. Die Symptome der Perforation sind die eines akuten Abdomens mit heftigsten Bauch- bzw. Rückenschmerzen, Peritonitis- und Schocksymptomen. Hier muss der Diagnoseverdacht (Abwehrspannung!) mittels Röntgen mit der Frage nach freier Luft im Bauchraum bestätigt werden.

Ileus

Mechanischer Ileus

Bei einem mechanischen Ileus ist durch eine Verstopfung oder Strangulation die Darmpassage des Speisebreis unterbrochen. Meist ist der Dünndarm (ca. 75 % der Fälle) aufgrund von Hernien, Invagination oder Bridenbildung betroffen, die Ursachen des Dickdarmileus sind v. a. Karzinome und Divertikulitis. Als **Hauptkomplikationen** gelten aufgrund des erhöhten luminalen Drucks die Perforation sowie die bakterielle Durchwanderung der Darmwand mit anschließender Peritonitis.

Klinik

Die **Inspektion** zeigt ein geblähtes und gespanntes Abdomen mit lokal vermehrten, oft metallisch „hochgestellten" Darmgeräuschen. Bei Druck auf die Bauchdecke lassen sich manchmal sog. Plätschergeräusche auslösen. Des Weiteren ist bei Inspektion der Bauchdecke eine gesteigerte Darmperistaltik zu erkennen. Geachtet werden muss auf peritonitische Zeichen wie Abwehrspannung oder verstärkten Druck- und Loslassschmerz. Außerdem müssen mittels **rektaler Untersuchung** evtl. Blutungen (z. B. durch Schleimhautschäden bei ischämischer Kolitis) ausgeschlossen werden.

Paralytischer Ileus

Grundlage des paralytischen Ileus ist eine Lähmung der Darmmotorik mit folgender Stase des Darminhalts.

Klinik

Diese Form des Ileus präsentiert sich durch ein stark aufgetriebenes und druckempfindliches Abdomen, Stuhl- und Windverhalt und häufigen Schluckauf (Singultus). Bei der **Auskultation** fällt die sog. Totenstille über allen Quadranten auf. Eine Abwehrspannung entwickelt sich bei einer Durchwanderungsperitonitis bzw. dann, wenn der betroffene Darmabschnitt nekrotisch wird und perforiert. Der klinische Verdacht wird durch eine Röntgenaufnahme in Linksseitenlage mit dem Nachweis von Flüssigkeitsspiegeln bestätigt.

Peritonitis

Diese meist akut verlaufende Entzündung des Bauchfells kann sowohl lokal als auch diffus auftreten. Sie wird i. d. R. durch bakterielle Toxine hervorgerufen und ist Folge von Bauchtraumen, Perforationen und bakterieller Durchwanderung des Darms. Klinisch imponieren Fieber, Abwehrspannung, stärkste Schmerzen und Kreislaufdekompensation (Schock). Die Stadieneinteilung erfolgt nach Teichmann (▌Tab. 4). Die Prognose der Peritonitis ist mit einer Gesamtletalität von bis zu 30 % im Allgemeinen schlecht.

I	Peritonitis ohne Organausfall
II	Peritonitis mit Funktionseinschränkung von Organen bzw. Insuffizienz eines Organsystems
III	Manifeste Insuffizienz von zwei oder mehreren Organen

▌Tab. 4: Stadieneinteilung der Peritonitis (nach Teichmann).

Zusammenfassung

- Das akute Abdomen ist gekennzeichnet durch starke, akute Bauchschmerzen, abdominelle Abwehrspannung und Kreislaufdekompensation.
- Der typische Verlauf der Appendizitis beginnt mit diffusen Schmerzen im Mittel- und Oberbauch, die dann in den rechten Unterbauch wandern.
- Die Divertikulitis wird aufgrund der ähnlichen Schmerzsymptomatik oft als Linksappendizitis bezeichnet.
- Die Ulkusblutung und -perforation ist besonders mit NSAR-bedingten Ulzera assoziiert.
- Hauptsymptome des mechanischen Ileus sind ein geblähtes und gespanntes Abdomen und metallisch „hochgestellte" Darmgeräusche.
- Bei der Auskultation eines paralytischen Ikterus fällt die sog. Totenstille über allen Quadranten auf.
- Die Peritonitis ist die Folge von Bauchtraumen, Perforationen und bakterieller Durchwanderung des Darms.

Urologische Untersuchung

Die urologische Untersuchung beinhaltet die Inspektion des äußeren männlichen Genitales sowie die Palpation von Penis, Hoden, Nebenhoden bzw. die rektale Austastung mit Beurteilung der Prostata. Die Verwendung von Einmalhandschuhen erklärt sich aus hygienischen Gründen und wegen potenzieller Infektionsgefahr von selbst. Bei Bedarf kann zudem eine Untersuchung des Ejakulats gemacht werden (s. Anhang). Der Arzt muss bei der Untersuchung des Genitales einfühlsam bleiben und die einzelnen Untersuchungsschritte erklären. Eventuelle indirekte Schmerzäußerungen, wie z. B. die Gesichtsmimik, sollten beachtet werden. Der weiblichen Untersucherin sollte eine Hilfskraft assistieren.

Anamnese

Neben den evtl. präsentierten Leitsymptomen sollte der Patient nach seiner medizinischen **Vorgeschichte** gefragt werden. So sind z. B. Kinderkrankheiten wie Mumps (Gefahr der Orchitis), aber auch vergangene Traumen, Geschlechtskrankheiten, Voroperationen und systemische Erkrankungen (wie Diabetes mellitus) wichtige Informationen. Die Einnahme verschiedener **Medikamente,** z. B. β-Blocker, Thiaziddiuretika oder Substanzen wie Viagra®, kann für den Patienten nicht unerhebliche Nebenwirkungen (z. B. erektile Dysfunktion, kardiale Beschwerden) haben und sollte deshalb abgefragt und im Aufnahme-/Behandlungsbogen eingetragen werden. Schließlich muss bei Verdacht auf infektiöse Geschlechtskrankheiten eine Sexualanamnese (sexuelle Orientierung, Sexualpartner, Schutzmaßnahmen) erhoben und ggf. bereits auf mögliche Übertragungswege und -risiken hingewiesen werden.

Inspektion und Palpation

Zu beachten sind anatomische Auffälligkeiten (z. B. körperliche Disproportionen), Veränderungen im Bereich der Haut und Behaarung (Gynäkomastie, Rötungen, Schwellungen, ▮ Abb. 1). Die Behaarung lässt sich – entsprechend der Geschlechtsbehaarung der Frau – nach Thanner bestimmten Entwicklungsstadien zuordnen (s. Anhang). Ein unter-

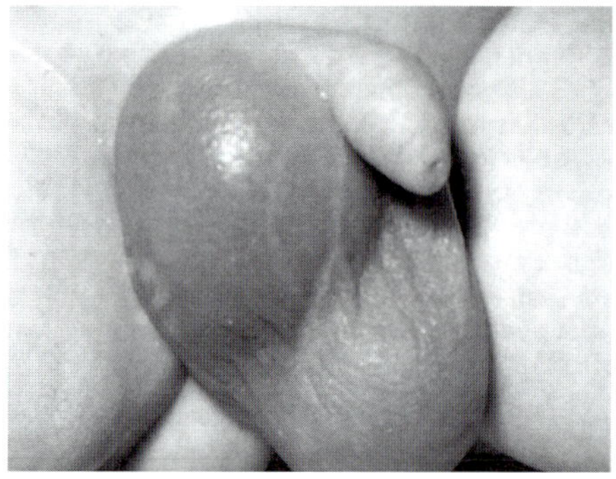

▮ Abb. 1: Hodenschwellung bei Hodentorsion. [14]

entwickeltes Geschlechtsorgan (sog. Hypogonadismus) kann Hinweis auf androgenetische Erkrankungen sein, Kratzspuren lassen an Läuse oder Skabies denken.

Penis

Für die Palpation des Penis wird die Vorhaut (Präputium) zurückgezogen. Dies sollte normalerweise ohne Widerstand und Schmerzen möglich sein. Bei Vorliegen einer Phimose, einer Vorhautverengung, ist das Zurückziehen nicht möglich.

> Bei einer Phimose sollte nicht versucht werden, die Vorhaut zurückzuziehen, da die Gefahr der Einklemmung der Glans penis (Paraphimose) besteht.

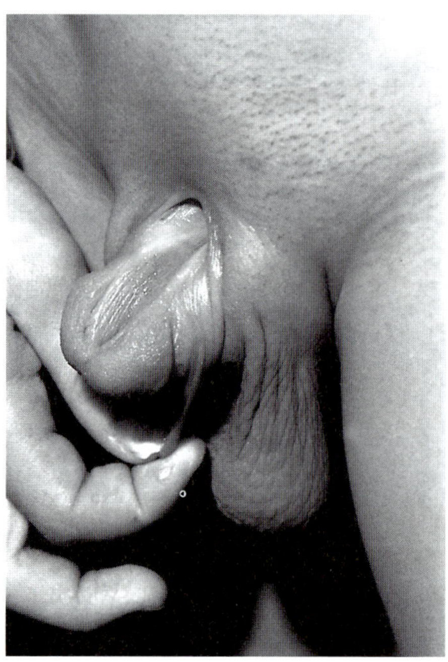

▮ Abb. 3: Epispadie. [15]

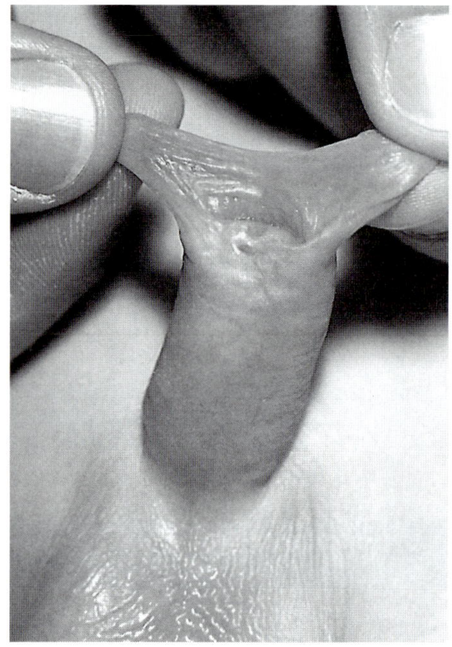

▮ Abb. 2: Hypospadie. [15]

Beurteilt wird auch die Position der Urethraöffnung: Die pathologische Verlagerung der Öffnung an die Unterseite wird als Hypospadie (▮ Abb. 2), an die Oberseite als Epispadie (▮ Abb. 3) bezeichnet. Um einen Ausfluss zu provozieren, wird der Penis von der Schaftbasis zur Glans hin ausgestrichen. Eine Sekretion muss mittels Abstrich einer mikrobiologischen Untersuchung unterzogen werden.
Es muss auf Entzündungszeichen (z. B. bei Balanitis) und warzenförmige Hautveränderungen oder Ulzerationen geachtet werden. Condylomata acuminata (s. S. 74, ▮ Abb. 2) sind durch HPV hervorgerufene blumenkohlartige Hyperkeratosen. Das Ulcus durum ist der Primäraffekt der Syphilis und erscheint als schmerzloses Geschwür mit harten Rändern (▮ Abb. 4). Das Bild einer Herpes-genitalis-Infektion besteht aus herpetiform angeordneten Bläschen an der Glans penis oder dem Präputium.

Skrotum, Hoden, Nebenhoden

Die Untersuchung erfolgt zunächst am stehenden Patienten. Skrotum und jeder Hoden einzeln werden mit beiden Händen palpiert; dabei wird versucht, die Strukturen des Hodens, den Nebenhodenkopf und den nach kranial verlaufenden Ductus deferens zu ertasten. Die

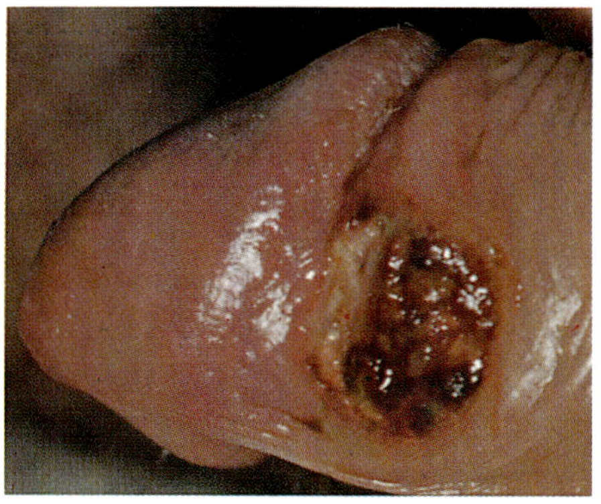

Abb. 4: Primäraffekt bei Lues. [1]

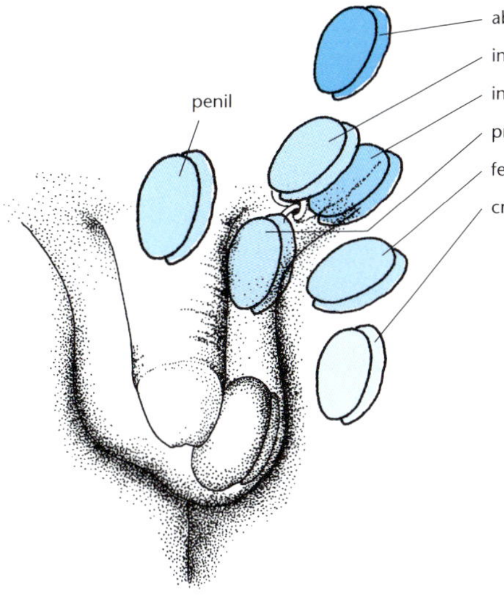

Abb. 5: Schemadarstellung einer Hodenretention mit entsprechenden Lageanomalien. [14]

Strukturen werden nach **Größe, Form, Konsistenz** und **Druckschmerzhaftigkeit** beurteilt.
Das Skrotum ist normalerweise weich und schlaff, das Normalvolumen liegt zwischen 12 und 15 ml. Der linke Hoden steht tiefer als der rechte. Die Hoden eines gesunden Erwachsenen sind zwischen 3 und 5 cm groß und in ihrer Konsistenz prall-elastisch und nicht druckschmerzhaft. Lässt sich nur ein Hoden im Skrotum ertasten, so liegt höchstwahrscheinlich eine Hodenretention vor (Abb. 5). Normalerweise deszendieren die Hoden bis zum Ende des 2. Lebensjahres vollständig. Ist dies nicht der Fall, so sind die Hoden meist inguinal, abdominal oder femoral lokalisiert oder es liegt ein Gleithoden vor.
Kleine und atrophische Hoden können Folge einer abgelaufenen Orchitis oder eines Traumas sein. Zur Unterscheidung zwischen einer akuten Entzündung des Nebenhodens (Epididymitis) und einer Hodentorsion eignet sich das Prehn-Zeichen.

Prehn-Zeichen
Bei Vorliegen einer Hodentorsion verstärkt sich der Schmerz beim Anheben des Skrotums, während es bei einer Epididymitis zu einer Schmerzerleichterung kommt.

Prostata

Die Palpation der Prostata ist Bestandteil der rektalen Untersuchung (s. S. 61). Eine normale Prostata findet sich an der anterioren Rektumwand, besteht aus zwei symmetrischen Lappen und hat einen Durchmesser von ca. 3,5 cm. Die Konsistenz lässt sich am besten als gummiballartig beschreiben. Die Vergrößerung des Organs, auch benigne Prostatahyperplasie genannt, ist im Alter nicht ungewöhnlich. Finden sich allerdings Asymmetrien und Konsistenzunterschiede, muss an die Möglichkeit eines Karzinoms gedacht und weitere, apparative Diagnostik (z. B. Sonografie, Biopsie) veranlasst werden.

Zusammenfassung

- Die einzelnen Untersuchungsschritte müssen erklärt, auf indirekte Schmerzäußerungen, wie z. B. Gesichtsmimik, sollte geachtet werden.
- Medikamente wie β-Blocker, Thiaziddiuretika, Viagra® können erhebliche NW haben.
- Kratzspuren im Genitalbereich lassen an Läuse oder Skabies denken.
- Bei einer Vorhautverengung sollte man ein Zurückziehen des Präputiums unbedingt unterlassen, da die Gefahr der Einklemmung der Glans penis besteht.
- Zur Unterscheidung zwischen einer Epididymitis und einer Hodentorsion eignet sich das Prehn-Zeichen.
- Konsistenzveränderungen und Asymmetrien der Prostata sind karzinomverdächtig.

Gynäkologische Untersuchung

Die frauenärztliche Untersuchung erfordert neben ruhigen und ungestörten Raumbedingungen (Diskretion) auch entsprechendes Einfühlungsvermögen und Empathie des Arztes. Bei einer sorgfältigen Anamnese sollte dieser der Patientin den Untersuchungsablauf erklären und auf Fragen und Bedürfnisse eingehen. Besonders bei Erstkonsultationen sollten evtl. Ängste der Patientinnen bedacht werden. Aus psychologischen, technischen, aber auch forensischen Gründen sollte die Untersuchung immer in Anwesenheit einer weiblichen Hilfsperson (z. B. Krankenschwester, Arzthelferin) durchgeführt werden.

Die Patientin sollte vor der Untersuchung die Blase entleeren (daraus Urindiagnostik!). Die Untersuchung erfolgt in Steinschnittlage, ggf. auf einem entsprechenden Untersuchungsstuhl. Ober- und Unterkörper sollten nie gleichzeitig entblößt sein.

Untersuchung des Genitales

Anamnese

Neben der detaillierten Beschreibung der aktuellen Beschwerden (Dauer, Lokalisation, Intensität) sind die folgenden weiteren Aspekte abzuklären:

- ▶ Menarche, Zyklusdauer, Blutungsstärke, Schmerzen vor und nach der letzten Monatsblutung (Dysmenorrhö), Menopause
- ▶ Termin der letzten Monatsblutung, Menopausenblutung
- ▶ Auffälligkeiten in der Menstruationsrhythmik (Amenorrhö, Oligo-, Polymenorrhö)
- ▶ Auffälligkeiten im Blutungscharakter (Hypo-, Hypermenorrhö)
- ▶ Zyklusunabhängige Blutungen (Kohabitationsblutungen) und Schmerzen (Entzündungen, Deszensus, Extrauteringravidität)
- ▶ Vorausgegangene Geburten: Anzahl, Geburtsgewicht, Gestationsalter, Komplikationen, Fehlgeburten
- ▶ Gynäkologische (z. B. Hysterektomie) und geburtshilfliche Operationen

Inspektion

Äußeres Genitale

Bei der Inspektion des äußeren Genitales sollten Sie die **Haut,** den **Behaarungstyp** sowie die **großen und kleinen Labien, Vulva** und **Klitoris** auf evtl. Pathologien untersuchen. Der Behaarungstypus wird anhand der Nomenklatur nach Thanner eingeteilt. Geachtet werden sollte auf Entzündungen (z. B. Bartholinitis), Kondylome, Ulzera, herpetiforme Bläschen oder karzinomatöse Wucherungen an den Labien oder der Vulva. Nach Spreizen der kleinen Labien fordert man die Patientin auf zu pressen. So lassen sich eine Harninkontinenz sowie ein Hervortreten der vorderen (Zystozele) oder hinteren (Rektozele) Vaginalwand bzw. ein Uterusvorfall diagnostizieren.

Inneres Genitale

Dafür bedient man sich der Spekulumuntersuchung. Mithilfe eines angewärmten Spekulums (Rinnen- bzw. Entenschnabelspekulum) können die hinteren Vaginalwände und die Portio nach Farbe, Form und Auffälligkeiten beurteilt werden:

- ▶ Mit dem Zeige- und Mittelfinger der linken Hand werden die Labien gespreizt. Das Spekulum wird eingeführt (der Handgriff sollte auf 4 Uhr zeigen) und langsam und vorsichtig bis zur Portio vorgeschoben.
- ▶ Nach Drehung auf die 6-Uhr-Position können die beiden Branchen langsam geöffnet (bzw. festgestellt) werden, und man hat Sicht auf die hinteren Vaginalwände und die Portio. Geachtet werden sollte auf die Muttermundbeschaffenheit, mögl. Entzündungen, Ausfluss und Neoplasien.
- ▶ Üblicherweise wird bei diesem Untersuchungsvorgang ein Zellabstrich der Portio genommen und mikroskopisch nach Papanicolaou untersucht.

Palpation

Bimanuelle Palpation

Damit können **Lage, Größe, Beschaffenheit** und **Konsistenz** der inneren Geschlechtsorgane (v. a. Zervix, Uterus, Adnexe) beurteilt werden (▮ Abb. 1):

- ▶ Die Labien werden gespreizt und der behandschuhte und angefeuchtete Mittel- und Zeigefinger mit leichtem Druck in Richtung Damm in die Vagina eingeführt. Die andere Hand wird flach oberhalb der Symphyse aufgelegt und mit den Fingerbeeren des 2., 3. und 4. Fingers gegen den zu palpierenden Uterus (mittig lokalisiert) bzw. die Adnexe (seitlich lokalisiert) gedrückt.

Der Uterus einer gesunden, geschlechtsreifen Frau ist normalerweise anteflektiert und anteversiert, hat eine prallelastische Konsistenz und weist keine Druckdolenzen auf. Schmerzen, Raum-

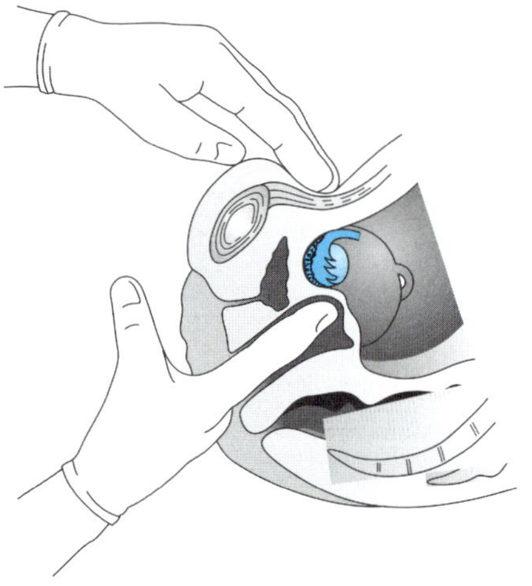

▮ Abb. 1: Bimanuelle Tastuntersuchung zur Beurteilung der inneren Geschlechtsorgane. [12]

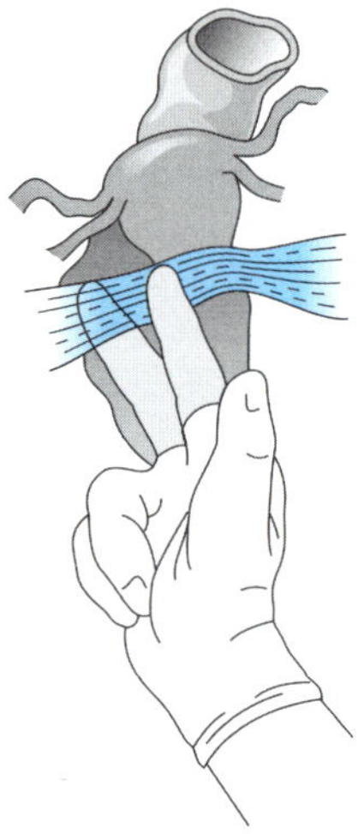

▮ Abb. 2: Rektovaginale Untersuchung zur Beurteilung der Parametrien und des Douglas-Raums. [12]

forderungen oder Unregelmäßigkeiten in Konsistenz und Form müssen dokumentiert und apparativ weiter abgeklärt werden.

Rektovaginale Untersuchung

Mit der rektovaginalen Untersuchung (▌Abb. 2) können die Parametrien auf Tumorveränderungen bzw. Infiltrationen und der Douglas-Raum nach Flüssigkeitsansammlungen palpiert werden:

- ▶ Der Zeigefinger wird in die Vagina eingeführt und damit das hintere Scheidengewölbe abgetastet. Mit dem in das Rektum eingeführten Mittelfinger werden die vordere Rektumwand und der Douglas-Raum palpiert.

Untersuchung der Brust

Da die Prognose des Mammakarzinoms in hohem Maße von einem frühen Behandlungsbeginn abhängt, hat die Untersuchung der Brust im Rahmen der Früherkennungsmaßnahmen einen hohen Stellenwert. Eine Verzögerung der Behandlung verschlechtert die Prognose monatlich um ca. 3–4%!

Anamnese und Inspektion

Die Patientin wird nach neu aufgetretenen **Größen-, Form-, Konsistenzveränderungen** bei der letzten Selbstuntersuchung, dem Datum der Selbstuntersuchung, **Einziehungen** der Brustwarze, **Vorwölbungen und Veränderungen** der Haut („Apfelsinenhaut") gefragt. Zudem sind evtl. Schmerzen, Druckgefühl, sensible oder motorische Störungen, aber auch eine beobachtete **Mamillensekretion** zu eruieren. Die Medikamentenanamnese und die Erhebung der Familienanamnese (Mamma-Ca in der Verwandtschaft) sind ebenfalls von großer Bedeutung. Bei der Inspektion werden die Brüste in unterschiedlichen Positionen (Stehen, vornübergeneigter Oberkörper, Rückenlage, angehobene Arme) betrachtet und dabei mögliche pathologische Befunde wie Asymmetrien, Rötungen, Narben und die oben angesprochenen Aspekte erhoben.

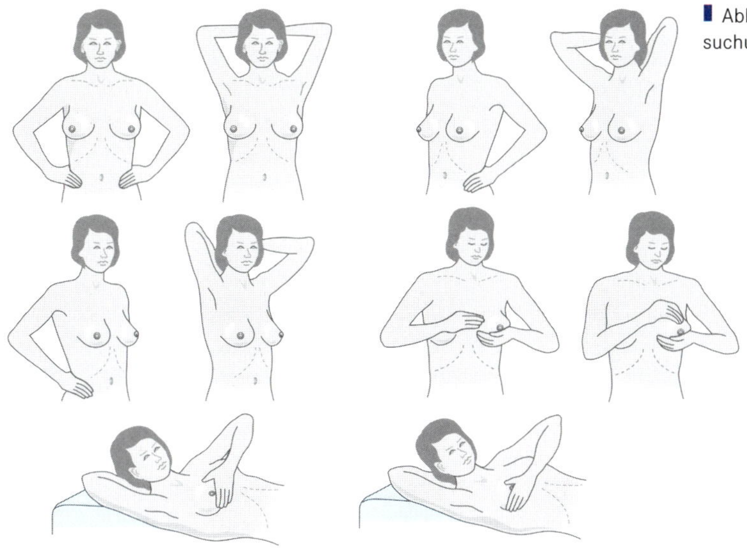

▌Abb. 3: Selbstuntersuchung der Brust. [12]

Palpation

Die Patientin wird zunächst mit locker herabhängenden, dann mit in die Hüften gestemmten sowie hinter dem Kopf verschränkten Armen und schließlich in Rückenlage untersucht. Die Brust wird in vier Quadranten eingeteilt und jeder Quadrant mit den Fingerkuppen beider Hände von außen nach innen palpiert. Verhärtungen, Spannungen oder Druckschmerz können physiologischerweise zyklusabhängig sein, sollten aber immer engmaschig, d.h. auch von der Patientin selbst kontrolliert werden. Nicht schmerzhafte, knotige Veränderungen wie Ekzeme, Ulzerationen oder Einziehungen sind karzinomverdächtig und müssen folgendermaßen dokumentiert werden:

- ▶ Größe in cm, Konsistenz, Schmerzhaftigkeit
- ▶ Verschieblichkeit des Tumors gegenüber dem darunter liegenden Gewebe
- ▶ Lokalisation im Uhrzeigersinn, von der Mamille ausgehend

Die oberflächlichen und tiefen Lymphknoten in der Axilla sowie die infra- und supraklavikulären Lymphknoten sollten ebenfalls in die Untersuchung miteinbezogen werden. Um eine Mamillensekretion zu provozieren, wird die Brust radiär in Richtung Mamille unter leichtem Druck ausgestrichen.

Jede Patientin sollte zu einer regelmäßigen (wöchentlich bzw. monatlich) Selbstuntersuchung (▌Abb. 3) in unterschiedlichen Positionen animiert werden!

Zusammenfassung

- ✖ Voraussetzung für die gynäkologische Untersuchung sind ruhige und ungestörte Raumbedingungen.
- ✖ Der Untersuchungsablauf wird erklärt, auf Fragen der Patientin eingegangen.
- ✖ Die Inspektion des inneren Genitales bedarf einer Spekulumuntersuchung.
- ✖ Bei der Untersuchung der Brust wird diese in vier Quadranten eingeteilt.
- ✖ Die Patientinnen sollten zu einer regelmäßigen Selbstuntersuchung (wöchentlich/monatlich) der Brust angehalten werden.

Untersuchung der ableitenden Harnwege

Anamnese

Die nephrologische Anamnese beinhaltet neben der detaillierten Erhebung und Abklärung der Leitsymptome auch das Einbeziehen von Vorerkrankungen des Patienten, familiäre sowie soziale Aspekte.

Vorerkrankungen

Es gibt viele unterschiedliche Erkrankungen, die sekundär die Niere schädigen können. Die folgenden Vorerkrankungen, aber auch deren Therapien sollten im Hinblick auf mögliche renale Auffälligkeiten unbedingt abgeklärt werden.

- ▶ **Arterieller Hypertonus:** hypertensive Schädigung der Nieren, Hypertonus als Folge von chronischen Nierenerkrankungen
- ▶ Häufige **Blasen-** und **Nierenentzündungen** in der Kindheit: potenzielle Anlagestörungen der ableitenden Harnwege (z. B. vesikoureteraler Reflux)
- ▶ **Nierenkoliken, Steinabgänge** im Urin: möglicher Hinweis auf Nephrolithiasis
- ▶ Krankheiten in der **Schwangerschaft:** Präeklampsie, Pyelonephritiden
- ▶ **Rheumatische Arthritis,** Kollagenosen: z. B. SLE-Nephritis, Amyloidniere, medikamenteninduzierte Glomerulonephritis nach Therapie mit Gold oder Penicillaminen
- ▶ **Tuberkulose:** Urogenital-Tbc
- ▶ **Analgetikaabusus:** Nephropathie nach regelmäßiger Einnahme von Phenacetin oder Paracetamol-Analgetika
- ▶ **Gicht:** Gichtanfälle können Hinweis auf eine Nephrolithiasis sein.

Familienanamnese

Neben der Klärung von familiär prädisponierenden Erkrankungen, wie z. B. arterieller Hypertonus und Diabetes mellitus, sollte besonders nach hereditären Nierenerkrankungen, wie z. B. die autosomal-dominant vererbten Zystennieren, gefragt werden. Ebenfalls von Interesse sind bekannte familiäre Fehlbildungen der Nieren und der ableitenden Harnwege (z. B. Hufeisennieren, Schrumpfnieren).

Sozialanamnese

Es bedarf der Klärung, ob Patienten mit urogenitalen Beschwerden möglicherweise gegenüber nephrotoxischen Substanzen im privaten (z. B. Tabletten-, Drogenabusus) bzw. beruflichen Bereich (z. B. Blei, organische Lösungsmittel) exponiert sind.

Klinische Untersuchung

Die nephrologische Diagnostik basiert auf den vier Säulen klinische Untersuchung, Harnuntersuchung, Blutuntersuchung und bildgebende Verfahren. Genauer wird hier neben der klinischen Untersuchung auch die Harnuntersuchung erklärt. Die Auskultation spielt bei der Untersuchung des Urogenitaltrakts eine untergeordnete Rolle.

Inspektion

Wichtig ist ein erster Gesamteindruck des Patienten inklusive seines allgemeinen Gesundheitszustands (Ernährung, Hautfarbe, -turgor, Narben, Dialyseshunts) und Verhaltens. Patienten mit Schmerzen, v. a. bei Nierenkoliken, sind zumeist unruhig und versuchen, diese über einen häufigen Positionswechsel zu lindern. Patienten mit einer chronischen Niereninsuffizienz (Urämie) weisen bestimmte Charakteristika auf (▮ Abb. 1).

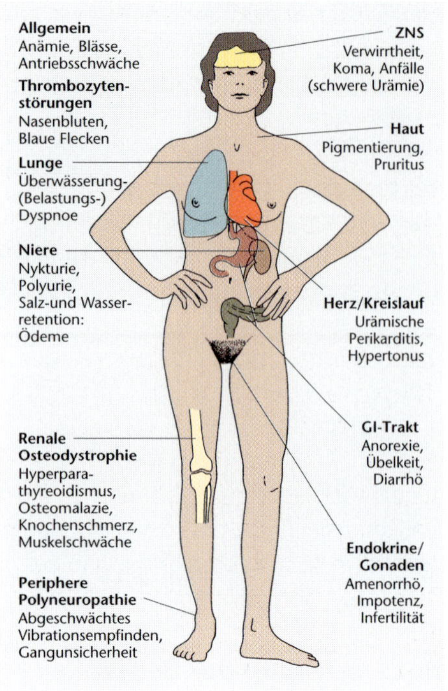

▮ Abb. 1: Zeichen einer chronischen Niereninsuffizienz. [3]

Palpation

Für die Palpation der Niere und der Blase liegt der Patient entspannt auf dem Rücken, die Arme seitlich neben dem Körper. Die Harnleiter können aufgrund ihrer intraperitonealen Lage nicht palpiert werden.

Niere Die Palpation der beiden Nieren erfolgt bimanuell. Um die rechte Niere zu untersuchen, wird die linke Hand in die rechte Lendengegend des Patienten gelegt und nach ventral gezogen. Mit der rechten Hand wird nun versucht, bei Inspiration des Patienten unter dem Rippenbogen den unteren Nierenpol zu ertasten (▮ Abb. 2). Die linke Niere wird analog zur rechten palpiert. Außer bei schlanken Menschen sind die Nieren i. d. R. nicht zu tasten. Vergrößerte und somit palpable Nieren müssen weiter abgeklärt werden.

Blase Die Orientierung erfolgt an der Symphyse – ein wenig kranial davon kann evtl. der Oberrand der Blase als Resistenz ertastet werden. Bei vollständiger Entleerung ist die Blase nicht zu palpieren, sondern erst ab einem Füllungszustand von ca. 200 ml.

Perkussion

Durch die Perkussion der Nierenlager können evtl. entzündliche Prozesse oder ein Harnstau eruiert werden. Die Perkussion der Harnblase dient der Beurteilung des Füllungszustands.

Niere Die Perkussion der Nierenlager erfolgt am sitzenden Patienten. Der Untersucher steht hinter dem Patienten,

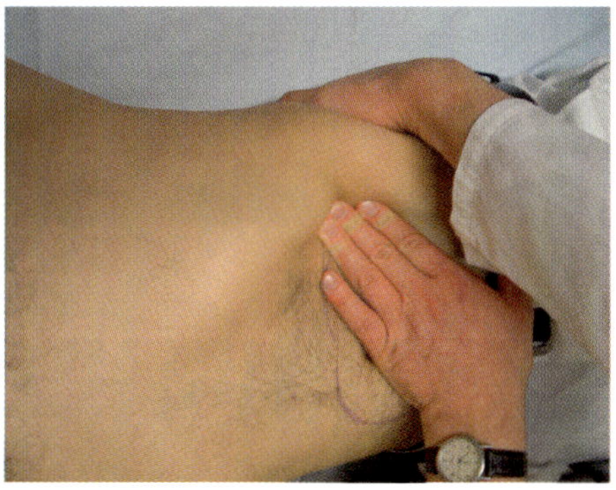

▮ Abb. 2: Palpation der Niere. [8]

beklopft mit seiner ulnaren Handkante beide Flanken und achtet auf evtl. Schmerzangaben des Patienten (▮ Abb. 3). Normalerweise sollte dieser zwar die Erschütterung, aber keinen Schmerz verspüren. Liegt z. B. eine Nierenbeckenentzündung vor, so empfindet der betroffene Patient bereits bei der kleinsten Erschütterung starke Schmerzen. Allerdings ist eine genaue Zuordnung des Schmerzes zu den Nieren aufgrund der topografischen Nähe zur Wirbelsäule (mit entsprechenden Erkrankungen) meist nicht möglich.

Blase Entsprechend der allgemeinen Perkussionstechnik des Thorax wird der Mittelfinger der einen Hand knapp kranial der Symphyse gelegt und versucht, mit dem Zeigefinger der anderen Hand einen Klopfschall zu erzeugen. Hier kann der tympanitische Klopfschall der Darmgeräusche von dem eher gedämpften Klopfschall der gefüllten Harnblase unterschieden werden, zumindest ab einer Füllungsmenge von ca. 150 ml. Wird – in Zusammenhang mit der anamnestisch erhobenen Unfähigkeit zum Wasserlassen – eine vergrößerte Harnblase getastet, spricht dies für einen Harnverhalt.

Harnuntersuchung

Die Analyse des Harns ist ein fester Bestandteil der nephrologischen Diagnostik. Der Urin kann sowohl makroskopisch, mikroskopisch als auch mittels Teststreifen und Harnkultur im Hinblick auf pathologische Zellbestandteile oder Bakterien untersucht werden.

- Bei der **makroskopischen Begutachtung** wird der Urin mit bloßem Auge im Gegenlicht auf Helligkeit und Farbe hin inspiziert. Eine Änderung dieser Komponenten kann schon Hinweis auf zugrunde liegende Erkrankungen sein.
- Für die **mikroskopische Befundung** wird der gewonnene Urin abzentrifugiert und das somit erhaltene Sediment auf die festen Zellbestandteile hin beurteilt.
- Die **Urinkultur** dient der quantitativen und qualitativen Bestimmung von Bakterienkolonien.
- Die **chemische Harnanalyse** mittels Teststreifen kann für die Ermittlung des pH-Werts, spezifischen Gewichts, Glukose- und Proteingehalts und Leukozyten- bzw. Erythrozytengehalts verwendet werden. Hierfür stehen bestimmte Urinteststreifen zur Verfügung (▮ Abb. 4).

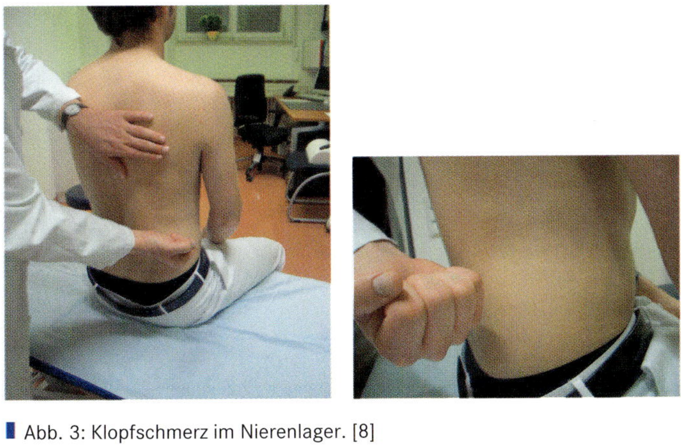

▮ Abb. 3: Klopfschmerz im Nierenlager. [8]

Entscheidend für eine genaue und möglichst hautkeimfreie Analyse ist die Gewinnung von Mittelstrahlurin. Hierfür sollte nach Desinfektion der Urethraöffnung die erste Urinportion wegen möglicher Keimbesiedlung verworfen und erst die zweite Portion für die Diagnostik in einen sterilen Probenbehälter aufgefangen werden.

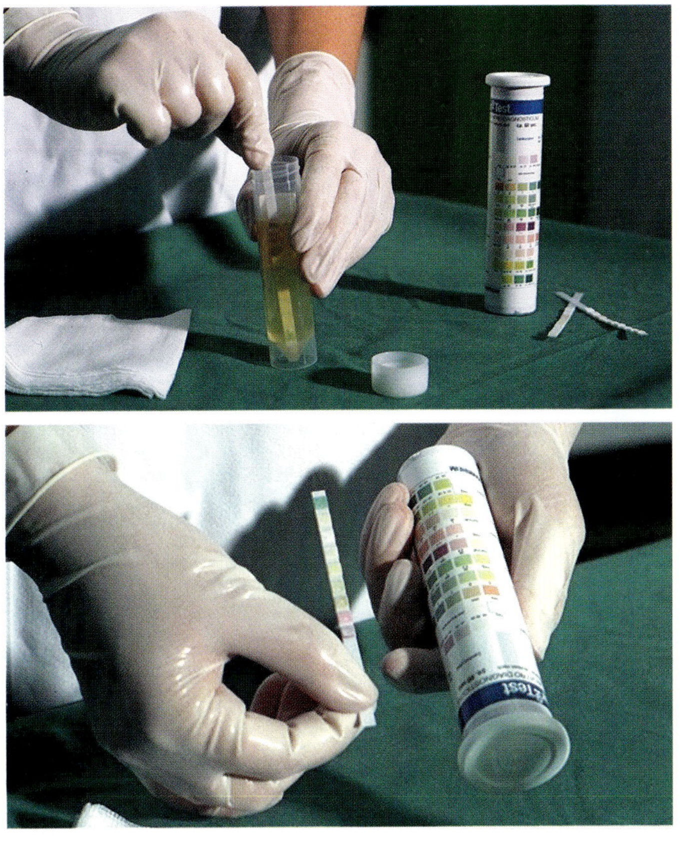

▮ Abb. 4: Urinteststreifen. [3]

Zusammenfassung

- ✖ In der Anamnese werden Vorerkrankungen abgeklärt, die sekundär die Niere schädigen können.
- ✖ Patienten mit Nierenkoliken sind zumeist unruhig und versuchen, über einen häufigen Positionswechsel die Schmerzen zu lindern.
- ✖ Für die Palpation der Nieren liegt der Patient in Rückenlage.
- ✖ Bei der Perkussion der Niere auf Klopfschmerzhaftigkeit sitzt der Patient.
- ✖ Entscheidend für eine möglichst keimfreie Analyse ist die Gewinnung von Mittelstrahlurin.

Leitsymptome des Urogenitaltrakts I

Männlicher Genitaltrakt

Schmerzen

Schmerzen im Genitalbereich können im Allgemeinen gut abgegrenzt werden und sind Zeichen von Entzündungen, mechanischen Obstruktionen oder Neoplasien.

Hoden/Nebenhoden
Bei Schmerzen im Bereich der Hoden und Nebenhoden können akut auftretende, als „vernichtend“ beschriebene und ausstrahlende Schmerzen sowohl Infektionen (z. B. Orchitis, Epididymitis) als auch der Folge von Traumen (z. B. Hodentorsion) zugeordnet werden. Bei Infektionen treten zusätzlich Begleitsymptome wie Fieber, Abgeschlagenheit und Müdigkeit auf. Hydro- und Varikozelen und Tumoren verursachen eher dumpfe, ziehende Schmerzen.

Prostata
Schmerzen im Bereich der Prostata können neben einer Ausstrahlung in die Harnröhre auch als dumpfes Druckgefühl im Dammbereich bzw. während der Defäkation auftreten. Differenzialdiagnostisch kommen neben der akuten oder chronischen Infektion der Prostata (Prostatitis) auch eine benigne Prostatahyperplasie (BPH) sowie Malignome (Prostatakarzinome) infrage.

Penis
Schmerzen im Bereich des Penis sind zumeist entzündlicher Genese. Als Ursache kommen i. d. R. bakterielle Infektionen (Balanoposthitis, Kavernitis) infrage. Schmerzen während der Erektion sind u. a. auf Penisdeviationen oder -frakturen zurückzuführen.

Schwellungen des Hodens

Bei Schwellungen im Bereich des Hodens kommen differenzialdiagnostisch mehrere Ursachen infrage:

- **Skrotalhernie:** Vorfall von Darminhalt in den Hodensack, der nach kranial nicht abgrenzbar ist; evtl. auskultierbare Darmgeräusche
- **Hydrozele:** vermehrte Flüssigkeitsansammlung in der Tunica vaginalis testis; prall-elastisches, nicht berührungsempfindliches Skrotum; der Hoden kann nicht getastet werden
- **Varikozele:** variköse Erweiterung des venösen Plexus pampiniformis, der sich im Stehen füllt und im Liegen entleert
- **Spermatozele:** schmerzlose, fluktuierende Schwellung kraniodorsal des Hodens; der Hoden ist deutlich abgrenzbar
- **Hodentorsion:** akute, starke Schmerzen mit meist einseitiger Schwellung; besonders häufig im Kindesalter
- **Hodentumor:** schmerzlose, langsam wachsende Raumforderung des Hodens

Gynäkomastie

Die ein- oder beidseitige Vergrößerung des Brustdrüsenkörpers beim Mann (▮ Abb. 1) kann bei Neugeborenen oder in der Pubertät physiologisch aufgrund eines Anstiegs der Steroidhormone vorkommen. Pathologische Ursachen können sowohl hormoneller (z. B. bei Hyperprolaktinämie, Prolaktin produzierende Tumoren) als auch medikamentöser Genese (z. B. Antiandrogene, Antihypertensiva, Diuretika, Neuroleptika, Tuberkulostatika) sein. Bei knotigen oder verhärteten Veränderungen besteht auch die Möglichkeit eines Mammakarzinoms. Die Gynäkomastie muss von einer Lipomastie bei übergewichtigen Personen abgegrenzt werden.

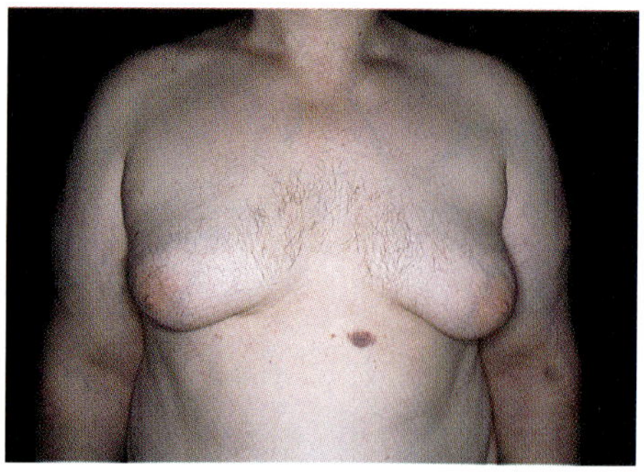

▮ Abb. 1: Gynäkomastie [38]

Priapismus

Unter einem Priapismus versteht man eine nicht lustbetonte, über mehrere Stunden anhaltende Erektion. Zu beobachten ist dieser urologische Notfall bei Leukämien, Sichelzellanämien und Thrombosen. Aber auch eine Therapie mit Immunsuppressiva oder Kortikoiden bzw. ein Alkoholabusus können die Entstehung fördern.

Hautläsionen am Genitale

Hautveränderungen am Genitale können in unterschiedlichster Form auftreten und warzenförmig, ulzerös oder

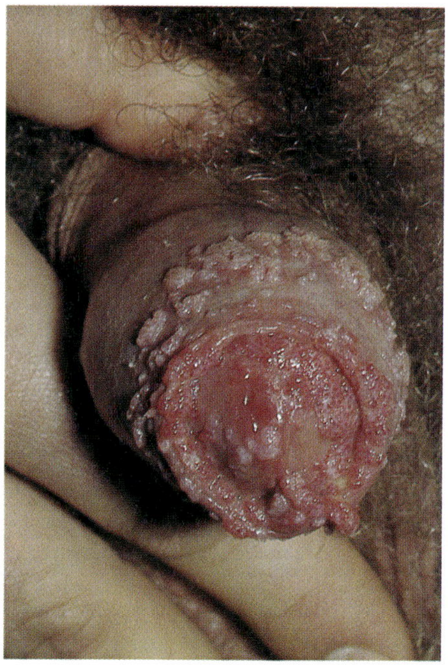

▮ Abb. 2: Condylomata acuminata bei Infektion mit HPV. [11]

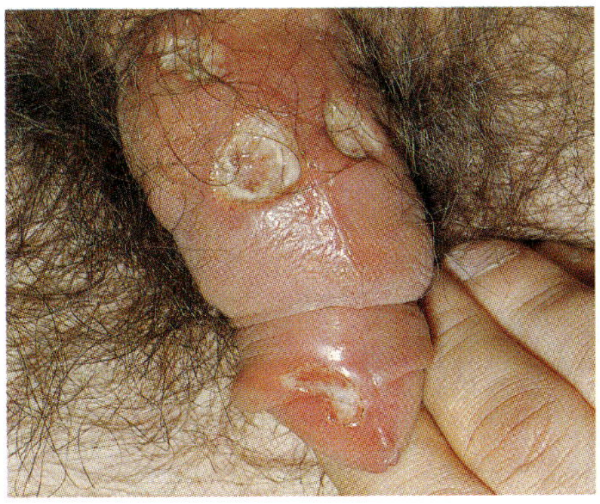

Abb. 3: Genitaler Primäraffekt bei Syphilis Stadium I. [11]

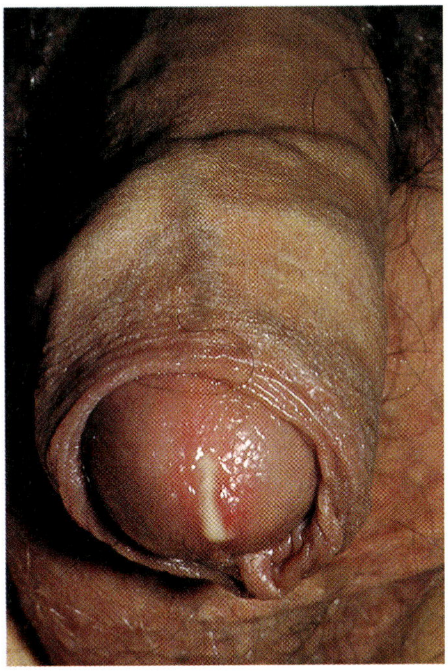

Abb. 4: Eitriger, dickflüssiger Ausfluss, „Bonjour-Tropfen“ bei einer Gonorrhö. [11]

plaqueartig imponieren. Häufigster Grund sind sexuell übertragbare Infektionen (Lues, Gonorrhö, HSV, HPV; Abb. 2 und 3), v. a. bei ungeschütztem Geschlechtsverkehr, häufig wechselnden Geschlechtspartnern sowie Risikopersonen (z. B. Prostituierte, Homosexuelle).

Ausfluss

Ausfluss aus der Urethra lässt sofort an eine i. d. R. sexuell übertragene Infektion (Urethritis) denken. Als häufige Erreger sind Gonokokken (Abb. 4), aber auch Chlamydien oder Mykoplasmen zu nennen. Begleitsymptome sind Dysurie und Pollakisurie. Wichtig ist eine genaue Sexualanamnese mit Kontakten zu evtl. Risikopersonen.

Funktionelle Störungen

Funktionelle Störungen des männlichen Geschlechtsorgans lassen sich in Infertilität und erektile Dysfunktionen unterteilen. Während der Mann bei Vorliegen einer Infertilität **(Impotentia generandi),** meist aufgrund organischer Ursachen, nicht fähig ist, Kinder zu zeugen, reicht bei der erektilen Dysfunktion **(Impotentia coeundi)** die Erektion für die Durchführung des Geschlechtsakts nicht aus. Die Ursachen sind vielfältig und nur etwa in 15 % psychogener Genese (Tab. 1). Zu bedenken ist, dass sowohl die Libido als auch die Potenz im Alter physiologischerweise abnehmen und dass einige Medikamente die erektile Funktion negativ beeinflussen.

Ursache	Erkrankung	Häufigkeit
Vaskulär	Arteriosklerose, Diabetes mellitus, Priapismus, Thrombose	~ 60 %
Neurogen	Poliomyelitis, multiple Sklerose, Rückenmarkstraumen, Tabes dorsalis	10 %
Psychogen	Angst, Stress, Leistungsdruck, Depression	15 %
Traumatisch	Beckenfraktur	5 %
Endokrin	Hypophysenvorderlappeninsuffizienz, Hypogonadismus	5 %
Pharmakologisch	Östrogene, Alkohol, Antidepressiva, Antihypertensiva, Nikotin, Barbiturate	5 %

Tab. 1: Ursachen der Impotentia coeundi.

Zusammenfassung

- Akute Schmerzen im Skrotum weisen auf eine Infektion oder ein Trauma hin.
- Bei der Hydrozele kann der Hoden nicht palpiert werden.
- Bei der Spermatozele kann der Hoden gut getastet werden.
- Hautläsionen und Ausfluss sind typische Hinweise auf infektiöse Erkrankungen des Genitales.
- Bei der Infertilität ist der Mann zeugungsunfähig.

Leitsymptome des Urogenitaltrakts II

Weiblicher Genitaltrakt

Der weibliche Genitaltrakt besteht aus den inneren Genitalien mit Ovarien, Tuben, Uterus und Vagina bzw. aus den äußeren Geschlechtsorganen kleine und große Labien und Klitoris. Die Bartholin-Drüsen sind sekretorische Drüsen, die in den Bereich medial der kleinen Labien münden und normalerweise nicht palpabel sind (▮ Abb. 5 und 6).

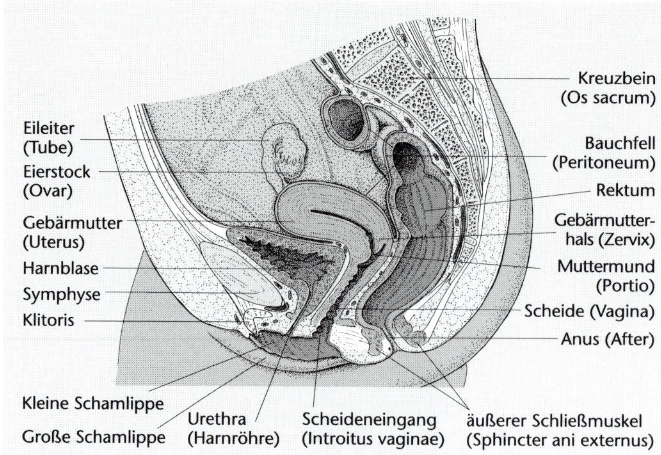

▮ Abb. 5: Anatomie der weiblichen Geschlechtsorgane im Sagittalschnitt. [12]

Zervikaler Fluor

Hierunter versteht man einen übermäßigen Ausfluss aus der Vagina. Obwohl in geringen Mengen (v. a. präovulatorisch) durchaus physiologisch, empfinden viele Patientinnen den Ausfluss, auch aufgrund der Begleiterscheinungen wie Juckreiz oder Brennen, als unangenehm. Die Patientinnen sollten im Hinblick auf mögliche Pathologien explizit nach **Dauer** und **Menge, Farbe, Aussehen, Geruch** sowie nach **Schmerzen, Juckreiz** und **Brennen** gefragt werden. Klarer, zyklusunabhängiger Fluor lenkt den Verdacht auf Zervixverletzungen. Gelblich-eitriger Fluor, evtl. mit Pruritus und Schmerzen, spricht für eine Infektion (Zervizitis, Adnexitis). Ein trüber, leicht blutig tingierter Fluor ist evtl. Hinweis auf ein intrazervikales Karzinom.

Unterbauchschmerzen

Schmerzen im unteren Abdomen können differenzialdiagnostisch neben gastrointestinalen und muskuloskeletalen auch gynäkologische Ursachen haben. So sind Entzündungen der Adnexe, aber auch Extrauteringravidität (EUG) oder rupturierte Ovarialzysten nicht selten die Ursache eines akuten Abdomens. Entscheidend für die diagnostischen Überlegungen sind neben der Vitalparametererhebung und der Untersuchung (Abwehrspannung bei akutem Abdomen) anamnestische Hinweise auf gynäkologische Vorerkrankungen (Ovarialzysten, Zyklusbeschwerden), evtl. Schwangerschaften oder Ausfluss (Infektion). Unterbauchschmerzen bei bereits bestehender Schwangerschaft können auf eine Plazentalösung, Infektion oder einen Abort hinweisen.

Dispareunie

Schmerzhafte Empfindungen während oder nach dem Geschlechtsverkehr können anatomische, mechanische oder infektiöse Ursachen haben, aber auch Ausdruck psychischer oder partnerschaftlicher Probleme sein.

Vaginale Blutung

Blutungen, die nicht einer normalen Menstruationsblutung entsprechen, sind immer abklärungsbedürftig. So können z. B. Traumen (Vergewaltigung!), Entzündungen (Endometritis, Kolpitis), aber auch Neoplasien wie Vulva- oder Zervixkarzinome zugrunde liegen.

> Akute Blutungen während der Schwangerschaft sind als Notfall anzusehen, da ggf. sowohl das Leben des Kindes als auch das der Mutter gefährdet sind.

Ovarielle Funktionsstörungen

Der normale Menstruationszyklus dauert vom ersten Tag der Menses bis zum Tag des Einsetzens der nächsten Menstruationsblutung. Die Zyklusdauer variiert hierbei um die 28 ± 3 Tage. ▮ Tabelle 2 zeigt die Formen von Blutungsstörungen, unterteilt in **Dauer, Stärke** und **Häufigkeit.**

Dysmenorrhö

Unter einer Dysmenorrhö versteht man im Zusammenhang mit der Menstruation auftretende, krampfartige Unterbauchschmerzen, die evtl. von Übelkeit, Erbrechen und Kopfschmerzen begleitet sind. Die **primäre Dysmenorrhö** beginnt zeitnah zur Menarche, Auslöser sind Prostaglandine, die vermehrt im Endometrium gebildet und zur Menstruation freigesetzt werden. Die **sekundäre Dysmenorrhö** bezeichnet spät einsetzende Menstruationsschmerzen und kann neben organischen (z. B. chronische Entzündungen, Endometriose, Myome) auch funktionelle (bzw. psychosomatische) Ursachen haben.

Veränderungen der Brustdrüse

Knotige Veränderungen

Knotige Veränderungen in der Brust werden häufig von Patientinnen selbst getastet und bedürfen einer gründlichen Abklärung. Neben dem erstmals bemerkten Zeitpunkt sollten unbedingt auch Schmerzhaftigkeit und Begleitsymptomatik sowie mögliche Risiko-

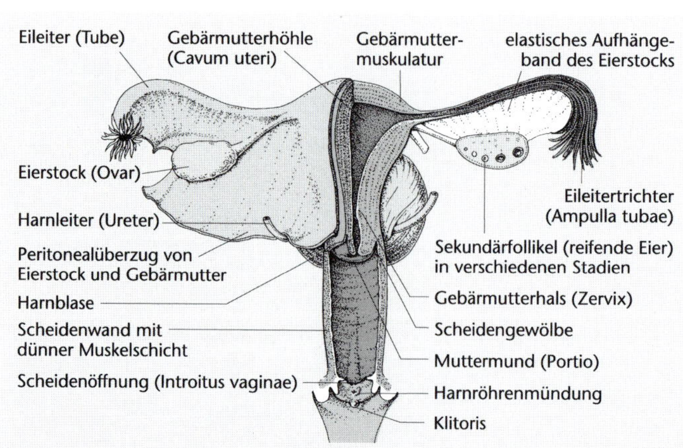

▮ Abb. 6: Innere Genitalien der Frau. [12]

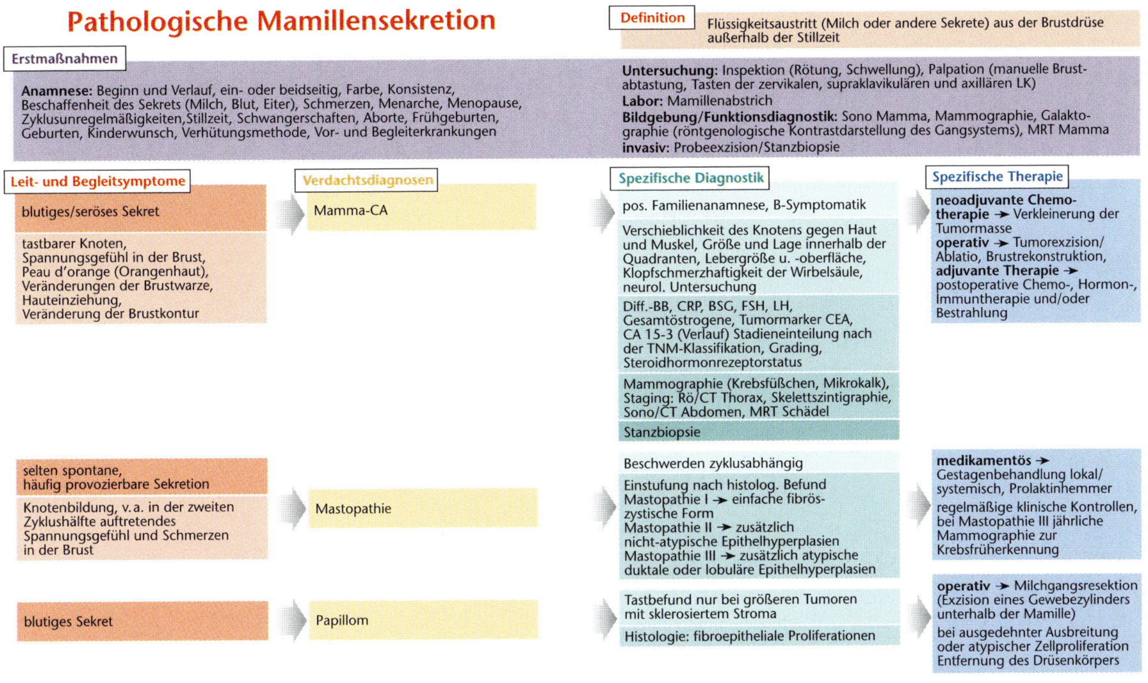

▌Abb. 7: Ausgewählte Leitsymptome der pathologischen Mamillensekretion. [42]

faktoren für die Entwicklung eines Mammakarzinoms (genetische Disposition, frühe Menarche, späte Menopause, Nullipara) erfragt werden. Als Ursache für knotige Veränderungen kommen neben den malignen Ursachen auch Mastopathien, Fibroadenome oder Zysten infrage.

Mamillensekretion

Eine Mamillensekretion außerhalb der Schwangerschaft lässt sich bei einer zugrunde liegenden Hyperprolaktinämie beobachten. Ein blutig tingiertes Sekret ist äußerst karzinomverdächtig und muss weiter abgeklärt werden. ▌Abbildung 7 zeigt drei Leit- und Begleitsymptome und deren weitere Abklärung.

Mastodynie

Schmerzen können prämenstruell aufgrund von hormonabhängigen Größenveränderungen des Brustdrüsengewebes **(Mastopathie)** zustande kommen. Bei gleichzeitigen Infektionssymptomen wie Fieber, Rötung und Schwellung ist eine Entzündung **(Mastitis)** wahrscheinlich.

Hautveränderungen

Auffällige Hautveränderungen können ebenfalls einen pathologischen Hintergrund haben. Einziehungen, Vorwölbungen und feinhöckrige Veränderungen („Orangen"- oder „Apfelsinen"-Haut) sind tumorverdächtig, umschriebene Rötungen lassen an eine Entzündung denken.

Störungen in der Blutungsdauer		
Menorrhagie	Verlängerte Periodenblutung	≥ 6 Tage
Brachymenorrhö	Verkürzte Periodenblutung	≤ 3 Tage
Störungen der Blutungsstärke		
Hypermenorrhö		≥ 5 Vorlagen tägl.
Hypomenorrhö		
Spotting		≤ 2 Vorlagen tägl.
Metrorrhagie		
Störungen der Blutungshäufigkeit		
Polymenorrhö	Unregelmäßige oder regelmäßig verkürzte Zyklen	Zyklus ≤ 25 Tage
Oligomenorrhö	Stark verlängerte Zyklen	Zyklus ≥ 35 Tage
Prim. Amenorrhö	Ausbleiben der Menarche über das 16. Lj	
Sek. Amenorrhö	Keine Periodenblutung	≥ 3 Monate

▌Tab. 2: Definitionen der Blutungsstörungen.

Zusammenfassung

- ✖ Trüber, leicht blutig tingierter Fluor ist evtl. Hinweis auf ein intrazervikales Karzinom.
- ✖ Häufige gynäkologische Ursachen von abdominellen Schmerzen sind Entzündungen der Adnexe, Extrauteringravidität und rupturierte Ovarialzysten.
- ✖ Blutungen, die nicht einer normalen Menstruationsblutung entsprechen, sind zwingend abklärungsbedürftig.
- ✖ Unter Dysmenorrhö versteht man krampfartige Unterbauchschmerzen, evtl. mit Übelkeit, Erbrechen und Kopfschmerzen während der Menstruation.
- ✖ Wichtige Risikofaktoren für die Entwicklung eines Mammakarzinoms sind eine genetische Disposition, frühe Menarche, späte Menopause und Kinderlosigkeit.

Leitsymptome des Urogenitaltrakts III

Ableitende Harnwege

Das urologische System umfasst mehrere Organe, darunter die Nieren, Harnleiter (Ureteren), die Harnblase sowie die Harnröhre (Urethra). Zusätzlicher Bestandteil beim Mann ist die Prostata. Die folgenden Leitsymptome werden von männlichen und weiblichen Patienten häufig angegeben.

Schmerzen

Bei der Befundbeschreibung seitens des Arztes wird oftmals der Begriff **Dysurie** verwendet. Dieser Terminus ist doppeldeutig. Zum einen beschreibt er ein erschwertes Wasserlassen bei Harnwegsobstruktionen (z. B. durch Prostatahyperplasie), zum anderen werden hierzu auch Schmerzen oder Brennen (sog. **Algurie**) als Hinweis auf Infekte gezählt. Je nach empfundener Schmerzqualität, die der Patient möglichst genau angeben sollte, lässt sich auf den Entstehungsort rückschließen.

Nierenschmerzen

Schmerzen im Nierenbereich entstehen durch die Dehnung der empfindlichen Nierenkapsel und werden meist als sich langsam entwickelnd, dumpf und drückend mit Lokalisation in den Flanken beschrieben. Erkrankungen, die solche Schmerzen auslösen können, sind z. B. Entzündungen (Glomerulonephritiden) und Neoplasien. Davon unterscheidet sich die Nierenbeckenentzündung (Pyelonephritis), mit meist akut einsetzenden Schmerzen und Symptomen wie Fieber, Übelkeit und Erbrechen.

Blasenschmerzen

Schmerzen im Bereich der Harnblase sind meist mit Entzündungen (Zystitiden) assoziiert und treten v. a. bei der Miktion auf. Es imponieren ein Brennen und ziehende Schmerzen, die sich zum Ende der Miktion verstärken und suprapubisch ausstrahlen können.

Ureterschmerzen

Schmerzen im Bereich der Harnleiter sind meist kolik- und krampfartig, von den Flanken gürtelförmig nach vorn bis in die Hoden bzw. Labien ziehend. Hauptursache dieser von den Patienten als sehr unangenehm empfundenen Schmerzen sind in den Harnleitern festsitzende Steinkonkremente.

Miktionsstörungen

Unter Miktionsstörungen versteht man im Allgemeinen Beschwerden bei der Blasenentleerung mit Abweichungen in der Miktionsfrequenz, Schmerzen oder auch der Unfähigkeit, die Miktion zu kontrollieren.

Strangurie/Algurie

Diese Begriffe beschreiben Schmerzen und Krämpfe beim Wasserlassen im Bereich der Blase und der Harnröhre. Sie treten v. a. bei Entzündungen, so z. B. bei Zystitiden oder Urethritiden, auf.

Nykturie

Nykturie beschreibt ein vermehrtes nächtliches Wasserlassen. Am häufigsten kommt dieses Symptom im Rahmen einer Herzinsuffizienz, aber auch bei Abflussbehinderungen oder verminderter Blasenkapazität vor.

Pneumaturie

Eine Pneumaturie ist die Ausscheidung von Gasen mit dem Urin. Dies kann bei Harnwegsinfekten, Blasen-Darm-Fisteln, aber auch bei Tumoren vorkommen.

Veränderung des Harnstrahls

Eine Abschwächung des Harnstrahls, Nachtröpfeln des Urins oder auch ein verdrehter Harnstrahl lassen auf Stenosen bzw. Strikturen im Bereich der Harnröhre (z. B. bei Prostataadenom) schließen.

Enuresis

Unter Enuresis versteht man das – für die ersten drei Lebensjahre normale – Bettnässen. Sind Kinder über dieses Alter hinaus nicht „trocken“, bezeichnet man dies als **primäre Enuresis.** Waren Kinder bereits trocken und fangen aufgrund verschiedenster organischer oder psychischer Ursachen wieder an einzunässen, spricht man von einer **sekundären Enuresis.**

Harninkontinenz

Zu einem unwillkürlichen Urinabgang kommt es aufgrund verschiedener Funktionsstörungen der Blase. Diese können durch Infektionen, insuffiziente Sphinktermuskulatur, Fremdkörper, Harnsteine, neurologische Dysfunktionen oder Neoplasien ausgelöst werden. Bei der **Drang-** oder **Urge-Inkontinenz** besteht ein unerträglicher Harndrang mit nicht abzuwendendem Urinabgang. Diese Form der Inkontinenz ist typisch für Harnwegsinfektionen, Blasensteine oder -tumoren. Die **Stressinkontinenz** bezeichnet einen Urinabgang ohne Harndrang bei körperlicher Belastung wie Niesen, Husten oder sportlichen Aktivitäten. Pathologische Grundlage ist hier eine insuffiziente Beckenbodenmuskulatur, die meist bei Frauen postpartal zu beobachten ist. Bei der **Überlaufinkontinenz** kommt es zum Urinabgang bei überdehnter, prall gefüllter Blase. Verantwortlich ist hier meist eine Obstruktion, beispielsweise bei Prostataadenom. Die **Reflexinkontinenz** ist gekennzeichnet durch unwillkürliche Blasenkontraktionen ohne Harndrang infolge Läsionen des Rückenmarks oberhalb des Miktionszentrums (S2–S4).

▮ Abbildung 8 zeigt das Vorgehen bei Differenzierung der Harninkontinenz ohne Vorliegen eines neurogenen Schadens.

Harnverhalt

Ein Harnverhalt liegt vor, wenn der Patient unfähig ist, seine Blase zu entleeren. Dies geht i. d. R. mit imperativem Harndrang und starken suprapubischen Schmerzen einher. Gründe sind Blasenfunktionsstörungen bzw. Harnabflussbehinderungen mechanischer, psychischer oder neurogener Ursache.

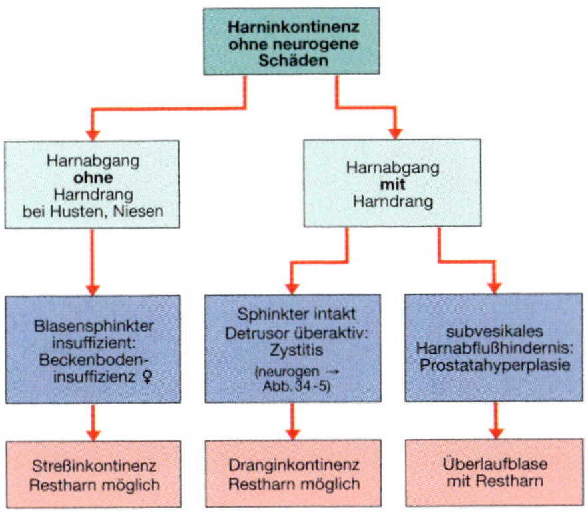

▌Abb. 1: Differenzierung der Harninkontinenz ohne neurogene Schäden. [44]

Pathologisches Harnvolumen

Das Harnvolumen eines gesunden Menschen beträgt bei normaler Flüssigkeitszufuhr ca. 1,5 l/d. Eine Abnahme des Harnvolumens auf ≤ 500 ml/d wird als **Oligurie,** auf ≤ 100 ml/d als **Anurie** bezeichnet. Verantwortlich hierfür können sowohl eine zu geringe Flüssigkeitszufuhr als auch ein akutes Nierenversagen sein. Unter einer **Polyurie** versteht man eine Harnmenge von ≥ 3 l/d. Dieser Zustand ist u. a. im Rahmen eines Diabetes mellitus bzw. insipidus oder einer Diuretikatherapie zu beobachten. Die **Pollakisurie,** als typisches Symptom der Zystitis, ist definiert als häufiger Harndrang und Entleerung kleiner Harnmengen.

Farbveränderungen des Harns

Farbe und Aussehen des Urins können wichtige differenzialdiagnostische Hinweise auf zugrunde liegende Erkrankungen geben. Die normale Farbe des Urins ist klar und hellgelblich. Je nach Flüssigkeitszufuhr und Harnkonzentrationsfähigkeit der Niere variiert diese allerdings – bei verminderter Flüssigkeitszufuhr ist der Urin dunkelgelb, bei gesteigerter Zufuhr, aber auch bei Diuretikatherapie, Diabetes mellitus bzw. insipidus hell und farblos. Ein blasig aufschäumender Urin ist u. a. ein Zeichen für eine Proteinurie. ▌Tabelle 3 zeigt die wichtigsten Farbveränderungen und mögliche Befunde.

Hämaturie

Eine Blutbeimischung im Urin kann sowohl makroskopisch **(Makrohämaturie)** als auch lediglich mikroskopisch nachweisbar **(Mikrohämaturie, bei ≥ 2 Erythrozyten/Gesichtsfeld)** vorkommen. Ätiologisch kommen unterschiedliche Faktoren wie Harnsteine, Tumoren, Fremdkörper, Fehlbildungen, Infektionen oder traumatische Rupturen im gesamten Urogenitalsystem infrage. Hier helfen anamnestische Angaben über den Schmerzcharakter entscheidend weiter. Während eine schmerzlose Hämaturie immer tumorverdächtig ist, kommen bei kolikartigen Schmerzen eher Harnleitersteine, bei persistierenden Schmerzen eher Entzündungen oder Traumen infrage. Aber auch an eine Kontamination des Urins mit Blut aus dem Rektum bzw. mit Menstruationsblut ist möglich.

Jede Hämaturie muss unter der Annahme eines Tumors abgeklärt werden.

Erste Hinweise auf die Lokalisation der Blutungsquelle können Sie mittels der Zwei-Gläser-Probe bekommen:

▶ Der Patient wird gebeten, hintereinander in zwei Gläser zu urinieren, und die Färbung der beiden Gläser wird begutachtet. Sind beide Harnportionen gleich gefärbt, ist eine Blutung im Bereich der Niere bzw. Blase anzunehmen, ist die erste Harnportion rötlich verfärbt, die zweite allerdings klarer, so spricht dies für eine distale Blutung, z. B. im Bereich der Harnröhre.

Ödeme

Ödeme können neben kardiovaskulären Ursachen auch im Rahmen von renalen Erkrankungen, wie z. B. beim nephrotischen Syndrom, vorkommen. **Periphere Ödeme** sind besonders prätibial und in der Knöchelregion zu finden; **zentrale Ödeme** hingegen imponieren v. a. durch Flüssigkeitseinlagerungen im Gesicht (besonders periorbital).

Farbe	Mögliche Befunde
Rot	Makrohämaturie (sichtbare Rotfärbung des Urins, ab 1 ml Blut/l Urin) Hämoglobinurie (z. B. durch Hämolyse) nach Einnahme von pyrazolonhaltigen Analgetika
Schwarz	Seifenhämolyse (nach Abort) Melaninurie (bei metastasierendem Melanom)
Braun	Bilirubinurie (bei hepatozellulärem und cholestatischem Ikterus)
Trüb	Bakteriurie Pyurie (milchig-eitrige Trübung bei schwerer Infektion) Proteinurie (prärenal oder glomerulär) Lipidurie

▌Tab. 3: Pathologische Veränderungen der Urinfarbe (nach [15]).

Zusammenfassung

- ✖ Die Nierenbeckenentzündung setzt meist mit akuten Schmerzen ein und ist begleitet von Symptomen wie Fieber, Übelkeit und Erbrechen.
- ✖ Als Nykturie bezeichnet man das nächtliche Wasserlassen.
- ✖ Die Stressinkontinenz ist Zeichen einer insuffizienten Beckenbodenmuskulatur, welche meist bei Frauen postpartal zu beobachten ist.
- ✖ Bei einer Oligurie beträgt die Harnausscheidung pro Tag ≤ 500 ml, bei einer Anurie ≤ 100 ml.
- ✖ Eine schmerzlose Hämaturie ist immer tumorverdächtig und muss deshalb abgeklärt werden.

Neurologische Grundlagen I

Bei der neurologischen Untersuchung sind genaue Kenntnisse der Anatomie und Physiologie zur Erkennung regelrechter oder krankhafter Veränderungen unbedingt erforderlich. Deshalb werden auf der folgenden Seite die Grundlagen für diese sehr komplexe Untersuchung erklärt und das zentrale (Gehirn, Rückenmark) und das periphere (Hirnnerven, spinale Nerven) Nervensystem behandelt.

Zentrales Nervensystem

Gehirn

Das Gehirn besteht aus vier Hauptregionen: dem Großhirn (Telencephalon oder Cerebrum), Zwischenhirn (Diencephalon), Hirnstamm (Mesencephalon) und Kleinhirn (Cerebellum).

Großhirn (Cerebrum)

Das Großhirn besteht aus zwei Hemisphären, die ihrerseits in einen Frontal-, Parietal-, Temporal- und Okzipitallappen untergliedert sind (▮ Abb. 1). Der Kortex **(graue Substanz)** besteht aus einer Vielzahl von neuronalen Zellen. Die darunter liegende **weiße Substanz** enthält mikroskopisch nachweisbar myelinisierte Axone, die den Kortex mit weiteren Teilen des Nervensystems verbinden. Das Großhirn ist verantwortlich für die Integration und die Interpretation von sensiblen Impulsen und plant die Bewegungsentwürfe für das motorische System.

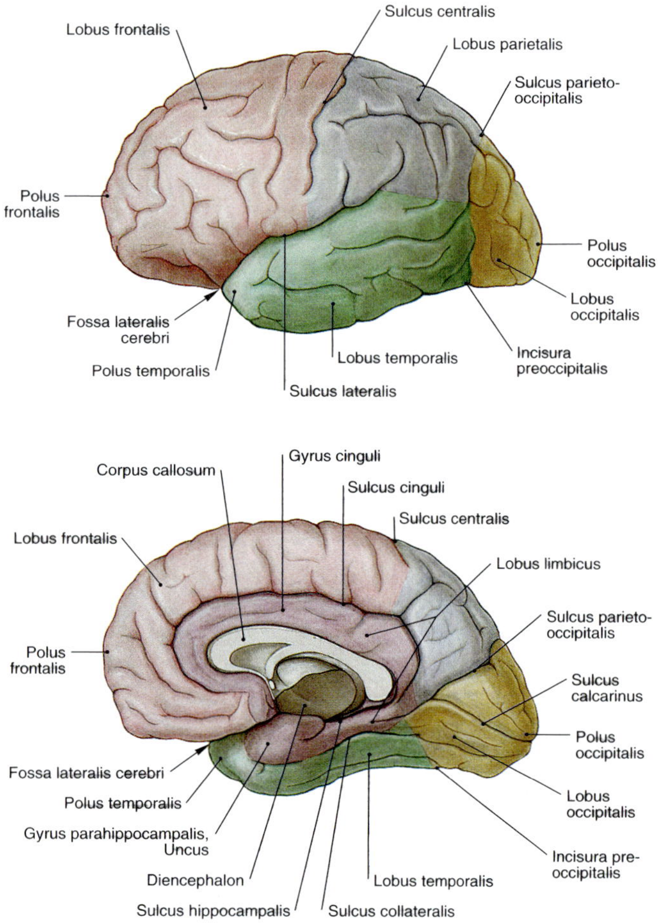

▮ Abb. 1: Gehirn von lateral und mediosagittal. [16]

Zwischenhirn (Diencephalon)

Die wichtigsten Strukturen des Zwischenhirns sind der Thalamus und der Hypothalamus. Während der **Hypothalamus** über den Regelkreis mit der Hypophyse für die Homöostase und das endokrine System verantwortlich ist, verarbeitet der **Thalamus** sensible Impulse aus der Peripherie (spinothalamische Bahnen) und leitet sie an das Großhirn weiter.

Hirnstamm (Truncus encephali)

Der Hirnstamm besteht aus **Mittelhirn** (Mesencephalon), **Brücke** (Pons) und **verlängertem Rückenmark** (Medulla oblongata). Er verbindet die oberen Teile des Gehirns mit dem Rückenmark und beinhaltet somit die meisten neuronalen, sich kreuzenden Fasern.

Kleinhirn (Cerebellum)

Das Kleinhirn, an der Unterseite des Gehirns gelegen, ist verantwortlich für die Koordination aller Bewegungen. Es ist das Leitganglion des propriozeptiven Systems und erhält sensible Informationen aus Muskeln, Sehnen, Gelenken, Knochen und vom vestibulären Organ. Unilaterale Verletzungen verursachen sog. Kleinhirnbahnenzeichen auf derselben, also der ipsilateralen Seite der Läsion.

Rückenmark

Das Rückenmark ist eine Ansammlung von Nervengewebe und erstreckt sich von der Medulla oblongata bis zum Lendenwirbelbereich, umschlossen und geschützt von der knöchernen Wirbelsäule (▮ Abb. 2). Es wird in Hals-, Brust-, Lenden-, Sakral- und Kokzygealsegmente unterteilt. Auffällig ist, dass das Rückenmark auf Höhe des 1. und 2. Lendenwirbels in Form eines Konus (Conus cauda) abschließt und lumbale und sakrale Nerven einzeln und fächerförmig nach kaudal verlaufen (Cauda equina).

> Um das Rückenmark (Ende auf Höhe LWK 1/2) nicht zu verletzen, wird die Liquorpunktion zwischen den Dornfortsätzen LWK 3/4 bzw. LWK 4/5 durchgeführt.

Aufgabe des Rückenmarks ist einerseits die Aufnahme (über das Hinterhorn) und Weiterleitung der sensiblen Information an das Gehirn und andererseits die Weiterleitung von kortikalen Impulsen des ersten Motoneurons über die Vorderhörner (zweites Motoneuron) zu den ausführenden Organen. Eine Schädigung oder Durchtrennung des Rückenmarks zieht distal der Läsion einen kompletten Verlust der sensiblen und motorischen Aktivität nach sich.

Peripheres Nervensystem

Das periphere Nervensystem besteht aus den zwölf paarigen Hirnnerven (I-XII), die aus dem Zwischenhirn und Hirn-

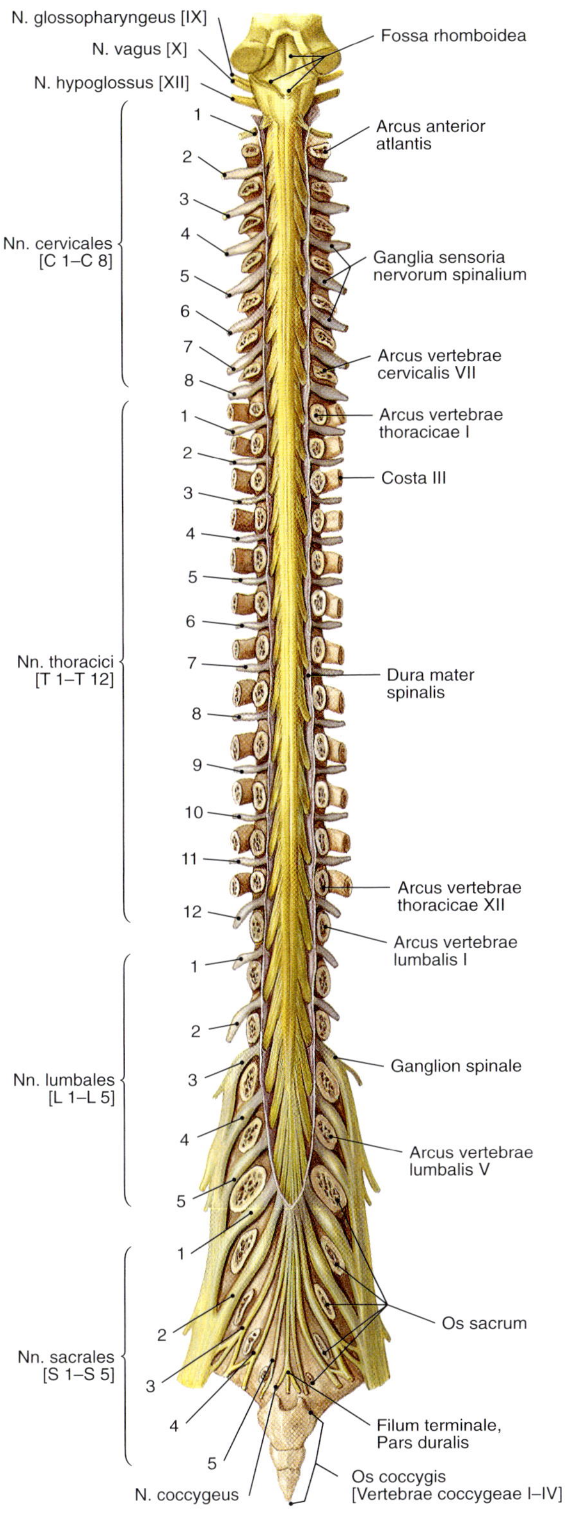

Abb. 2: Rückenmark mit anatomischer Einteilung. [16]

stamm entspringen und teils motorische, teils sensible und parasympathische Qualitäten haben, und den spinalen bzw. peripheren Nerven.

Periphere Nerven

Die peripheren Nerven tragen motorische, sensible und vegetative Qualitäten, die zum bzw. vom Rückenmark aus weitergeleitet werden. Es gibt 31 paarige Nervenaustritte aus dem Rückenmark, davon acht zervikale, zwölf thorakale, fünf lumbale, fünf sakrale und ein kokzygeales Nervenpaar. Jeder Nerv besteht aus einer Vorderwurzel, die motorische Fasern führt, und einer Hinterwurzel, die sensible Bahnen enthält. Diese Wurzeln verbinden sich kurz nach dem Austritt aus dem Rückenmark zu einem Spinalnerv (▌Abb. 3).
Jede Hinterwurzel bezieht sensorische Informationen über ein bestimmtes Dermatom oder ein segmentales Gebiet. Ist diese Hinterwurzel beschädigt, so imponiert klinisch eine Schmerzsymptomatik in dem umschriebenen Gebiet. Ist der Nerv in der Peripherie durchtrennt, so ist das Berührungsempfinden des Betroffenen reduziert. Eine komplette Durchtrennung des Spinalnervs führt zu einem vollständigen Ausfall der Sensorik, Motorik und des autonomen Nervensystems in dem von dem Nerv versorgten Gebiet. Eine metabolisch-toxische Schädigung der peripheren Nerven wird als periphere Neuropathie bezeichnet und vom Betroffenen als eine sich strumpfförmig ausbreitende Parästhesie empfunden.

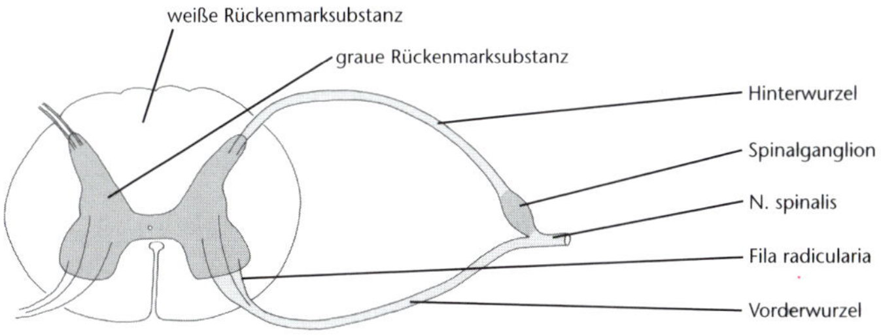

Abb. 3: Querschnitt durch das Rückenmark mit Darstellung eines peripheren Nerv-Regelkreises. [17]

Zusammenfassung

- Das zentrale Nervensystem besteht aus Großhirn, Zwischenhirn, Hirnstamm und Rückenmark.
- Der Hirnstamm ist in drei Teile untergliedert: Mittelhirn, Brücke und Medulla oblongata.
- Das Kleinhirn (Cerebellum) ist für die Propriozeption und Koordination zuständig.
- Das periphere Nervensystem besteht aus Hirnnerven, spinalen und peripheren Nerven.
- Es gibt zwölf Hirnnerven mit teils sensibler, motorischer und parasympathischer Faserqualität.
- Die peripheren Nerven bestehen nach Austritt aus dem Rückenmark aus einer Hinter- und Vorderwurzel.
- Die beiden Nervenwurzeln vereinigen sich zum Spinalnerv.
- Verschiedene Läsionslokalisationen ziehen bestimmte Ausfallsmuster der Nervqualitäten (Sensorik, Motorik) nach sich.

Neurologische Grundlagen II

Bahnsysteme

Motorische Bahnen

Die motorischen Bahnen umfassen das erste Motoneuron (motorischer Anteil des Großhirns; Brodmann-Area 1, 2, 3), dazugehörige Synapsen im Hirnstamm oder Rückenmark und das zweite Motoneuron. Die im Großhirn beginnenden Fasern kreuzen zu 90 % im Hirnstamm zur Gegenseite und münden auf Rückenmarksebene in den Vorderhornzellen, dem 2. Motoneuron. Von hier aus geht es über den Spinalnerv zu den motorischen Endplatten am Muskel. Es gibt verschiedene motorische Bahnsysteme (▮ Abb. 4):

Pyramidale Bahnen

Sie werden auch als Tractus corticospinalis bezeichnet und sind für die Vermittlung willkürlicher Bewegungen, der Feinmotorik und des Muskeltonus verantwortlich. Ursprung ist der Motokortex, von dem sie über die Pyramide in der unteren Medulla oblongata verlaufen, wo 70–90 % der Fasern zur Gegenseite kreuzen und anschließend als Tractus corticospinalis lateralis zu den Vorderhornzellen der kontralateralen Seite (linker Motokortex → rechte Körperseite) ziehen. Die ungekreuzten Fasern laufen als Tractus corticospinalis anterior nach unten und kreuzen erst auf Höhe des Eintritts in die graue Substanz zur Gegenseite.

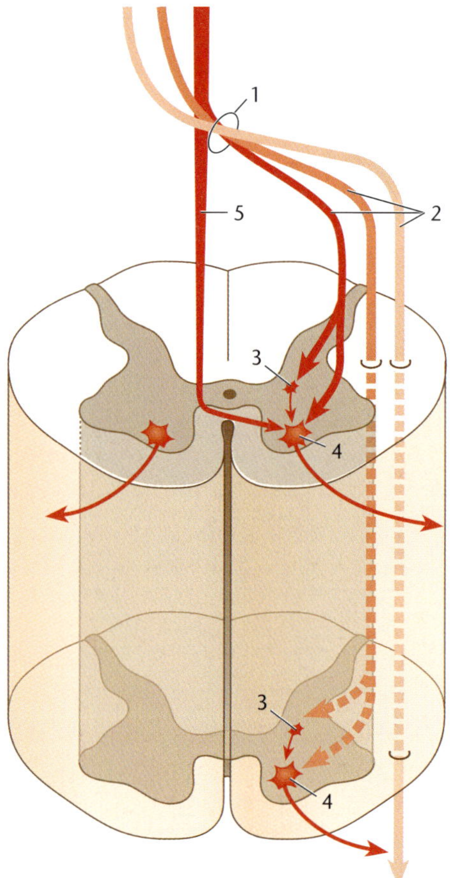

▮ Abb. 4: Lokalisation und Somatotopik der absteigenden motorischen Rückenmarksbahnen. 1 Kreuzung der meisten Fasern in der Medulla oblongata; 2 Verlauf der gekreuzten Fasern als Tractus corticospinalis lateralis im Seitenstrang; 3 Interneurone; 4 Motoneurone des Vorderhorns; 5 ungekreuzte Fasern im Tractus corticospinalis anterior. [18]

Extrapyramidale Bahnen

Zu diesem komplexen Bahnsystem gehören Tractus reticulospinalis, Tractus tectospinalis, Tractus vestibulospinalis und Tractus rubrospinalis. Es verbindet – vereinfacht ausgedrückt – den Großhirnkortex über die Basalganglien und den Hirnstamm mit dem Rückenmark. Aufgabe ist, zusammen mit dem pyramidalen System, die Feinabstimmung und Aufrechterhaltung des Muskeltonus.

Läsionen in den motorischen Bahnen zeigen unterschiedliche Ausfallsmuster. Ist das erste Neuron (Großhirn) beschädigt, so kommt es aufgrund der Kreuzung der Bahnen zu einer Lähmung der kontralateralen Körperseite. Ist das zweite Neuron beschädigt, so ist die ipsilaterale Körperhälfte gelähmt.

Sensible Bahnen

Sensible Bahnen bilden die Grundlage bewusster Wahrnehmung, Körperhaltung und autonomer Funktionen. Sie ziehen von dem Ort der Sensation in der Peripherie über die Hinterwurzeln in das Rückenmark und gelangen von dort aus über den Tractus spinothalamicus oder die Hinterstränge in die entsprechenden sensiblen Rindenareale des Groß- und Kleinhirns. Hierbei gibt es verschiedene Bahnen für bestimmte Empfindungsqualitäten (▮ Abb. 5).

Protopathische Sensibilität (Schmerz- und Temperaturempfinden, grobes Druck- und Tastempfinden)

Nach der Sensation über bestimmte Schmerz-, Temperatur- bzw. Mechanorezeptoren erfolgt der Eintritt der aus der Peripherie kommenden Fasern über das Hinterhorn in das Rückenmark, die Kreuzung auf die Gegenseite im selben Segment und die Weiterleitung über den Tractus spinothalamicus zum Thalamus.

Epikritische Sensibilität (feines Druck- und Tastempfinden, Lage- und Vibrationsempfinden)

Die Fasern der epikritischen Sensibilität ziehen über die Hinterwurzel zu den Hinterhörnern im Rückenmark und steigen sogleich in den sog. Hinterstrangbahnen (Fasciculus gracilis und cuneatus) auf, wobei sie in der Medulla oblongata kreuzen und dann ebenfalls in Richtung Thalamus ziehen.

Propriozeptive Sensibilität (Lageempfinden)

Das Kleinhirn empfängt (sensibel) Bewegungsqualitäten bezüglich Gleichgewicht und Körperhaltung über den Tractus spinocerebellaris und fungiert somit als wichtiges Koordinationszentrum für die Bewegung.
Die unterschiedliche Qualität der Empfindung (z. B. Schmerz, Hitze, Kälte) wird zunächst auf Höhe des Thalamus wahrgenommen. Zu einer genaueren Differenzierung werden die

Impulse dann vom Thalamus gesteuert zu den jeweiligen Arealen des sensiblen Kortex der Großhirnrinde weitergeleitet.

Läsionen an unterschiedlichen Stellen der sensiblen Bahnen führen analog zu den motorischen Bahnen zu unterschiedlichen Sensibilitätsstörungen. Die bei der Untersuchung erhobenen Ausfallsmuster ermöglichen eine Lokalisation der jeweiligen Läsion.

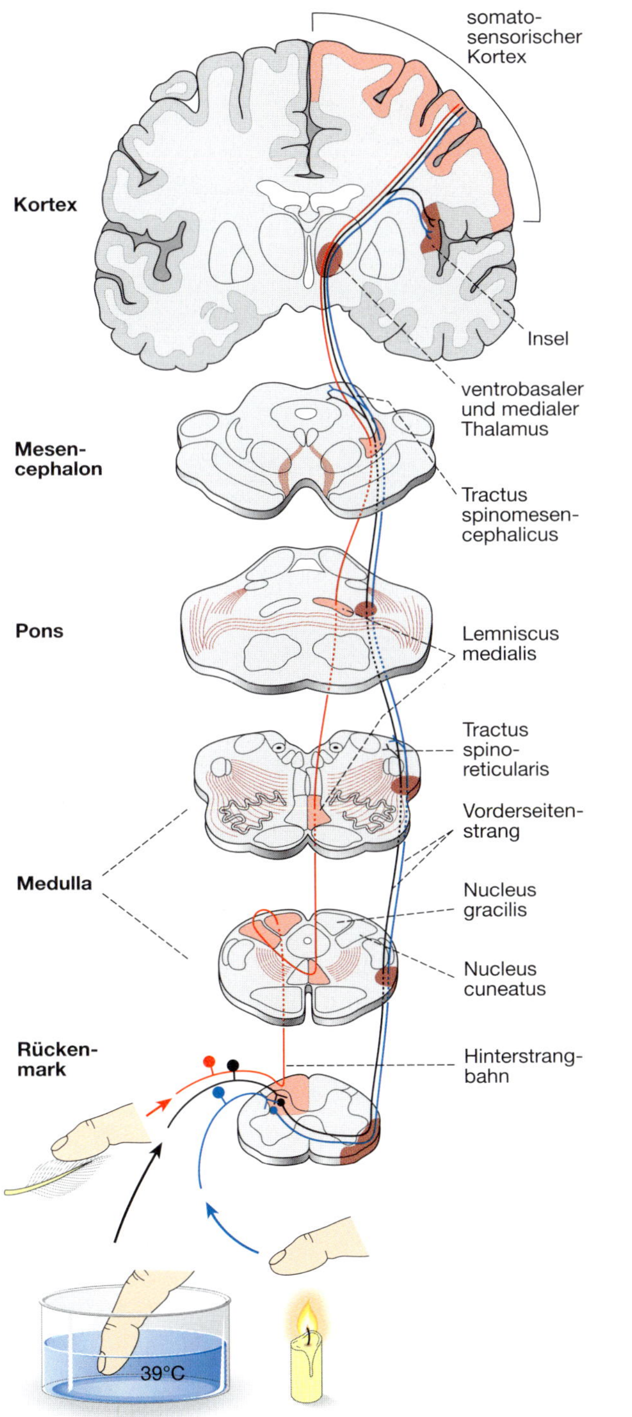

Abb. 5: Lokalisation und Somatotopik der aufsteigenden sensiblen Rückenmarksbahnen. [20]

Dermatome

Die Dermatome sind eine weitere wichtige Hilfe bei der Lokalisation von Läsionen infolge von Sensibilitätsstörungen. Ein Dermatom ist ein Hautareal, das von einem Spinalnerv sensibel versorgt wird. Treten beispielsweise Parästhesien in einem bestimmten Dermatom auf, so lässt sich ein Rückschluss auf den Nerv (Abb. 6) ziehen, der geschädigt ist.

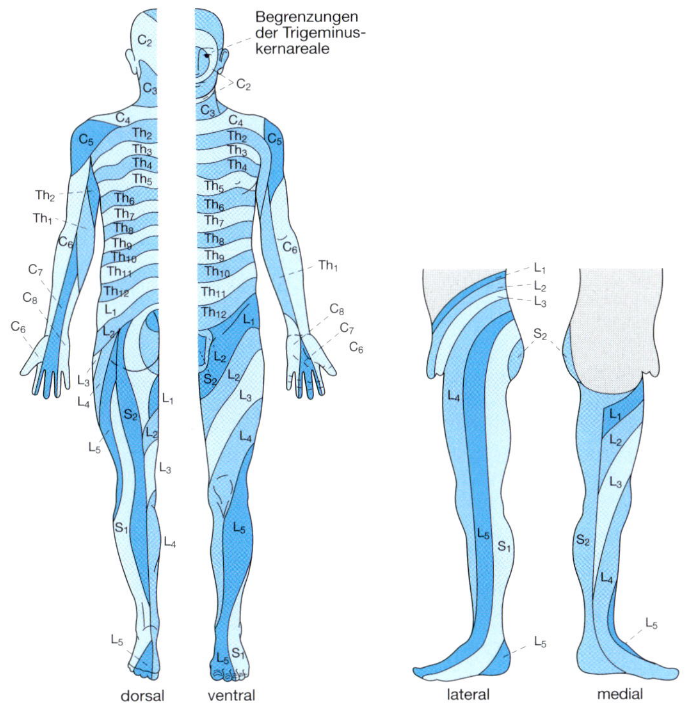

Abb. 6: Hautdermatome. [19]

Zusammenfassung

- Die motorischen Bahnen bestehen aus zwei Neuronen (1. Motoneuron im Großhirn, 2. Motoneuron in den Vorderhörnern des Rückenmarks).
- Pyramidale Bahnen: willkürliche Bewegung, Ursprung im Großhirn, Kreuzung zur Gegenseite, Vorderhorn.
- Extrapyramidale Bahnen: Koordination von Körperbewegungen, Ursprung im Großhirn, teilweise Kreuzung zur Gegenseite.
- Die sensiblen Bahnen bestehen aus drei Neuronen (1. Neuron in der Hinterwurzel, 2. Neuron im Rückenmark, 3. Neuron im Thalamus).
- Die Kenntnis der Dermatome und ihrer zugehörigen Nerven ermöglicht eine segmentale Zuordnung bei sensiblen Ausfällen.
- Die neurologische Untersuchung erfordert eine systematische Vorgehensweise.
- Die neurologische Untersuchung kann variabel gestaltet werden.

Neurologische Anamnese

Untersuchungsbogen zu ausgewählten neurologischen Untersuchungen

Hirnnerven

I Geruchsstörung ☐ o. B. ☐ ja, Qualität: ____________________

II Visus ☐ o. B. ☐ vermindert ☐ re. ____% ☐ li. ____% Gesichtsfeld ☐ o. B.
☐ Ausfälle: ____________________

III Augenmuskelparesen ☐ o. B. ☐ Ausfälle ____________________
Doppelbilder ☐ o. B. ☐ ja, ____________________ Pupillenreaktion ☐ o. B.
☐ ____________________

IV Blickparesen ☐ o. B. ☐ ____________________

V Nervenaustrittspunkte ☐ o. B. ☐ ____________________ Kornealreflex, Sensibilität, Motorik ____________________

VI ____________________

VII Paresen ☐ o. B. ☐ ____________________
Hyperakusis ☐ o. B. ☐ ____________________

VIII Hörminderung ☐ o. B. ☐ ____________________
Rinne ☐ pos. ☐ neg. Weber lateralisiert ☐ re. ☐ li.
Schwindel ☐ o. B. ☐ Schwank, Dreh ____________________

IX Gaumensegel, Zungendeviation, Würgereflex, Schluckst., Heiserkeit, Schulterheben, Sternocleidomastoideus
____

X ____________________

XI Schulterheben ☐ o. B. ☐ re. ☐ li. Kopfwendung ☐ o. B. ☐ Parese re. ☐ Parese li.

XII Beweglichkeit ☐ o. B. ☐ Parese re. ☐ Parese li. Atrophie ☐ nein ☐ ja
Faszikulationen ☐ nein ☐ ja

Reflexe

BSR C5/C6	Addukt. L2/L4
TSR C7/C8	PSR L3/L4
Babinski	TPR L5
BHR	ASR S1/S2
	Analreflex S3–5

Motorik

Tonus ☐ o. B. ☐ erniedrigt ____________________
Spastik ☐ Rigor ____________________ Atrophien ☐ nein ☐ ____________________
Kontrakturen ☐ nein ☐ ____________________
Tremor ☐ nein ☐ ____________________
Sensibilität
____
____

Koordination

Intentionstremor ☐ o. B. ☐ ja ____________________ Diadochokinese ☐ o. B. ☐ ____________________
Romberg ☐ o. B. ☐ ____________________ Unterberger ☐ o. B. ☐ ____________________
Seiltänzergang ☐ o. B. ☐ ____________________
Weitere Befunde ____________________
____

Die neurologische Anamnese orientiert sich meist an den häufig präsentierten Leitsymptomen wie Kopfschmerz, Schwindel, Sensibilitätsstörungen oder Lähmungen. Neben dem detaillierten Abfragen dieser Leitsymptome, also des aktuellen Beschwerdenbildes, sind u. a. die im Folgenden beschriebenen Aspekte bedeutsam. Auf der linken Seite finden Sie einen Untersuchungsbogen mit den wesentlichen neurologischen Untersuchungsbefunden.

Bewusstseinslage und Aufmerksamkeit

Die Beurteilung der Bewusstseinslage bei bewusstseinsklaren Patienten erübrigt sich i. d. R., im Gegensatz zu bewusstseinsgetrübten Patienten (s. S. 106), für dessen Differenzierung und Bewertung die Glasgow-Coma-Scale (▮ Tab. 1) nützlich ist. Um die Aufmerksamkeit gezielt zu testen, wird der Patient aufgefordert, sich auf eine bestimmte Sache zu konzentrieren (z. B. Namen rückwärts buchstabieren) und diese auszuführen.

Grundstimmung und Sprache

Die Grundstimmung kann von gedrückt, depressiv über gespannt oder gereizt bis hin zu ausgelassen oder glücklich sein. Auch der Affekt kann sich zwischen teilnahmslos, stumpf über ausgeglichen zu enthemmt bzw. übersteigert bewegen. Hier gibt es viele verschiedene Facetten, die zum Gesamtbild einer Erkrankung passen können.

Aktuelle Anamnese

Beim Abfragen der aktuellen Beschwerden – also des Grunds, weshalb sich der Patient bei Ihnen vorstellt – sollten Sie sich auf folgende Punkte konzentrieren:
Wieso kommt der Patient? Welche Art von Beschwerden hat er und wann genau haben sie angefangen? Gibt es einen Auslöser? Wie ist der Verlauf der Beschwerden? Haben sie abgenommen, zugenommen oder sind sie gleich geblieben? Sind sie rezidivierend? Wenn ja, wie lang dauert eine Schmerzepisode, wie beginnt sie, wie oft kommt es zu den Beschwerden? Kann das Problem durch irgendetwas gelindert bzw. verstärkt werden?

Medizinische Vorgeschichte

Neurologische Vorerkrankungen wie vorausgegangene Schädel-Hirn-Traumen, Krampfanfälle oder Meningitiden sollten erfragt werden. Aber auch Fieberkrämpfe während der Kindheit sind von Relevanz. Beim Verdacht auf entzündliche Erkrankungen können Informationen zu durchgemachten viralen oder bakteriellen Infekten wichtige weiterführende Hinweise liefern. Steht eine Erkrankung ischämischer Ursache differenzialdiagnostisch im Raum, so müssen die kardiovaskulären Risikofaktoren (z. B. Hypertonus, Diabetes mellitus, Hyperlipidämie) abgeklärt werden.

Kriterien	Reaktion des Patienten	Pkt.
Augen öffnen	Spontan	4
	Auf Ansprache	3
	Auf Schmerzreiz	2
	Keine Reaktion	1
Motorische Reaktion	Führt auf Aufforderung gezielte Bewegungen aus	6
	Gezielte Abwehr auf Schmerzreize	5
	Ungezielte Abwehr auf Schmerzreize	4
	Abnormale Flexion (Beugesynergismen) auf Schmerzreize	3
	Abnormale Extensionen auf Schmerzreize	2
	Keine Reaktion auf Schmerzreize	1
Verbale Reaktion	Örtlich, zeitlich und zur Person orientiert	5
	Patient desorientiert, beantwortet Fragen	4
	Inadäquate verbale Antwort	3
	Unverständliche Laute	2
	Keine Antwort	1

▮ Tab. 1: Glasgow-Coma-Scale.

Medikamentenanamnese

Bei der Medikamentenanamnese sind genaue Daten (Dosis, Darreichungsform, Wirkung, Nebenwirkungen) zur aktuellen Medikation wichtig. Neben dem Besprechen der Medikation und der Compliance bittet man den Patienten am besten, die derzeit eingenommenen Medikamente mitzubringen.

Wichtige Fragen sind z. B.:

- Nehmen sie momentan Medikamente ein?
- Welche Medikamente sind das? Wie heißen sie genau?
- Nehmen Sie die Medikamente in regelmäßigen Abständen oder nur nach aktuellem Bedarf?
- Sind Sie mit der Wirkung zufrieden? Helfen Ihnen die Medikamente?
- Spüren Sie eine Wirkung der Medikamente?
- Treten irgendwelche Nebenwirkungen auf? Wenn ja, welche?

Weiter sollte man nach Drogen wie Nikotin und Alkohol fragen.

Familienanamnese

Bei einer Vielzahl neurologischer Erkrankungen wurden genetische Faktoren gefunden. So ist beispielsweise bei systemischen Stoffwechselerkrankungen (M. Wilson, Phenylketonurie), Chorea Huntington oder bei Phakomatosen ein genetischer Einfluss nachgewiesen. Bei M. Parkinson bzw. M. Alzheimer wird eine familiäre Disposition angenommen.

Sozialanamnese

Patienten mit einer neurologischen Erkrankung klagen oft über einen langen Leidensweg und können auffällige soziale, beruflich oder finanzielle Schwierigkeiten haben, die im Sinn einer umfassenden Diagnostik und Therapie angesprochen werden sollten. Neben einer Schilderung der eigenen Einstellung und des Umgangs mit dem Krankheitsbild ist die soziale Einbindung des Patienten zu beachten.

Zusammenfassung

- Aufmerksamkeit ist die Fähigkeit, sich auf bestimmte Dinge zu konzentrieren.
- Die medizinische Vorgeschichte liefert häufig Erklärungen für aktuelle Beschwerdebilder.
- Die genaue Medikamentenanamnese ist im Hinblick auf neurologische Nebenwirkungen mancher Medikamente wichtig.
- Kopfschmerzen sind mit Abstand der häufigste Grund einer neurologischen Untersuchung.
- Einem Schwindel können visuelle, vestibuläre, orthostatische, zentrale und psychogene Störungen zugrunde liegen.
- Bei jeglichen neurologischen Störungen ist nach einer vegetativen Begleitsymptomatik zu fragen.

Hirnnerven I und II

Die Grundlagen der anatomischen und physiologischen Strukturen (Austrittspunkte, Verlauf, Faserqualitäten) sind v. a. bei einer systematischen Untersuchung der Hirnnerven von großem Vorteil. Deshalb sollten diese nochmals wiederholt werden.

I – N. olfactorius: Geruchswahrnehmung

Anamnese/Untersuchung

Der Patient sollte gefragt werden, ob er im alltäglichen Leben Probleme (z. B. Geruchsverlust) mit seiner Geruchswahrnehmung hat. Die Überprüfung der Geruchswahrnehmung erfolgt dann über die Exposition des Patienten gegenüber bekannten, aber reizfreien Gerüchen. Der Patient soll mit geschlossenen Augen seine Geruchswahrnehmung seitengetrennt beurteilen. Substanzen wie Vanille, Kaffee, Tabak oder Seife werden dem Patienten vor jede Nasenseite gehalten. Er soll dabei die Qualität und Intensität des Geruchs beschreiben.

Pathologische Befunde

Hyposmie/Anosmie

Während die Hyposmie eine Verminderung des Riechvermögens beschreibt, ist bei der Anosmie das Riechvermögen vollständig aufgehoben und zudem der Geschmackssinn beeinträchtigt. Ursache hierfür können angeborene Dysplasien, nasale Deviationen, rezidivierende Virusinfektionen, Schädeltraumen oder Rauschmittelgenuss sein.

Simulanten

Bei dem Verdacht auf einen simulierenden Patienten (z. B. wegen Rentenbegehren) können Riechstoffe, die von den sensiblen Fasern des N. trigeminus wahrgenommen werden, eingesetzt werden (z. B. Ammoniak). Simulanten geben auch bei diesen Riechstoffen an, dass sie nichts riechen, was sehr unwahrscheinlich ist.

II – N. opticus: Sehen

Anamnese/Untersuchung

Auch hier steht am Anfang die Frage, ob der Patient im Alltag Probleme mit seinem Sehvermögen hat. Gibt es einen Zeitraum, in dem sich sein Sehen verschlechtert hat? Gibt es Situationen (Zeitung lesen, Auto fahren, fernsehen), bei denen der Patient eine Einschränkungen merkt? Trägt der Patient eine Brille oder Kontaktlinsen? Sieht der Patient schwarze Punkte in seinem Gesichtsfeld? Hat er Gesichtsfeldausfälle? Die **Inspektion** der Orbita, des Ober- und Unterlids und des Augapfels nach Anomalien, Verletzungen oder Entzündungen (Entzündungszeichen: Calor, Rubor, Dolor, Tumor, Functio laesa) ist der nächste Schritt. Um die Schleimhäute zu beurteilen, kann man das Oberlid ektropionieren, d. h. mit einem Hilfsmittel nach oben klappen.

Spezielle Untersuchungen

Visusprüfung

Hier ist die Verwendung von standardisierten Tafeln mit verschieden großen Buchstaben oder Zeichen (Snellen-Tafeln, Landolt-Ringe, Zahlen, E-Pflüger-Haken) die wohl objektivste Methode. Jedes Auge wird einzeln geprüft, das andere jeweils abgedeckt.

Fernsehprüfung Der Abstand zu den Tafeln sollte ca. 5 m betreffen. Es wird geprüft, welche Zeichen-/Zahlengröße der Patient noch scharf erkennen kann. Je kleiner die Zahl oder der Ring, der erkannt wird, umso besser der Visus. Der Normalwert für den Visus liegt bei 1,0. Befunde wie Kurzsichtigkeit (Myopie), Weitsichtigkeit (Hyperopie) oder Altersweitsichtigkeit (Presbyopie) können mithilfe von Plus- und Minuslinsen getestet werden (▌Abb. 1). Kann der Patient jedoch gar nichts erkennen, so wird ihm die Tafel in einem Abstand von 3–4 m, dann in 1 m und schließlich in 50 cm angeboten. Bei noch schlechterem Visus (< 1/50) wird der Fingerzählversuch in 1 m Entfernung von dem Untersucher bzw. der Handbewegungsversuch in 30 cm Untersucher-Patienten-Entfernung durchgeführt.

Nahsehprüfung Hier werden die Tafeln mit Lesetexten unterschiedlicher Größe im Abstand von 30 cm vorgelegt. Können die am kleinsten geschriebenen Lesetexte in diesem Abstand gelesen werden, ist die Nahsicht normal. Falls diese Tafeln nicht zur Hand sind, kann man die eigene Visusstärke als Relation zu der des Patienten beim Lesen eines Textes vergleichend verwenden.

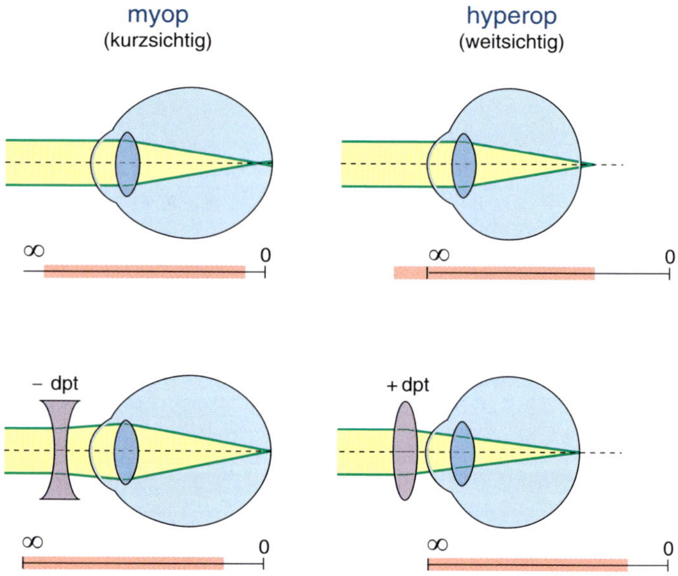

▌Abb. 1: Myopie, Hyperopie. [20]

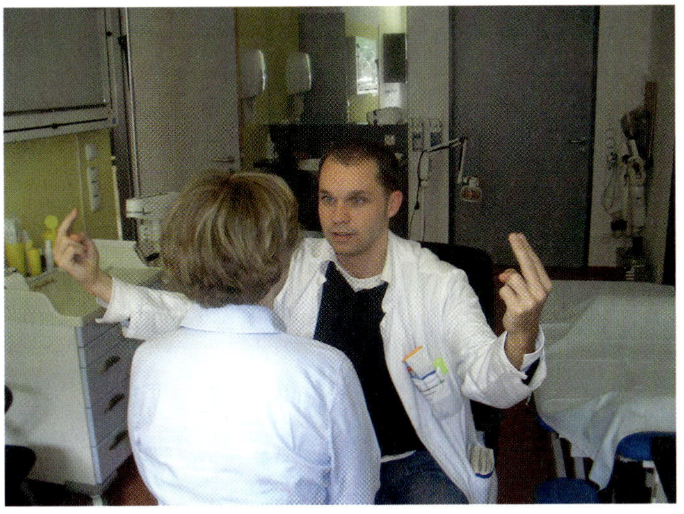

Abb. 2: Perimetrischer Konfrontationsversuch. [48]

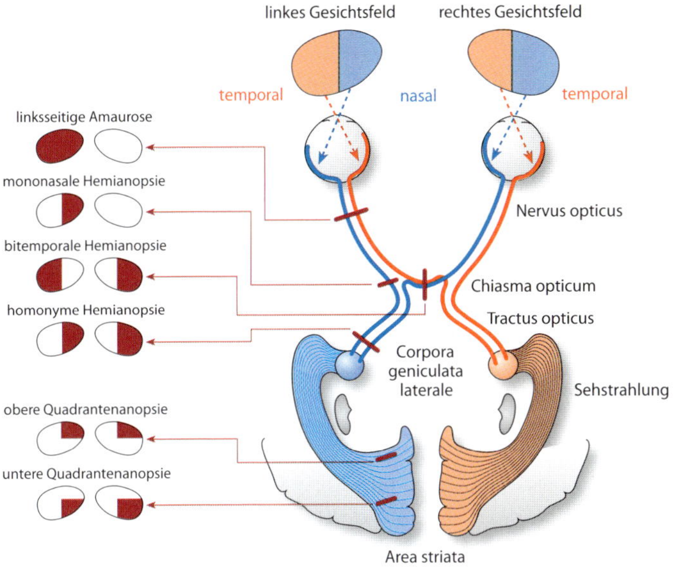

Abb. 3: Sehbahn mit Läsionen und Definitionen der Visusminderung. [39]

Gesichtsfeldprüfung

Auch bei der Gesichtsfeldmessung kann man als Untersucher sein eigenes Gesichtsfeld als Normvergleich mit dem des Patienten verwenden. Beim sog. **Konfrontationsversuch** sitzen sich Untersucher und Patient in einem Abstand von ca. 50 cm gegenüber und blicken sich in die Augen. Der Untersucher hält entweder in der Mitte zwischen sich und dem Patienten einen Wattebausch von außen in alle vier Quadranten oder bewegt in allen vier Quadranten seine Zeigefinger. Der Patient gibt an, wann er den Wattebausch sieht. Diese Angabe wird mit der eigenen Wahrnehmung verglichen (▮ Abb. 2).
Dies ist eine schnelle und einfache Methode, um sich einen Überblick über das Gesichtsfeld des Patienten zu verschaffen. Natürlich kann man jedes Auge auch einzeln untersuchen, indem sich der Patient ein Auge zuhält. Die Gesichtsfeldausfälle sind entsprechenden Läsionen in der Sehbahn (▮ Abb. 3) zuzuordnen.
Für eine genaue perimetrische Untersuchung benötigt man spezielles ophthalmologisches Equipment.

Prüfung der Lichtreaktion

Zur Prüfung der Lichtreaktion fixiert der Patient einen Punkt in der Ferne, um eine Verengung der Pupille durch Akkommodation zu vermeiden. Leuchtet man nun mit einer Pupillenleuchte von seitlich kommend in ein Auge des Patienten, so kann man eine direkte und indirekte Lichtreaktion in Form einer Kontraktion beider Pupillen beobachten:

- **Direkte Lichtreaktion:** Verengung (Miosis) der direkt beleuchteten Pupille
- **Indirekte, konsensuelle Lichtreaktion:** Verengung (Miosis) der Pupille des nicht beleuchteten Auges. Diese „konsensuelle Lichtreaktion“ beruht auf einer teilweisen Kreuzung der afferenten Fasern der Pupillenreflexbahn im Chiasma opticum.

Ein ausbleibender Lichtreflex oder entrundete Pupillen lassen auf vielfältige neurologische Störungen schließen (s. S. 106).

Zusammenfassung

N. olfactorius

- Er dient der Geruchswahrnehmung.
- Reizlose Riechstoffe sind Kaffee, Vanille, Tabak, Seife.
- Simulanten können über eine Geruchsprüfung mit Trigeminusreizstoffen (z. B. Ammoniak, Essigsäure) entlarvt werden.

N. opticus

- Er ist funktionell dem Sehen zugeordnet.
- Eine umfassende Untersuchung umfasst die Visusprüfung, Fundoskopie, Gesichtsfeldprüfung, Prüfung der Lichtreaktion.
- Kurzsichtigkeit (Myopie): Bulbusdurchmesser zu groß, Sehen in der Nähe ohne Hilfsmittel möglich, Einsatz von Zerstreuungslinsen (Minusgläser).
- Weitsichtigkeit (Hyperopie): Bulbusdurchmesser zu klein, Sehen in die Ferne ohne Hilfsmittel möglich, Einsatz von Sammellinsen (Plusgläser).
- Altersweitsichtigkeit (Presbyopie): Brechkraft der Linse nimmt aufgrund des Elastizitätsverlusts der Linse ab, Bulbusdurchmesser wird relativ zu klein, Symptome wie bei Hyperopie

Hirnnerven III, IV und VI

Die Hirnnerven III (N. oculomotorius), IV (N. trochlearis) und VI (N. abducens) können durch den Test einer konjugierten Augenbewegung in alle sechs Hauptblickrichtungen (▮ Abb. 1) gemeinsam geprüft werden. Diese Methode ist zum einen zeitsparend, zum anderen lässt sich so die Untersuchungssystematik leichter einprägen.

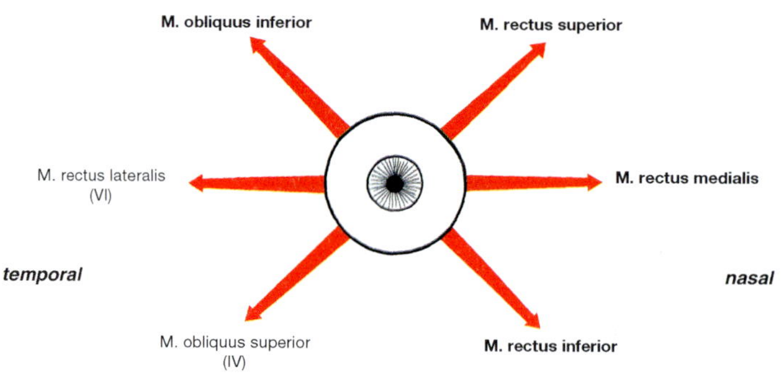

▮ Abb. 1: Hauptblickrichtung der Hirnnerven III, IV und VI. [18]

III – N. oculomotorius: Augenmotorik

Der N. oculomotorius führt sowohl motorische als auch parasympathische Fasern. Motorisch innerviert der III. Hirnnerv den M. rectus superior, M. rectus inferior, M. rectus medialis, M. levator palpebrae und M. obliquus inferior. Parasympathisch werden die Mm. sphincter pupillae und sphincter ciliaris versorgt.

Anamnese/Untersuchung

Der Patient wird nach Auftreten von Doppelbildern in Alltagssituationen gefragt. Darauf verfolgt er – bei fixiertem Kopf – den Zeigefinger des Untersuchers (in ca. 40 cm Abstand) und gibt bei den jeweils geprüften Blickrichtungen evtl. Doppelbilder an. Der Untersucher achtet auf normale und parallele Augenbewegungen des Patienten bzw. auf einen Nystagmus.
Um die Konvergenzbewegung zu testen, bewegt der Untersucher seinen Finger in Richtung Nase des Patienten (▮ Abb. 2).
Die parasympathische Komponente des N. oculomotorius wird über die direkte und indirekte Lichtreaktion geprüft (s. S. 87).

Pathologische Befunde

Strabismus

Strabismus ist als Schielen definiert. Grundsätzlich kann je nach Augenstellung zwischen konvergentem und divergentem Schielen unterschieden werden. Der **Abdecktest** ist das Mittel der Wahl für die Unterscheidung. Der Patient fixiert hierbei einen Gegenstand hinter dem Untersucher. Darauf wird ein Auge abgedeckt und das freie, evtl. schielende Auge beobachtet. Bei Vorliegen eines Strabismus macht das nicht abgedeckte Auge eine Einstellbewegung. Liegt ein Strabismus convergens vor, so stellt das Auge nach temporal ein, bei einem Strabismus divergens nach nasal (▮ Abb. 3).
Ursache für das Schielen können sowohl ein Lähmungsschielen als auch ein Begleitschielen sein:

▶ **Lähmungsschielen** (Strabismus paralyticus): Sowohl eine Okulomotorius- als auch eine Abduzens- oder Trochlearisparese können zu einem Lähmungsschielen führen. Meist ist nur ein Auge betroffen, Symptome sind Doppelbilder und eine kompensatorische Zwangshaltung des Kopfes zum Ausgleich des Schielens.

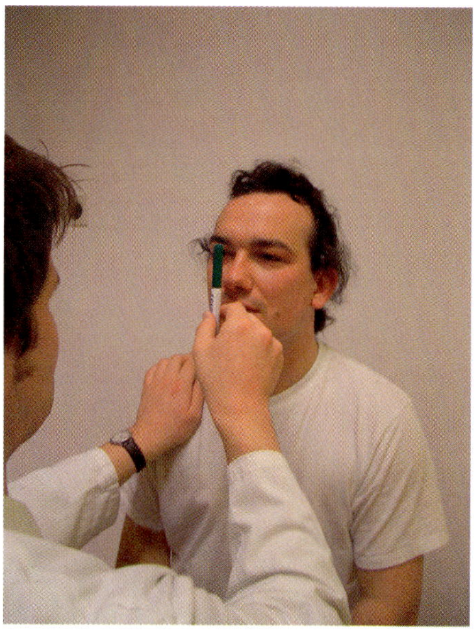

▮ Abb. 2: Konvergenzüberprüfung der Hirnnerven III, IV und VI. [8]

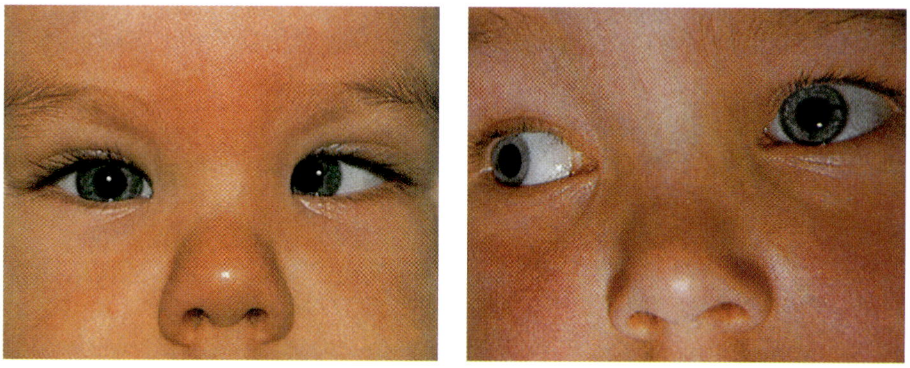

▮ Abb. 3: Konvergentes und divergentes Schielen. [47]

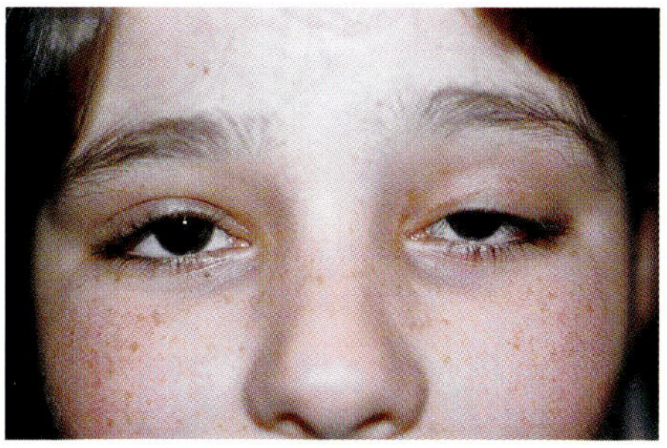

Abb. 4: Ptosis. [21]

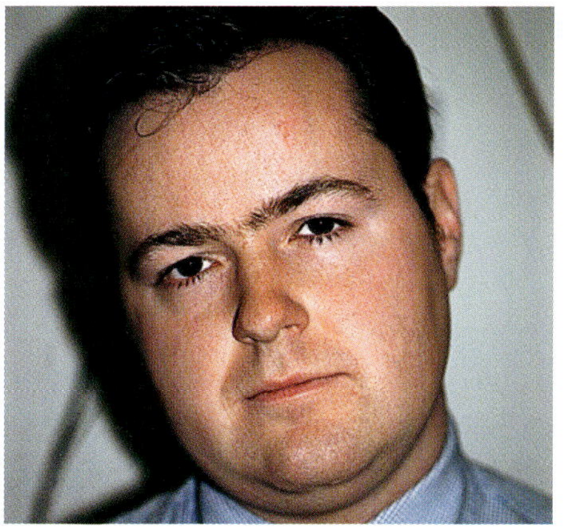

Abb. 5: Charakteristische Kopfzwangshaltung bei rechtsseitiger Trochlearisparese. [21]

▶ **Begleitschielen** (Strabismus concomitans): Beim hauptsächlich im Kindesalter vorkommenden Begleitschielen sind die Augenmuskeln voll funktionsfähig, allerdings fixiert nur ein Auge das Gesehene, das andere, schielende, Auge macht alle Augenbewegungen begleitend mit. Die dadurch entstandenen Doppelbilder werden kortikal supprimiert.

Ptosis

Eine Ptosis beschreibt das Herabhängen eines oder beider Augenlider (▮ Abb. 4) aufgrund einer Lähmung des M. levator palpebrae, einer Läsion der motorischen Nervenfasern des N. oculomotorius.

Mydriasis

Eine Mydriasis ist eine Erweiterung der Pupille. Sie kann ursächlich durch den Ausfall des M. sphincter pupillae und M. ciliaris bedingt sein (s. S. 86; Überprüfung der Lichtreaktion).

IV – N. trochlearis: Augenmotorik

Der N. trochlearis führt lediglich motorische Fasern und innerviert den M. obliquus superior.

Anamnese/Untersuchung

Siehe N. oculomotorius.

Pathologische Befunde

Vertikale Divergenz

Bei einem Ausfall des N. trochlearis kommt es zu einer Bulbusabweichung nach außen-oben bzw. zu schräg versetzten Doppelbildern. Der Patient versucht, diese Doppelbilder durch eine Kopfdrehung zur gesunden Seite auszugleichen (▮ Abb. 5).

VI – N. abducens: Augenmotorik

Der VI. Hirnnerv führt ebenfalls nur motorische Nervenfasern und innerviert den M. rectus lateralis.

Anamnese/Untersuchung

Siehe N. oculomotorius.

Pathologische Befunde

Horizontale Konvergenz

Der Ausfall des N. abducens verursacht beim Geradeausblick eine Bulbusabweichung des kranken Auges nach innen (▮ Abb. 6), beim Blick zur Seite imponiert ein Abduktionsdefizit.

Dieser Befund stellt die häufigste Augenmuskelparese dar.

Ursachen sind neben Traumen auch entzündliche Prozesse im Bereich des Sinus sphenoidalis bzw. Sinus ethmoidalis, Mastoiditiden, aber auch Tumorkompression.

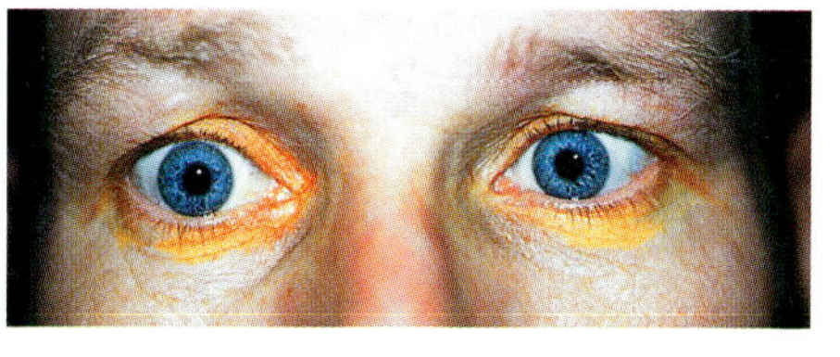

Abb. 6: Bulbusabweichung bei Abduzensparese links. [21]

Zusammenfassung

- Der Test einer konjugierten Augenbewegung in die sechs Hauptblickrichtungen ermöglicht die gleichzeitige Überprüfung der Hirnnerven III, IV und VI.
- Eine **Okulomotoriusläsion** imponiert durch subjektive Doppelbilder, Schielen und/oder Ptosis bzw. Mydriasis.
- Der pathologische Befund der **Trochlearisparese** ist die Bulbusabweichung nach außen-oben.
- Die Pathologie einer **Abduzensparese** ist eine Bulbusabweichung nach innen; sie stellt die häufigste Augenmuskelparese dar.

Hirnnerven V und VII, VIII

V – N. trigeminus: Kaumuskulatur, Gesichtssensibilität

Der N. trigeminus führt neben motorischen auch sensible Nervenfasern. Die motorische Komponente ist für die Kaumuskulatur (M. masseter, M. temporalis, M. pterygoideus medialis und lateralis) verantwortlich, die sensiblen Fasern tragen Informationen über die Berührungsempfindung des Gesichts. Das Gesicht ist hier in drei Versorgungsgebiete eingeteilt und den entsprechenden Trigeminushauptästen (N. ophthalmicus, N. maxillaris, N. mandibularis) zugeordnet (▮ Abb. 1). Auch der Kornealreflex (s. u.) und der Masseterreflex (s. S. 100, Reflexe) sind über den Trigeminusnerv gebahnt.

Anamnese/Untersuchung

Zur Überprüfung der motorischen Komponente des Trigeminusnervs wird der Patient aufgefordert, die Zähne zusammenzubeißen. Dabei werden die zugänglichen Kaumuskeln M. masseter und M. temporalis palpiert und seitenvergleichend die Stärken der Kontraktionen begutachtet. Das **Berührungs- und Schmerzempfinden** wird mittels spitzer und stumpfer Reizzuführung geprüft. Der Patient kommentiert hier bei geschlossenen Augen die Intensität des in dem jeweiligen Versorgungsgebiet jedes Trigeminusastes ausgelösten Reizes. Auch hier ist auf eine seitengleiche Empfindung zu achten. Für die **Warm-kalt-Diskrimination** eignen sich mit warmem und kaltem Leitungswasser gefüllte Reagenzgläser. Der **Kornealreflex** wird mit einer leichten, vorsichtigen Berührung der Konjunktiva bzw. der Kornea mit einem Wattestäbchen durchgeführt. Bei positivem, physiologischem Reflex schließt das Auge bei Berührung der Kornea (▮ Abb. 2).

Das Tragen von Kontaktlinsen führt häufig zu einer Abschwächung bzw. einem Ausfall des Kornealreflexes.

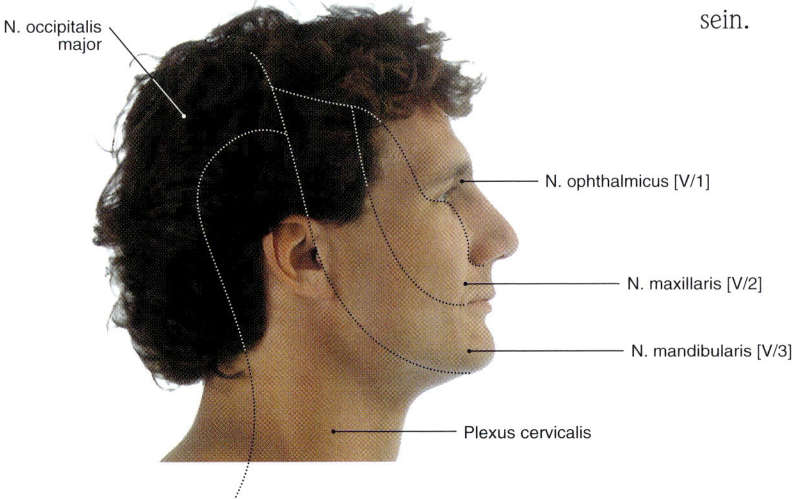

▮ Abb. 1: Sensible Versorgung des Gesichts durch den N. trigeminus. [26]

Pathologische Befunde

Bei einem Ausfall des N. trigeminus kommt es motorisch zu Paresen der Kaumuskulatur. Ebenfalls beeinträchtigt ist die Gesichtssensibilität aller oder des jeweilig lädierten Trigeminusastes. Auch akut einsetzende, starke Schmerzattacken (Trigeminusneuralgien) sind bei Läsionen dieses Nervs zu beobachten.

VII – N. facialis: Mimik

Der N. facialis innerviert motorisch die gesamte mimische Muskulatur und den M. stapedius. Sensorisch führt der Fazialis die Geschmacksfasern der vorderen 2/3 der Zunge. Parasympathisch innerviert werden die Gll. lacrimalis, submandibularis, sublingualis und nasales. Die sensible Komponente umfasst den N. intermedius zur Membrana tympanica im Mittelohr (▮ Abb. 3).

Anamnese/Untersuchung

Die motorischen Funktionen des N. facialis sind sowohl inspektorisch als auch palpatorisch zu beurteilen. Der Patient führt folgende Maßnahmen zur Überprüfung der Motorik durch: Heben der Augenbrauen, Runzeln der Stirn, Augenschließen gegen den Widerstand des Untersuchers, Zähne zeigen, Lächeln, vollständiges Aufblasen der Wangen, Pfeifen (▮ Abb. 4).

▶ Zu achten ist hier besonders auf eine Asymmetrie im Gesicht des Patienten (herabhängende Mund- und Augenwinkel, verstrichene Nasolabialfalte) bzw. auf eine feststellbare Schwäche der mimischen Muskulatur. Die Tränensekretion kann mittels des **Schirmer-Tests** zusätzlich überprüft werden, eine Hyperakusis und Störungen der Geschmacksempfindung werden bei der genauen Untersuchung der Ohren und des Mundes besprochen (s. S. 20–23).

Pathologische Befunde

Fazialisparese

Die Ursache einer Gesichtsschwäche oder -lähmung kann entweder eine periphere oder eine zentrale Fazialisparese sein.

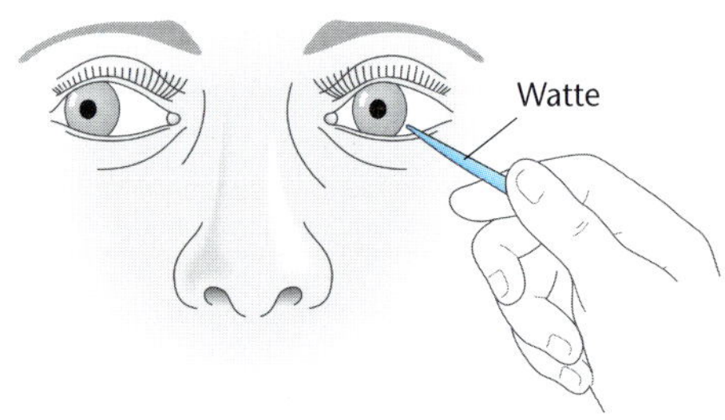

▮ Abb. 2: Auslösen des Kornealreflexes. [22]

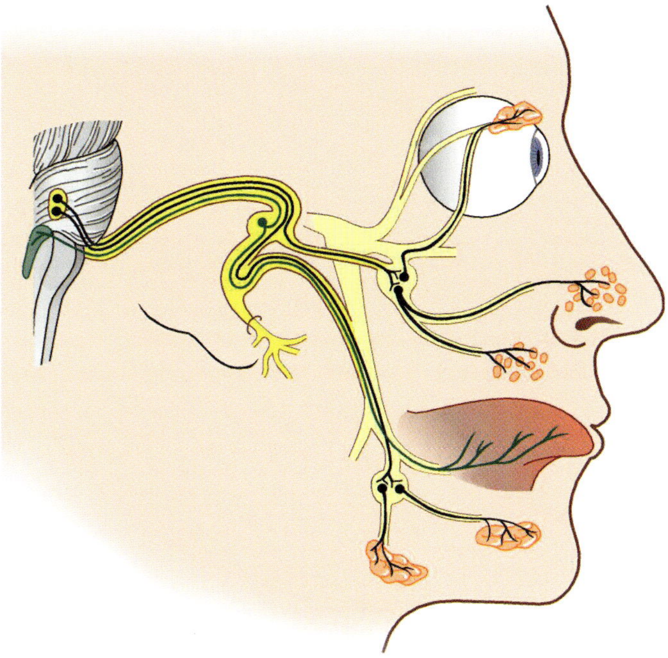

Abb. 3: Intermediusanteil des N. facialis. [18]

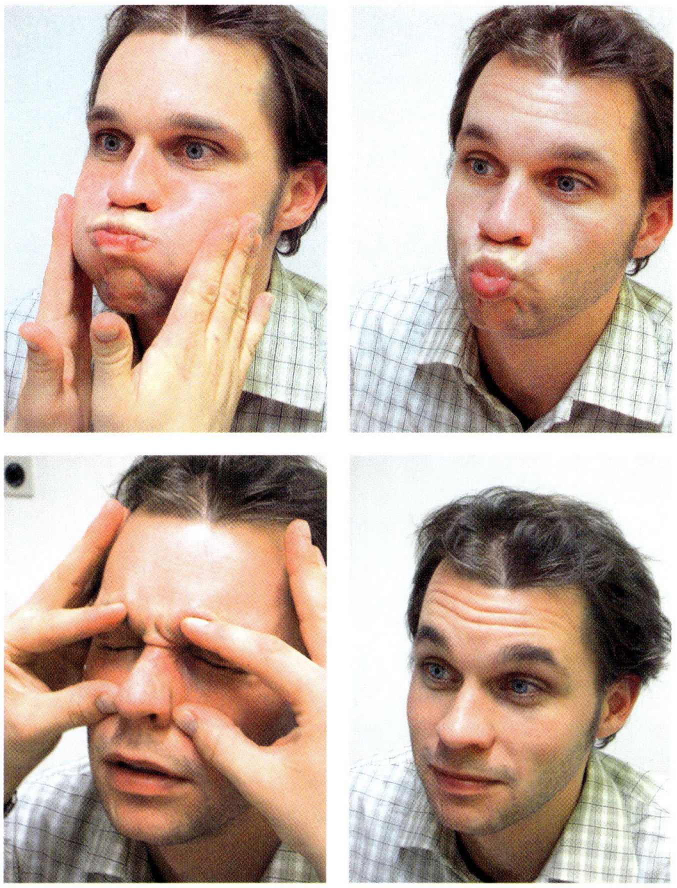

Abb. 4: Prüfung der mimischen Muskulatur. [8]

▶ **Periphere Fazialisparese:** Diese ist zu 80 % idiopathisch bedingt. Es kommt zu einem kompletten Ausfall der gesamten mimischen Muskulatur, d. h. neben hängendem Augen- und Mundwinkel funktionieren auf der betroffenen Seite Lidschluss (Bell-Phänomen) und Stirnrunzeln nicht.
▶ **Zentrale Fazialisparese:** Dabei kann der Patient wegen der beidseitigen kortikalen Innervation auf der betroffenen Seite sowohl die Stirn runzeln als auch das Augenlid schließen. Als Ursache kommen neben zerebralen Tumoren auch Blutungen oder Ischämien infrage.

Neuromuskuläre Übererregbarkeit

Als Beweis einer neuromuskulären Übererregbarkeit kann das **Chvostek-Zeichen** ausgelöst werden. Hier kommt es bei Beklopfen des Fazialisstammgebiets präaurikulär zu sichtbaren Zuckungen der mimischen Muskulatur.

VIII – N. vestibulocochlearis: Gehör, Gleichgewicht

Anamnese/Untersuchung

Die Funktion des N. vestibulocochlearis wird über eine grob orientierende, seitenvergleichende Untersuchung des Hörvermögens mittels Flüstersprache, Reibegeräuschen vor dem Ohr und den Tests nach Weber und Rinne (s. S. 20) überprüft. Bei einem verminderten Hörvermögen kommen differenzialdiagnostisch Schäden in Mittel- oder Innenohr infrage. Eine weitere, fachspezifische und apparative Diagnostik ist dann indiziert. Die Untersuchung des Gleichgewichtorgans und seiner möglichen Schädigungen (z. B. Schwindel) ist ebenfalls auf Seite 20 ausführlich erklärt.

Zusammenfassung

N. trigeminus

- Dieser innerviert motorisch die Kaumuskulatur (M. masseter, M. temporalis, M. pterygoideus medialis und lateralis).
- Das Gesicht wird sensibel von den drei Ästen des N. trigeminus versorgt.

N. facialis

- Dieser führt neben den motorischen und sensiblen Fasern auch parasympathische und sensorische Fasern.
- Bei einer peripheren Fazialisparese sind Stirnrunzeln und der Lidschluss auf der betroffenen Seite nicht möglich, bei einer zentralen Fazialisparese sind diese möglich.
- Bei neuromuskulärer Übererregbarkeit kommt es bei Beklopfen des Fazialisstamms zu Zuckungen der mimischen Muskulatur (Chvostek-Zeichen).

Hirnnerven IX, X, XI und XII

IX – N. glossopharyngeus: Gaumen, Geschmack

Der N. glossopharyngeus innerviert das Gaumensegel motorisch, die Paukenhöhle und den Gehörgang sensibel. Außerdem führt er die Geschmacksfasern des hinteren Drittels der Zunge (Geschmacksempfindung: bitter).

Anamnese/Untersuchung

Die Untersuchung des N. glossopharyngeus und des N. vagus erfolgt gemeinsam, da beide Nerven das Gaumensegel motorisch versorgen. Es wird beurteilt, ob die Stimme des Patienten näselnd ist, und nach Schluckbeschwerden gefragt. Beide Symptome können ein Hinweis auf eine Lähmung des Gaumensegels sein. Dann wird der Patient aufgefordert, bei weit geöffnetem Mund „ahh" zu sagen. Der Untersucher beobachtet hierbei den weichen Gaumen und den Pharynx. Die Gaumensegelmuskulatur verhält sich bei physiologischem Befund symmetrisch. Die Untersuchung des „Würgereflexes" wird nach vorheriger Warnung des Patienten mit einem Reiz (z. B. mit einem Spatel) der Pharynxhinterwand durchgeführt. Die Geschmacksfasern werden, genau wie bei den vorderen 2/3, mit dem entsprechenden Geschmacksstoff (Chinin für bitter) geprüft.

Pathologische Befunde

Bei einer Läsion des N. glossopharyngeus kann man neben dem Geschmacksverlust und abgeschwächten Würgereflex das **Kulissenphänomen** beobachten. Hierbei hebt sich die erkrankte Seite des Gaumens nicht und wird zusammen mit der Uvula auf die gesunde Seite gezogen (▮ Abb. 1).

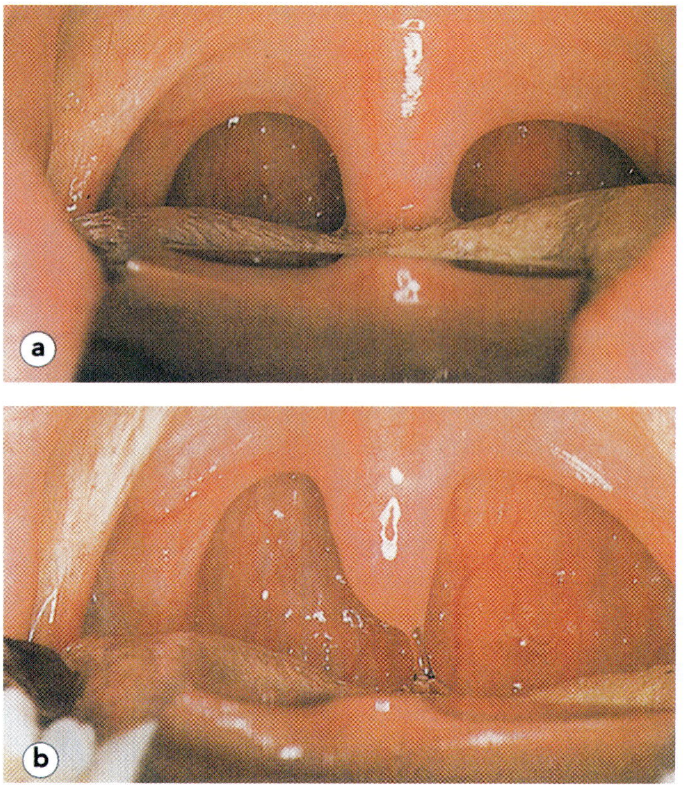

▮ Abb. 1: a) Normalbefund, b) Kulissenphänomen. [23]

X – N. vagus: Stimme, Vegetativum

Der N. vagus innerviert zusammen mit dem N. glossopharyngeus den Gaumen, den Pharynx und den Larynx über motorische Fasern. Außerdem führt er sensible Fasern, die von Pharynx und Larynx kommen.

Anamnese/Untersuchung

Siehe N. glossopharyngeus.

Pathologische Befunde

Ein einseitiger Ausfall der N. vagus führt zu einer **Rekurrensparese,** die über eine Stimmbandspiegelung bewiesen werden kann (▮ Abb. 2). Bei doppelseitigem Ausfall kommt es zu Heiserkeit, Aphonie, nasaler Stimme und evtl. zu Regurgitation von Flüssigkeit aus der Nase. Außerdem stellen sich Paresen in Glottis (mit Heiserkeit ohne Dyspnoe) und Epiglottis ein. Entsprechend der Läsion des N. glossopharyngeus lässt sich auch hier ein Kulissenphänomen beobachten. Da der N. vagus auch vegetative Fasern enthält, stellen sich bei einem Ausfall auch kardiale (z. B. Tachyarrhythmien) oder gastrointestinale Beschwerden ein.

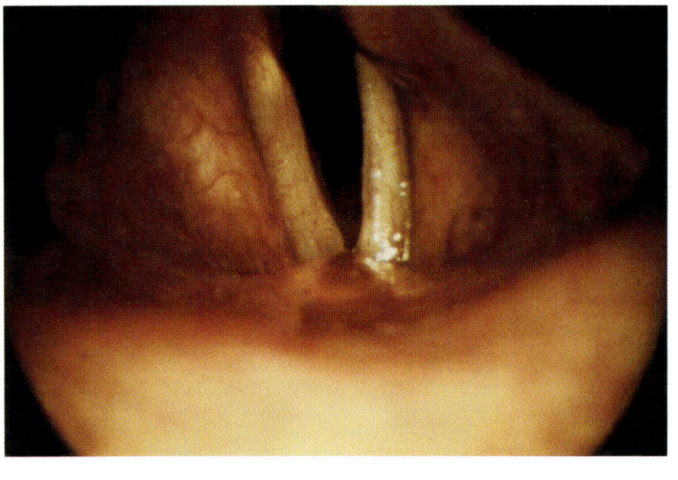

▮ Abb. 2: Stimmbandstellung bei Rekurrensparese. [6]

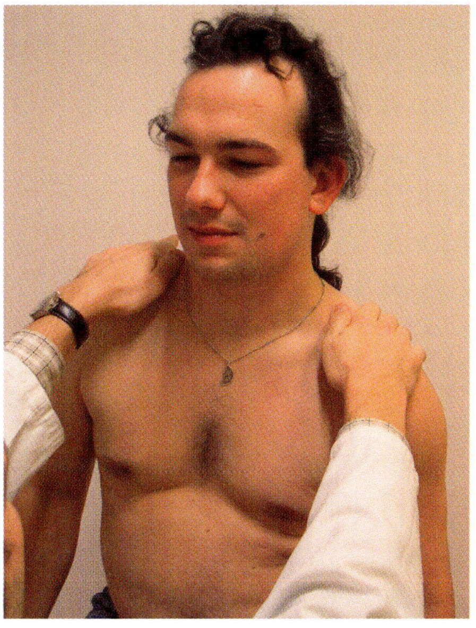

Abb. 3: Schultertiefstand. [8]

XII – N. hypoglossus: Zungenmotorik

Der N. hypoglossus versorgt die Zunge und den Kehlkopf motorisch.

Anamnese/Untersuchung

Die Funktion der Zungenbeweglichkeit wird durch die Inspektion auf Beweglichkeit, Atrophien und Faszikulationen überprüft. Der Patient streckt hierfür die Zunge heraus und bewegt sie hin und her bzw. nach oben und unten.

Pathologische Befunde

Bei einer einseitigen Läsion des N. hypoglossus kommt es zu einer Abweichung der Zunge zur gelähmten Seite (Abb. 4), die Patienten sind beim Sprechen stark eingeschränkt und beißen sich auf die Zunge. Atrophien und Faszikulationen lassen auf eine periphere Parese des N. hypoglossus schließen.

XI – N. accessorius

Der N. accessorius innerviert motorisch den M. sternocleidomastoideus sowie den M. trapezius.

Anamnese/Untersuchung

Zunächst wird der entkleidete Oberkörper des Patienten inspiziert und auf Atrophien der innervierten Muskeln bzw. auf einen Schiefhals oder Schultertiefstand geachtet. Der M. sternocleidomastoideus wird seitengleich überprüft, indem der Patient seinen Kopf gegen den Widerstand des Untersuchers dreht. Die Untersuchung des M. trapezius erfolgt in gleicher Weise. Hier hebt der Patient gegen den Widerstand des Untersuchers seine Schultern.

Pathologische Befunde

Bei beiden Tests zeigt sich bei einer Läsion des N. accessorius eine muskuläre Schwäche der betroffenen Seite (Abb. 3). Ursache dieser Läsion können neben operativen Eingriffen auch Frakturen oder neurogene Syndrome (z. B. ALS) sein.

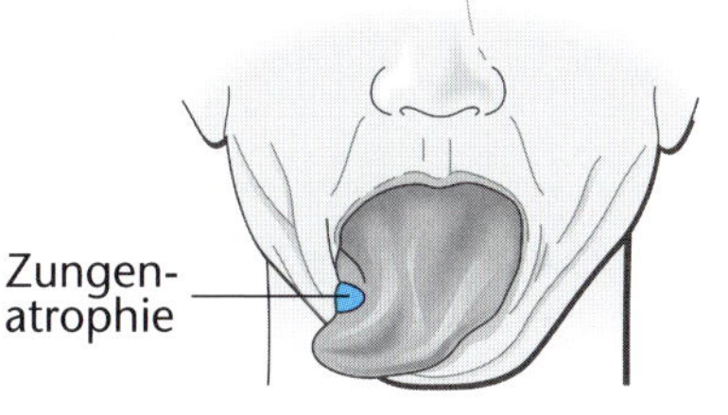

Abb. 4: Zungendeviation. [22]

Zusammenfassung

- Mit der Untersuchung des Gaumensegels werden N. glossopharyngeus und N. vagus beurteilt.
- Das hintere Drittel der Zunge enthält Geschmacksknospen für die Empfindung bitter und wird vom N. glossopharyngeus innerviert.
- Beim Kulissenphänomen weicht die Uvula zur gesunden Seite ab.
- Der N. accessorius versorgt die Mm. trapezius und sternocleidomastoideus motorisch.
- Bei einer Akzessoriusläsion können Atrophie, Faszikulationen oder eine Muskelschwäche imponieren.
- Als pathologischer Befund bei einer Hypoglossusparese weicht die Zunge zur kranken Seite ab.

Motorik

Die Untersuchung der Motorik beinhaltet die Beurteilung der Muskelkraft, die Feststellung von Lähmungen oder überschießenden Bewegungen (Hyperkinesien) und die Prüfung des Muskeltonus.

Prüfung der Muskelkraft

Einen ersten Eindruck über die Muskelkraft des Patienten erhält man bereits bei der Begrüßung über den Händedruck. Für eine weitere Überprüfung der groben Kraft wird der entkleidete Patient gebeten, Arme, Beine, Kopf und Rumpf aktiv zu bewegen. Hierbei ist auf Seitenunterschiede in der Trophik der Muskulatur, auf evtl. Schmerzangaben oder Bewegungseinschränkungen zu achten. Für eine objektive Beurteilung soll der Patient sich aktiv gegen den Widerstand des Untersuchers bewegen und dessen Bewegungen Widerstand leisten (▮ Abb. 1). So werden die Muskeln von Kopf, Rumpf und Extremitäten überprüft. Die Ergebnisse werden als „Kraftgrade" seitenvergleichend dokumentiert (▮ Tab. 1).

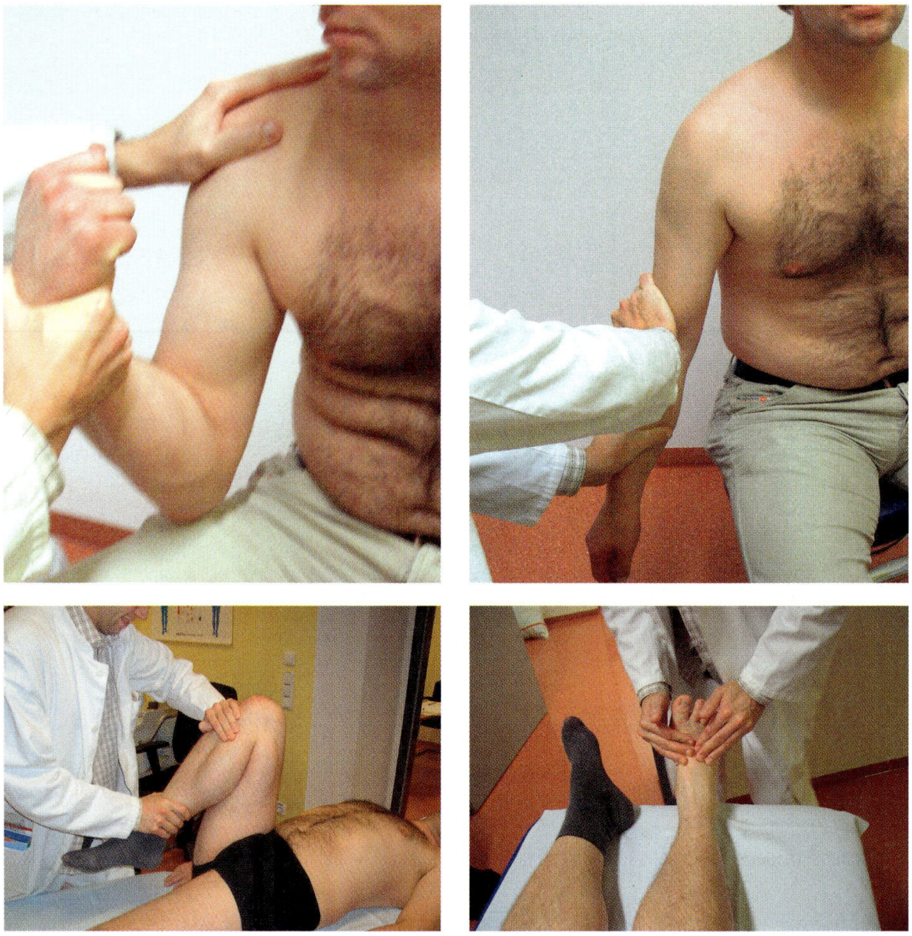

▮ Abb. 1: Untersuchung verschiedener Muskelgruppen gegen Widerstand. [8]

Pathologische Befunde

Parese

Unter einer Parese versteht man eine Schwächung der Muskelkraft. Ursächlich liegt eine unvollständige Lähmung der motorischen Funktion eines Nervs zugrunde. Um diskrete Paresen festzustellen, bedient man sich des Vorhalteversuchs. Dabei hält der Patient mit geschlossenen Augen beide Arme **(Armvorhalteversuch)** in Supination gestreckt nach vorn. Die Angabe eines Schweregefühls, ein Absinken und eine zunehmende Pronationsstellung werden als pathologisch gewertet. Der Versuch kann auch als **Beinvorhalteversuch** durchgeführt werden. Hier beugt der Patient im Liegen die Beine im Hüft- und Kniegelenk und versucht, diese zu halten. Der pathologische Befund entspricht dem des Armvorhalteversuchs.

Paralyse (Plegie)

Die Paralyse oder auch Plegie bezeichnet die vollständige Lähmung der Muskelkraft. Die motorische und sensible Funktion des versorgenden Nervs ist aufgehoben, es imponiert neben der Bewegungsunfähigkeit auch eine Sensibilitätsstörung.

Zentrale Lähmung

Zentrale Lähmungen werden durch einen Schaden im Bereich des 1. Motoneurons, also im Bereich des motorischen Kortex, der Pyramidenbahn oder der Vorderhörner des Rückenmarks verursacht. Klinisch zeigen sich hier neben

Grad	Muskelkraft
0	Komplette Parese, keine Muskelkontraktionen
1	Sichtbare, schwache Muskelkontraktionen, jedoch keine Bewegung
2	Aktive Bewegung ohne Einwirkung der Schwerkraft möglich
3	Aktive Bewegung gegen Schwerkraft möglich
4	Aktive Bewegung gegen Widerstand möglich
5	Volle Muskelkraft

▮ Tab. 1: Einteilung der Kraftgrade.

	Zentrale Lähmung	Periphere Lähmung
Schädigungsort	1. Motoneuron	2. Motoneuron
Muskeltonus	Spastische Lähmung	Schlaffe Lähmung
Muskeleigenreflexe	↑↑	↓↓
Muskelfremdreflexe	Zum Teil abgeschwächt	Keine
Pathologische Reflexe	↑↑	Keine
Muskeltrophik	Keine	Atrophie
Faszikulationen	Keine	↑↑

▮ Tab. 2: Differenzialdiagnose zentrale/periphere Lähmung.

der **Hemiparese** (unvollständige Halbseitenlähmung) oder der **Hemiplegie** (vollständige Halbseitenlähmung) auch Querschnittslähmungen (spastische zentrale Lähmung). Bei einer Läsion oberhalb des HWK 6 kommt es zu einer **Tetraplegie** (Lähmung aller vier Extremitäten), bei einer Läsion oberhalb BWK 1 entwickelt sich eine **Paraplegie** (Lähmung symmetrischer Extremitäten). Eine akute Läsion der Pyramidenbahnen führt zum „spinalen Schock", einer zunächst schlaffen Parese, die allerdings im weiteren Verlauf spastisch wird. Weitere Symptome zeigt ▮ Tabelle 2.

Periphere Lähmung

Eine periphere Lähmung entsteht durch eine Läsion des 2. Motoneurons, also im Bereich der Vorderhornzellen, -wurzel, des peripheren Nervs und der motorischen Endplatte. Die periphere Lähmung ist eine schlaffe Lähmung, begleitet von sich entwickelnden Muskelatrophien, Sensibilitätsstörungen und neurotrophen Störungen der Haut.

Lähmungen bei neuromuskulären Übertragungsstörungen

Bei bestimmten Muskelerkrankungen, die aufgrund einer neuromuskulären Übertragungsstörung entstehen (z. B. Myasthenia gravis), kommt es bei repetitiven Bewegungen zu einer Muskelschwäche. Um diese zu provozieren, verwendet man den **Simpson-Test.** Hier blickt der Patient über einige Minuten mit beiden Augen nach oben. Bei einer verstärkten neuromuskulären Ermüdbarkeit kann sich dabei eine Ptosis entwickeln, der Patient gibt dann Doppelbilder an.

Prüfung des Muskeltonus

Um den physiologischen Dehnungswiderstand der Skelettmuskulatur zu überprüfen, werden neben der Palpation der Muskulatur auf Hartspann, Myogelosen und auch „Triggerpunkte" die Gelenke des entspannten Patienten im Liegen bzw. Sitzen durchbewegt. Stellvertretend für die Extremitäten bieten sich das Ellbogen- bzw. Kniegelenk an. Der Spannungswiderstand der Muskulatur kann aufgrund einer Schädigung zerebraler und zerebellärer Bahnen pathologisch verändert sein. Dies drückt sich in einem sog. **Hyper-** bzw. **Hypotonus** aus. Ein gesteigerter Muskeltonus kann sich in Form einer Spastik oder als sog. Rigor manifestieren.

Pathologische Befunde

Muskuläre Hypertonie

Spastik Eine Spastik ist ein krampfartig erhöhter Muskeltonus, der besonders an den der Schwerkraft entgegenwirkenden Muskeln (Flexoren der Arme, Extensoren der Beine) durch das **„Taschenmesserphänomen"** gekennzeichnet ist. Dabei kommt es zu einem plötzlichen Nachlassen des Muskeltonus bei maximaler Muskeldehnung. Ein spastischer Muskeltonus ist Zeichen einer zentralen Läsion, also des 1. Motoneurons, und tritt bei Querschnittssyndromen auf (▮ Abb. 2).

Rigor Der Rigor ist gekennzeichnet durch einen **„wächsernen" Widerstand** der Flexoren und Extensoren, der während eines gesamten Bewegungsablaufs bestehen bleibt. Charakteristisch ist das **Zahnradphänomen,** das einen kontinuierlichen Muskelwiderstand zeigt, der bei Bewegung ruckartig und

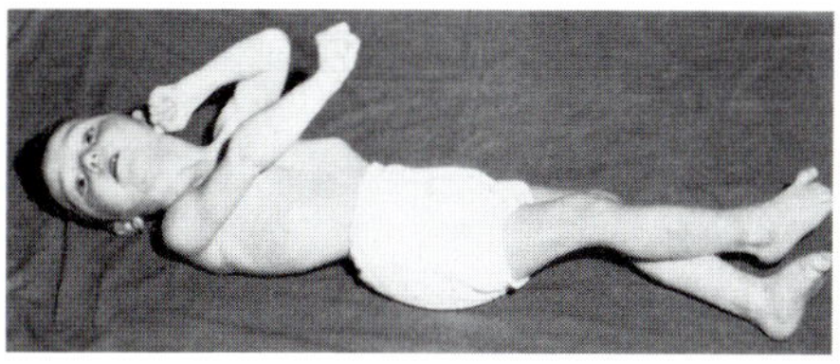

▮ Abb. 2: Spastik bei Querschnittssyndrom. [24]

abgehackt nachgibt. Das Vorliegen eines Rigors beweist eine Störung des extrapyramidalen Systems, ein Hauptsymptom des M. Parkinson.

Myotonie Die Myotonie bezeichnet eine verzögerte Erschlaffung der Muskulatur nach willkürlich durchgeführten Bewegungen. Diagnostisch kann man diese über ein Beklopfen des Muskels mit nachfolgenden Kontraktionen feststellen. Eine objektivere Untersuchungsmöglichkeit stellt jedoch des Elektromyogramm (EMG) dar.

Muskuläre Hypotonie

Die muskuläre Hypotonie kann Zeichen einer peripheren Nervenschädigung oder Kleinhirnläsion sein. Es zeigt sich eine verminderte Muskelspannung, die untersuchten Extremitäten lassen sich leicht „ausschütteln". Zudem weisen die Gelenke eine erhöhte Überstreckbarkeit auf.

Zusammenfassung

Die Untersuchung der Motorik beinhaltet die Muskelkraft und den Muskeltonus:

Muskelkraft

- Die Prüfung erfolgt aktiv und passiv, die Einteilung erfolgt in Kraftgrade (Skalierung 0 – 5).
- Eine Parese ist eine unvollständige motorische oder sensible Lähmung, eine Paralyse (Plegie) eine vollständige Lähmung.
- Eine Spastik spricht für eine zentrale Parese, eine schlaffe Lähmung für eine periphere Parese.

Muskeltonus

- Die Überprüfung erfolgt palpatorisch durch den Untersucher.
- Charakteristisch für eine Spastik ist das Taschenmesserphänomen.
- Charakteristisch für einen Rigor ist das Zahnradphänomen.

Sensibilität

Die Untersuchung der Sensibilität ist unter Beachtung des Verteilungsmusters möglicher sensibler Störungen eine wertvolle Untersuchung zur genauen Lokalisation von Nervenläsionen.

Allgemeine Untersuchung

Bei der Überprüfung der Sensibilität untersucht man neben der **epikritischen** (Berührung) auch die **protopathische** (Schmerz, Temperatur) und die **propriozeptive** (Vibration, Lage) Sensibilität. Grundsätzlich ist die Untersuchung im Seitenvergleich durchzuführen. Der Patient sollte mit geschlossenen Augen entspannt liegen. Eine Inspektion des gesamten Körpers auf evtl. Muskel- oder Hautatrophien bzw. Verletzungen und Verbrennungen als Zeichen einer sensiblen Störung ist der erste Schritt des Untersuchungsvorgangs. Eine adäquate Mitarbeit des Patienten ist hier besonders wichtig, da das Erfassen und Beurteilen von eventuellen Pathologien letztlich auf dessen subjektiven Angaben basiert. Unterschieden werden einseitige oder beidseitige Ausfälle, aber auch symmetrische (z. B. bei Polyneuropathien) oder diffuse (z. B. bei multipler Sklerose) Sensibilitätsstörungen. Als Orientierung bei peripheren Nervenschädigungen dient die Einteilung in die jeweiligen Dermatome (▮ Abb. 1).

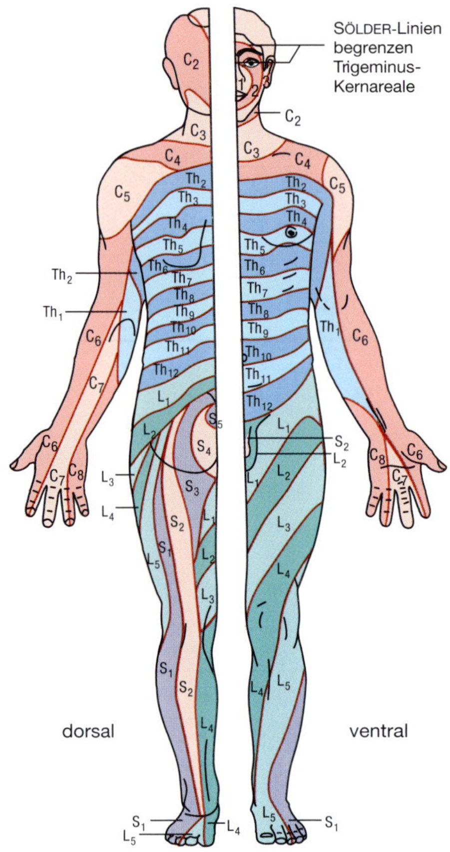

▮ Abb. 1: Dermatome der Haut. [25]

Spezielle Untersuchung/ Befunde

Grundsätzlich lässt sich bzgl. Sensibilitätsstörungen festhalten, dass eine segmentale Ausbreitung auf eine Läsion in den sensiblen Hinterwurzeln des Rückenmarks schließen lässt. Eine periphere Sensibilitätsstörung hat als Ursache eine Läsion des peripheren Nervs. Leidet der Patient an einer halbseitigen Sensibilitätsstörung, so muss an zerebrale Läsionen gedacht werden.

Berührung (epikritische Sensibilität)

Die Beurteilung des Berührungsempfindens erfolgt über ein leichtes, seitenvergleichendes Bestreichen der Haut mit den Fingerspitzen, einem Wattebausch oder Pinsel (▮ Abb. 2). Pathologische Befunde in Form von Missempfindungen wie Kribbeln, Ameisenlaufen, Brennen oder Prickeln bezeichnet man als **Parästhesien.** Werden diese als quälend empfunden, so spricht man von **Dysästhesien.** Eine herabgesetzte bzw. aufgehobene Berührungssensibilität nennt man **Hypästhesie** bzw. **Anästhesie.** Die gesteigerte Empfindung bezeichnet man als **Hyperästhesie,** die verstärkte, d. h. inadäquate Berührungsempfindlichkeit bei normalem Reiz **Hyperalgesie.**

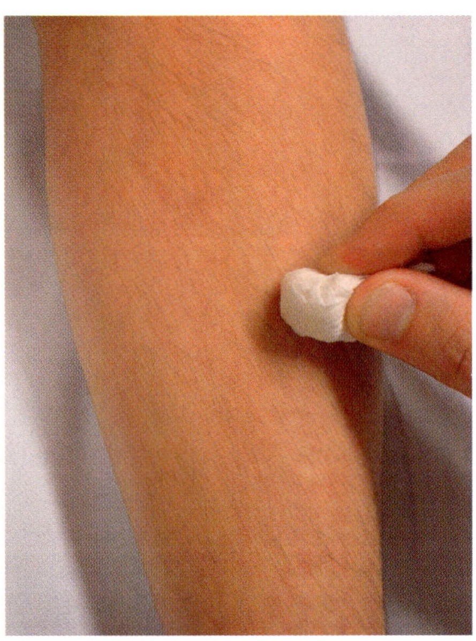

▮ Abb. 2: Untersuchung des Beins mit Wattebausch. [8]

Räumliches Auflösungsvermögen

Zur Beurteilung des räumlichen Auflösungsvermögens dienen die folgenden Untersuchungen:

- ▶ **Zwei-Punkte-Diskrimination:** Zwei Nadeln (z. B. Zirkel) werden in unterschiedlichem Abstand auf die Haut aufgesetzt. Der Patient gibt an, ob er nur eine oder zwei verschiedene Berührungen wahrnimmt. Der Abstand, bei welchem der Patient zwei Berührungen noch differenzieren kann, wird dokumentiert.
- ▶ **Zahlenschrift:** Der Untersucher schreibt mit seinem Finger verschiedene Zahlen auf die Haut (z. B. auf den Rücken) des Patienten. Dieser muss diese Zahlen ohne visuelle Kontrolle erkennen.

Vibration (Propriozeption)

Das Vibrationsempfinden wird mithilfe einer Stimmgabel (64 oder 128 Hertz) durchgeführt. Diese wird angeschlagen und von distal nach proximal (Innenknöchel → Knie) an Knochenvorsprüngen aufgesetzt. Der Patient muss mit geschlossenen Augen angeben, ob und wie lange er in dem jeweiligen Knochen ein Vibrieren verspürt (▮ Abb. 3). Über die Verwendung einer Skala von 1/8 bis 8/8 kann der Untersucher besonders im Verlauf einer Therapie das Vibrationsmissempfinden des Patienten feststellen und beurteilen. Ein aufgehobenes Vibrationsempfinden **(Pallanästhesie)** ist oft das erste Anzeichen einer peripheren Polyneuropathie, beispielsweise infolge Diabetes mellitus oder Alkoholkrankheit.

Lage (Propriozeption)

Bei der Untersuchung des Lagesinns bewegt der Untersucher die Zehengrundgelenke des Patienten auf- bzw. abwärts. Der Patient muss mit geschlossenen Augen die Richtung der Bewegung angeben. Ein Unvermögen der Lage-

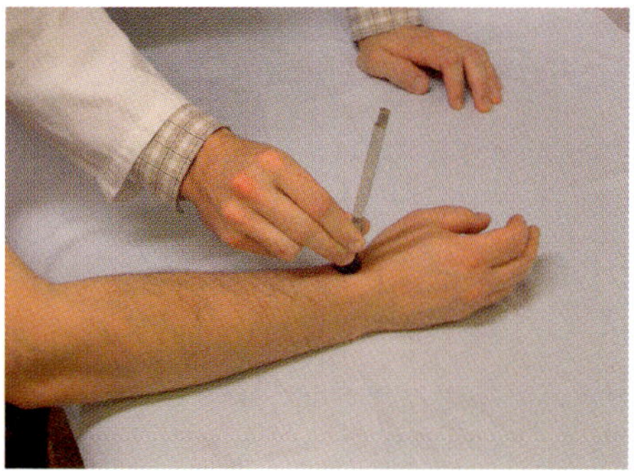

Abb. 3: Untersuchung der Vibration. [8]

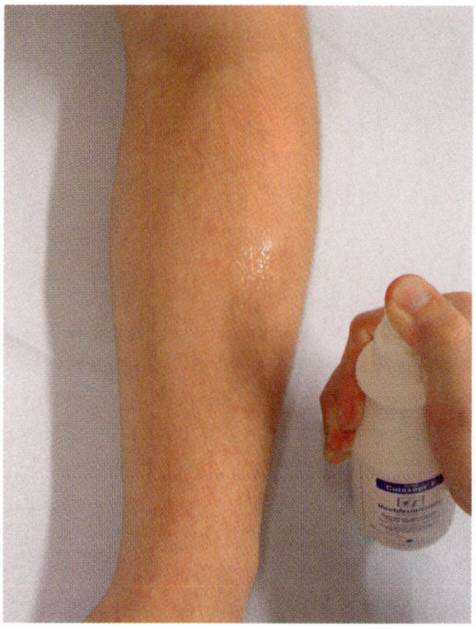

Abb. 4: Untersuchung der Temperatur. [8]

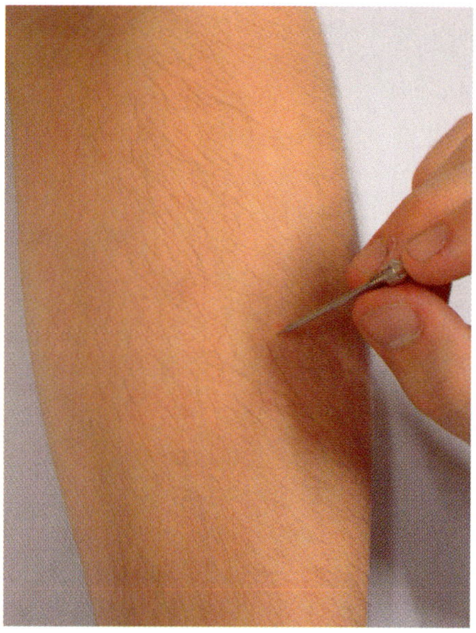

Abb. 5: Untersuchung des Schmerzempfindens. [8]

beurteilung stellt einen pathologischen Befund dar und ist ein Hinweis auf eine Schädigung der Hinterstrangbahnen. Werden die sensiblen Bahnen auf Rückenmarksebene geschädigt, so kann es aufgrund des/der unterschiedlichen Verlaufs und Kreuzung der Bahnen zu einer **dissoziierten Empfindungsstörung** kommen.

Paradebeispiel ist das Brown-Séquard-Syndrom. Hier kommt es auf der Seite der Läsion zu einer halbseitigen Querschnittslähmung mit spastischen Paresen und Störungen der Tiefensensibilität. Auf kontralateraler Seite hingegen ist lediglich die Schmerz- und Temperaturempfindung aufgehoben.

Temperatur (protopathische Sensibilität)

Das Temperaturempfinden wird mithilfe eines metallischen Gegenstands (z. B. Reflexhammer) bzw. mit gefüllten Reagenzgläsern (warmes und kaltes Wasser) oder Desinfektionsspray geprüft. Ein vermindertes bzw. aufgehobenes Temperaturempfinden wird als **Thermhypästhesie** bzw. **Thermanästhesie** bezeichnet (Abb. 4).

Schmerz (protopathische Sensibilität)

Die Schmerzempfindung wird mit einem spitzen Gegenstand (z. B. einer Nadel) überprüft (Abb. 5). Der Untersucher berührt mit diesem im Seitenvergleich die Haut des Patienten. Pathologische Befunde sind wiederum ein vermindertes **(Hypalgesie)** bzw. aufgehobenes **(Analgesie)** Schmerzempfinden. Eine Schmerzüberempfindlichkeit wird hingegen als **Hyperalgesie** bezeichnet. Unter einer **Allodynie** versteht man eine Schmerzempfindung bei einem Reiz, der normalerweise keine Schmerzen auslöst.

Zusammenfassung

- Die Untersuchung der Sensibilität ermöglicht die Feststellung und Lokalisation von Nervenschädigungen.
- Die epikritische Sensibilität beinhaltet das Testen der oberflächlichen Berührung.
- Die protopathische Sensibilität bezieht sich auf Schmerz- und Temperaturempfinden.
- Zur propriozeptiven Sensibilität gehören der Lage- und Vibrationssinn.
  - Das Vibrationsempfinden wird mithilfe einer Stimmgabel überprüft.
  - Die Zahlenschrift und die Zwei-Punkte-Diskrimination stellen Methoden zur Überprüfung des Lagesinns dar.

Koordination

Die Koordination ermöglicht ein synergistisches Zusammenwirken verschiedener Muskelgruppen und kann bei Läsionen im peripheren oder zentralen Nervensystem erheblich gestört sein. Die Überprüfung umfasst die Untersuchung des Gangbildes, der Feinmotorik und der Zielbewegungen. Koordinationsstörungen sind meist ein Zeichen von Kleinhirnläsionen und fallen häufig wegen Gangstörungen der Geschädigten auf.

Untersuchung/Befunde

Gangbild/Gleichgewicht

Schon bei der Inspektion des Patientengangs können Auffälligkeiten, wie z. B. Taumeln, Unsicherheiten, Fallneigung, fehlendes Mitbewegen der Arme bemerkt werden. Erschwerte Gangproben wie der Hacken-, Zehen- und Seiltänzergang (▌Abb. 1 – 3) können Hinweise auf eine Ataxie sein.

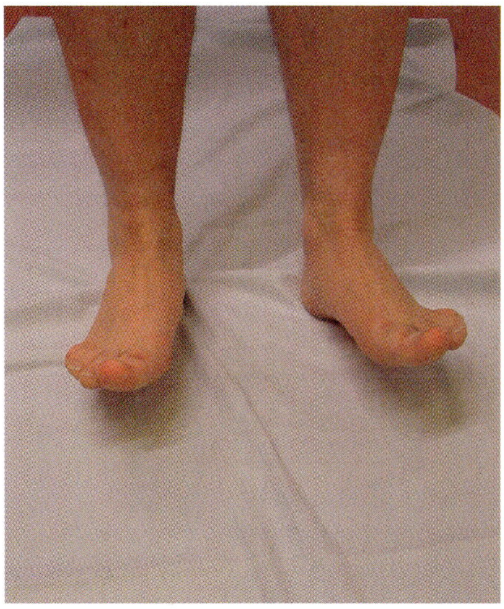

▌Abb. 1: Hackengang. [8]

Ataxie Die Ataxie bezeichnet eine Störung der Koordination. Diese kann durch zerebelläre (Kleinhirnläsionen), spinale (Hinterstrangläsionen) oder vestibuläre (Schädigung des Vestibularapparats) Ursachen entstanden sein. Zeichen einer Ataxie sind Störungen der Okulomotorik, Dysarthrie, Diadochokinese oder eine Rumpf-, Stand- und Gangataxie. Eine genauere Abklärung der Ataxie ermöglichen die folgenden Untersuchungen:

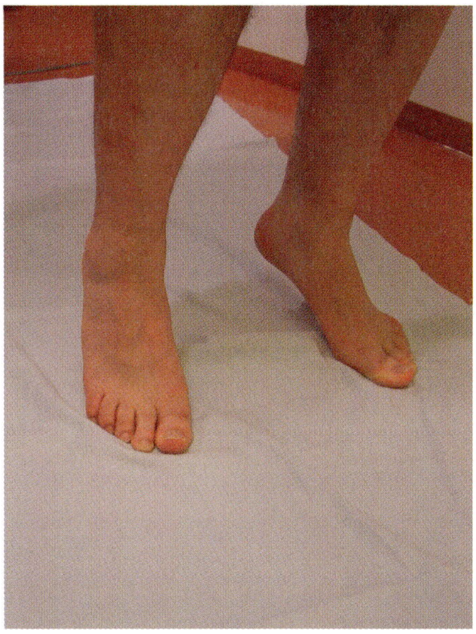

▌Abb. 2: Zehengang. [8]

- ▶ **Romberg-Versuch:** Der Patient versucht bei geschlossenen Augen, eng zusammenstehenden Füßen und nach vorn ausgestreckten Armen, das Gleichgewicht zu halten. Eine sich hier entwickelnde Fallneigung beweist eine Ataxie. Während bei einer spinalen Ataxie die Fallneigung bei geschlossenen Augen deutlich zunimmt (Romberg positiv), ist eine zerebelläre Ataxie von der optischen Kontrolle völlig unabhängig und kann nicht ausgeglichen werden (Romberg negativ). Das pathologische Romberg-Zeichen ist am häufigsten durch eine Schädigung der Hinterstrangbahnen verursacht.
- ▶ **Unterberger-Tretversuch:** Der Patient tritt ungefähr 50-mal mit geschlossenen Augen auf der Stelle. Kommt es

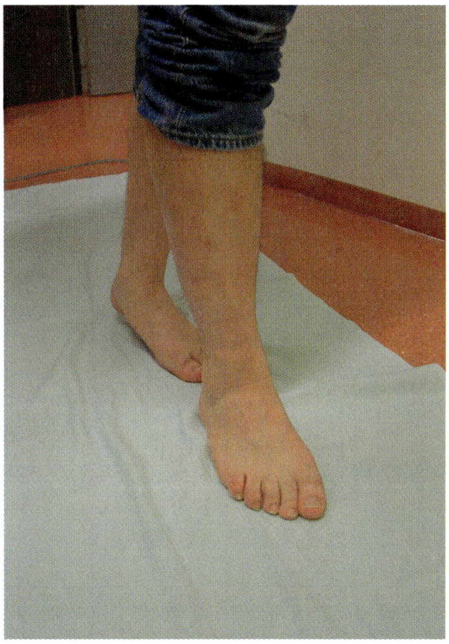

▌Abb. 3: Seiltänzergang. [8]

hierbei zu einer Körperdrehung über 45°, so ist eine pathologische Läsion des homolateralen Vestibularapparats bzw. des Kleinhirns anzunehmen.

Apraxie Als Apraxie bezeichnet man eine Störung integrierter Bewegungs- und Handlungsabläufe bei erhaltener Motorik und Koordination. Als Ursache wird eine zentralnervöse Störung angenommen. Hier unterscheidet man:

- **Ideatorische Apraxie:** Logische Handlungsabläufe können nicht korrekt durchgeführt werden.
- **Ideomotorische Apraxie:** Unfähigkeit, gezielte gestische oder mimische Bewegungen durchzuführen
- **Konsekutive Apraxie:** Gezielte Handlungen können nicht durchgeführt werden.

Gangstörungen

Die Kenntnis pathologischer Gangbilder ist differenzialdiagnostisch von großem Vorteil. In ▮ Tabelle 1 sind die häufigsten Gangstörungen aufgeführt.

Feinmotorik

Die Feinmotorik lässt sich anhand der Durchführung schneller Wechselbewegungen (sog. Diadochokinese) und des sog. Rebound-Phänomens untersuchen.

Diadochokinese Hier gibt es unterschiedliche Möglichkeiten. Beispielsweise kann man den Patienten schnelle Supinations-Pronations-Bewegungen ausführen lassen, oder der Patient wird aufgefordert, abwechselnd mit der Handfläche und dem Handrücken auf seinen Oberschenkel zu schlagen. Bei einem gestörten Bewegungsablauf spricht man von einer **Dysdiadochokinese,** bei verlangsamter Bewegung von **Bradydiadochokinese.** Einen völlig ungezielten, arrhythmischen Bewegungsablauf nennt man **Adiadochokinese.**

Rebound-Phänomen Um das Rebound-Phänomen zu testen, hält der Patient seinen Unterarm gegen den Widerstand des Untersuchers in Beugestellung. Der Untersucher lässt den Arm plötzlich los und beobachtet die Bewegung des Unterarms. Ein pathologisches Rebound-Phänomen tritt auf, wenn eine überschießende Bewegung aufgrund einer verspätet einsetzenden Antwort des Antagonisten erfolgt. Das muskuläre Zusammenspiel von Agonist und Antagonist ist meist aufgrund einer Kleinhirnschädigung gestört.

Zielbewegungen

Eine seitenvergleichende Überprüfung von zielgerichteten Bewegungen der oberen und unteren Extremität kann ataktische Störungen des Patienten offenbaren. Verfehlt der Patient die vorgegebenen Ziele (z. B. Nase, Patella), so spricht man von einer **Dysmetrie.** Über das Ziel hinausschießende Bewegungen werden als **hypermetrisch** bezeichnet. Fällt die Bewegung in Richtung des Ziels zu kurz aus, wird dies als **Hypometrie** bezeichnet. Es stehen folgende Tests zur Verfügung:

- **Finger-Folge-Versuch:** Der Patient sitzt dem Untersucher gegenüber und versucht, mit seinem Zeigefinger dessen Finger zu treffen. Der Untersucher bewegt hierbei seinen Finger in Horizontal- und Vertikalebene vor sich her.
- **Finger-Nase-Versuch:** Der Patient versucht, bei geschlossenen Augen mit seinem Zeigefinger langsam und in einem großen Kreis seine eigenen Nasenspitze zu treffen.
- **Knie-Hacke-Versuch:** Der liegende Patient versucht, mit seiner Ferse die Patella des anderen Beins zu treffen und entlang der Tibiakante nach distal zu gleiten.

Störungsbild	Gangbild
M. Parkinson	Oberkörper nach vorn gebeugt, Startschwierigkeiten, kurze, schlurfende Schritte, verminderte bzw. fehlende Mitbewegung der Arme, Schwierigkeiten beim Überwinden kleiner Hindernisse
Zerebelläre Ataxie	Unsicher, schwankend, Fallneigung trotz offener Augen, keine visuelle Kontrolle möglich
Peroneuslähmung	„Steppergang“ aufgrund einer Fußheberschwäche, Anheben des Fußes durch eine Kniebeugung
Muskeldystrophien	„Watschelgang“ aufgrund einer proximalen Muskelschwäche
Spastische Hemiparese	„Wernicke-Gang“, kreisförmige Außenbewegung des gestreckten Beins; Arm, Ellbogen-, Hand- und Fingergelenke sind adduziert und flektiert
Beidseitige Spastik	„Scherengang“, beide Beine sind gestreckt und werden langsam nach vorn geführt
Polyneuropathie	Unsicher, schwankend, mit Blick zum Boden, visuelle Kontrolle noch möglich

▮ Tab. 1: Gangbilder bei verschiedenen neurologischen Störungen. Nach [33]

Zusammenfassung

- ✖ Koordination ist das synergistische Zusammenwirken von verschiedenen Muskelgruppen.
- ✖ Koordinationsstörungen haben meist Schädigungen des Kleinhirns als Ursache.
- ✖ Erschwerte Gangproben sind Zehen-, Hacken- und Seiltänzergang.
- ✖ Eine Ataxie bezeichnet eine Störung der Koordination und kann zerebellärer, spinaler oder vestibulärer Ursache sein.
- ✖ Die Apraxie ist eine Störung integrierter Bewegungsabläufe bei erhaltener Motorik und Koordination.
- ✖ Die Feinmotorik wird mit den Tests der Diadochokinese und des Rebound-Phänomens überprüft.
- ✖ Mit Finger-Nase-Versuch und Knie-Hacke-Versuch lassen sich die Zielbewegungen des Patienten testen.

Reflexe I

Reflexe sind unwillkürliche und gleich bleibend ablaufende motorische Reaktionen auf äußere Stimuli. Neben den Eigenreflexen gibt es die Fremdreflexe und die pathologischen Reflexe, also Reflexe, die beim gesunden Erwachsenen normalerweise nicht auslösbar sind.

Allgemeine Untersuchungstechnik

Die Untersuchung der Reflexe erfolgt durch einen gezielten Schlag mit dem Reflexhammer auf die jeweilige Muskelsehne. Der Test sollte hierbei mehrmals mit der gleichen Schlagintensität durchgeführt werden. Ein Seitenvergleich der Reflexe ist von großer Bedeutung, da die Reflexantwort individuell unterschiedlich stark ausgeprägt ist. Eine Hilfe für die Reflextestung der unteren Extremität stellt der Jendrassik-Handgriff dar (▮ Abb. 1), der durch die Kontraktion anderer Muskelgruppen eine sog. Bahnung und damit eine gesteigerte Reflexantwort hervorruft. Um die Reflexantworten der oberen Extremität zu verstärken, soll der Patient seine Zähne fest zusammenbeißen.

Dokumentation

Die Reflexstärke wird nach dem Schema in ▮ Tabelle 1 dokumentiert.

Pathologische Befunde

Klonus

Als Klonus bezeichnet man eine anhaltende rhythmische Kontraktion der Muskulatur nach einmaliger Reflexaktivierung. Ursache eines unerschöpflichen Klonus ist eine Schädigung der Pyramidenbahnen. Beispiele für die Provokation von Kloni sind:

Grad	Zeichen	Reflexantwort
0		Reflex nicht auslösbar
1	+	Abgeschwächter Reflex, nur mit Bahnung auslösbar
2	++	Normale Reflexantwort
3	+++	Lebhafter, gesteigerter Reflex, ohne Klonus
4	++++	Erheblich gesteigerter Reflex, mit Klonus

▮ Tab. 1: Dokumentation der Reflexantwort.

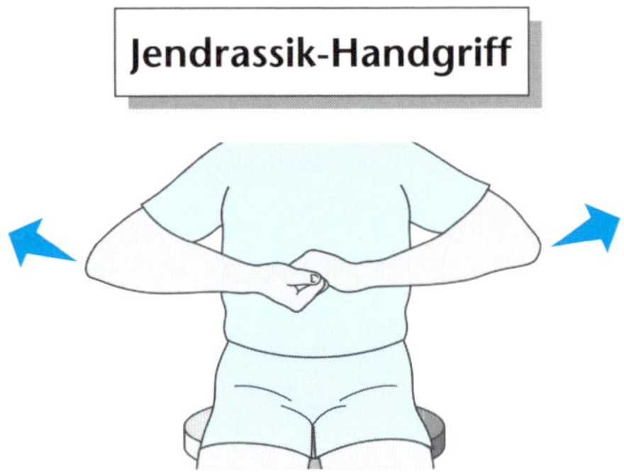

▮ Abb. 1: Jendrassik-Handgriff. [22]

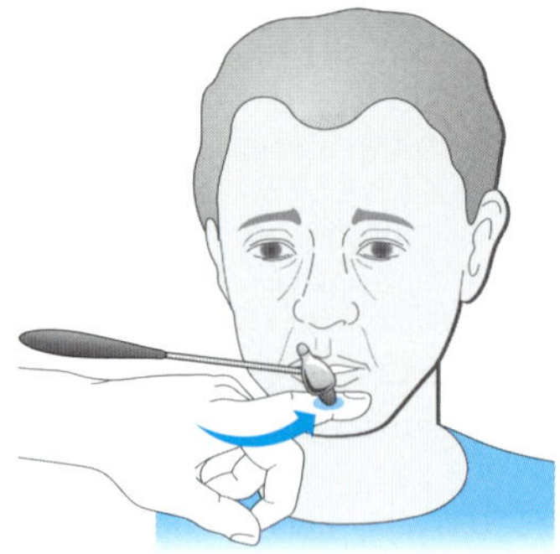

▮ Abb. 2: Prüfung des Masseterreflexes. [22]

▶ **Patellarklonus:** Der Untersucher umfasst die Patella des Patienten mit Daumen und Zeigefinger, zieht diese ruckartig nach distal und hält sie dort fixiert. Eine rhythmische Reflexantwort des M. quadriceps femoris zeigt das Vorliegen eines Klonus an.

▶ **Fußklonus:** Der Untersucher umfasst den Fuß des Patienten, führt eine schnelle Dorsalflexion (Dehnung der Achillessehne) durch und hält den Fuß in dieser Stellung fixiert. Rhythmische Kontraktionen der Wadenmuskulatur weisen auf einen vorliegenden Klonus hin.

Verbreiterte Reflexzonen

Von einer Verbreiterung einer Reflexzone spricht man, wenn der Reflex weiter distal oder proximal des eigentlichen Reizpunktes ausgelöst werden kann. Die Verbreiterung ist als Reflexsteigerung zu werten und kann ebenfalls eine Schädigung der Pyramidenbahn anzeigen.

Eigenreflexe

Bei Muskeleigenreflexen sind Reizort und das Erfolgsorgan des Reflexes identisch. Beim Schlag auf die gespannte Sehne kommt es zu einer Dehnung der Muskelspindeln, die über einen Reflexboden im Rückenmark zu einer Muskelkontraktion desselben Muskels führt. Die Überprüfung der Reflexe erfolgt immer im Seitenvergleich.

Masseterreflex (Pons, Mittelhirn)

Der Untersucher legt seinen Zeigfinger auf die locker herabhängende Mandibula des Patienten und schlägt mit dem Reflexhammer leicht auf diesen Finger. Physiologischerweise kommt es zu einer Kontraktion des M. masseter und zum Kieferschluss (▮ Abb. 2).

Bizepssehnenreflex (BSR, Segment C5/6)

Der Ellbogen des Patienten ist gebeugt und leicht proniert. Der Untersucher legt seinen Daumen auf die Bizepssehne und beklopft diesen mit dem Reflexhammer. Als Reaktion erwartet man eine Kontraktion des M. biceps brachii (▮ Abb. 3).

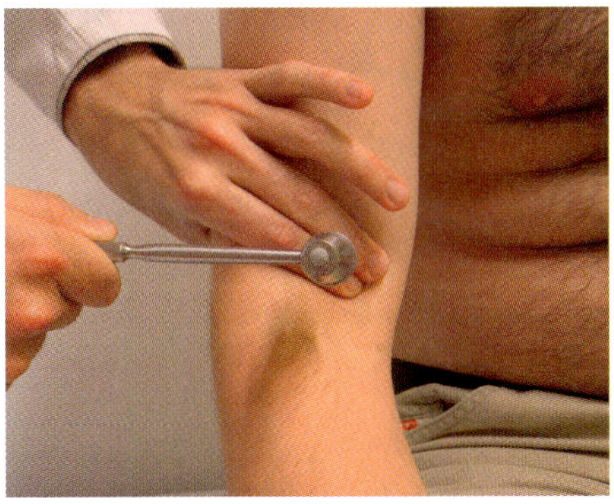

▮ Abb. 3: Untersuchung des Bizepssehnenreflexes. [8]

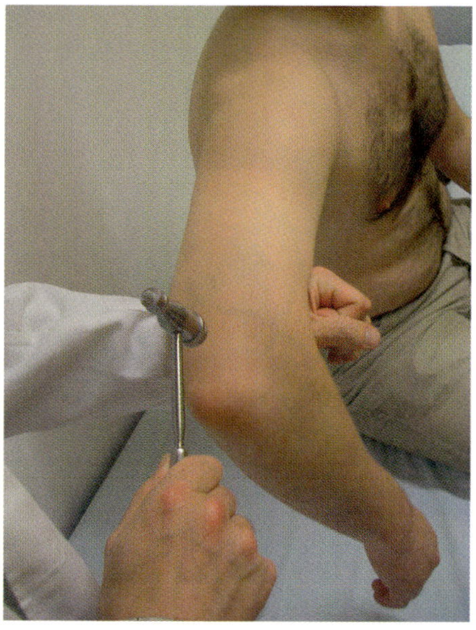

▌ Abb. 4: Untersuchung des Trizepssehnenreflexes. [8]

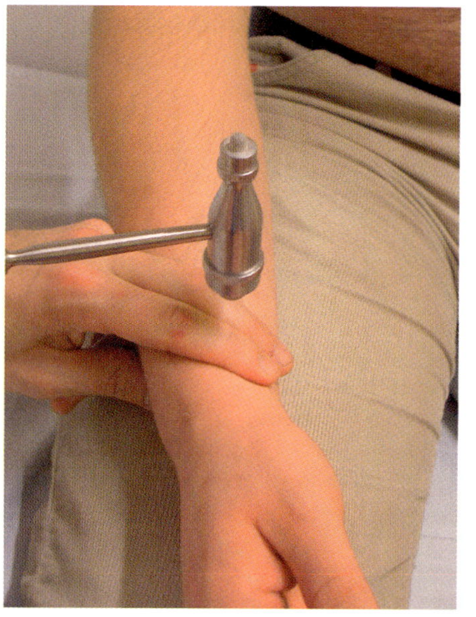

▌ Abb. 5: Untersuchung des Brachioradialisreflexes. [8]

Trizepssehnenreflex (TSR, Segment C6 – 8)

Die distale Sehne des M. triceps brachii wird kurz über dem Olekranon bei 90° gebeugtem Ellbogen beklopft. Es kommt zu einer Streckbewegung im Ellbogengelenk durch eine Kontraktion des M. triceps brachii (▌ Abb. 4).

Radiusperiostreflex oder Brachioradialisreflex (Segment C5/6)

Bei leicht angewinkeltem Unterarm wird die distale Radiusseite kurz oberhalb des Handgelenks am Sehnenansatz des M. brachioradialis beklopft. Der Unterarm reagiert mit einer leichten Kontraktion (▌ Abb. 5).

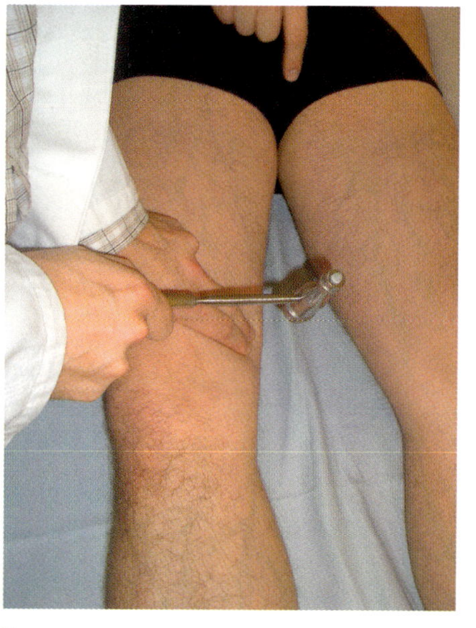

▌ Abb. 7: Untersuchung des Adduktorenreflexes. [8]

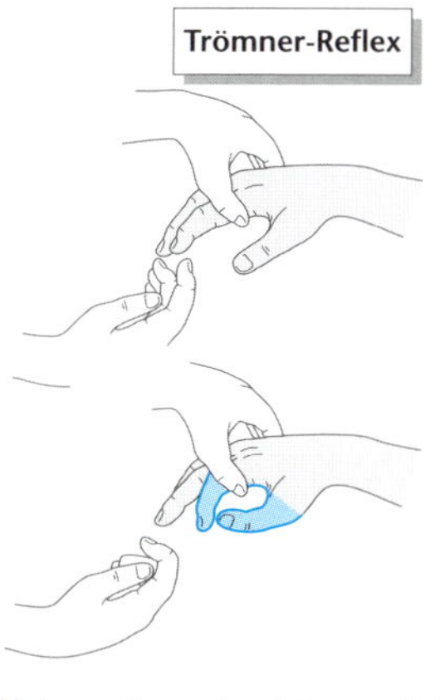

▌ Abb. 6: Untersuchung des Trömner-Reflexes. [22]

Trömner- und Knipsreflex (Segment C7 – Th1)

Die locker herabhängenden Fingerkuppen des Patienten werden schnell von volar aus angetippt. Es resultiert eine leichte Beugebewegung aller Finger (▌ Abb. 6).

Adduktorenreflex (Segment L2 – 4)

Bei leicht abduziertem Bein des Patienten beklopft der Untersucher den Epicondylus medialis femoris innenseitig. Es erfolgt eine Adduktionsbewegung des Beins (▌ Abb. 7).

Reflexe II

Eigenreflexe (Fortsetzung)

Patellarsehnenreflex
(PSR, Segment L3/4)
Der Untersucher beklopft die Sehne des M. quadriceps femoris unterhalb der Patella. Als Reaktion sieht man eine Streckung im Kniegelenk (▮ Abb. 8).

Tibialis-posterior-Reflex
(TPR, Segment L5)
Die Sehne des M. tibialis posterior unter dem Malleolus lateralis wird beklopft. Es erfolgt eine Adduktions-Supinations-Bewegung (▮ Abb. 9).

Achillessehnenreflex
(ASR, Segment S1/2)
Der liegende Patient beugt sein Knie leicht und legt den Fuß auf den anderen Unterschenkel. Der Untersucher dehnt die Achillessehne vor und beklopft diese kurz über dem Kalkaneus. Ist eine Plantarflexion als physiologische Antwort nur schwer auslösbar, so kann der Reflex auch beim knienden Patienten überprüft werden (▮ Abb. 10).

Fremdreflexe

Fremdreflexe bezeichnet man auch als polysynaptische Reflexe, d. h. Reizort und Erfolgsorgan sind nicht identisch. Außerdem ist die Reflexantwort erschöpfbar, d. h. sie nimmt bei mehrmaliger Prüfung hintereinander ab.

Bauchhautreflex (Segment Th6 – 12)
Die Bauchhaut wird in vier Segmente eingeteilt und nacheinander mit einem spitzen Gegenstand von lateral nach medial bestrichen (▮ Abb. 11). Als Reaktion sollte eine Kontraktion der Bauchhaut sichtbar sein. Dieser Reflex ist bei adipösen Patienten meist nicht auslösbar. Ist er einseitig ausgefallen, muss an eine ipsilaterale spinale oder kontralaterale zerebrale Läsion gedacht werden. Ein beidseitiger Ausfall ist u. a. ein Frühsymptom der multiplen Sklerose (MS).

Kremasterreflex (Segment L1/2)
Der Kremasterreflex wird überprüft, indem von proximal nach distal über die Oberschenkelinnenseite gestrichen wird. Normalerweise hebt sich der ipsi-

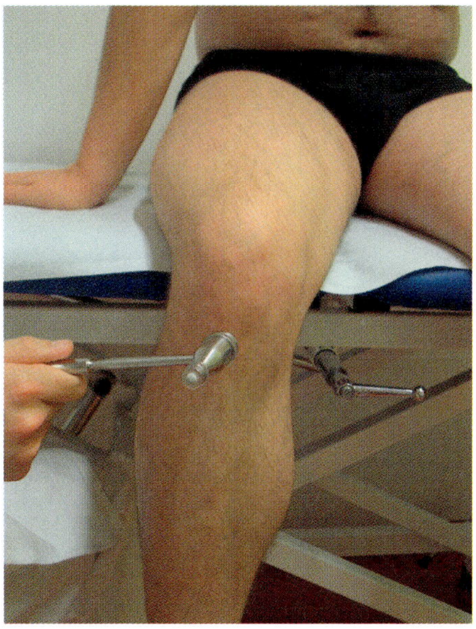

▮ Abb. 8: Untersuchung des Patellarsehnenreflexes. [8]

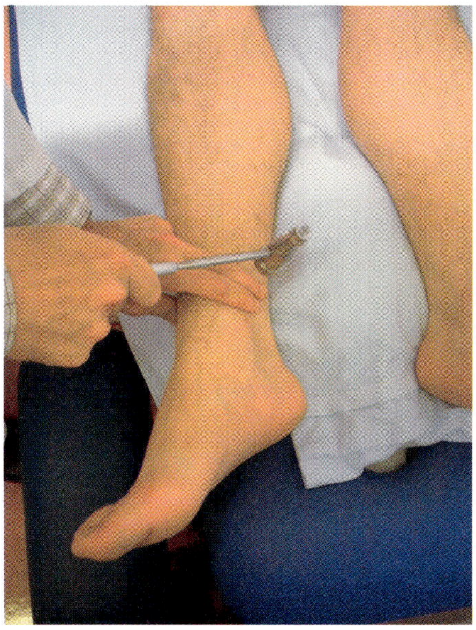

▮ Abb. 9: Untersuchung des Tibialis-posterior-Reflexes. [8]

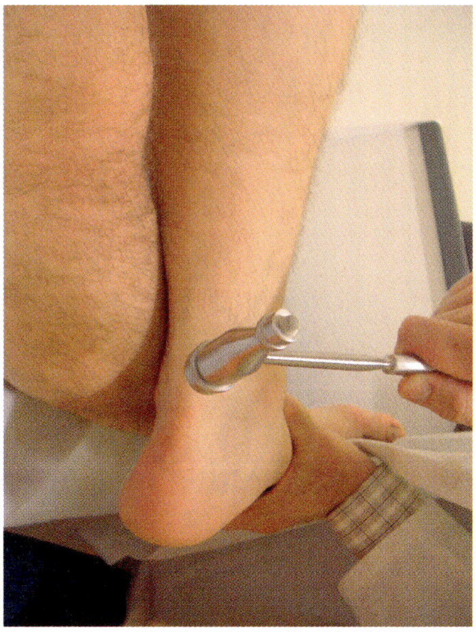

▮ Abb. 10: Untersuchung des Achillessehnenreflexes. [8]

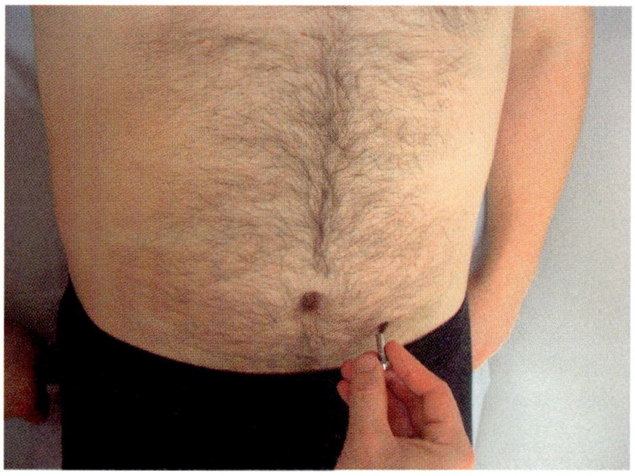

▌Abb. 11: Untersuchung des Bauchhautreflexes. [8]

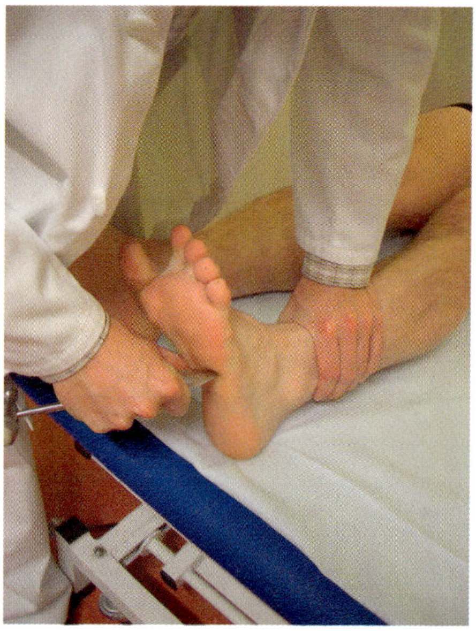

▌Abb. 12: Auslösen des Babinski-Reflexes. [8]

laterale Hoden aufgrund der Kontraktion des M. cremaster.

Analreflex (Segment S3 – 5)

Man bestreicht die perianale Haut und kann physiologischerweise eine Kontraktion des M. sphincter ani externus beobachten. Ein Ausbleiben dieses Reflexes ist u. a. ein Hinweis auf ein Konus-Kauda-Syndrom, das unmittelbar operativ versorgt werden muss.

Pathologische Reflexe

Pathologische sind ebenfalls polysynaptische Reflexe und bei gesunden Personen – außer bei Neugeborenen – normalerweise nicht auslösbar. Das Auftreten dieser pathologischen Reflexe lässt auf eine Schädigung der Pyramidenbahnen oder des 1. Motoneurons (Kortex) schließen. Man spricht auch von **Pyramidenbahnzeichen.**

Babinski-Reflex

Der Untersucher bestreicht den lateralen Fußsohlenrand des Patienten mit einem kantigen oder spitzen Gegenstand. Ein positives Babinski-Zeichen ist die Dorsalflexion der Großzehe und eine Abspreizung der Zehenglieder 2.–5. (▌Abb. 12).

Der pathologische Befund der folgenden Reflexe ist dem des Babinski-Reflexes gleichzusetzen. Es ändern sich für den Untersucher lediglich die Reizstellen:

- ▶ **Oppenheim-Reflex:** Bestreichen der Tibiakante mit Zeigefinger und Daumen von proximal nach distal (▌Abb. 13)
- ▶ **Gordon-Reflex:** Der Untersucher knetet die Wadenmuskulatur des Patienten
- ▶ **Chaddock-Reflex:** Bestreichen der Haut am dorsalen lateralen Fußrand
- ▶ **Strümpell-Reflex:** Beugen des Kniegelenks gegen Widerstand

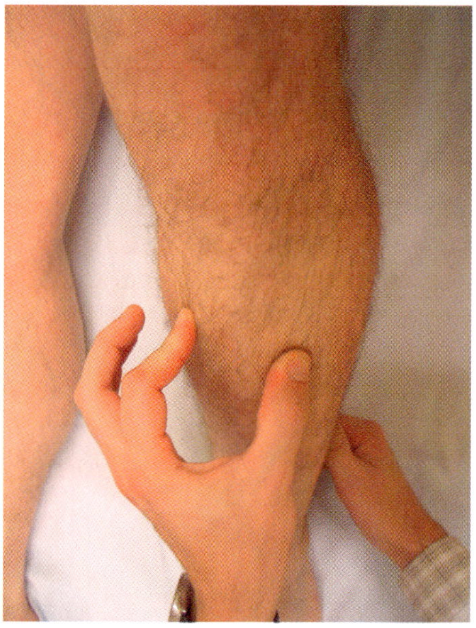

▌Abb. 13: Auslösen des Oppenheim-Reflexes. [8]

Zusammenfassung

- ✖ Die Untersuchung der Reflexe erfordert einen geübten, gezielten Schlag auf die jeweilige Muskelsehne.
- ✖ Der Jendrassik-Handgriff dient der unteren, Zähne zusammenbeißen der oberen Reflexbahnung.
- ✖ Das Auftreten von Kloni und verbreiterte Reflexzonen sind Zeichen einer zentralen Störung.
- ✖ Monosynaptischer Eigenreflex: Reizort und Erfolgsorgan sind identisch.
- ✖ Polysynaptischer Fremdreflex: Reizort und Erfolgsorgan sind unterschiedlich.
- ✖ Fremdreflexe sind erschöpfbar.
- ✖ Pathologische Reflexe sind bei gesunden Erwachsenen nicht auslösbar.
- ✖ Pyramidenbahnzeichen sind der Babinski-, Oppenheim-, Gordon-, Chaddock- und Strümpell-Reflex.

Nervendehnungszeichen und Artikulation

Nervendehnungszeichen

Nervendehnungszeichen werden bei einem Verdacht auf Vorliegen einer meningealen oder spinalen Reizung geprüft. Hierbei werden Schmerzen oder das Erfassen von muskulären Widerständen als pathologisch gewertet. Die Nervendehnungszeichen werden bei auf dem Rücken liegenden Patienten geprüft.

Untersuchung/ pathologischer Befund

Meningismuszeichen

Der Patient gibt bei der passiven Beugung des Kopfes in Richtung Kinn Schmerzen an bzw. der Untersucher verspürt einen deutlichen muskulären Widerstand, eine „Nackensteifigkeit" (▮ Abb. 1). Dieser Befund spricht für eine meningeale Reizung.

Brudzinski-Zeichen

Ebenso wie beim Test des Meningismuszeichens beugt der Untersucher den Kopf des Patienten kinnwärts nach vorn. Das Brudzinski-Zeichen ist als positiv zu werten, wenn der Patient reflektorisch seine Knie- und Hüftgelenke beugt (▮ Abb. 2).

Kernig-Zeichen

Das Kernig-Zeichen ist als positiv zu werten, wenn es bei der Beugung des gestreckten Beins im Hüftgelenk zu einer reflektorischen Kniegelenksbeugung des Patienten kommt (▮ Abb. 2).

Lasègue-Zeichen

Der Untersucher beugt das gestreckte Bein des Patienten im Hüftgelenk. Im Normalfall lässt sich das Bein schmerzfrei bis 90° flektieren. Ein pathologischer Prozess der Wirbelsäule (z. B. Prolaps) bzw. eine meningeale Reizung machen diese Untersuchung aufgrund starker Schmerzen unmöglich. Es wird der Winkel bis zum Einsetzen der Schmerzen für Verlaufsuntersuchungen dokumentiert (▮ Abb. 3).

Lhermitte-Zeichen

Das Lhermitte-Zeichen kann Hinweis auf eine multiple Sklerose bzw. auf eine spinale Raumforderung sein. Es ist positiv, wenn der Patient bei einer passiven Beugung des Kopfes kinnwärts Parästhesien in den Extremitäten oder am Rumpf verspürt.

Opisthotonus

Als Opisthotonus bezeichnet man eine andauernde Überstreckung von Kopf, Rumpf und Extremitäten bei einem vorliegenden Krampf der Nacken- und Rückenmuskulatur (z. B. bei einer Meningitis, ▮ Abb. 4).

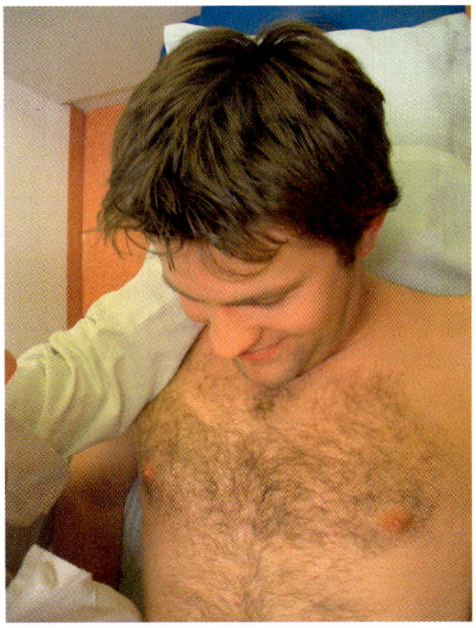

▮ Abb. 1: Meningismuszeichen. [8]

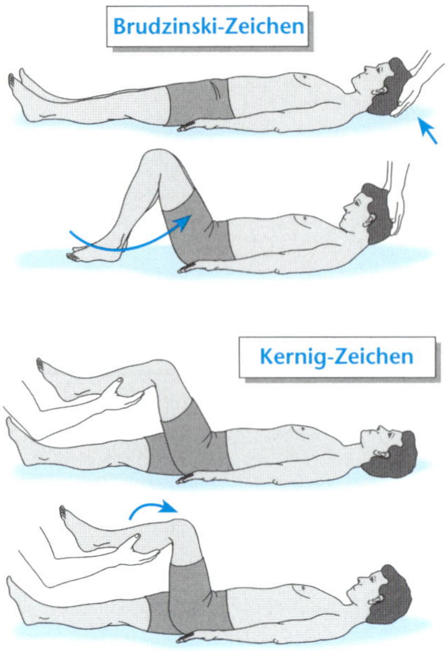

▮ Abb. 2: Brudzinski- und Kernig-Zeichen. [22]

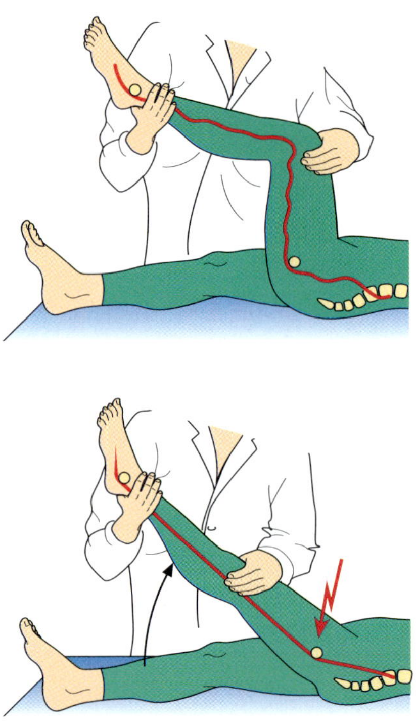

▮ Abb. 3: Lasègue-Zeichen. [24]

Artikulation

Das Überprüfen der Artikulation ist ein weiterer wichtiger Schritt der neurologischen Untersuchung, da Charakteristika und Auffälligkeiten einen Hinweis auf neurologische Defizite geben. Unterscheiden muss man hier v. a. zwischen einer Sprachstörung und eine Sprechstörung. Während die Ursache einer Sprachstörung in einem Defizit der Laut- und Wortbildung im ZNS liegt, ist die Sprechstörung Folge der motorischen Unfähigkeit, Laute und Worte zu bilden.

Untersuchung/ pathologischer Befund

Bei der Untersuchung muss neben der Lautbildung des Patienten auch auf Mundmotorik, Redefluss, Phonation und Atmung geachtet werden. Hierfür wird eine neuropsychologische Untersuchung durchgeführt, bei der zunächst das spontane Sprachverhalten, dann das Nachsprechen, das Benennen von Gegenständen, das Sprachverständnis und schließlich die Schriftsprache überprüft werden.

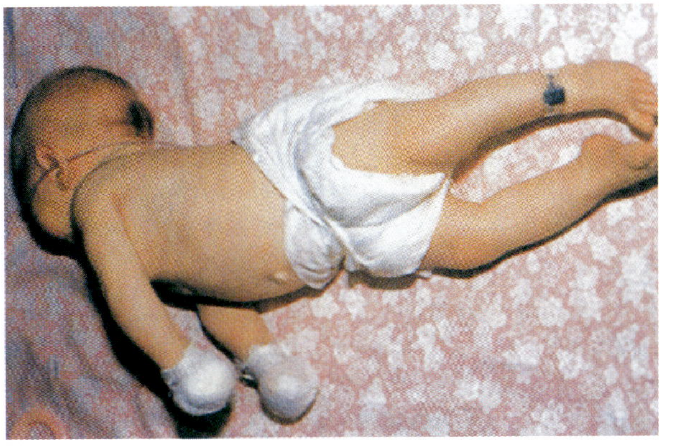

Abb. 4: Opisthotonus. [45]

Dysarthrophonien

Dysarthrophonien sind Störungen der Sprechmotorik, für die eine inadäquate Sprechatmung und damit auch ein unsteter Redefluss typisch sind. Ursache sind meist motorische Ausfälle im Bereich der Lippen-, Gaumen-, Zungen- und Pharynxmuskulatur. Das Sprachverständnis ist allerdings nicht beeinträchtigt.

Aphasien

Als Aphasien bezeichnet man zentral bedingte Sprachstörungen. Ursächlich kommen hier neben einer zerebrovaskulären Insuffizienz bzw. Apoplexie auch kortikale Degenerationen oder Tumoren in Betracht. Tabelle 1 gibt einen Überblick über die verschiedenen Aphasien.

Aphonie/Dysphonie

Als Dysphonie bezeichnet man eine Störung der Stimmlautstärke, -qualität oder der Tonhöhe. Meist ist diese durch eine Erkrankung des Kehlkopfs verursacht. Kann sich der Patient lediglich noch in Flüstersprache verständigen, so spricht man von einer Aphonie.

Aphasien	Merkmale	Beispiele
Motorische Aphasie (Broca)	Störung der Sprachproduktion (Sprechen, Lesen, Schreiben) bei erhaltenem Sprachverständnis	„Berstü“ statt „Bürste“
Sensible Aphasie (Wernicke)	Störung des Sprachverständnisses bei flüssiger Sprache, teilw. Logorrhö mit Wortverwechslungen und Neologismen	„Kamm“ bzw. „Haarverschönerer“ statt Bürste
Globale Aphasie	Keine Sprachproduktion, Automatismen, Floskeln, Neologismen	„Schön, schön“, „gut, gut“
Amnestische Aphasie	Die flüssige Sprachproduktion ist durch Wortfindungsstörungen beeinträchtigt.	„Man macht sich die Haare damit“ statt Bürste

Tab. 1: Aphasien und ihre Merkmale.

Zusammenfassung

- Bei Verdacht auf eine Reizung der Meningen müssen die Nervendehnungszeichen überprüft werden.
- Als pathologisch werden sowohl eine Schmerzangabe als auch ein spürbarer muskulärer Widerstand gewertet.
- Das Meningismus- und Brudzinski-Zeichen können mit einem Untersuchungsgriff getestet werden.
- Ein Opisthotonus kann bei epileptischen Anfällen bzw. Tetanien beobachtet werden.
- Artikulationsstörungen sind ebenfalls Zeichen neurologischer Defizite.
- Sprechstörungen sind durch eine motorische Unfähigkeit bedingt.
- Sprachstörungen sind durch eine zentralnervöse Unfähigkeit bedingt.
- Für die Untersuchung der Artikulation eignet sich ein Nachsprechen bestimmter vorgesprochener Sätze (z. B. der Aachener Aphasie-Test).

Der bewusstlose Patient

Bewusstlose Patienten stellen in der Medizin einen absoluten Notfall dar und müssen unter ständiger Kontrolle der Vitalparameter Puls, Atmung und Blutdruck auch neurologisch untersucht werden. Wichtig sind besonders fremdanamnestische Angaben zu Ursache, Dauer und Begleitumständen, da hier entscheidende Hinweise auf den Auslöser der Bewusstlosigkeit gegeben werden können. Aber auch die medizinische Vorgeschichte (z. B. kardiovaskuläre Erkrankungen, Diabetes mellitus, Epilepsien) und v. a. die Medikamentenanamnese (z. B. evtl. Einnahme von Drogen, Medikamentenintoxikation) helfen bei der Diagnostik und Therapie. Bewusstseinsstörungen werden gemäß der Verfassung und dem Verhalten des Patienten in verschiedene Stadien eingeteilt:

- **Somnolenz:** Der Patient ist erweckbar und vollständig orientiert, allerdings wirkt er schläfrig und benommen und zeigt verlangsamte Reaktionen.
- **Sopor:** Der Patient kann nur durch starke Reize (lautes Reden, Schmerz) zu einem kurzzeitigen Bewusstsein gebracht werden. Die Reflexe sind vorhanden.
- **Stupor:** Der Patient ist nicht mehr erweckbar und zeigt lediglich auf starke Schmerzreize Reaktion.
- **Koma:** Der Patient zeigt keinerlei Reaktion auf seine Umwelt, Eigen-, Fremd- und vegetative Reflexe sind erloschen, Atmung und Herz-Kreislauf-System sind evtl. gestört.

Untersuchung/ pathologische Befunde

Um in erster Linie einen Herz-Kreislauf-Stillstand auszuschließen, erfolgt mit dem sog. BAP-Algorithmus (**B**ewusstsein, **A**tmung, **P**uls) die Vitalzeichenkontrolle. Diese ist in regelmäßigen Abständen zur Abschätzung eines stabilen Zustands durchzuführen. Gegebenenfalls müssen sofort wiederbelebende Maßnahmen ergriffen werden.

Bewusstseinslage

Bei der Untersuchung des Bewusstseins werden – neben Ansprechen – ein Schmerzreiz gesetzt (z. B. Kneifen in das Nasenseptum) und die Lage des Körpers, die Pupillenform, -weite und -reaktion (▮ Abb. 1), Reflexe und Muskeltonus geprüft.

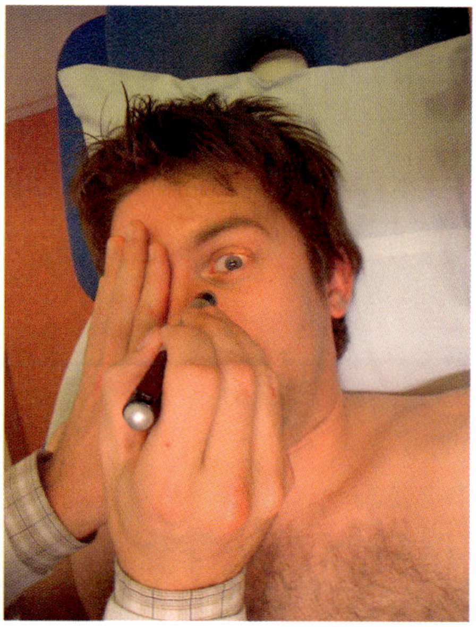

▮ Abb. 1: Kontrolle der Pupillenweite. [8]

Glasgow-Coma-Scale Ein genaue Differenzierung und Bewertung der Bewusstseinslage, v. a. auch für die spätere Verlaufsbeurteilung, erlaubt die Glasgow-Coma-Scale. Über die Beurteilung dreier verschiedener Kriterien mit einer Punktezahl von 3 bis 15 (▮ Tab. 1) kann über die weiterführenden Maßnahmen (z. B. Intubation) entschieden werden.

Weitere Untersuchungen

Inspektion/körperliche Untersuchung Die Inspektion und eine grobe körperliche Untersuchung sind bei der Aufnahme schnell, aber dennoch gezielt durchzuführen. Hier können weitere differenzialdiagnostische Hinweise auf den Auslöser der Bewusstlosigkeit herausgearbeitet werden. So ist auf äußere Anzeichen eines stattgehabten Traumas (z. B. offene Frakturen, Hämatome, Gelenkfehlstellungen) zu achten. Zudem gilt es, sich über folgende Organsysteme einen Gesamtüberblick zu verschaffen:

Kriterien	Reaktion des Patienten	Pkt.
Augen öffnen	Spontan	4
	Auf Ansprache	3
	Auf Schmerzreiz	2
	Keine Reaktion	1
Motorische Reaktion	Führt auf Aufforderung gezielte Bewegungen aus	6
	Gezielte Abwehr auf Schmerzreize	5
	Ungezielte Abwehr auf Schmerzreize	4
	Abnormale Flexion (Beugesynergismen) auf Schmerzreize	3
	Abnormale Extensionen auf Schmerzreize	2
	Keine Reaktion auf Schmerzreize	1
Verbale Reaktion	Örtlich, zeitlich und zur Person orientiert	5
	Patient desorientiert, beantwortet Fragen	4
	Inadäquate verbale Antwort	3
	Unverständliche Laute	2
	Keine Antwort	1

▮ Tab. 1: Glasgow-Coma-Scale.

▶ **Herz-Kreislauf-System:** Pulsfrequenz, Herztöne und Blutdruck. Sind bei der Auskultation Herzgeräusche zu hören? Gibt es Zeichen einer Herzinsuffizienz? Bestehen Strömungsgeräusche über den Karotiden?
▶ **Atmung:** Wie hoch ist die Atemfrequenz, wie ist das Atemmuster, besteht eine Zyanose, Dyspnoe, Apnoe, Stridor?
▶ **Gastrointestinales System:** Besteht eine abdominelle Abwehrspannung? Gibt es peritonitische Zeichen oder Druckschmerzen? Sind Darmgeräusche zu hören? Wie hoch ist der Blutzucker?
▶ **Haut:** Wie ist die Hautfarbe (Anämie: blass; Zyanose: blau-livide; Ikterus: gelblich; CO-Vergiftung: kirschrot)? Wie fühlt sich die Haut an (heiß: evtl. Infektion)? Lassen sich Nadeleinstichstellen am Körper finden?

Apparative Diagnostik

> Bei jedem Patienten mit unklarer Bewusstseinslage muss neben den üblichen klinisch-internistischen eine Reihe von neurologischen Zusatzuntersuchungen (wie Doppler, EEG, Röntgen, CCT ...) durchgeführt werden.

Herz-Kreislauf-Reanimation

Die Reanimation (HLW = Herz-Lungen-Wiederbelebung) ist durchzuführen, wenn bei einem bewusstlosen Patienten weder Atmung noch Puls zu erheben sind und echokardiografisch von einer Asystolie ausgegangen werden muss. Für die Durchführung haben sich in den letzten Jahren Ablaufschemata, sog. Algorithmen, durchgesetzt, um eine optimale Überlebenswahrscheinlichkeit zu erzielen. Den derzeit empfohlenen Algorithmus des ANR (Arbeitskreis Notfallmedizin und Rettungswesen an der LMU München) zeigt ▮ Abbildung 2.

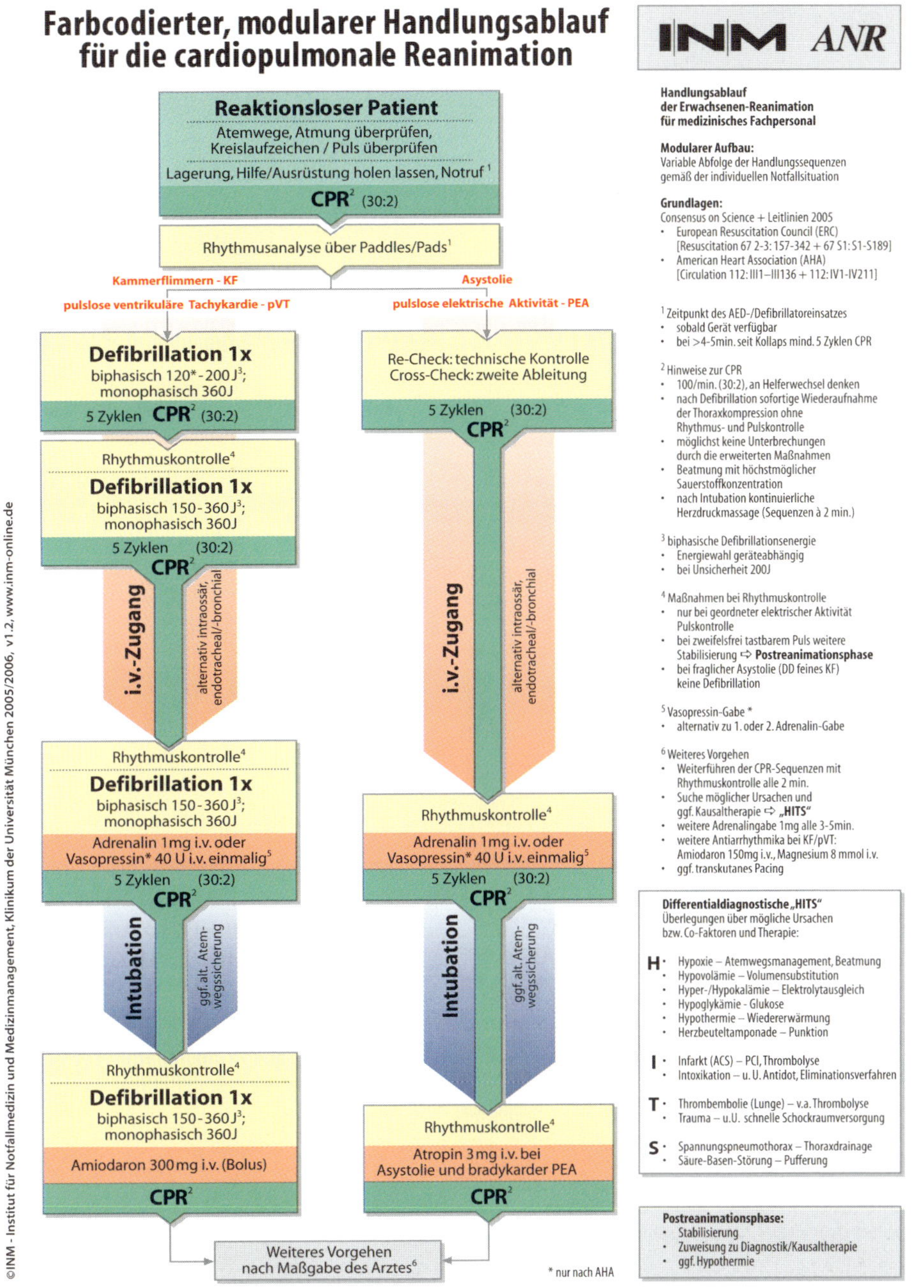

▮ Abb. 2: Reanimationsalgorithmus des ANR.

Zusammenfassung

- Die Fremdanamnese ist bei bewusstlosen Patienten entscheidend.
- Im komatösen Zustand sind i. d. R. alle Reflexe erloschen.
- Die kontinuierliche Vitalzeichenkontrolle ist bei bewusstlosen Patienten die wichtigste Maßnahme.
- Die Glasgow-Coma-Scale erlaubt die genaueste Quantifizierung des Bewusstseinszustands und ist Grundlage für das weitere therapeutische Prozedere.
- Der Gesamtüberblick über die Organsysteme Herz, Atmung und Abdomen komplettiert die zügige Untersuchung eines Bewusstlosen.
- Bei bewusstlosen Patienten muss Reanimationsbereitschaft bestehen.

Neurologische Leitsymptome I

Kopfschmerz

Kopfschmerzen sind mit Abstand das häufigste neurologische Beschwerdebild, mit dem sich Patienten stationär oder ambulant vorstellen. Über ein genaues und detailliertes Befragen des Patienten bzgl. bestimmter Charakteristika (▮ Tab. 1) können meist potenziell gefährliche Verläufe ausgeschlossen und die Ursachen erkannt werden.
Wichtig ist die Unterscheidung zwischen primärem und sekundärem Kopfschmerz. Während beim **primären Kopfschmerz** im Schmerz die eigentliche Krankheit liegt, ist der Kopfschmerz bei der **sekundären Form** nur das Symptom einer zugrunde liegenden Erkrankung.
Von primären Kopfschmerzen sind ca. 60–70 % der Menschen in ihrem Leben irgendwann einmal betroffen. Die häufigste Kopfschmerzform mit einer Prävalenz von 20–30 % ist der **Spannungskopfschmerz,** ein meist beidseitiger, episodischer Kopfschmerz, der den Betroffenen aber nicht in seinen täglichen Aufgaben behindert.
Vom Spannungskopfschmerz ist die **Migräne** abzugrenzen. Migräneanfälle, von denen meist Frauen betroffen sind, treten sehr oft einseitig auf und dauern zwischen 2 und 72 Stunden. Wichtig hierbei ist die begleitende Licht- und Lärmempfindlichkeit, oft in Kombination mit Übelkeit und Erbrechen. Migräneanfälle können mit und ohne Aura auftreten. Unter einer Aura versteht man zusätzliche Symptome wie beispielsweise Sehstörungen, Schwindel und Sensibilitätsstörungen, die sich vor dem eigentlichen Kopfschmerz bemerkbar machen.
Eine weitere primäre Form ist der **Cluster-Kopfschmerz,** der sich durch eine strenge Einseitigkeit im orbitalen und retroorbitalen Bereich auszeichnet. Die Schmerzattacken dauern zwischen 15 und 190 Minuten und sind begleitet von autonomen Symptomen wie Rötung der Augen und des Gesichts, Tränen- und Nasenfluss und einseitigem Horner-Syndrom.
Sekundäre Formen des Kopfschmerzes zeichnen sich durch ein akutes Einsetzen und einen Schmerzcharakter aus, den die Betroffenen so noch nie in ihrem Leben gehabt haben. Differenzialdiagnostisch kommen hier eine Subarachnoidalblutung, Meningitis, eine Riesenzellarteriitis (Arteriitis temporalis, M. Horton) oder erhöhter Hirndruck wie auch ein Pseudotumor cerebri infrage.
Zur Abklärung des sekundären Kopfschmerzes sollte unbedingt ein CT durchgeführt werden. Nach Ausschluss eines erhöhten Hirndrucks muss eine Liquor- und Laboruntersuchung erfolgen.

Schmerz-charakteristik	Fragen
Beginn	Akut/chronisch, tageszeitliche Schwankungen
Auslöser	Stress, Nahrungsmittel, Alkohol, Nikotin, Wetter, Medikamente
Dauer	Sekunden, Minuten, Stunden, Tage, Wochen, intermittierend/dauerhaft
Lokalisation	Frontal/okzipital, einseitig/beidseitig, Ausstrahlung/stets gleicher Ort
Häufigkeit	Immer, täglich, wöchentlich, monatlich
Begleitsymptome	Vegetativ (Übelkeit, Erbrechen), motorisch, sensibel
Disposition	Ähnliche Beschwerden bei Familienmitgliedern
Medikamenten-einnahme	Derzeitige Einnahme, Besserung bei Vergessen der Medikation

▮ Tab. 1: Anamnestische Fragen zum Kopfschmerz.

Schwindel

Schwindel ist eine Störung der räumlichen Orientierung des eigenen Körpers. Dieses für den Patienten oft unerträgliche Symptom kann verschiedene Ursachen haben:
Man unterscheidet bzgl. des verursachenden Organsystems einen vestibulären von einem zentralen, visuellen, orthostatischen oder psychogenen Schwindel. Für die Differenzialdiagnostik ist eine umfangreiche und detaillierte Beschreibung des Symptoms nach folgenden Kriterien maßgebend:

- **Beginn** (akut, chronisch, attackenartig, andauernd)
- **Auslöser** (Auftreten in Ruhe, bei Bewegung, bei Kopfdrehung, bei Lageveränderung)
- **Dauer** (Sekunden, Minuten, Stunden, Tage, Wochen, Monate)
- **Häufigkeit** (täglich, wöchentlich, monatlich)
- **Begleitsymptome** (Übelkeit/Erbrechen, Nystagmus, Fallneigung, Visusstörungen, Tinnitus, Paresen)

70 % der Schwindelbeschwerden werden durch vier Ursachen ausgelöst:
Der **benigne paroxysmale Lagerungsschwindel** wird durch eine Lageänderung des Kopfes ausgelöst. Pathogenetisch wird ein Ablösen kleiner Teile aus den Makulaorganen angenommen. Hierdurch flottieren kleine Steinchen frei in der Endolymphe. Wird die Kopfbewegung beendet, bewegen sich die Steinchen weiter – dieser unphysiologische Reiz löst einen akuten Drehschwindel aus, der mit Übelkeit verbunden ist. Therapeutisch werden verschiedene Lagerungsmanöver angewandt, um die freien Steinchen aus der Endolymphe auszuspülen.
Bei der **Neuritis vestibularis** kommt es zu einem Dauerschwindel in Richtung der gesunden Seite mit Fallneigung zur kranken Seite. Begleitend zeigt sich ein horizontaler, zur gesunden Seite schlagender Spontannystagmus mit rotatorischer Komponente. Pathogenetisch wird eine Virusinfektion vermutet.
Anfallartig auftretende Episoden eines akuten Drehschwindels mit horizontalem Spontannystagmus und Fallneigung zur kranken Seite sprechen für einen **Morbus Menière.** Dieser ist von Übelkeit, Erbrechen und Tinnitus begleitet. Als Ursache wird ein Hydrops der Endolymphe angenommen.
Beim **phobischen Attacken-Schwankschwindel** kommt es zur subjektiven Gang- und Standunsicherheit vorwie-

gend in Situationen, die mit großem Stress verbunden sind, z. B. auf großen Plätzen oder in engen Räumen.

Tinnitus

Als Tinnitus bezeichnet man ein – fast immer nur subjektiv empfundenes – Ohrgeräusch mit vielfältigster Ätiologie. Neben entzündlichen Erkrankungen (z. B. Otitis media, Virusinfektionen) können auch kochleäre Schädigungen (Hörsturz, Lärmschaden), Durchblutungsstörungen, Zustand nach Trauma oder übermäßiger psychischer Stress für das Entstehen dieses Ohrgeräuschs verantwortlich sein. Etwa 35–45 % der Bevölkerung geben an, schon einmal mit diesen Beschwerden konfrontiert worden zu sein. Auch hier ist eine genaue Beschreibung der auslösenden Situation und evtl. Begleitsymptomatik (z. B. Pulssynchronität, Schwindel) von großer Bedeutung.

Sensibilitätsstörungen

Sensibilitätsstörungen sind subjektiv veränderte Wahrnehmungen von Sinnesreizen (Berührung, Schmerz, Temperatur, Vibration und Lage). Meist berichtet der Patient von einem Taubheitsgefühl und funktionellen Beschwerden (z. B. Stolpern) bei alltäglichen Handlungen. Für eine Ursachenabklärung dürfen in der Anamnese Fragen nach Lokalisation (Ort, symmetrisch/asymmetrisch, handschuh-/strumpfförmig, Dermatom), Beginn und Dauer (akut/subakut, chronisch, andauernd, plötzlich), Gefühl (Kribbeln, Brennen, Elektrisieren) und Begleiterscheinungen (Muskelatrophien, motorische Defizite, Blasen- und Mastdarmlähmung) nicht fehlen.

Multiple Sklerose (MS)

Die multiple Sklerose ist eine entzündliche Erkrankung des ZNS mit herdförmiger Zerstörung der Myelinscheiden und sich daraus entwickelnden progredienten, multiplen, multifokalen neurologischen Ausfällen. Die Ursache ist unbekannt, vermutet werden neben einem autoimmunmodulierten Prozess auch eine genetische Disposition bzw. eine infektiöse Slow-Virus-Genese.

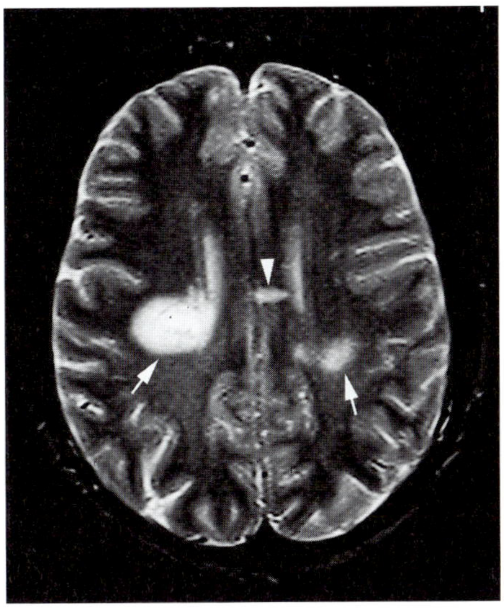

▮ Abb. 1: Mehrere Läsionen mit erhöhter Signalintensität in der T2-gewichteten MRT-Aufnahme (siehe Pfeile) bei Multipler Sklerose. [51]

Klinik

Grundsätzlich können Patienten mit dieser Erkrankung alle erdenklichen neurologischen Ausfallserscheinungen entwickeln, viele Patienten klagen jedoch im Verlauf der Erkrankung über Sensibilitätsstörungen in Händen und Füßen sowie über eine Schwäche in einzelnen Gliedmaßen. Aber auch eine Sehverschlechterung mit Schleiersehen, Farbsehschwäche oder der Entwicklung von Doppelbildern aufgrund einer Augenmuskelparese wird als Frühsymptom beschrieben. Weitere für die MS typische Symptomenkomplexe sind:

- ▶ **Charcot-Trias:** Die Symptome Nystagmus, Intensionstremor und skandierende Sprache sind bei ca. 15 % der MS-Patienten zu finden.
- ▶ **Marburg-Trias:** Diese zeichnet sich durch eine Paraspastik, das Erlöschen der Bauchhautreflexe und eine temporale Papillenabblassung bei Inspektion des Zungenkörpers aus.
- ▶ Positives Nackenbeugezeichen nach **Lhermitte:** Der Patient verspürt ein elektrisierendes Gefühl in Armen, Beinen und Rumpf nach passiver Beugung des Kopfes nach vorne.
- ▶ **McArdle-Zeichen:** Verstärkung des spastischen Schwächegefühle in den Beinen und eine zunehmende Gangstörung bei Nackenbeugung
- ▶ **Uhthoff-Zeichen:** Verschlechterung der MS-Symptome bei körperlicher/psychischer Belastung und bei hohen Temperaturen; Besserung der Symptome bei Kälte

Die Diagnosestellung erfolgt über die klinisch-neurologischen Ausfälle in Kombination mit einer Liquoruntersuchung und bildgebenden Verfahren (CCT, MRT) (▮ Abb. 1). Eine kausale Therapie ist derzeit noch nicht bekannt. Neben einer intensiven Bewegungs- und Koordinationstherapie werden medikamentös Glukokortikoide und immunmodulatorische Substanzen (Interferone, Kopolymere) eingesetzt.

Neurologische Leitsymptome II

Sensibilitätsstörungen (Fortsetzung)

Polyneuropathie (PNP)

Polyneuropathie ist der Sammelbegriff für vielfältige neurologische Störungen. Grundsätzlich entwickelt sich diese langsam progrediente Symptomatik aufgrund der Degeneration von Axonen (axonale Polyneuropathie) bzw. aufgrund von Veränderungen der Schwann-Myelinscheiden. Als Hauptursachen gelten in Deutschland der Diabetes mellitus (ca. 30 % der Fälle) und die Alkoholkrankheit (ca. 25 %). Auch nutritive Resorptionsstörungen (s. u., Vitamindefizitsyndrome), hereditäre Formen, paraneoplastische Erkrankungen (z. B. Plasmozytom), System- und Infektionskrankheiten und exogen-toxische Einflüsse (Gifte, Medikamente) können eine PNP hervorrufen.

Klinik

Eine Einteilung erfolgt nach der Lokalisation der Neuropathien (▮ Tab. 2). Als Hauptsymptome präsentieren sich Sensibilitätsstörungen (Parästhesien, Spontanschmerzen, quälende Brennschmerzen, „burning feet“) und motorische Störungen (Atrophie der Mm. interossei und der Tibialislogenmuskulatur, Wadenkrämpfe, „restless legs“). Aber auch ein Hirnnervenbefall (vorwiegend doppelseitige Fazialisparese) und vegetative Störungen (Trophik der Muskulatur, Blasenstörungen) sind mögliche Symptome.

Lähmungen

Unter diesem Beschwerdebild versteht man einen motorischen oder sensiblen Ausfall von Nerven. Bei vollständigem Ausfall spricht man von einer **Plegie** bzw. Paralyse, bei einer Minderung der motorischen oder sensiblen Leitfähigkeit liegt eine **Parese** vor. Ursächlich können für den Ausfall neurologische, vaskuläre, toxische, infektiöse, neoplastische oder psychogene Faktoren eine Rolle spielen. Unerlässlich für die Unterscheidung der verschiedenen Ursachen sind auch hier Beginn und Dauer, Auslöser, Lokalisation, Ausbreitung und Begleitsymptomatik.

Tremor

Als Tremor werden unwillkürlich auftretende, rhythmische Kontraktionen antagonistischer Muskeln bezeichnet. Wichtige Unterscheidungsmöglichkeiten eines Tremors sind Frequenz und der Zeitpunkt des Auftretens (▮ Tab. 3).

M. Parkinson

Die Parkinson-Krankheit, oder auch Parkinson-Syndrom, ist definiert über eine progrediente Degeneration des extrapyramidal-motorischen Systems. In der Substantia nigra des Mittelhirns kommt es zu einem Ausfall dopaminerger Neuronen, der zu einer Enthemmung der cholinergen Übertragung führt. Die sich dadurch entwickelnde klinische Symptomatik ist durch die Trias Tremor, Rigor und Akinese charakterisiert. Die Inzidenz beträgt ca. 20/100 000/Jahr, das Manifestationsalter liegt zwischen 40 und 60 Jahren.

Typ	Charakteristika	Krankheitsbilder
Distal-symmetrischer Typ (häufigste Form)	Socken-, strumpf- oder handschuhförmige Sensibilitätsstörungen (untere Extremität > obere Extremität)	Häufig bei Diabetes mellitus oder bei Alkoholkrankheit
Multiplex-Typ	Asymmetrische Sensibilitätsstörungen	Bei Diabetes mellitus, Kollagenosen, Zoster, Lyme-Borreliose
Proximaler Typ	Sensibilitätsstörungen vorwiegend im Becken- und Schultergürtelbereich	Zum Beispiel Diabetes mellitus

▮ Tab. 2: Einteilung der Polyneuropathien.

Tremorqualität	Ursächliche Krankheitsbilder
Ruhetremor	M. Parkinson
Intentionstremor	Zerebelläre Ursachen (Kleinhirnschäden)
Haltetremor	Physiologisch, essenzieller Tremor (orthostatisch, senil), Entzugssyndrom (Alkohol, Drogen, Nikotin), Hypoglykämie, Medikamente (Neuroleptika, MAO-Hemmer, Antidepressiva)
Flapping-Tremor (= Asterixis)	M. Wilson (= hepatolentikuläre Degeneration)

▮ Tab. 3: Differenzialdiagnostik Tremor.

Klinik

Tremor Rhythmisch-regelmäßiger, grobschlägiger Tremor (ca. 4–7/Sek.), der distal betont ist und vermehrt in Ruhe auftritt. Eine typische Beschreibung der Aktivität sind das „Pillendrehen“ (Fingertremor), das „Geldzählen“ (Handtremor) oder das Rabbit-Phänomen („Mümmeln“). Emotionen steigern die Tremoraktivität, bei einer Intentionsbewegung nimmt der Tremor merklich ab.

Rigor Zunahme des Muskeltonus mit einem spürbar zähen, wächsernen Widerstand. Charakteristisch ist das Zahnradphänomen bei passiver Streckung im Ellbogengelenk bzw. der positive **Kopf-Falltest,** bei dem der Untersucher den Kopf des liegenden Patienten anhebt und plötzlich fallen lässt. Parkinson-Patienten (auch im Frühstadium der Erkrankung) senken den Kopf aufgrund des Nackenrigors nur langsam. Bei einem frühen Befall der Schulter-Nacken-Region verspüren die Patienten den erhöhten Muskeltonus als Steifigkeitsgefühl oder Nackenschmerzen. Der **Stoß-Test** ist ein weiterer Beweis einer Hypokinese. Hierbei wird dem stehenden Patienten ein Stoß versetzt. Während ein gesunder Mensch diesen abfangen kann, ist dies dem Parkinson-Patienten nicht möglich, und er gerät ins Trippeln. Allerdings besteht bei diesem Versuch erhöhte Sturzgefahr!

Akinese/Hypokinese Mit Hypo- und Akinese bezeichnet man verschiedene Bewegungsauffälligkeiten. Eine deutliche Verlangsamung aller Bewegungen, eine Starthemmung bei beabsichtigtem Losgehen, fehlende Mitbewegung der angewinkelten Arme beim Gehen und ein kleinschrittiges, schlurfendes Gangbild sind einige Beispiele. Aber auch das eigentümliche Maskengesicht (Hypomimie) mit seltenem Lidschlag, Augenmotilitätsstörungen und die Mikrografie (kleiner werdende Schrift) sind typische Merkmale.

Sonstige Symptome Neben der klassischen Trias finden sich weitere klinische Auffälligkeiten, z. B.:

- ▶ **Vegetative Symptome:** Salbengesicht (durch Seborrhö), Schwitzen, Blasenstörungen Speichelfluss, Impotenz, reduzierte Libido
- ▶ **Sensorische Symptome:** Riechstörung, Verminderung des Farbsehens
- ▶ **Psychische Symptome:** Schlaf-, Antriebs- und Affektstörungen, depressive Verstimmung, Verlangsamung des Denkens

Demenz

Als Demenz wird eine anhaltende Veränderung der intellektuellen Fähigkeiten mit kognitiven Störungen, Störungen der Wahrnehmung, des Denkens und der Orientierung und die Veränderung der Persönlichkeit bezeichnet. Die häufigste Form der Demenz ist die Alzheimer-Erkrankung mit einer bisher noch nicht geklärten progredienten Hirnatrophie (▌Abb. 2). Von diesem Demenztypus sind weltweit ca. 10 Millionen Menschen betroffen. Klinische Symptome sind neuropsychologische Defekte wie Gedächtnis- und Sprachstörungen, aber auch Aphasie, Apraxie, Agnosie (Erkennungsstörungen) und Alexie. Die vaskulären Demenzen mit unterschiedlichen Krankheitsbildern wie Multiinfarktsyndrom, M. Binswanger oder die CADASIL-Erkrankung (zerebrale autosomal-dominante Arteriopathie mit subkortikalen Infarkten und Leukenzephalopathie) stellen einen weiteren großen Teil der demenziellen Erkrankungen dar. Auch hier imponiert ein intellektueller Abbau mit Störung der Merkfähigkeit, Persönlichkeitsveränderungen und neurologischen Ausfällen.
Als Standard-Screeningmethode bei Demenzerkrankungen dient der sog. MMST (*engl.* mini mental state test, bei dem die kognitiven Funktionen des Patienten (Verwirrtheit, Desorientierung) geprüft werden (▌Tab. 4).

Krampfanfälle

Unter einem Anfallsleiden versteht man plötzlich auftretende, rezidivierende Funktionsstörungen des Gehirns infolge einer unkontrollierten, exzessiven Entladung von Neuronen. Neben endogenen Faktoren (erbliche Disposition, idiopathisch) spielen auch exogene Ursachen (organische Gehirnschädigungen) eine wichtige Rolle bei der Entstehung. Die Lebenszeitprävalenz von bis zu 5 % verdeutlicht, dass jeder 20. Mensch mindestens einmal in seinem Leben einen Krampfanfall erleidet.

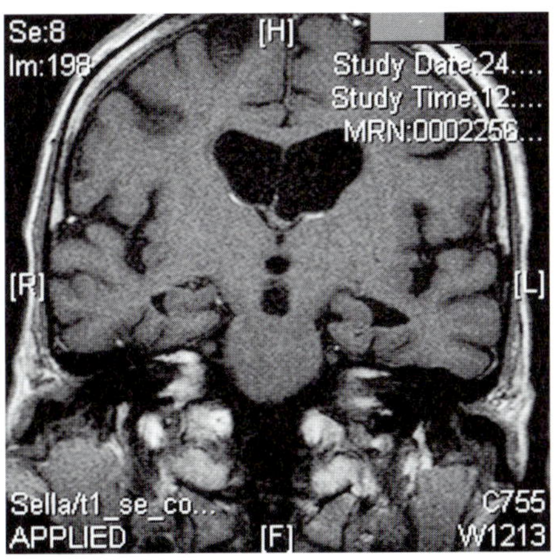

▌Abb. 2: T1-gewichtetes MRT koronal: Aufweitung des Temporalhorns des linken Seitenventrikels, Volumenreduktion des Hippocampus. [51]

Klinik

Der Anfall ist meist von einem Prodromalstadium eingeleitet, die Patienten verspüren eine Aura, z. B. in Form von Störungen der Sinneswahrnehmung. Von großer Bedeutung für die Diagnostik und Therapie ist die Anfallsanamnese. Sowohl die Anfallsschilderung (eigen- und fremdanamnestisch) mit evtl. eingetretenen Symptomen wie Bewusstlosigkeit, Zungenbiss, Urin- oder Kotabgang, aber auch die Anfallsfrequenz und denkbare Auslöser (z. B. Schlafmangel, Stress) geben hier einen Gesamtüberblick über das Ausmaß der Erkrankung. Ein Unterscheidungskriterium zu psychogenen Anfällen ist die schnelle Erholung bei Epileptikern nach einem Anfall, während Patienten mit psychogenen Anfallsleiden nach dem Anfall oft lange nicht ansprechbar sind und nur inadäquat auf die Umwelt reagieren.

Geprüfte Neurologie	Fragen-/Aufgabenstellung	Pkt.
Orientierung	Frage nach Jahr, Jahreszeit, Monat, Wochentag, aktuellem Datum (je 1 Punkt)	0–5
	Frage nach derzeitigem Aufenthaltsort: Land, Bundesland, Stadt, Klinik, Name des Arztes (je 1 Punkt)	0–5
Aufnahmefähigkeit	Nachsprechen von drei Wörtern (ein Wort/Sek. vorsprechen)	0–3
Aufmerksamkeit/ Rechnen	Patient soll von 100 jeweils 7 subtrahieren (100-93-86-79-72-65), nach 5 Antworten wird abgebrochen (je 1 Punkt)	0–5
Kurzzeitgedächtnis	Patient soll die vorgesprochenen (s. o.) Wörter wiederholen (je 1 Punkt)	0–3
Sprache	Patient soll zwei gezeigte Gegenstände (Bleistift, Uhr) benennen (je 1 Punkt) Patient soll nachsprechen: „ Wie du mir, so ich dir" (1 Punkt)	0–3
Ausführen einer Handlungsanweisung	„Nehmen Sie das Blatt Papier, falten Sie es und legen Sie es auf den Boden!" (je 1 Punkt pro Handlungsschritt)	0–3
Lesen	Patient soll lesen: „Schließen Sie die Augen" und die Handlung umsetzen	0–1
Schreiben	Patient soll einen kurzen Satz nach eigener Wahl schreiben	0–1
Zeichnen	Patient soll zwei sich überschneidende Fünfecke auf einem separaten Blatt nachzeichnen	0–1

▌Tab. 4: Mini-mental-state-Test als Standard-Screeningverfahren bei Verdacht auf Demenz. Die Bewertung erfolgt durch das Addieren der erreichten Punktzahlen. Ein Normalbefund liegt zwischen 25 und 30 Punkten, eine leichte Demenz zwischen 22 und 24. Bei Werten unter 21 ist von einer erheblichen Demenz auszugehen.

Zusammenfassung

- ✖ Durch eine gezielte Befragung des Patienten können gefährliche Verläufe bei Kopfschmerzpatienten erkannt werden.
- ✖ Man unterscheidet einen vestibulären von einem zentralen, visuellen, orthostatischen oder psychogenen Schwindel.
- ✖ Als Tinnitus bezeichnet man ein – fast immer nur subjektiv empfundenes – Ohrgeräusch mit vielfältigster Ätiologie.
- ✖ Ein positives Lhermitte-Zeichen kann Anzeichen für eine MS sein.
- ✖ Typische Symptome einer PNP sind Gefühlsstörungen und Lähmungen.
- ✖ Es werden verschiedene Tremorarten unterschieden, die unterschiedlichen Krankheiten zugeordnet werden.
- ✖ Die häufigste Form der Demenz ist die Alzheimer-Erkrankung.
- ✖ Unter einem Anfallsleiden versteht man plötzlich auftretende, rezidivierende Funktionsstörungen des Gehirns infolge einer unkontrollierten, exzessiven Entladung von Neuronen.

Grundlagen des Bewegungsapparats

Die folgenden Kapitel sollen sowohl einen Überblick über eine systematische und gründliche Anamnese und Untersuchung geben als auch häufige Beschwerden, Leitsymptome und spezifische Erkrankungen des Bewegungsapparats erläutern.

Anamnese

Die häufigsten Leitsymptome bei Erkrankungen des Bewegungsapparats sind neben Muskelschwäche, Myalgien v. a. auch Schmerzen in verschiedenen Bereichen des Bewegungsapparats. Grundsätzlich gilt es, im Gespräch die für dieses Organsystem besonderen Aspekte herauszuarbeiten, um dann mit einer gründlichen Untersuchung die körperlichen Symptome mit dem Erfragten zusammenzufügen. Des Weiteren spielen natürlich auch die medizinische Vorgeschichte (Vorerkrankungen, Frakturen, Bandläsionen, Operationen) und die aktuelle Medikation des Patienten eine wichtige Rolle. Ebenso können in der Familien- und Sozialanamnese wichtige Hinweise auf potenzielle Ursachen von Beschwerden gefunden werden. So ist beispielsweise bei bestimmten Erkrankungen aus dem rheumatischen Formenkreis eine Assoziation mit dem HLA-B27-Antigen auffällig. Folgende Aspekte sollten in das Untersuchungsgespräch einfließen:

Beginn und zeitlicher Verlauf

Besonders bei Schmerzangaben ist eine genaue Angabe über den Beginn und den zeitlichen Verlauf diagnostisch gut verwertbar. **Akute Schmerzen** entwickeln sich meist nach Traumen oder Unfällen, während sich **chronische Schmerzen** über einen längeren Zeitraum, also langsam und schleichend aufbauen. Von einem **intermittierenden Verlauf** spricht man, wenn Schmerzen – unterbrochen von schmerzfreien Intervallen – immer wieder auftreten, während **konstante Schmerzen** vom Patienten andauernd wahrgenommen werden. Tageszeitliche Unterschiede in der Schmerzempfindung können bzgl. entzündlicher oder degenerativer Genese weiterhelfen.

Lokalisation

Eine genaue Lokalisation der Beschwerden lässt in vielen Fällen Rückschlüsse auf die zugrunde liegende Erkrankung zu. Zusammen mit der Anzahl und dem Befallsmuster der betroffenen Gelenke erhält der Untersucher erste diagnostisch verwertbare Fakten. ▮ Tabelle 1 auf Seite 128 zeigt mögliche Differenzialdiagnosen und deren typisches Gelenkbefallsmuster. Ist nur ein Gelenk betroffen, so bezeichnet man dies als **Monarthritis,** bei zwei bis drei Gelenken spricht man von einer **Oligo-,** bei mehr Gelenken von einer **Polyarthritis.** Das Befallsmuster wird zudem differenziert in symmetrisch und asymmetrisch und dementsprechend genau dokumentiert.

Qualität und Intensität

Besonders bei Schmerzen lässt sich die Intensität mithilfe einer Schmerzskala von 1 (= fast kein Schmerz) bis 10 (= stärkste Schmerzen) erfassen und im diagnostisch/therapeutischen Verlauf immer wieder evaluieren. Hierfür eignet sich die **visuelle Schmerzskala.** Für die Beurteilung der Schmerzqualität ist es hilfreich, dem Patienten verschiedene Adjektive zur Auswahl zu geben, mit welchen er die empfundenen Schmerzen beschreiben kann. Fragen Sie ihn, ob er die Schmerzen als dumpf oder hell, stechend oder ziehend, pochend oder drückend bzw. als elektrisierend oder einschießend empfindet.

Bessernde/verschlechternde Faktoren

Die Veränderung der Beschwerden bei Bewegung oder Ruhe ist ein weiteres Kriterium für die differenzialdiagnostische Bewertung. Ein verstärkter **Ruheschmerz** und eine Besserung der Schmerzen bei Bewegung spricht ebenso wie der sog. **Anlaufschmerz** (Schmerz bei Beginn einer Bewegung) eher für eine degenerative Gelenkerkrankung, eine Arthrose. Eine Schmerzverstärkung während der Bewegung **(Bewegungsschmerz)** hingegen lässt eher an eine entzündliche Erkrankung, eine Arthritis, denken. Außerdem ist der Einfluss von Wärme und Kälte auf den Gelenkschmerz diagnostisch richtungsweisend. Degenerative Erkrankungen erfahren meist eine Besserung durch Wärme, während man bei entzündlichen Prozessen mit Kälte Linderung erreichen kann.

Begleitsymptome

Von großer Relevanz sind Begleitsymptome wie beispielsweise Fieber, Nachtschweiß, Gewichtsverlust **(„B-Symptome")** oder eine Verminderung der Leistungsfähigkeit. Diese lassen u. U. an eine maligne Grunderkrankung denken. Hautveränderungen wie die Schuppenflechte (Psoriasis), Rheumaknötchen an den Streckseiten oder auch eine Ulnardeviation der Fingergelenke können für das Vorliegen einer rheumatoiden Erkrankung sprechen. **Heberden-** oder **Bouchard-Knoten** gelten als Hinweis auf eine Fingerpolyarthrose.
Des Weiteren sind Augensymptome (z. B. Iridozyklitis bei M. Bechterew oder Konjunktivitis bei M. Reiter) diagnostisch wegweisende Begleitsymptome. Respiratorische und kardiovaskuläre Beschwerden lassen im Zusammenhang mit Gelenkschmerzen an Kollagenosen oder Vaskulitiden als potenzielle Ursache denken.

Klinische Untersuchung

Die Untersuchung des Bewegungsapparats basiert auf den Komponenten Inspektion, Palpation und Funktionsprüfung des Bewegungsumfangs. Hinzu kommen Längen- und Umfangsmessung und spezielle Funktionsprüfungen, z. B. die Überprüfung des Schober- oder Ott-Zeichens (s. S. 127) in der Wirbelsäulendiagnostik.

Inspektion

Die Inspektion beginnt bereits, wenn der Patient das Behandlungszimmer betritt bzw. sich entkleidet. Schon zu diesem Zeitpunkt sollte man besonders auf das äußere Erscheinungsbild, die Körperhaltung, das Gangbild, Bewegungsdefizite und eine eventuelle Schonhaltung des Patienten achten. Die genaue Inspektion erfolgt am stehenden, entkleideten Patienten, da nur so Auffälligkeiten im Seitenvergleich erfasst werden können. Von Bedeutung sind besonders evtl. Achsenfehlstellungen im Becken oder Schulterbereich, die Statik der Wirbelsäule sowie Veränderungen der Hautfarbe, Schwellungen, Hämatome, Deformitäten und Muskelatrophien.

Palpation

Im nächsten Schritt werden die auffälligen Befunde sorgfältig palpiert. Die Orientierung erfolgt an bekannten anatomischen Strukturen, und zunächst wird das umgebende Gewebe ertastet. Zu achten ist hierbei auf auffällige Veränderungen an Haut, Unterhaut, Muskulatur, Sehnenansätzen und Gelenken. **Schwellungen** werden nach ihrer Lokalisation, Größe, Konsistenz, Fluktuation und Schmerzhaftigkeit beurteilt. Geprüft wird, ob die weiteren **Entzündungszeichen** Calor (Überwärmung), Rubor (Rötung), Dolor (Schmerz) und Functio laesa (Bewegungseinschränkung) vorliegen. Neben Schwellungen lassen sich oft auch umschriebene oder diffuse Druckdolenzen in Haut und Unterhautfettgewebe, an Sehnen oder am Periost ertasten. Diese werden dokumentiert und ihr Verlauf beobachtet. Umschriebene, tastbare Verhärtungen in der Muskulatur (Rückenmuskulatur!) werden als **Myogelosen** bezeichnet und sind häufig die Ursache von Verspannungen und Schmerzen.

Funktionsprüfung

Für die Prüfung des Bewegungsumfangs bewegt zunächst der Patient das betroffene Gelenk **aktiv.** Dies ermöglicht eine erste Einschätzung des Bewegungsumfangs. Bei Einschränkungen oder Schmerzen kann der Untersucher unterstützend, aus Patientensicht also **passiv,** mithelfen.

> Der Patient sollte immer nach Bewegungseinschränkungen bei der Ausübung seiner alltäglichen Tätigkeiten (Beruf, Autofahren oder Hausarbeiten) gefragt und gebeten werden, diese Bewegungen vorzumachen. Dies ist eine probate Möglichkeit, den subjektiven Leidensdruck des Patienten nachzuvollziehen.

Die Dokumentation des Bewegungsumfangs erfolgt standardisiert gemäß der **Neutral-Null-Methode.** Hierbei entspricht eine aufrecht stehende Person der neutralen Ausgangsstellung. Gemessen wird die Beweglichkeit eines Gelenks bzgl. der anatomischen Bezugsebenen (▮ Abb. 1). Die maximal erreichte Stellung bei Flexion – Extension, bei Abduktion – Adduktion und bei Innen- und Außenrotation wird in Winkelgraden angegeben.

> Der Verlauf einer Gelenkerkrankung lässt sich nur beurteilen, wenn die Bewegungseinschränkungen in definierten Abständen gemessen und dokumentiert werden.

Längen-/Umfangsmessung

Für die Diagnostik von Längen- und Umfangsdifferenzen (z. B. bei Muskelatrophien oder Beinlängendifferenzen) bedient man sich ebenfalls einer standardisierten Messmethode. ▮ Tabelle 1 gibt die jeweiligen Messpunkte an, die bei einer Differenz im Seitenvergleich als pathologisch zu werten sind.

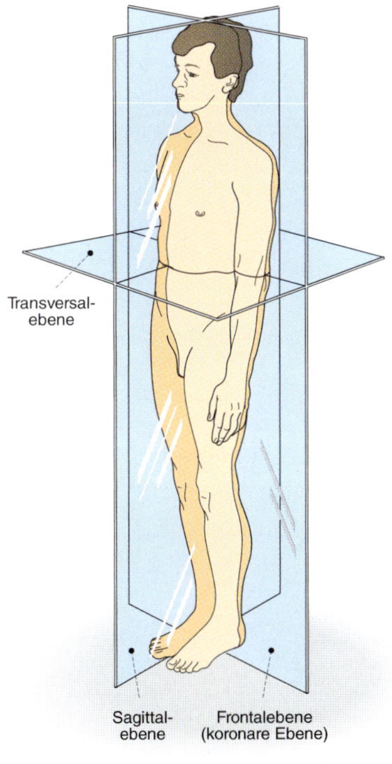

▮ Abb. 1: Neutral-Null-Position und Bezugsebenen des Körpers. [24]

Messung	Referenzpunkte
Länge Oberarm	Akromionspitze → Epicondylus lateralis humeri
Länge Unterarm	Epicondylus lateralis humeri → Processus styloideus radii
Umfang obere Extremität	10 cm proximal und distal des Epicondylus lateralis humeri
Länge Oberschenkel	Spina iliaca anterior superior → innerer Kniegelenksspalt
Länge Unterschenkel	Innerer Kniegelenksspalt → unterer Rand des Malleolus medialis
Umfang untere Extremität	10 cm proximal und distal des inneren Kniegelenksspalts

▮ Tab. 1: Längenmessung und die Referenzpunkte.

Zusammenfassung

- ✖ Erkrankungen des Bewegungsapparats zählen zu den am häufigsten präsentierten Beschwerden in vielen ärztlichen Fachrichtungen.
- ✖ Bei Beschwerden müssen Beginn, zeitlicher Verlauf, Lokalisation, Qualität und Intensität detailliert erfragt werden.
- ✖ Ein wichtiges Kriterium für das Erkennen von Pathologien ist der Seitenvergleich.
- ✖ Die Funktionsprüfung der Beweglichkeit erfolgt standardisiert gemäß der Neutral-Null-Methode.
- ✖ Die Längen- und Umfangsmessung erfolgt an bestimmten Referenzpunkten.

Untersuchung der oberen Extremität I

Die Untersuchung der oberen Extremität umfasst die Überprüfung des Schultergelenks, des Ellbogengelenks, der Hand- und der Fingergelenke.

Schultergelenk

Das Schultergelenk besteht funktionell gesehen aus drei Gelenken, dem Glenohumeral-, dem Akromioklavikular- und dem Sternoklavikulargelenk. Deren Beweglichkeit kann bei Frakturen, Muskel- oder Nervenläsionen entscheidend beeinträchtigt sein.

Inspektion

Zunächst werden von vorn Schultern und Schultergürtel, von hinten Schulterblatt und die dazugehörigen Muskeln betrachtet und dabei auf die Schulterhöhe und Asymmetrien geachtet. Ursache von Asymmetrien können angeborene Deformitäten, skoliotische Veränderungen, Lähmungen des M. serratus anterior oder eine Läsion des N. accessorius (Scapula alata) sein. Die Muskelkonturen des M. supraspinatus, M. infraspinatus und M. deltoideus werden zudem auf Verschmächtigung überprüft. Eine Schwellung und Rötung lässt sofort an eine Infektion denken. In Kombination mit Deformitäten, Ergüssen und Schonhaltung kommt ein Trauma als weitere mögliche Ursache hinzu. Ein fehlender Muskeltonus, Muskelatrophien oder Faszikulationen geben einen Hinweis auf eine zentrale bzw. periphere nervale Schädigung. Konturabweichungen der umgebenden Strukturen M. deltoideus und Humeruskopf nach vorn bzw. hinten lassen auf eine Luxation schließen. Schmerzen an der Oberseite der Schulter mit Ausstrahlung in Richtung Nacken weisen auf eine Schädigung des Akromioklavikulargelenks hin.

Palpation

Die palpatorische Untersuchung beginnt mit dem Aufsuchen der topografischen Orientierungspunkte. Beide Schultern des Patienten werden von hinten mit beiden Händen umfasst, die beiden Daumen liegen dabei unterhalb der Spina scapulae an. Mit den Fingern 2–5 können so das Akromion (Handteller), der Proc. coracoideus (Zeigefinger), der ventrale Gelenkspalt (Mittelfinger), der Sulcus der langen Bizepssehne (Ringfinger) und das Tuberculum majus (kleiner Finger) ertastet werden (▮ Abb. 1). Auf Raumforderungen, knöcherne Unregelmäßigkeiten und Weichteilschwellungen sollte besonders geachtet werden. Oftmals gibt es individuell deutliche Unterschiede bzgl. der Bandlaxizität, also der Festigkeit im Schultergelenk, was Auswirkungen auf die Verletzungsanfälligkeit hat.

Funktionsprüfung

Basisuntersuchung

Mit der Durchführung des **Nacken- und Schürzengriffs** (▮ Abb. 2) kann die Globalfunktion des Schultergelenks schnell orientierend geprüft werden. Die Adduktionsfähigkeit kann mittels des **Gegenschultergriffs** überprüft werden. Hier führt der Patient beide Arme zur gegenüberliegenden Schulter. Der isolierte klinische Test des Glenohumeralgelenks erfordert vom Untersucher ein Fixieren der Skapula bei gleichzeitiger Abduktion/Elevation. Alle Bewegungen werden aktiv, passiv und gegen Widerstand des Untersuchers durchgeführt und gemäß der Neutral-Null-Methode (▮ Abb. 3) dokumentiert.

Spezielle Untersuchungen

Painful arc („Bogenzeichen") Als „painful arc" werden Schmerzen bei der Abduktion des Arms bezeichnet, die in dem Winkelbereich zwischen 60 und 120° auftreten; bis 60° und ab 120° ist der Patient schmerzfrei (▮ Abb. 4). Als Ursache hierfür kommt eine mechanische Enge im subakromialen Raum („Impingement") infrage, die entweder durch entzündliche (z. B. bei Bursitis subacromialis) oder degenerative Veränderungen (z. B. der Supraspinatussehne) hervorgerufen ist. Neben dem Painful arc bestehen ein umschriebener Druckschmerz im Bereich des Tuberculum majus und eine Atrophie des M. supraspinatus. Zugleich erwartet man eine Schmerzangabe des Patienten bei den Impingementtests nach Jobe (▮ Abb. 5) und Neer.

Akromioklavikulargelenk Der Untersucher palpiert das Gelenk auf Druckschmerz und Schwellung bei Adduktion des Arms über die Brust (Crossover-Test). Ein lokaler Schmerz

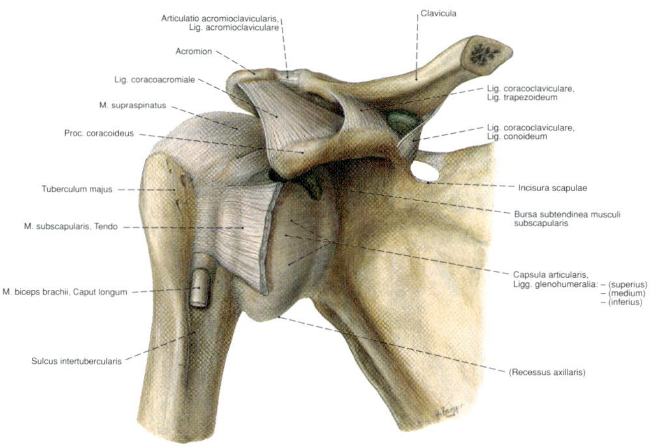

▮ Abb. 1: Orientierungspunkte und Anatomie des Schultergelenks. [24]

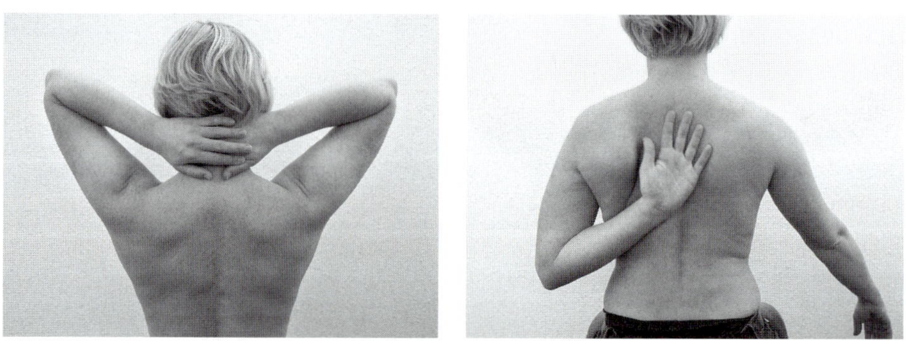

▮ Abb. 2: Nacken- und Schürzengriff als globale Funktionstests. [24]

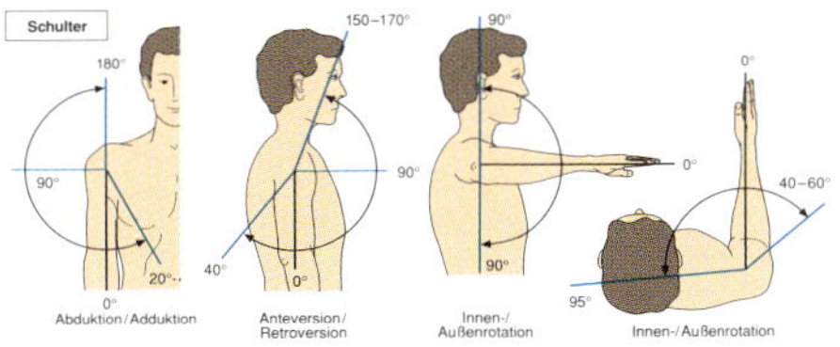

Abb. 3: Neutral-Null-Methode des Schultergelenks. [24]

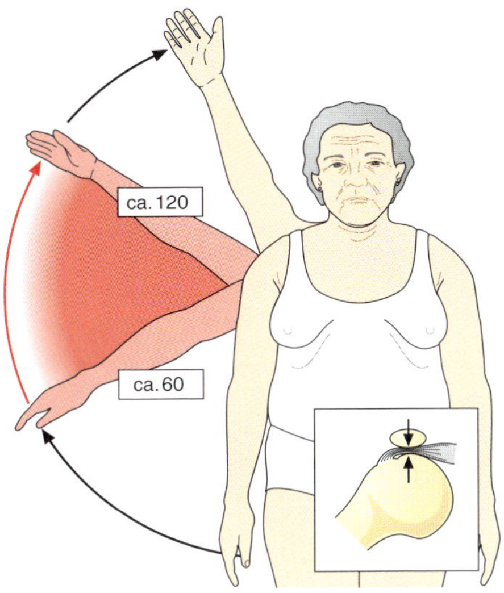

Abb. 4: Painful arc. [24]

lässt auf eine Entzündung im AC-Gelenk schließen.

Bursae subacromialis und subdeltoidea Durch Anheben des Ellbogens nach hinten wird die betroffene Schulter passiv gestreckt. Dadurch wird die Bursa vor dem Akromion freigelegt. Lokaler Druckschmerz deutet auf eine Bursitis, eine fluktuierende Schwellung auf einen Riss in der Bursa mit Flüssigkeitsaustritt hin.

Rotatorenmanschette Die Rotatorenmanschette besteht aus M. supra- und M. infraspinatus, M. teres minor und M. subscapularis. Diese fixieren den Humeruskopf in der Gelenkpfanne und sind an allen Bewegungsebenen des Schultergelenks beteiligt. Die Rotatorenmanschette ist v. a. bei älteren Menschen eine verletzungsanfällige Region. Häufig kommt es infolge degenerativer Veränderungen schon bei Bagatelltraumen zu inkompletten oder kompletten Manschettenrupturen, die neben Schmerzen auch Bewegungseinschränkungen nach sich ziehen. Liegt eine inkomplette Ruptur vor, müssen die Bewegungen der einzelnen

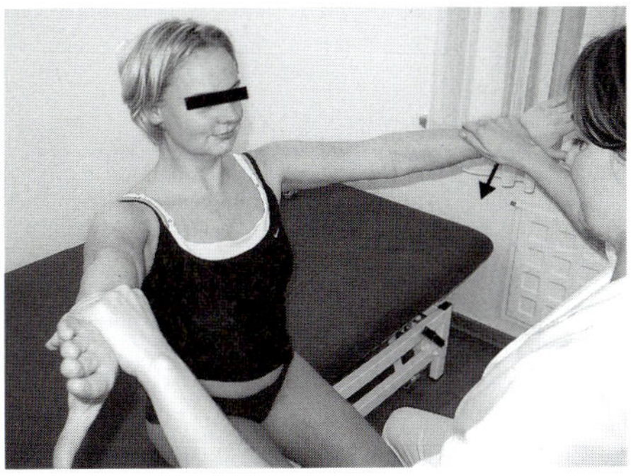

Abb. 5: Impingementtest nach Jobe. [24]

Muskeln gegen Widerstand geprüft werden:

- M. supraspinatus → tastbar unter Akromion → Abduktion gegen Widerstand (Abb. 5)
- M. infraspinatus → posterior des M. supraspinatus → laterale Rotation des Unterarms gegen Widerstand (Abb. 6),
- M. teres minor→ posterior, inferior des M. supraspinatus → laterale Rotation des Unterarms gegen Widerstand
- M. subscapularis → mediale Rotation des Unterarms gegen Widerstand (Abb. 6)

Bei kompletter Ruptur ist der **Drop-arm-Test** positiv. Der Untersucher abduziert den Arm des Patienten und lässt ihn dann los. Der Patient kann den Arm nicht aktiv in dieser Position halten, der Arm sinkt wieder nach unten.

Bizepssehne Die Palpation erfolgt bei außenrotiertem, gebeugtem Unterarm, wobei die Sehne von distal nach proximal in den Sulcus intertubercularis folgt. Ein druck- und bewegungsabhängiger Schmerz gegen Widerstand weist auf eine Tendinitis hin. Bildet sich bei Anspannung der Sehne distal ein kugeliger Muskelbauch, so muss man an eine Ruptur denken.

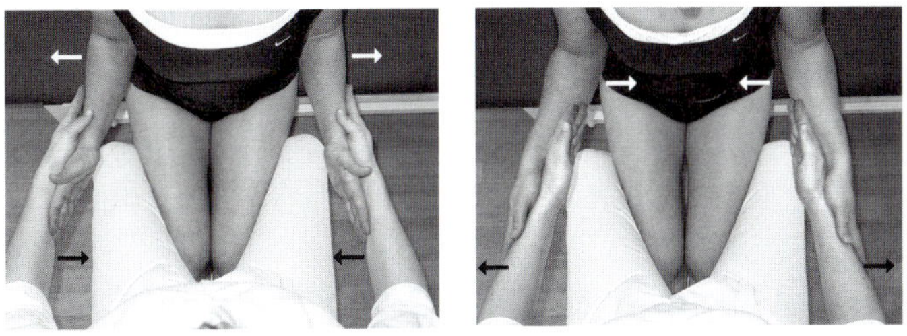

Abb. 6: Infraspinatus- und Subskapularistest. [24]

Zusammenfassung

- Der am Oberkörper entkleidete Patient wird von vorn und hinten auf Schwellungen, Deformitäten und Asymmetrien betrachtet.
- Ursache von Asymmetrien können angeborene Deformitäten, skoliotische Veränderungen, Lähmungen des M. serratus anterior oder eine Läsion des N. accessorius sein.
- Die palpatorische Untersuchung beginnt mit dem Aufsuchen der topografischen Orientierungspunkte.
- Der Painful arc beschreibt Schmerzen bei einem Abduktionswinkel von 60 - 120°.
- Die Rotatorenmanschette reißt besonders bei älteren Menschen aufgrund degenerativer Erkrankungen.
- Beim Drop-arm-Test abduziert der Untersucher den Arm des Patienten und lässt ihn dann los.
- Ein distaler kugeliger Muskelbauch des M. biceps brachii weist auf eine Ruptur hin.

Untersuchung der oberen Extremität II

Ellbogengelenk

Das Ellbogengelenk wird vom Oberarmknochen (Humerus) und den beiden Knochen des Unterarms, dem Radius und der Ulna, gebildet. Diese drei Knochen bilden das Humeroulnargelenk (Articulatio humeroulnaris), das Humeroradialgelenk (Articulatio humeroradialis) und das proximale Radioulnargelenk (Articulatio radioulnaris proximalis). Umfasst werden die drei Gelenke von einer großen, mit Synovialflüssigkeit gefüllten Gelenkkapsel.

Inspektion

Bei der Inspektion von ventral ist auf eine axiale Fehlstellung zu achten. Als physiologisch gilt bei ausgestrecktem Arm eine leichte Valgusstellung, die bei Männern bis zu 10°, bei Frauen bis zu 20° betragen kann. Auffällige Abweichungen der Achsstellung werden als **Cubitus valgus** (▮ Abb. 7) bzw. als **Cubitus varus** bezeichnet. Hinweise auf eine eventuelle Luxation oder Fraktur geben Schonhaltungen, Schwellungen und lokale Schmerzen.
Eine evtl. vorhandene Gelenkschwellung erkennt man am besten, wenn man das Ellbogengelenk von dorsal betrachtet.

> Merkhilfe für einen Cubitus varus: *W(V)arum* passt etwas durch meine zusammengelegten/-gestellten Arme/Beine?

Palpation

Zuerst wird versucht, bekannte anatomische Strukturen wie den Epicondylus medialis und lateralis bzw. die Aponeurosen der Unterarmstrecker und -beuger gelenknah zu ertasten. Schwellungen oder ein Erguss über dem Olekranon weisen auf eine **Bursitis** hin. Differenzialdiagnostisch kommen hier als Ursache neben einem Trauma auch eine Gichtarthritis oder eine rheumatoide Arthritis infrage. Ist die Schwellung fluktuierend und in den Zwischenräumen von Epikondylen und Olekranon tastbar, so ist das Gelenk in Mitleidenschaft gezogen. Eine **umschriebene Druckschmerzhaftigkeit** ist Anzeichen für eine Luxation bzw. Fraktur und muss apparativ mittels Röntgen abgeklärt werden. Wichtig in diesem Zusammenhang ist auch eine gründliche Prüfung des **DMS-Status** (Durchblutung, Motorik, Sensibilität) der distalen Anteile, also des Unterarms und der Hand. Damit lassen sich Durchblutungsstörungen und Nervenverletzungen nach Traumen feststellen. Schließlich können an den Extensorenseiten der Unterarme evtl. **Rheumaknoten** als harte, nicht druckschmerzhafte, subkutane Gewebeverdichtungen ertastet werden.

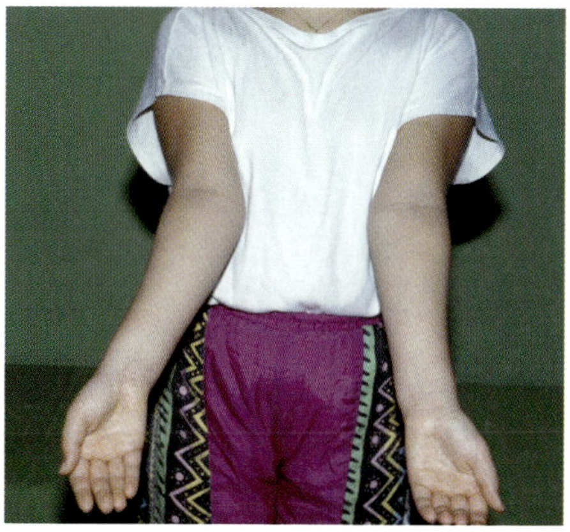

▮ Abb. 7: Cubitus valgus. [24]

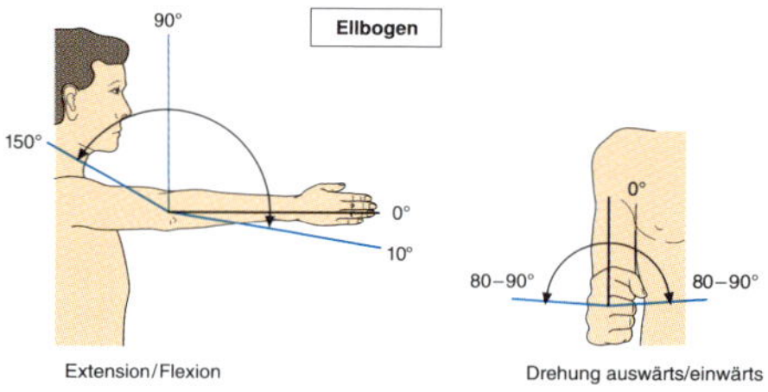

▮ Abb. 8: Neutral-Null-Methode am Ellbogen. [24]

Funktionsprüfung

Basisuntersuchung

Im Rahmen der Bewegungsprüfung des Ellbogengelenks lassen sich die Flexion/Extension sowie die Pronation/Supination prüfen (▮ Abb. 8).

Spezielle Untersuchungen

Neben der Basisuntersuchung sollten die Gelenkstabilität überprüft und nach Epikondylitiszeichen und Engpasssyndromen gesucht werden.

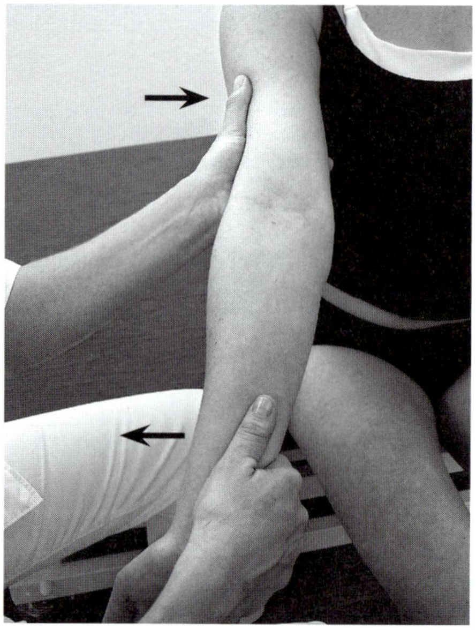

▮ Abb. 9: Valgus-Stress-Test. [24]

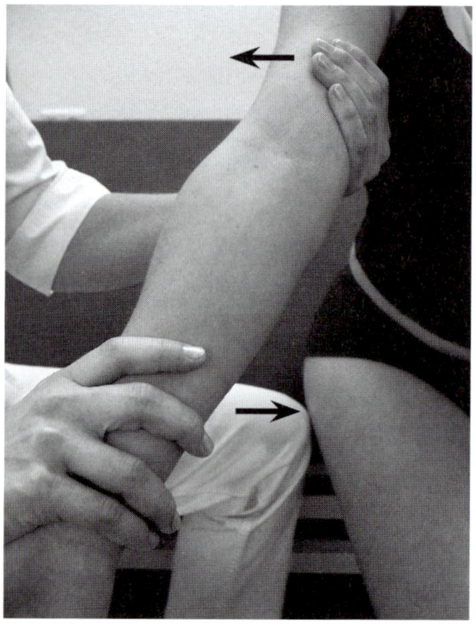

▮ Abb. 10: Varus-Stress-Test. [24]

▌Abb. 11: Nerven in Beziehung zum Humerus und Ellbogengelenk. [46]

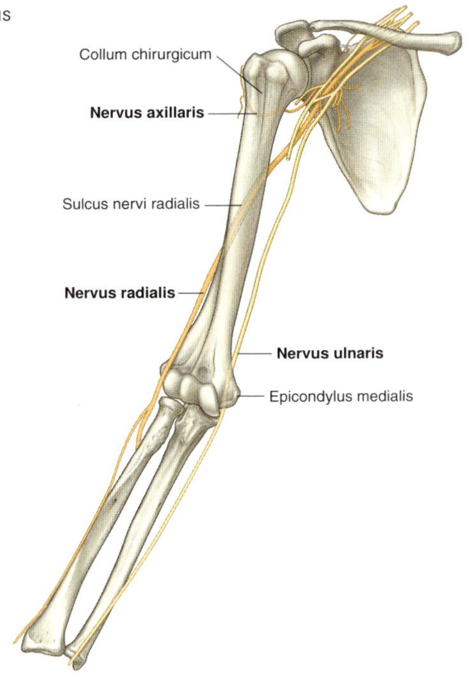

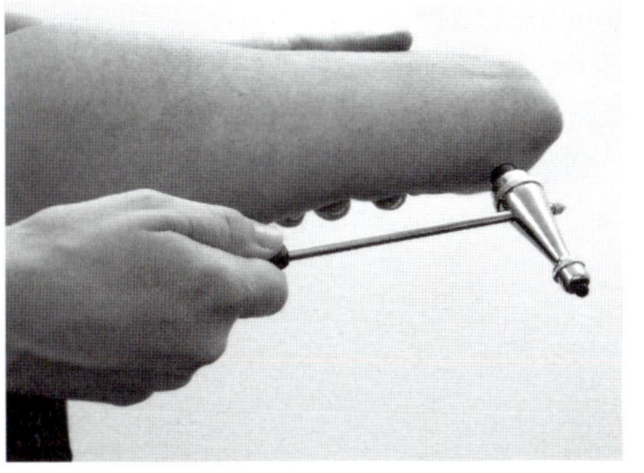

▌Abb. 12: Tinel-Test. [24]

Gelenkstabilität Die Gelenkstabilität kann durch die Verletzung der Kollateralbänder bzw. durch knöcherne Defizite beeinträchtigt sein. Sie wird mit dem **Varus-Valgus-Stress-Test** überprüft (▌Abb. 9 und 10), indem der Oberarm fixiert und bei Ab- (Valgus) oder Adduzieren (Varus) auf eine vermehrte Aufklappbarkeit geachtet wird.

Engpasssyndrome Mit dem **Tinel-Test** kann man den N. ulnaris auf eine evtl. Einklemmung in Bereich des Ellbogens überprüfen (▌Abb. 11). Hier wird der rechtwinklig gebeugte Arm von hinten mit dem Reflexhammer beklopft und auf seitendifferente Schmerzangaben und Dysästhesien an der ulnaren Handkante als bestätigendes Zeichen geachtet (▌Abb. 12).

Epicondylitis lateralis humeri („Tennisellbogen") Der „Tennisellbogen" ist die Folge von wiederholter Extension des Handgelenks oder häufigen Pronation-/Supinationsbewegungen des Unterarms. Der Patient hat einen vermehrten Druckschmerz am Epicondylus lateralis und an den benachbarten Handextensoren. Auch eine aktive Extension im Handgelenk gegen Widerstand ist sehr schmerzhaft. Dies kann mit dem **Cozen-Test** überprüft werden (▌Abb. 13).

Epicondylitis medialis humeri („Golferellbogen") Der Druckschmerz ist am medialen Epikondylus lokalisiert, und es werden Schmerzen bei der Handgelenkflexion **(umgekehrter Cozen-Test)** bzw. bei der Streckung des supinierten/flektierten Ellbogengelenks angegeben.

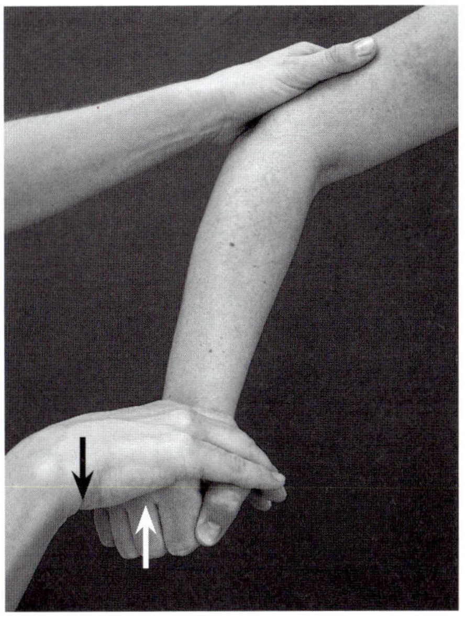

▌Abb. 13: Cozen-Test. [24]

Zusammenfassung

- Am Ellbogengelenk sind Humerus, Ulna und Radius beteiligt.
- Eine leichte Valgusstellung des Ellbogengelenks bis 20° bei Extension ist physiologisch.
- Die Gelenkstabilität wird mit dem Varus-Valgus-Stress-Test überprüft.
- Nach Traumen im Ellbogengelenk müssen Durchblutung, Motorik und Sensibilität am distalen Unterarm im Verlauf untersucht werden.
- Der „Tennisellbogen" ist eine Entzündung des lateralen Epikondylus.
- Der „Golferellbogen" ist eine Entzündung des medialen Epikondylus.

Untersuchung der oberen Extremität III

Handgelenk und Hand

Inspektion/Palpation

Eine gründliche Inspektion der Hände kann sowohl Hinweise auf lokale Veränderungen als auch auf systemische Erkrankungen geben. Neben der Begutachtung von Haut, Fingernägeln und Muskelrelief wird auf mögliche Achsenfehlstellungen infolge von Frakturen untersucht. So ist beispielsweise bei einer Radiusextensionsfraktur oder auch der angeborenen Madelung-Deformität typischerweise eine Bajonett-Stellung der Hand zu erkennen (▌Abb. 14). Aber auch chronisch-entzündliche Prozesse wie z. B. die rheumatoide Arthritis können zu einer Fehlstellung der Finger und Hände führen.

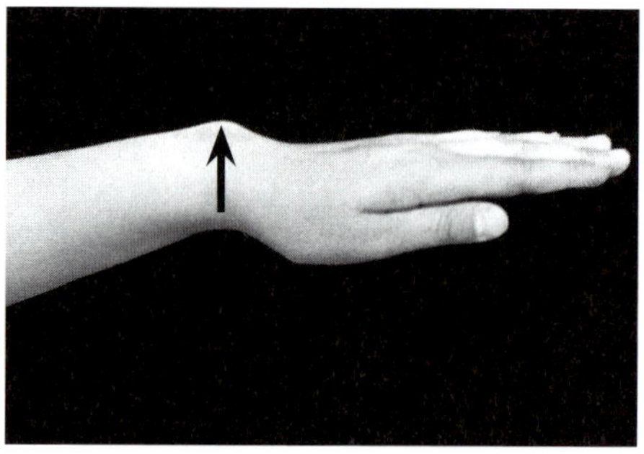

▌Abb. 14: Bajonett-Fehlstellung. [24]

Funktionsprüfung

Basisuntersuchung

Für eine erste Orientierung bittet man den Patienten, aktiv einen Faustschluss zu machen und dann die Faust wieder zu öffnen. Zudem werden typische Alltagsbewegungen überprüft, indem der Patient eine Nadel (**Spitzgriff,** ▌Abb. 15), einen Stab **(Stabgriff)** oder seinen Schlüssel **(Schlüsselgriff)** in die Hand nimmt. Eine Rotationsbewegung im Handgelenk und ein Abspreizen **(Spreizgriff)** der Finger dienen als weitere orientierende Untersuchungen. Falls der Patient hier Probleme hat, d. h. diese Bewegungen nicht ausführen kann oder Bewegungseinschränkungen sichtbar sind, werden die einzelnen Gelenke durchbewegt und die jeweilige Beweglichkeit beurteilt.

Handgelenk Das Handgelenk ist ein Nussgelenk und erlaubt somit Bewegungen in zwei Ebenen, nämlich eine Flexion/Extension und eine Radial-/Ulnarabduktion (▌Abb. 16).

Daumengelenk/Fingergelenke
Die Fingergelenke MCP, PIP und DIP werden unter Fixierung der vorangestellten Gelenke durch den Untersucher in Flexion, Extension, Abduktion und Adduktion geprüft (▌Abb. 17, ▌Tab. 1).

Spezielle Untersuchungen

Rheumatoide Arthritis (s. S. 128)

Karpaltunnelsyndrom (CTS) Das Karpaltunnelsyndrom entwickelt sich aufgrund einer Kompression des N. medianus im Bereich des Retinaculum flexorum (▌Abb. 18). Die Patienten verspüren v. a. in der Nacht Schmerzen und Parästhesien im Bereich der Phalangen D1–D3. Außerdem führt eine Minderbelastung der Thenarmuskulatur zu einer sichtbaren Atrophie. Folgende klinische Untersuchungen helfen differenzialdiagnostisch weiter:

▶ **Hoffmann-Tinel-Zeichen:** Mit den Fingern bzw. dem Reflexhammer wird der Karpaltunnel bei Extension im Handgelenk beklopft. Verspürt der Patient Schmerzen im volaren Handbereich, spricht dies für das Vorliegen eines CTS.

▶ **Flaschenzeichen:** Der Patient soll mit Daumen und Zeigefinger der betroffenen Hand eine Flasche umgreifen. Ist dies nicht möglich, so kann man ebenfalls ein CTS vermuten.

▶ **Phalen-Test:** Dabei flektiert der Untersucher das betroffene Handgelenk maximal. Verspürt der Patient nach ca. einer Min. elektrisierende Schmerzen in der Hand, so spricht dies für eine Läsion des N. medianus.

Dupuytren-Kontraktur Die Dupuytren-Kontraktur ist Folge einer Fibrosierung der Palmaraponeurose mit Entstehung einer Beugekontraktur besonders im Ring- und kleinen Finger. Die geschrumpfte, mit der Haut fest verwachsene Palmarfaszie lässt sich als derber, harter Strang ertasten (▌Abb. 19).

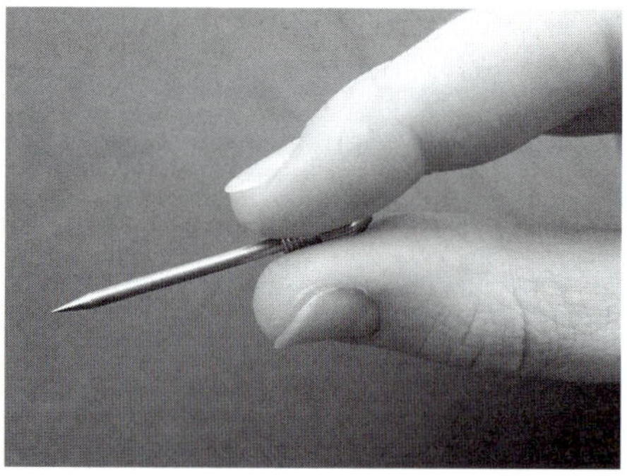

▌Abb. 15: Spitzgriff zur Prüfung der intrinsischen Fingermuskulatur. [24]

Gelenkbewegung	NN-Normwerte	Untersuchung
MCP Flexion/Extension	90 - 0 - 45°	Beugen und Strecken der Finger im MCP
MCP Abduktion/Adduktion	30 - 0 - 30°	Abspreizen der Finger
PIP Flexion/Extension	100 - 0 - 0°	Beugen und Strecken im PIP
DIP Flexion/Extension	80 - 0 - 10°	Beugen und Strecken im DIP
Daumengrundgelenk Flexion/Extension	50 - 0 - 10°	Beugen und Strecken des Daumengrundgelenks
Daumensattelgelenk Abduktion/Adduktion	40 - 0 - 30°	Abspreizen und Anziehen des Daumens

▌Tab. 1: Bewegungsprüfung von Daumengelenk und Fingergelenken.

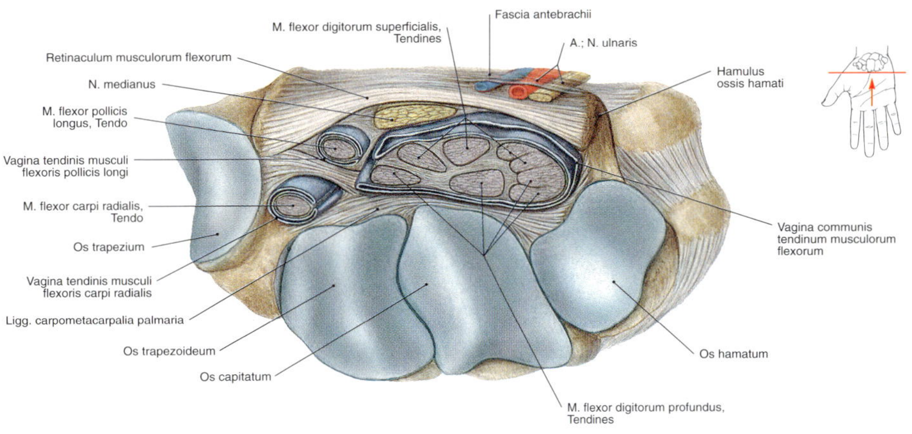

▌Abb. 18: Palmare karpale Sehnenscheiden – beachte die Durchgangsstelle des N. medianus. [26]

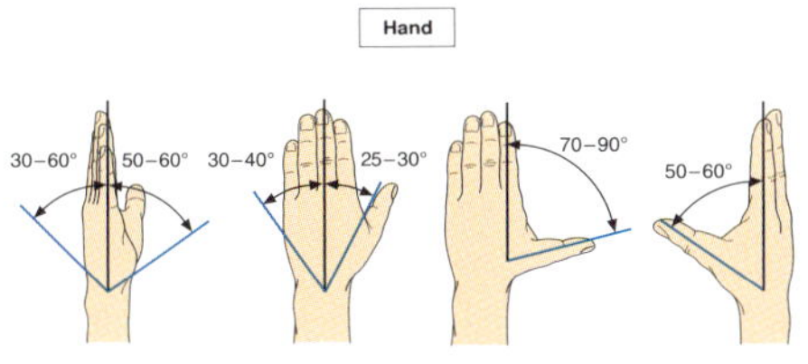

▌Abb. 16: Neutral-Null-Methode am Handgelenk. [24]

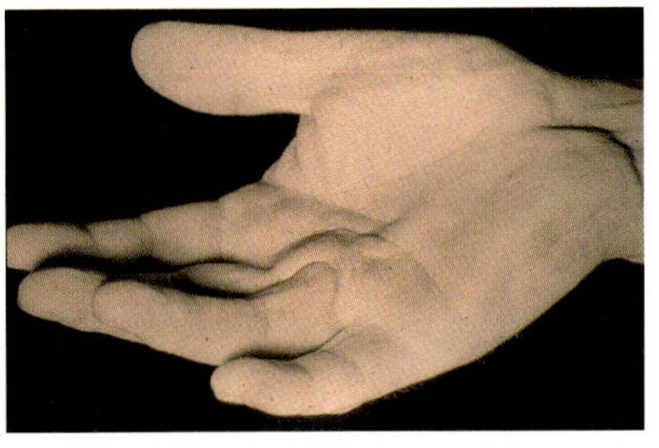

▌Abb. 19: Dupuytren-Kontraktur. [24]

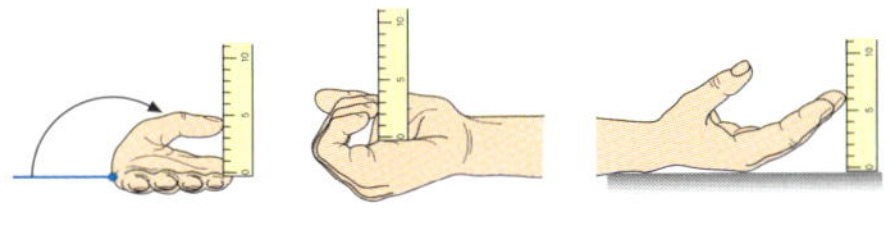

▌Abb. 17: Globale Beweglichkeitsmessung an Daumen und Langfingern. [24]

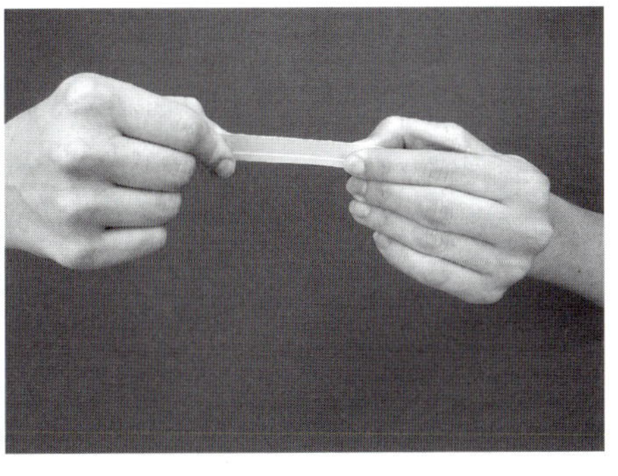

▌Abb. 20: Froment-Zeichen. [24]

Tendovaginitis de Quervain Bei der Überprüfung des **Finkelstein-Zeichens** flektiert der Patient seinen Daumen in die volare Handfläche, umschließt diesen mit den anderen Fingern zu einer Faust und abduziert das Handgelenk ulnarwärts. Das Zeichen ist als positiv zu werten, wenn es in der Sehnenscheide des Daumens bei der Abduktion zu Schmerzen kommt.

Ulnarisläsion Von einer Läsion des N. ulnaris ist auszugehen, wenn das **Froment-Zeichen** positiv ist. Hier kann der Patient einen dünnen Gegenstand nicht oder nur schwer (▌Abb. 20) zwischen Daumen und Zeigefinger halten.

Zusammenfassung

- Ein aktives Ausführen von Spitzgriff, Stabgriff und Schlüsselgriff dient dem orientierenden Überblick über die Funktion der Handmuskeln.
- Eine symmetrische Schwellung der MCP und PIP ist ein klinischer Hinweis auf eine rheumatoide Arthritis.
- Eine asymmetrische Schwellung der DIP ist ein Hinweis auf eine Arthrose.
- Die klinische Diagnose des Karpaltunnelsyndroms (CTS) erfolgt über den Hoffmann-Tinel-Test, das Phalen-Zeichen und den Flaschengriff.
- Die Dupuytren-Kontraktur betrifft v. a. den Ringfinger und den kleinen Finger.
- Das Froment-Zeichen ist ein klinischer Funktionstest des N. ulnaris.

Untersuchung der unteren Extremität I

Für die Untersuchung der unteren Extremität sollte der Patient bis auf die Unterhose entkleidet sein. Die Untersuchungsliege sollte von verschiedenen Seiten zugänglich sein – das erleichtert v. a. die Bewegungsüberprüfung ungemein.

Hüftgelenk

Beschwerden in der Hüfte sind ein häufig beobachtetes klinisches Problem. Oft stehen akute oder chronische Schmerzen mit oder ohne Bewegungseinschränkung im Vordergrund. Eine gezielte körperliche Untersuchung hilft entscheidend weiter.

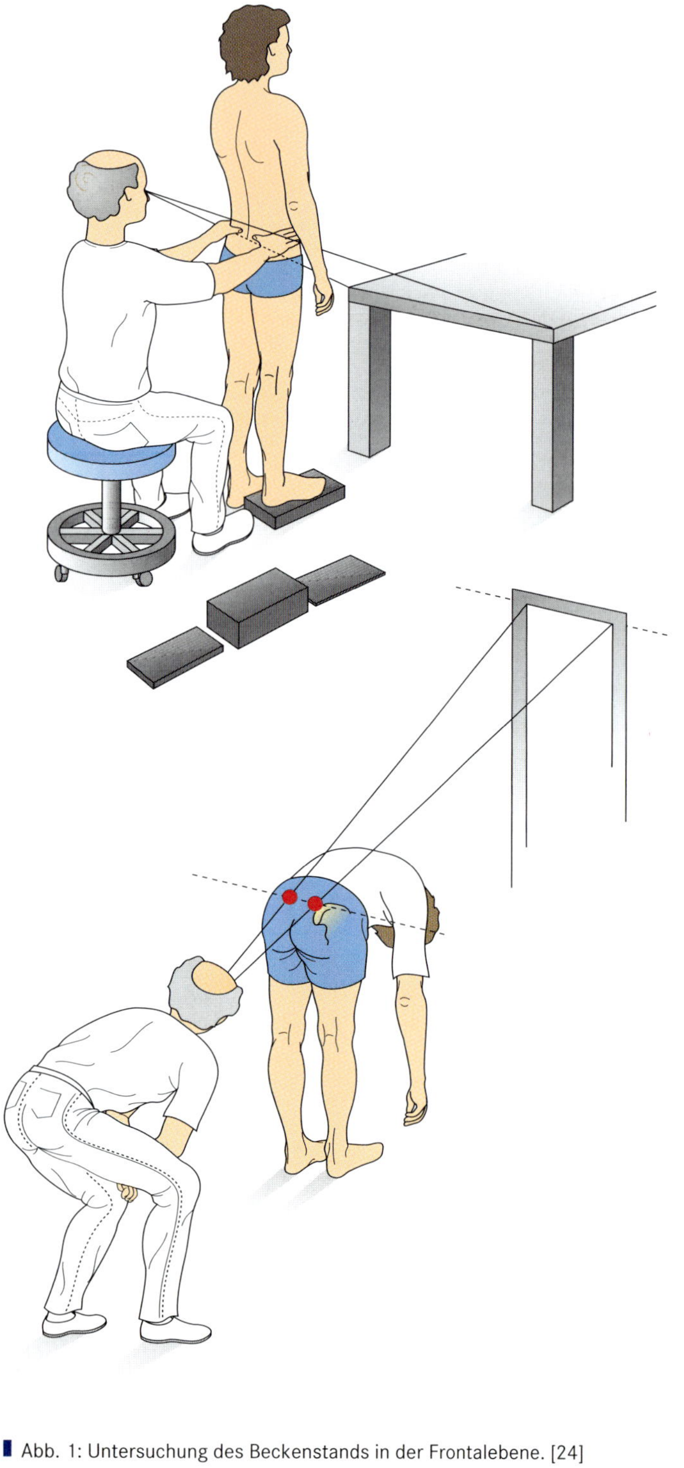

▮ Abb. 1: Untersuchung des Beckenstands in der Frontalebene. [24]

Inspektion

Der entkleidete Patient sollte ein paar Schritte gehen. So lassen sich Auffälligkeiten im Gangbild, evtl. Bewegungseinschränkungen oder Deformitäten erkennen. Am besten orientiert man sich an knöchernen Fixpunkten, z. B. an der Spina iliaca anterior. So kann man gut einen Seitenvergleich anstellen und schnell einen Beckenschiefstand erkennen (▮ Abb. 1). Hinken ist eine einseitige, in seltenen Fällen eine beidseitige Gangstörung mit markanter Gangauffälligkeit. ▮ Tabelle 1 zeigt verschiedene Formen und mögliche Ursachen.

Palpation

Die Hüfte wird auf druckschmerzhafte anatomische Strukturen abgetastet. Gibt der Patient Schmerzen an, so muss man zwischen einem muskulären und einem osteogenen Schmerz unterscheiden. Bei Verdacht auf eine Beinlängendifferenz als Ursache des Beckenschiefstands bzw. des Verkürzungshinkens erfolgt eine seitenvergleichende Messung des Beins von der Spina iliaca anterior superior bis zur Spitze des Malleolus lateralis (s. a. S. 112, Längen- und Umfangsmessung). Verifizierte Beinlängendifferenzen werden, abhängig vom Ausmaß bzw. von der klinischen Symptomatik, mit Einlagen oder Absätzen korrigiert.

Funktionsprüfung

Basisuntersuchungen

Um den Bewegungsumfang der Hüfte zu messen, liegt der Patient entspannt auf der Untersuchungsliege. Es werden sowohl aktiv als auch passiv die Flexion/Extension, die Abduktion/Adduktion und die Innen-/Außenrotation gemessen (▮ Abb. 2).

Spezielle Untersuchungstechniken

Thomas-Handgriff Um eine Hüftbeugekontraktur auszuschließen, bedient man sich des Thomas-Handgriffs. Hier liegt der Patient auf dem Rücken. Der Untersucher beugt das Bein der Gegenseite im Hüftgelenk bis zur vollständigen Auflösung der Lendenlordose (▮ Abb. 3). Das zu untersuchende Bein sollte in voller Extension auf der Unterlage liegen bleiben. Ist dies nicht der Fall, deutet das auf eine Beugekontraktur oder eine fixierte Hyperlordose der LWS hin.

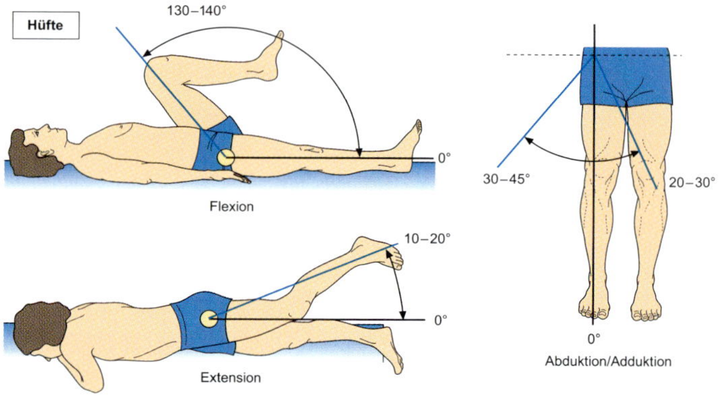

▮ Abb. 2: Neutral-Null-Methode der Hüftuntersuchung. [24]

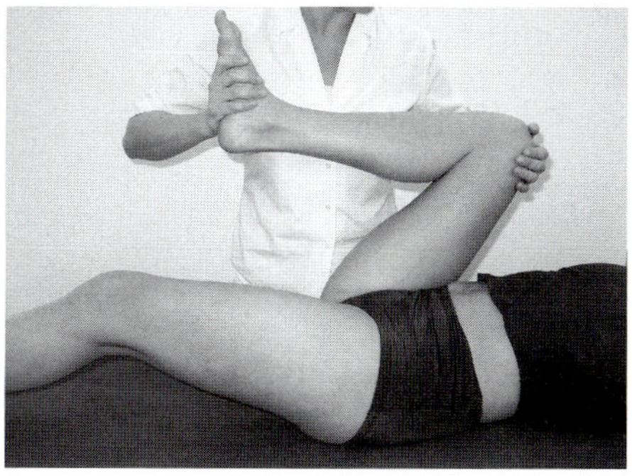

Abb. 3: Thomas-Handgriff. [24]

Trendelenburg-/Duchenne-Zeichen

Zur Überprüfung des Trendelenburg-Zeichens steht der Patient auf einem Bein. Bei einer einseitigen Insuffizienz der pelvitrochantären Muskulatur (M. gluteus medius et minimus) sinkt das Becken zur gesunden Seite ab, das Trendelenburg-Zeichen ist als positiv zu werten (Abb. 4). Das Duchenne-Zeichen ist positiv, wenn der Patient zusätzlich für einen Lastenausgleich den Oberkörper zur kranken Seite neigt.

Lasègue-Zeichen (s. S. 104)

Drehmann-Zeichen Bei einem Verdacht auf eine Epiphysiolysis capitis femoris, eine Erkrankung, die besonders im Jugendalter vorkommt, kann das Drehmann-Zeichen die Annahme bestätigen. Hier ist die Innenrotation erheblich eingeschränkt, und eine Beugung im Hüftgelenk ist nur in Außenrotationsstellung und Abduktion möglich.

Hinken	Gangbild	Mögliche Erkrankung/Ursache
Verkürzungshinken	Beim Gehen senkt sich der Körper zur Seite des verkürzten Beins	Z. n. Fraktur, Beinverlängerung bei Spitzfuß
Schmerzhinken	Schonhaltung und Entlastung der schmerzenden Extremität	Verletzung des Fußes, Beins, Koxarthrose
Lähmungshinken	Je nach neuronaler Schädigung entweder spastisch (zentral) oder schlaff (peripher)	Zentral: Apoplexie Peripher: Polyneuritis
Hüfthinken	Trendelenburg-Hinken: Becken sinkt zur gesunden Seite ab Duchenne-Hinken: zusätzliche Verlagerung des Oberkörpers zur kranken Seite	Schwäche oder Lähmung der pelvitrochantären Muskulatur (M. gluteus medius), Koxarthropathie
Intermittierendes Hinken	Ähnlich dem Schmerzhinken	AVK, Stenosen
Versteifungshinken	Starke Bewegungseinschränkung und Beckendrehung bei Gehen	Ankylose, Z. n. Arthrodese
Psychogenes Hinken	Imitation von unterschiedlichen Gangbildern	Neurotische bzw. psychotische Störungen
Beidseitiges Hinken	„Watschelgang“	Bei beidseitiger Koxarthropathie

Tab. 1: Verschiedene Formen des Hinkens.

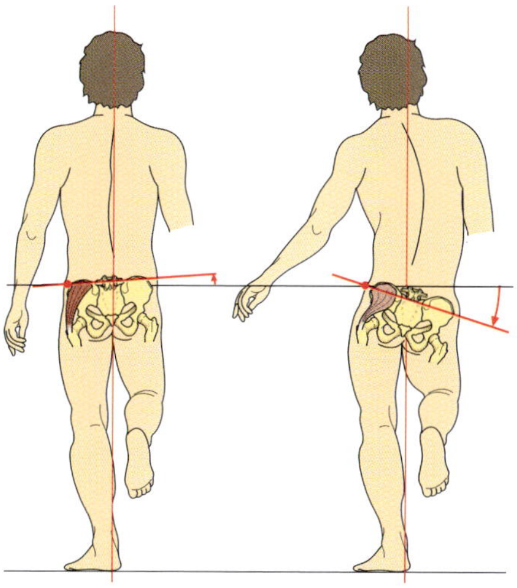

Abb. 4: Trendelenburg-Zeichen: Normalbefund und positives Phänomen. [24]

Zusammenfassung

- Der Patient sollte bei der Untersuchung der unteren Extremität bis auf die Unterhose entkleidet sein.
- Die Orientierung bei der Inspektion der Hüfte erfolgt an knöchernen Fixpunkten, wie der Spina iliaca anterior bzw. posterior.
- Der Thomas-Handgriff dient der klinischen Diagnosestellung einer Hüftbeugekontraktur.
- Ein positives Trendelenburg-Zeichen deutet auf eine Insuffizienz der Mm. glutei medius et minimus hin.
- Das Duchenne-Zeichen ist bei bestehendem Trendelenburg plus einer Ausgleichsbewegung mit dem Oberkörper als positiv zu werten.

Untersuchung der unteren Extremität II

Kniegelenk

Inspektion

Zunächst wird das Kniegelenk am stehenden Patienten auf muskuloskeletale Abnormitäten, Fehlstellungen und Schwellungen beurteilt. Abweichungen in der frontalen Achse bezeichnet man als **Genu varum** („O-Beine") und **Genu valgum** („X-Beine"). Während bei Ersterem der Abstand der medialen Femurkondylen erweitert ist, verkleinert sich beim Genu valgum der Abstand der beiden medialen Kondylen. Als **Genu recurvatum** wird eine Hyperextension im Kniegelenk bezeichnet. Diese kann entweder als Folge eines Traumas, bei Wachstumsstörungen oder kompensatorisch bei Lähmungen auftreten. Wichtig ist auch die Position der Patella – ein einseitiger Hochstand kann Hinweis auf eine Ruptur des Lig. patellae sein. Eine Schwellung in der Fossa poplitea lässt auf eine Baker-Zyste schließen.

Palpation

Um sich einen Überblick über die knöchernen und ligamentären Strukturen zu verschaffen, erfolgt die Untersuchung zunächst im Sitzen bei herabhängenden Beinen. Die Hauttemperatur wird gefühlt und dabei auf eine evtl. Überwärmung als Zeichen einer Entzündungsreaktion geachtet. Neben den Knochen und Sehnen werden auch die Weichteile palpiert und dabei auf Druckdolenzen und Schwellungen geachtet. Die **Baker-Zyste** kann man als umschriebene Ausstülpung mit Synovialflüssigkeit als Inhalt in der Fossa poplitea tasten. Um einen **intraartikulären Erguss** festzustellen, überprüft man das Zeichen der **„tanzenden Patella".** Hier wird die Flüssigkeit aus der Bursa suprapatellaris mit einer Hand unter die Patella gestrichen und mit einem Finger der anderen Hand auf die Patella geklopft. Die Patella federt nach, was als positives Zeichen zu interpretieren ist (▮ Abb. 5). Eine Schmerzangabe während der Kontraktion des M. quadriceps oder ein Krepitus beim Verschieben der Kniescheibe deutet auf eine **Chondropathia patellae** hin. Schmerzen bei der Palpation des medialen bzw. lateralen Seitenbandes zwischen Femurkondylus und Tibia erhärten den Verdacht auf Ein- oder Abriss des medialen/lateralen Meniskus.

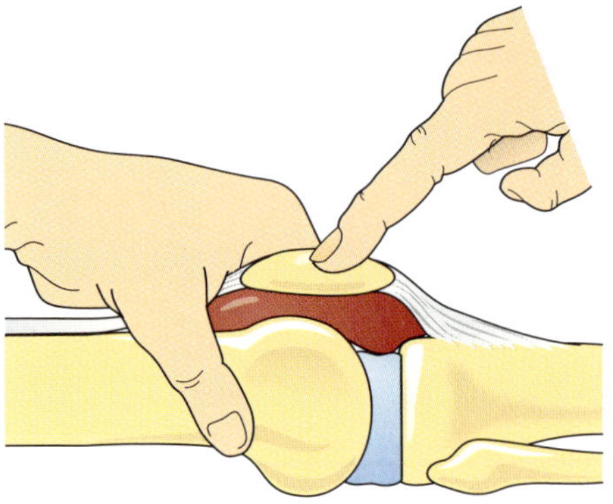

▮ Abb. 5: Tanzende Patella. [24]

Funktionsprüfung

Basisuntersuchung

Die Basisuntersuchung des Kniegelenks erfolgt in zwei Ebenen. Für die Flexions-/Extensionsbewegung liegt der Patient auf dem Rücken (▮ Abb. 6), die Innen- und Außenrotation wird bei 90°-Flexion im Sitzen getestet.

Spezielle Untersuchungen

Da das Kniegelenk und dessen Strukturen häufig bei Traumen in Mitleidenschaft gezogen werden, gibt es in der klinischen Untersuchung viele verschiedenen Tests, die entweder einzeln oder in ihrer Gesamtheit eine spezifische Aussage haben.

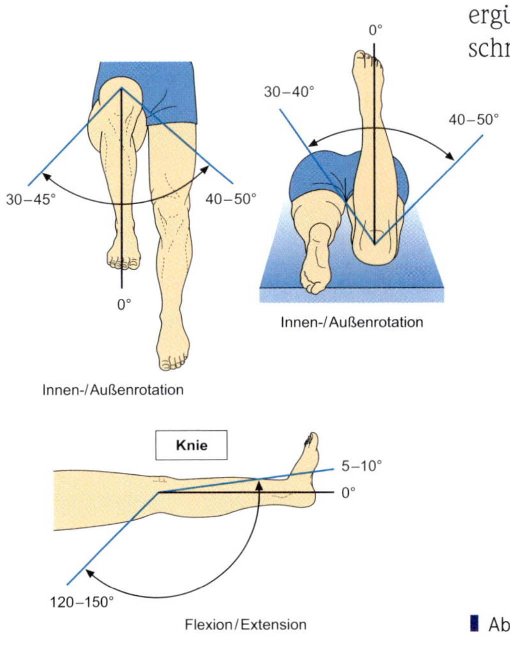

▮ Abb. 6: Neutral-Null-Methode Kniegelenk. [24]

Prüfung der Kreuzbänder

▶ **Pivot-shift-Test:** Der Patient liegt entspannt auf dem Rücken, der Fuß ist innenrotiert und das Knie in Extensionsstellung. Der Untersucher übt auf das Kreuzband einen Valgusstress aus und beugt den Unterschenkel. Ein Schnappen der Tibia nach dorsal bei einem Flexionswinkel von ca. 20 – 40° deutet auf eine Läsion des vorderen Kreuzbands hin.

▶ **Schubladentest:** Der Patient liegt mit flektiertem Kniegelenk (ca. 60°) auf dem Rücken, den Fuß auf der Liege aufgesetzt. Der Untersucher fixiert den Fuß mit seinem Gesäß, umgreift mit beiden Händen den Unterschenkel des Patienten und zieht diesen nach vorn (vordere Schublade, ▮ Abb. 7) bzw. drückt diesen nach hinten (hintere Schublade). Ein Abgleiten der Tibiagelenkfläche nach vorn spricht für eine vordere Kreuzbandläsion, ein Verschieben der Tibia nach hinten impliziert eine hintere Kreuzbandläsion.

▶ **Lachman-Test:** Dieser verläuft ähnlich dem Schubladentest. Der Untersucher umfasst in 20°-Flexionsstellung den distalen Oberschenkel und proximalen Unterschenkel und prüft die horizontale Verschieblichkeit. Der pathologische Befund entspricht dem des Schubladentests.

Prüfung der Menisken Verletzungen der Menisken gehen normalerweise mit einschießenden Schmerzen und Gelenkergüssen einher. Typisch ist ein Druckschmerz über dem Gelenkspalt und

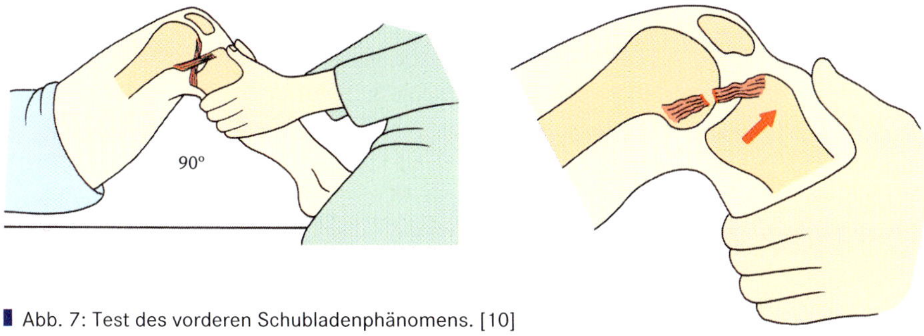

Abb. 7: Test des vorderen Schubladenphänomens. [10]

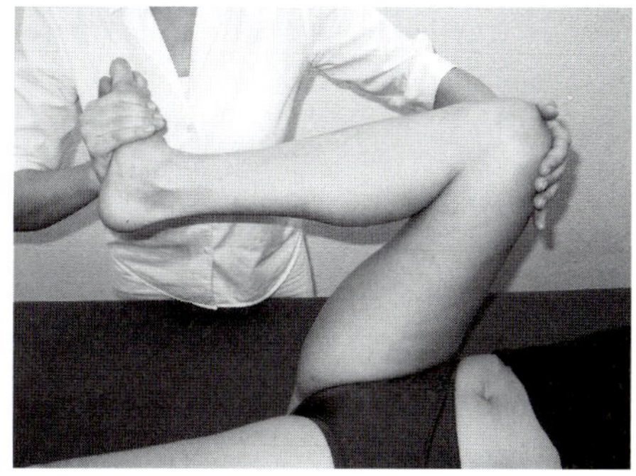

Abb. 8: Steinmann-II-Test. [24]

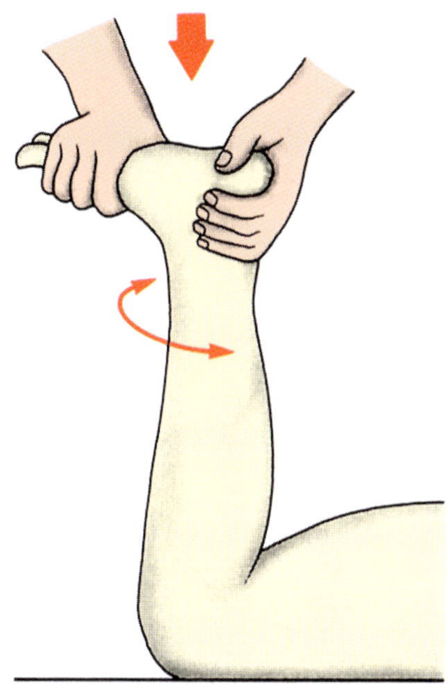

Abb. 9: Apley-Zeichen. [10]

nach wenigen Tagen eine auffällige Atrophie des M. quadriceps. Für die Unterscheidung zwischen Innen- und Außenmeniskusschaden gibt es verschiedene Funktionstests:

▶ **McMurray-Test:** Der Patient befindet sich in Rückenlage und beugt das Knie um 90°. Der Untersucher streckt den Unterschenkel in Innen- bzw. Außenrotation, während er mit der anderen Hand (Zeigefinger und Daumen) den Gelenkspalt palpiert. Spürt der Untersucher während der Extension ein Knacken im medialen (bei Außenrotation) bzw. lateralen (bei Innenrotation) Gelenkspalt, spricht dies für eine Läsion des Innen- bzw. Außenmeniskus.

▶ **Steinmann I:** Der Patient liegt auf dem Rücken in 90°-Beugestellung des Kniegelenks. Der Untersucher palpiert mit der einen Hand den Gelenkspalt, während die andere Hand den Unterschenkel nach innen bzw. außen rotiert. Eine Schmerzangabe bei Innenrotation weist auf einen Defekt des Außenmeniskus hin, Schmerzen bei Außenrotation sprechen für einen Innenmeniskusschaden.

▶ **Steinmann II:** Der Untersucher palpiert den Kniegelenkspalt und beugt das Knie aus voller Extension. Verspürt der Patient einen nach dorsal wandernden Schmerz, ist dies ein Zeichen für eine Meniskusläsion (▮ Abb. 8).

▶ **Böhler-Zeichen:** Der Patient befindet sich in Rückenlage. Der Untersucher führt bei gestrecktem Bein eine Abduktionsbewegung (Varusstress) bzw. eine Adduktionsbewegung (Valgusstress) aus. Schmerzen bei Abduktion weisen auf eine Außenmeniskusschädigung hin, gibt der Patient Schmerzen bei der Adduktionsbewegung an, so ist der Innenmeniskus geschädigt.

▶ **Payr-Zeichen:** Der Untersucher verstärkt den Druck auf den Innenmeniskus, indem er das Kniegelenk des im Schneidersitz sitzenden Patienten nach unten drückt. Eine Schädigung des Innenmeniskus, besonders des Hinterhorns, führt zu Schmerz.

▶ **Apley-Zeichen:** Der Patient befindet sich in Bauchlage und beugt das Knie um 90°. Der Untersucher übt axialen Druck auf das Kniegelenk aus und führt dabei eine Außen- bzw. Innenrotation durch. Eine Schmerzangabe bei der Außenrotation deutet auf einen Defekt des Innenmeniskus hin, Schmerzen bei Innenrotation lassen auf einen Außenmeniskusdefekt schließen (▮ Abb. 9).

Zusammenfassung

- ✖ Genu varum → O-Beine, Genu valgum → X-Beine.
- ✖ Das Zeichen der „tanzenden Patella“ spricht für einen Erguss im Kniegelenk.
- ✖ Die Überprüfung der Kreuzbänder erfolgt mittels Pivot-shift-Test, Lachman-Test und Schubladentest.
- ✖ Die Überprüfung der Menisken erfolgt mittels Steinmann-, Böhler-, McMurray-, Payr- und Apley-Test.

Untersuchung der unteren Extremität III

Sprunggelenk/Achillessehne

Inspektion

Der Sprunggelenkbereich wird auf Deformitäten, Achsenfehlstellungen und Schwellungen inspiziert. Bei Bandverletzungen schwillt meist der gesamte Knöchelbereich innerhalb kurzer Zeit an. Hämatome können auf eine knöcherne Beteiligung hinweisen.

Palpation

Die Palpation wird am liegenden oder halbsitzenden Patienten durchgeführt. Zunächst orientiert man sich an den Malleoli medialis und lateralis. Oberes und unteres Sprunggelenk werden sodann mit beiden Daumen nach möglichen Schwellungen, nach Teigigkeit und Druckschmerzhaftigkeit abgetastet. Ein lokalisierter Druckschmerz deutet auf ligamentäre Läsionen hin. An der Dorsalseite wird die Achillessehne auf Konturveränderungen, Knötchen und Konsistenz palpiert. Bei einer **traumatischen Sehnenruptur** ergibt sich eine Stufenbildung (Delle) in diesem Bereich (▮ Abb. 10), eine **Achillodynie** imponiert durch eine verdickte Sehne (▮ Abb. 11).

Funktionsprüfung

Basisuntersuchung

Der Patient liegt entspannt in Rückenlage. Das obere (OSG, Tibiotalargelenk) und untere (USG, Subtalargelenk) Sprunggelenk werden bei leicht gebeugtem Knie geprüft. Bei der isolierten Überprüfung des OSG fixiert der Untersucher den hinteren Teil des Fußes, während der Patient den Fuß nach dorsal beugt (Dorsalflexion) und nach plantar streckt (Plantarflexion) (▮ Abb. 12).

Spezielle Untersuchungen

Thompson-Test Eine Ruptur der Achillessehne kann neben einer direkten Gewalteinwirkung (Schlag, Tritt) auch aufgrund degenerativer Prozesse entstehen. Der Patient verspürt hier meist einen plötzlichen, peitschenartigen Schmerz und kann dann aktiv keine Plantarflexion mehr durchführen. Der Patient kniet bei diesem Test auf der Liege (oder liegt in Bauchlage), seine Füße reichen über die Untersuchungsliege hinaus. Der Untersucher versucht nun, über eine manuelle Kompression der Waden eine Plantarflexion zu erzeugen. Ist dies nicht möglich, so liegt eine Läsion der Achillessehne vor (▮ Abb. 13).

Zehenstand Dieser Test dient der Diagnostik von Tendopathien bzw. der Bestätigung einer Ruptur der Achillessehne. Der Patient soll einen Zehenstand ausführen. Dabei wird die Kontur der Waden und der Achillessehne beurteilt. Gibt der Patient Schmerzen im Kalkaneusbereich an, so ist dies als Zeichen einer Ansatzendopathie zu werten. Kann der Patient den Zehenstand nicht ausführen, so spricht dies für eine Sehnenruptur.

Fuß

Inspektion

Zunächst soll der Patient ein paar Schritte gehen. Die Schrittfolge ist normalerweise gleichmäßig und seitengleich. Hierbei lassen sich meist schon Schwellungen, Deformitäten (▮ Tab. 2), Achsenfehlstellungen (Pes valgus, Pes varus) oder Veränderungen des Fußgewölbes sehen. Für die genauere Inspektion der Achsenstellung wird die Fersenstellung des Patienten von hinten beurteilt. Als **Pes valgus** wird eine Valgusstellung der Ferse von über 6° bezeichnet, beim **Pes varus** beträgt die Fersenstellung unter 0°.

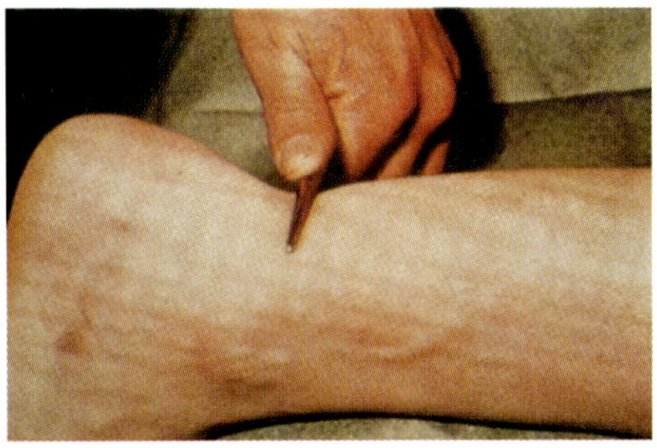

▮ Abb. 10: Typisch tastbare, manchmal auch sichtbare Delle bei einer Achillessehnenruptur. [24]

Hallux valgus	Abweichung der Großzehe im Grundgelenk nach lateral, meist aufgrund zu engen Schuhwerks
Hallux varus	Abweichung der Großzehe im Grundgelenk nach medial
Hammerzehen/Krallenzehen	Hyperextension im Grundgelenk mit Flexion im Zehenmittelgelenk. Meist ist die zweite Zehe betroffen.
Pes planus (Plattfuß)	Abgeflachtes Fußlängsgewölbe. Die Sohle nähert sich dem Boden und berührt diesen manchmal.
Pes valgus (Knickfuß)	Valgusstellung der Ferse mit Abflachung des medialen Fußgewölbes
Pes equinus (Spitzfuß)	Fixierte Plantarflexion mit Fersenhochstand. Eine Dorsalextension ist nicht möglich.
Pes transversoplanus (Spreizfuß)	Verbreiterung des Vorfußes durch ein Auseinanderweichen der Mittelfußknochen
Pes adductus (Sichelfuß)	Adduktionsstellung des Mittelfußes und der Zehen
Pes equinovarus (Klumpfuß)	Spitz-, Hohl- und Sichelfuß bei Supinationsstellung (Pes equinus, excavatus, adductus, varus)
Pes cavus (Hohlfuß)	Steilstellung und Pronation des Fußes
Klavus (Hühnerauge)	Schmerzhafte Verdickung der Haut infolge einer Druckschädigung; häufiges Auftreten an Knochenvorsprüngen
Kallus (Schwielen)	Bereich stark verdickter Haut, welcher sich an Druckstellen entwickelt; normalerweise schmerzfrei
Dornwarze (Verruca vulgaris)	Eine gewöhnliche Warze der Haut im Fußsohlenbereich. Die Hautlinien sind durch die Warze unterbrochen.

▮ Tab. 2: Auffälligkeiten an Zehen und Fuß.

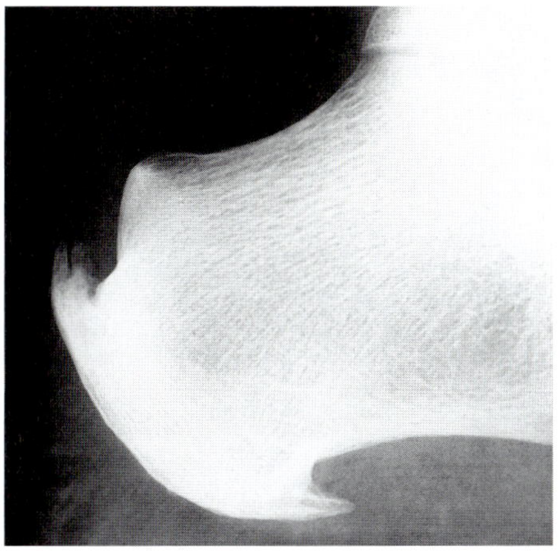

▌Abb. 11: Oberer und unterer Fersensporn. [24]

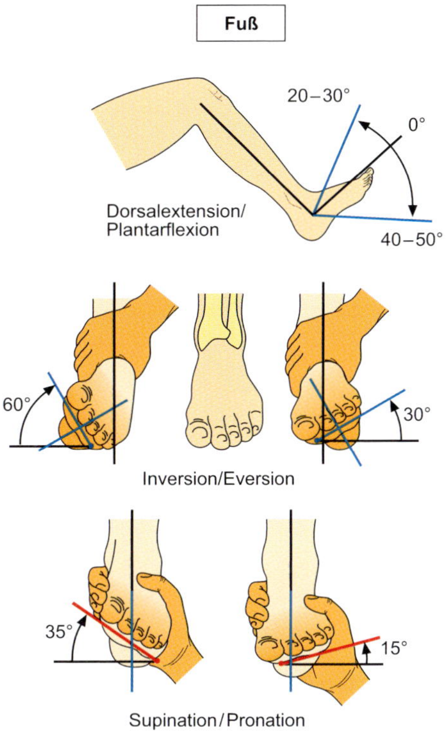

▌Abb. 12: Neutral-Null-Methode bei der Untersuchung des Fußes. [24]

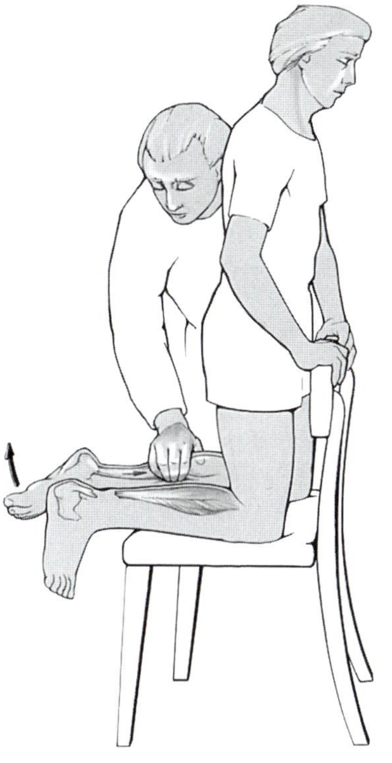

▌Abb. 13: Thompson-Test. [41]

Es darf nicht vergessen werden, die Füße und insbesondere die Fersen auf das Verschwielungsmuster, Verhornungen, Hühneraugen, Narben und Muskelatrophien zu inspizieren. Besonders bei älteren Menschen mit Polyneuropathie lassen sich offene Stellen finden, von denen der Patient noch nichts weiß.

Palpation

Zehen, Vorfuß, Mittelfußknochenbereich und Fersenbereich werden auf Schwellungen, lokale Schmerzen und Deformitäten untersucht. Eine Temperaturerhöhung kann auf eine Infektion hinweisen. Der **Fersensporn** lässt sich im Ansatzbereich der Plantaraponeurose ertasten, der Patient gibt hier i. d. R. einen Druckschmerz an. Bei einem bestehenden Tarsaltunnelsyndrom verspürt der Patient einen Druckschmerz unterhalb des Malleolus medialis.

Funktionsprüfung

Basisuntersuchung

Das Großzehengrundgelenk wird in allen Ebenen bewegt. Zu achten ist auf Einschränkungen bei der Flexion/Extension im Metatarsal-Phalangeal-Gelenk (MTP, NN 70–0–45°), ebenso bei der Abduktion/Adduktion (NN 0–0–15°) und bei der Flexion im Interphalangealgelenk (IP, NN 90–0–0°). Der Bewegungsumfang der weiteren Zehengrundgelenke beträgt in Flexion/Extension nach NN 80–0–40°.

Spezielle Untersuchungen

Zeichen für eine rheumatoide Arthritis Alle Zehengrundgelenke werden auf Druckschmerzhaftigkeit palpiert. Ein symmetrisches Schmerzverteilungsmuster sowie ein Vorfußkompressionsschmerz, analog zum Gaenslen-Zeichen der Fingergrundgelenke – dem Schmerz bei Zusammendrücken ähnlich wie beim Händedruck – sind frühe Zeichen für eine RA.

Zeichen für eine Arthritis urica (Gichtanfall) Ein akut geschwollenes Großzehengrundgelenk kann ein Hinweis auf einen akuten Gichtanfall sein. Dieses Gelenk ist bei einem Anfall primär befallen, wobei auch andere Gelenke (z. B. Sprung-, Kniegelenk) betroffen sein können.

Zusammenfassung

- Auch im Fußbereich muss auf Deformitäten, Achsenfehlstellungen, Schwellungen, Schmerzen und Temperaturauffälligkeiten geachtet werden.
- Eine Ruptur der Achillessehne imponiert durch eine Stufenbildung (Delle) und eine Plantarflexion des Fußes. Der Zehenstand ist dem Patienten nicht mehr möglich.
- Ein Hallux valgus, ein Abweichen der Großzehe nach lateral, entsteht meist aufgrund zu engen Schuhwerks.
- Der Klumpfuß (Pes equinovarus) ist eine Kombination aus Spitz-, Hohl-, Sichelfuß und Supinationsstellung.
- Eine monartikuläre Schwellung des Großzehengrundgelenks ist Hinweis auf einen akuten Gichtanfall.

Untersuchung der Wirbelsäule

Beschwerden an der Wirbelsäule drücken sich v. a. durch Steifigkeit, Kopf- und Nacken-, Rücken- und Kreuzschmerzen in den jeweiligen Abschnitten (HWS, BWS und LWS) und eine daraus resultierende Bewegungseinschränkung aus. Die Beurteilung der Körperhaltung und die Untersuchung der Wirbelsäule komplettieren die meist schon richtungsweisende Anamnese. Wichtig ist allerdings zu berücksichtigen, dass der Bewegungsumfang altersentsprechend abnimmt.

Inspektion

Die Inspektion erfolgt grundsätzlich am entkleideten Patienten, und zwar von vorn, von hinten und seitlich. Die physiologische Krümmung der Wirbelsäule umfasst eine Lordose im HWS- und LWS-Bereich bzw. eine Kyphose im BWS-Bereich. Es wird auf die Beckenkamm- und Schulterhöhe sowie auf die Symmetrie der Michaelis-Raute geachtet (▮ Abb. 1).

Ein **Flachrücken** (▮ Abb. 2d) beschreibt eine Abflachung der LWS-Lordose, die von lateral ersichtlich ist. Eine vermehrte Ausprägung der LWS-Lordose wird hingegen als **Hohlkreuz** (▮ Abb. 2c) bezeichnet. Der **Rundrücken** (▮ Abb. 2b), eine verstärkte Krümmung der BWS-Kyphose, wird v. a. bei Krankheiten wie dem M. Bechterew und M. Scheuermann beobachtet.

Bei einer **Skoliose** handelt es sich um eine seitliche Verbiegung der Wirbelsäule aufgrund verschiedener Ursachen. So können sowohl Fehlhaltungen infolge eines Ausgleichs bei Beinlängendifferenz **(funktionelle Skoliosen)** als auch knöcherne, zumeist angeborene Anomalien **(echte Skoliosen)** zu dieser seitlichen Fehlstellung der Wirbelsäule führen. Wegweisend für eine Unterscheidung ist die Überprüfung eines Beckenschiefstands, indem man die beiden Beckenkämme auf gleiche Höhe hin palpiert und eine Beinlängenmessung vornimmt. Ein Beckenschiefstand und eine Beinlängendifferenz weisen auf eine funktionelle Skoliose hin. Die Erkennungsmerkmale von Skoliosen sind ein erhöht stehendes Schulterblatt bzw. erhöhter Beckenkamm, ein vergrößertes Taillendreieck, bei thorakaler Skoliose ein Rippenbuckel, bei lumbaler Skoliose ein Lendenwulst auf der konvexen Seite (▮ Abb. 3).

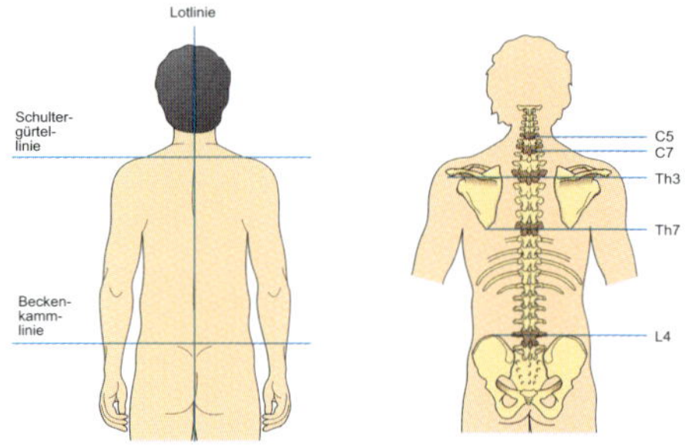

▮ Abb. 1: Topografische Orientierung an der Wirbelsäule. [24]

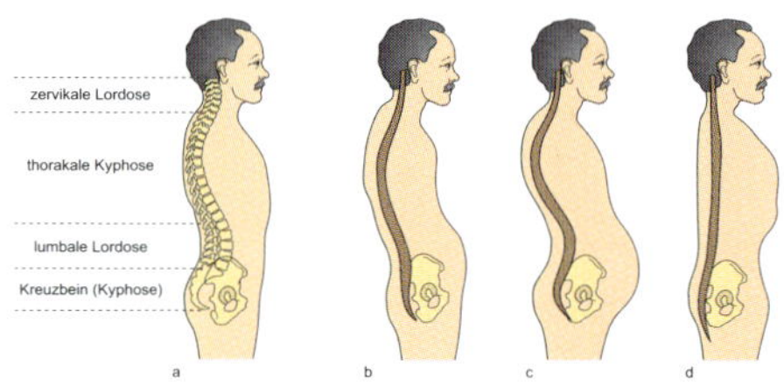

▮ Abb. 2: Variationen der Rückenkonfigurationen. [24]

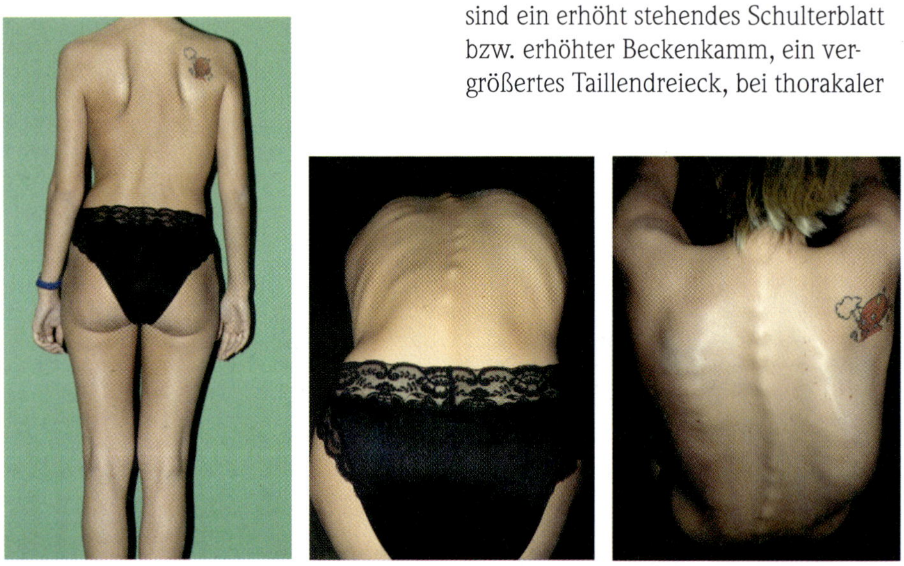

▮ Abb. 3: Klinisches Erscheinungsbild einer Skoliose. [24]

> **Bei allen Wirbelsäulenbeschwerden müssen anamnestisch erhobene Sensibilitätsstörungen oder Lähmungen an den Extremitäten abgeklärt werden!**

Palpation

Zunächst werden die Dornfortsätze von kranial nach kaudal palpiert, indem die Wirbelkörper mit geballter Faust bzw. dem Reflexhammer leicht beklopft werden. Zu achten ist auf Druckschmerzhaftigkeit bzw. Auffälligkeiten der knöchernen Konturen. Lokale Schmerzen sprechen differenzialdiagnostisch eher für entzündliche Prozesse (z. B. Spondylitis), Frakturen oder Neoplasien, diffuse Schmerzen sind dagegen meist Anzeichen einer osteoporotischen Veränderung. Die paravertebrale Muskulatur wird ebenfalls auf Schmerzhaftigkeit und Muskelverhärtungen sowie Myogelosen oder Hartspann untersucht. Hierfür liegt der Patient optimalerweise in Bauchlage, der Untersucher palpiert die Rückenextensoren systematisch von kranial nach kaudal. Ein **Stauchungsschmerz** der gesamten Wirbelsäule, ebenfalls ein Zeichen für Frakturen, Neoplasien und Entzündungsprozesse, wird über ein Fallenlassen aus dem Zehenstand auf die Fersen provoziert. HWS- und BWS-Bereich können zudem einzeln über einen ruckartigen axialen Druck auf den Kopf bzw. die Schultern überprüft werden.

Funktionsprüfung

Basisuntersuchung

Da die Brustwirbelsäule über die Fixierung an den Rippen der unbeweglichste Teil der Wirbelsäule ist, erfolgt die hauptsächliche Bewegung aus der HWS bzw. LWS.

HWS Die HWS kann in drei Bewegungsebenen überprüft werden. Zunächst führt der Patient aktiv eine Flexions-/Extensionsbewegung (NN 45–0–45°), eine Rotationsbewegung (NN 80–0–80°) und die Seitneigung (NN 60–0–60°) durch (▮ Abb. 4a, b, c).

Bei Beschwerden werden die Bewegungen nochmals vom Untersucher ausgeführt. Am besten stellt man sich hinter den sitzenden Patienten.

BWS/LWS Der Bewegungsumfang der BWS/LWS wird ebenfalls in den drei Ebenen Flexion/Extension (NN 120–0–30°), Rotation (NN 30–0–30°, ▮ Abb. 4e) und Seitneigung (NN 40–0–40°, ▮ Abb. 4d) getestet. Der Untersucher steht hinter dem Patienten und fixiert die beiden Beckenkämme. Der Patient führt dann die Bewegung selbst aus.

▶ **Finger-Boden-Abstand:** Der Patient beugt sich bei gestreckten Kniegelenken nach vorn und versucht, mit den Fingerspitzen den Boden zu berühren. Bei gesunden Menschen beträgt der Finger-Boden-Abstand 0 cm.

▶ **Ott-/Schober-Zeichen** (▮ Abb. 5): Der Untersucher markiert am stehenden Patienten zwei Punkte auf der Haut. Beim Ott-Zeichen wird von C7 ein Lot gefällt und der Punkt 30 cm weiter kaudal angezeichnet. Das Schober-Maß wird von S1 10 cm nach kranial aufgetragen. In Inklination vergrößert sich an einer normal beweglichen Wirbelsäule die Entfernung zwischen den Marken. Ist dies nicht der Fall, so kann man von einer Bewegungseinschränkung der Wirbelsäule ausgehen. Erkrankungen, die hier infrage kommen, sind neben Muskelverspannungen auch degenerative Veränderungen bzw. die Spondylitis ankylosans (M. Bechterew).

Spezielle Untersuchungstechniken

Mennell-Test (Hyperextensionstest) Das Iliosakralgelenk ist besonders bei Spondylarthritiden (M. Bechterew) betroffen. Die Untersuchung erfolgt in Bauchlage des Patienten. Der Untersucher fixiert das Os sacrum mit einer Hand. Die zweite Hand hyperextendiert das gestreckte Bein nach dorsal, so wie in ▮ Abbildung 6 gezeigt. Schmerzen bei dieser Bewegung weisen auf eine Entzündung in diesem Gelenk (Sakroiliitis) hin und sollten weiter röntgenologisch abgeklärt werden.

Lasègue-/Bragard-Test (s. S. 130)

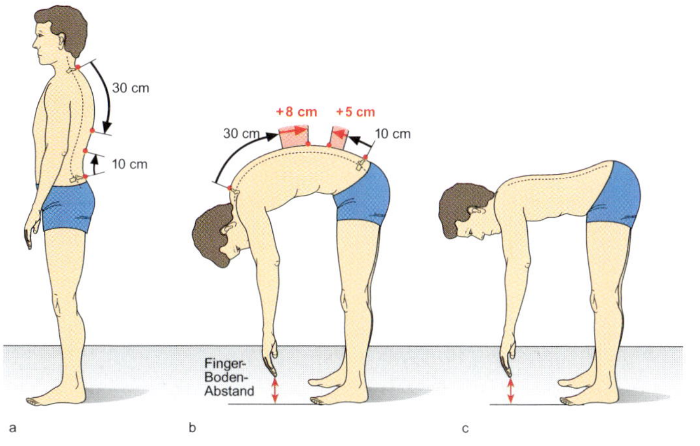

▮ Abb. 5: Funktionsprüfung der Wirbelsäule. [24]

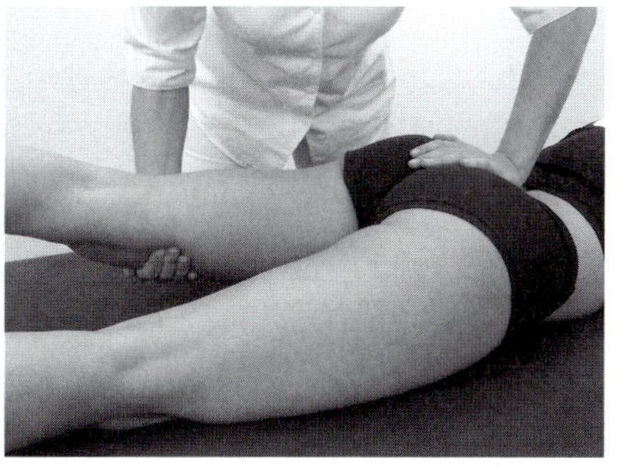

▮ Abb. 6: Hyperextensionstest. [24]

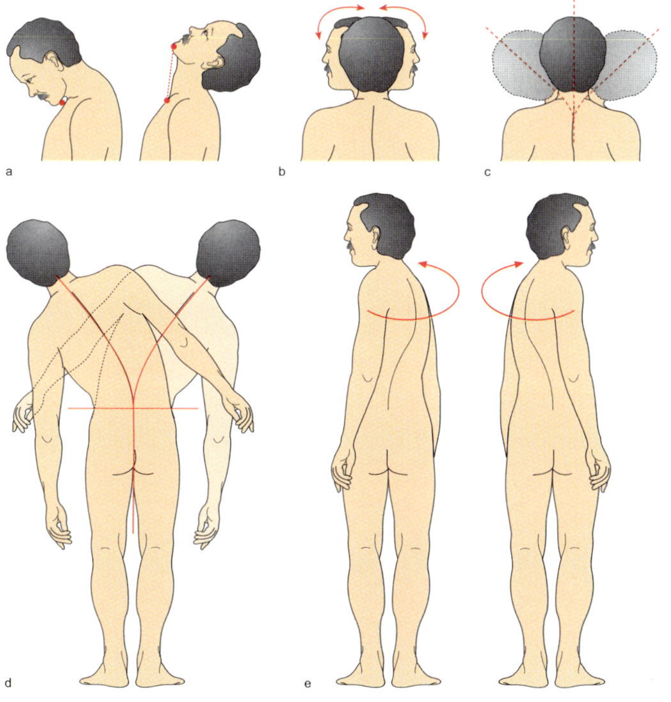

▮ Abb. 4: Beweglichkeitsprüfung der Wirbelsäule. [24]

Zusammenfassung

- Die Untersuchung der Wirbelsäule erfolgt grundsätzlich am entkleideten Patienten.
- Eine Skoliose ist eine seitliche Verbiegung der Wirbelsäule mit verschiedenen Ursachen.
- Die Orientierung erfolgt über markante Punkte, z. B. am 7. Halswirbel oder am Schnittpunkt der beiden Beckenkämme (→ LWK 4).
- Lokalisierte Schmerzen weisen eher auf Frakturen, Entzündungen oder Neoplasien hin, diffuse Schmerzen sind bei degenerativen Erkrankungen die Regel.
- Ein pathologisches Schober- und Ott-Maß weist auf eine Bewegungseinschränkung der Wirbelsäule hin.
- Schmerzen beim Mennell-Handgriff sprechen für eine Sakroiliitis.

Leitsymptome muskuloskeletaler Beschwerden I

Schmerzen

Die meisten Patienten mit Beschwerden im Bewegungsapparat konsultieren den Arzt aufgrund von Schmerzen. Diese können bereits im anamnestischen Gespräch (s. S. 112) charakterisiert und eingegrenzt werden.

Ursachen	Lokalisation/Gelenkbefall
Gicht, Trauma, reaktive bzw. septische Arthritis	Monarthritis/Oligoarthritis
Virale Infekte, Kollagenosen	Polyarthritis, symmetrisch
M. Bechterew, Psoriasis-Arthritis, septische Arthritis	Polyarthritis, asymmetrisch
Gicht	Meist Großzehengrund-, seltener Sprung- und Kniegelenk
Psoriasis-Arthritis	Extremitäten im Strahl (MCP, PIP, DIP)
Rheumatoide Arthritis	MCP, PIP, symmetrisch
Fingerpolyarthrose	DIP, asymmetrisch

▌Tab. 1: Ursachen von Gelenkschmerzen und deren Lokalisation/Gelenkbefall.

Gelenkschmerzen

Grundsätzlich muss bei Gelenkschmerzen zwischen Schmerzen ohne Flüssigkeitsexsudation und Schwellung **(Arthralgien)** und Schmerzen mit sichtbarer Schwellung **(Arthritiden)** unterschieden werden. Arthralgien sind meist die Folge von degenerativen, arthrotischen Veränderungen oder mechanischer Überlastung, Arthritiden sprechen für eine entzündliche Genese auf Grundlage immunologischer Prozesse, Infektionen oder Ablagerungen von Kristallen (z. B. bei Gicht). Arthritiden sind oft begleitet von einer Rötung und einer deutlichen Überwärmung des entsprechenden Gelenks. ▌Tabelle 1 zeigt mögliche Ursachen bei einem entsprechenden Befall der Gelenke.

1	Morgendliche Steife in einem Gelenk von mindestens 1 Std. Dauer
2	Arthritis in drei oder mehr Gelenkregionen
3	Arthritis der Hand- und Fingergelenke, mindestens ein Hand-, MCP-, PIP-Gelenk
4	Symmetrie der Arthritis
5	Rheumaknoten
6	Nachweis von Rheumafaktoren
7	Typischer Röntgenbefund am Handskelett

Vier der sieben Kriterien müssen zur Diagnose „rheumatoide Arthritis" erfüllt sein, die Kriterien 1 – 4 für mindestens sechs Wochen bestehen.

▌Tab. 2: Diagnosekriterien des American College of Rheumatology.

Rheumatoide Arthritis (RA)

Die rheumatoide Arthritis (chronische Polyarthritis) ist eine chronisch verlaufende, entzündliche Systemerkrankung, die vom Synovialgewebe der Gelenke ausgeht und zu Sehnen-, Knorpel- und Knochendestruktion führt. Sie verläuft schubweise und mündet oftmals in einer vollkommenen Gelenkdestruktion und Invalidität. Gelegentlich kann es zu extraartikulären Organmanifestationen kommen.

Klinik

Es kommt zu einer polsterartigen symmetrischen Schwellung der Finger- bzw. Zehenmittel- und -grundgelenke (MCP, PIP) mit zunehmender Steifigkeit und Schmerzen. Bei 20 % treten Rheumaknoten, v. a. an den Streckseiten der Gelenke, auf. Der Verlauf ist sehr vielfältig und variiert von gelegentlichen, schubweise verlaufenden polyarthritischen Beschwerden bis zu einer progressiven Gelenkzerstörung mit Funktionseinschränkung, Deformitäten und Verkrüppelung. Die ▌Abbildungen 1 und 2 zeigen typische Deformitäten bei einer fortgeschrittenen Arthritis.

Die Kriterien des American College of Rheumatology (▌Tab. 2) helfen neben apparativen Untersuchungen bei der Diagnosestellung der rheumatoiden Arthritis.

Therapie

Neben einer stadienangepassten medikamentösen Therapie mit Basistherapeutika (Sulfasalazin, Chloroquin) und symptomatischen Medikamenten (NSAR, Kortikoide) kommt auch eine konsequente physikalische Therapie (Physiotherapie, Ergotherapie) infrage. Bei schweren Verläufen sind operative Verfahren in Form von Synovialektomie oder die Radiosynoviorthese, eine nuklearmedizinische Gelenktherapie, indiziert. Die Prognose der rheumatoiden Arthritis hängt im Wesentlichen von der Schwere des Krankheitsbildes und der adäquaten Therapie ab, eine rasche Progredienz lässt sich i. d. R. nur schwer aufhalten.

Gicht (Arthritis urica)

Die Gicht basiert auf einer Störung des Purinstoffwechsels mit konsekutiven Urateinlagerungen im periartikulären Gewebe. Sie manifestiert sich erstmalig meist durch einen akuten, sehr schmerzhaften Anfall, der sich aus vollster Gesundheit heraus ereignet, als Folge einer

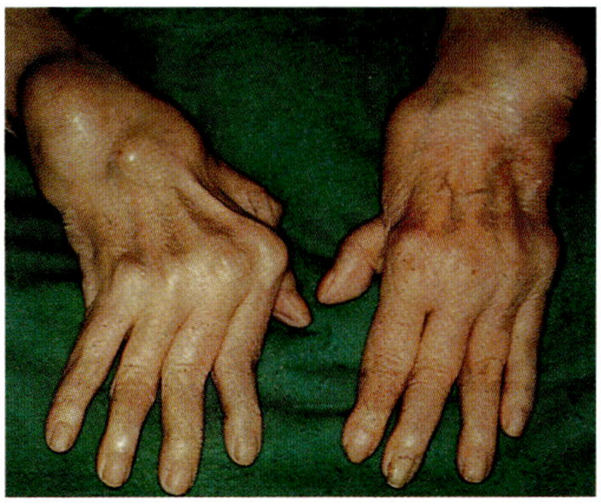

▌Abb. 1: Hand- und Fingerdeformitäten bei rheumatoider Arthritis. [1]

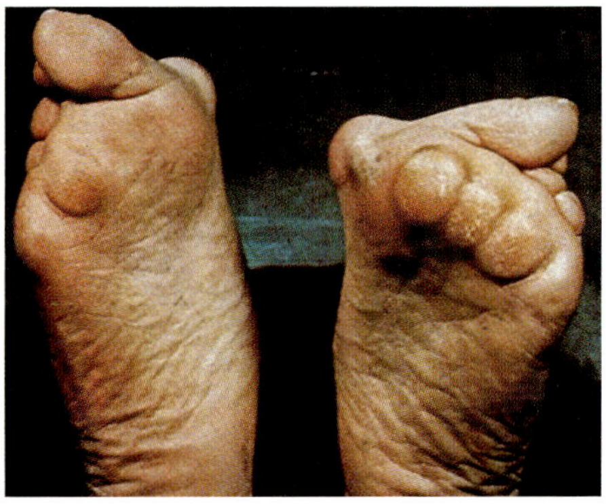

▌Abb. 2: Typische Vorfußdeformität bei rheumatoider Arthritis. [1]

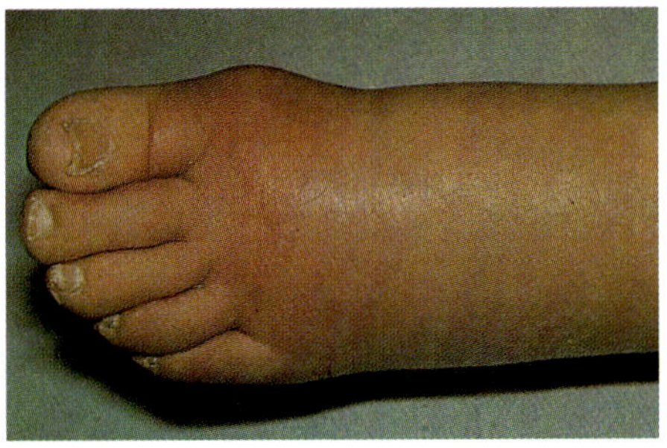

Abb. 3: Akute Monarthritis bei einem Gichtanfall. [1]

Hyperurikämie (Serum-Harnsäure > 6,4 mg/dl), die langfristig zu einer Ausfällung von Uratkristallen in der Synovia führt und oft eine hochakute Synovitis, besonders im Großzehengrundgelenk (Podagra), auslöst.

Klinik

Klinisch imponiert eine Entzündung meist eines Gelenks (i. d. R. Großzehengrund-, aber auch Sprung- oder Kniegelenk) mit Rötung, Überwärmung und Schwellung (Abb. 3). Laborchemisch fallen erhöhte Entzündungszeichen auf (Fieber, Leukozytose, CRP ↑), der Röntgenbefund zeigt ossäre Destruktionen. Im Gelenkpunktat lassen sich die Harnsäurekristalle mikroskopisch nachweisen.

Therapie

Im akuten Anfall wird versucht, sowohl medikamentös (Salizylate, Indometacin, Kortikoide) als auch physikalisch (Hochlagerung, Kühlung, Entlastung des Beins) den Schmerz zu bekämpfen. Die Langzeittherapie besteht in der Gabe des Synthesehemmers Allopurinol in Kombination mit einer eiweißarmen Diät.

Rückenschmerzen

Rückenschmerzen gehören statistisch zu den häufigsten Beschwerdebildern des Bewegungsapparats und begegnen dem praktizierenden Arzt fast täglich. Meist klagen Patienten über unspezifische Schmerzen **(Lumbalgien)** im LWS-Bereich. Diese basieren größtenteils auf einer muskuloligamentären Überlastung der Rückenmuskulatur. In den seltensten Fällen lassen sich sowohl spezifische als auch schwerwiegende Ursachen für den empfundenen Schmerz finden.

Auch hier kann über eine gezielte Anamnese und Untersuchung ein wegweisender Befund erhoben werden, der dann mittels apparativer Diagnostik bestätigt wird. Es stellen sich die schon angesprochenen Fragen nach Beginn (akut – schleichend), Lokalisation (umschrieben – diffus), Auslöser, beeinflussenden Faktoren (Ruhe – Bewegung) und Begleitsymptomen. Tabelle 3 zeigt neben den Ursachen und Leitbefunden auch mögliche Krankheitsursachen. Höchste Achtsamkeit ist bei der Unterscheidung von „banalen“ und schwerwiegenden Ursachen (z. B. Konus-Kauda-Syndrom, Tumoren, Frakturen, Neuralabszesse) geboten, da davon auch eine sofortige Therapieeinleitung abhängt. Hier fungieren neurologische Defizite, Patientenalter ≤ 20/≥ 55 Jahre, ein vorausgegangenes Trauma und Neoplasien als Alarmzeichen für schwerwiegende Schäden.

Diskusprolaps/-protrusion

Die Bandscheiben bestehen aus fibrösem Knorpelanteil mit einem inneren Kern, dem Nucleus pulposus. Alle Strukturen unterliegen im Laufe des Lebens einem Alterungs- und Abnutzungsprozess. Dieser betrifft besonders als Umschlagstellen der physiologischen Krümmung die Bereiche der HWS (C4–C6) und der Lumbosakralregion (L4–S1). Bereits ab dem 20. Lebensjahr kommt es zu einer Strukturauflockerung des Anulus fibrosus. Es entwickeln sich Spalten und Risse in den fibrösen

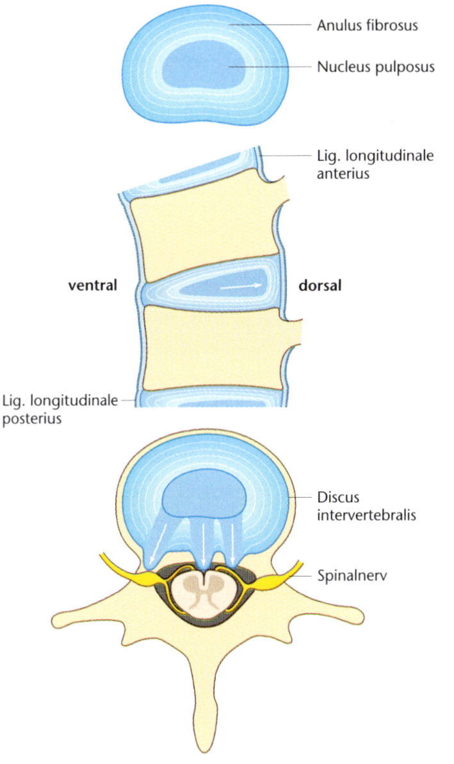

Abb. 4: Formen des Bandscheibenprolapses. [10]

Knorpelanteilen, die Architektur des Gewebes gibt dem über Belastung ausgeübten Druck des gallertigen Nucleus pulposus nach. Bei einer **Protrusio** wölbt sich der jeweils geschädigte Diskus lediglich vor. Ein **Prolaps** beschreibt den Durchtritt des Gallertkerns durch die Faserschichten. Abbildung 4 zeigt die unterschiedlichen Möglichkeiten eines Bandscheibenvorfalls schematisch.

Ursache	Klinische Befunde	Mögliche Erkrankungen
Muskulär	Akut einschießender Schmerz, meist nach Überlastung oder Zugluft	Funktionelle Störung der muskuloligamentären Strukturen
Entzündlich	Einschleichender, sich aufbauender Schmerz, Bewegungsschmerz	Rheumatoide Arthritis, Spondylitis, Osteomyelitis, M. Bechterew
Degenerativ	Akuter bzw. einschleichender Schmerz, Ruheschmerz	Diskusprolaps, -protrusion, Spondylarthrose, M. Scheuermann
Z. n. Trauma	Akuter, heftiger Schmerz, evtl. neurologisches Defizit (Querschnitt!)	Wirbelkörperfrakturen, Dornfortsatzfrakturen
Metabolisch	Akuter Schmerz bei Fraktur als Folge der metabolischen Ursache	Osteoporose, -malazie, Hyperparathyreoidismus
Neoplastisch	Häufig einschleichende Schmerzen, Tumoranamnese (B-Symptomatik)	WS-Metastasen, Plasmozytom, intraspinale Tumoren
Sonstige	Fortgeleiteter Schmerz mit zusätzlichen systemischen Befunden	Aortenaneurysma, abdominelle/gynäkologische Erkrankungen, Herpes zoster

Tab. 3: Ursachen, Leitbefunde und mögliche Erkrankungen bei Rückenschmerzen.

Leitsymptome muskuloskeletaler Beschwerden II

Diskusprolaps/-protrusion (Fortsetzung)

Klinik

Der lumbale Bandscheibenvorfall betrifft meist die Segmente L 4/5 bzw. L 5/S 1. Der mediolaterale Austritt ist mit Abstand der häufigste Vorfall (ca. 90 %), gefolgt von dem lateralen und medialen Geschehen. Den Symptomen des Prolapses gehen meist regelmäßige Lumbalgieschmerzen über Jahre hinweg voraus. Bei einem akuten Vorfall verspüren die Patienten nach Dreh- und Hebebewegungen ischialgiforme Schmerzen, gepaart mit Parästhesien, Reflexabschwächung und z. T. motorischen Ausfällen.

Bei der gezielten klinischen Diagnostik ergeben sich wegweisende Befunde bei der Überprüfung folgender Phänomene (▌Abb. 5):

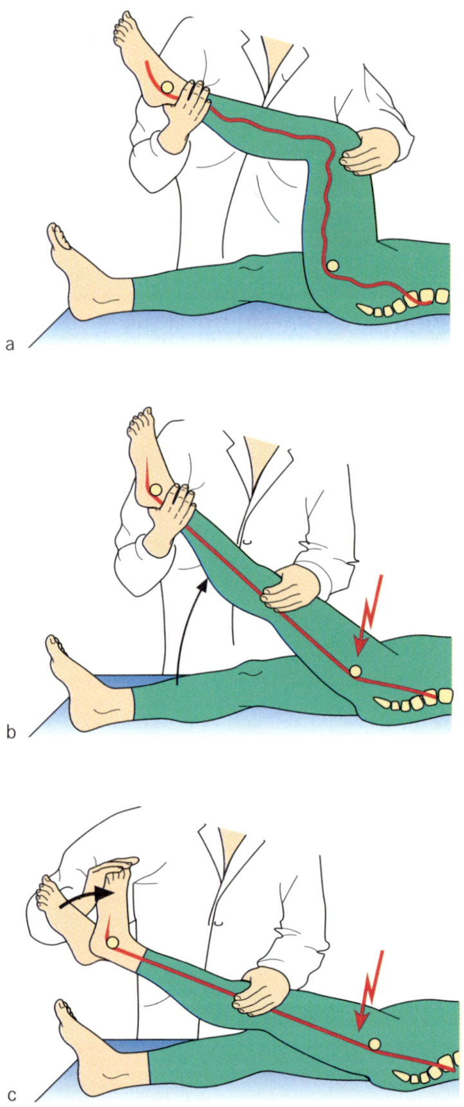

▌Abb. 5: Zeichen nach Lasègue und Bragard. [24]

▶ **Lasègue-Phänomen** (▌Abb. 5a, b): Der Patient muss in Rückenlage untersucht werden. Bei Anheben des im Knie extendierten Beins kommt es zu einem einschießenden Schmerz an der Hinterseite des Ober- und Unterschenkels im Verlauf des Ischiasnervs. Verspürt der Patient ab einem Winkel von 40° einen Schmerz, so ist der Lasègue bei 40° positiv.

▶ **Bragard-Zeichen**(▌Abb. 5c): Das im Knie gestreckte Bein wird kurz vor dem Auftreten des Lasègue-Zeichens im Sprunggelenk dorsalflektiert. Tritt ein Schmerz auf, wird dieses Zeichen als positiv gewertet.

Therapie

Der **lumbale Bandscheibenvorfall** wird zunächst konservativ mittels Ruhigstellung, physikalischer Therapie und medikamentös versorgt. OP-Indikationen werden in ▌Tabelle 4 gezeigt.

Muskelschmerzen (Myalgien)

Der Muskelschmerz ist ein häufiges, jedoch sehr unspezifisches Symptom, das sowohl lokal als auch diffus imponieren kann. Ursächlich sind neben traumatischen Ereignissen (z. B. Prellungen) auch infektiöse, neurologische, alkoholtoxische oder vaskuläre Erkrankungen zu finden. Aber auch als organischer Gegenstand psychosomatischer Erkrankungen (z. B. Fibromyalgiesyndrom, Depression) bzw. bei Elektrolytstörungen (z. B. Magnesiummangel) lassen sich Myalgien beobachten.

Entzündungen

Entzündetes Gewebe zeichnet sich durch das Vorhandensein der klassischen Zeichen **Calor, Rubor, Dolor, Tumor** und **Functio laesa** aus. Als Ursachen kommen neben Infektionen auch angeborene metabolische Defekte, Traumen und Tumoren infrage.

Bursitis

Die Entzündung der synovialen Gleitlager ist häufig durch Gicht bzw. durch Mikrotraumatisierungen verursacht und imponiert ebenfalls durch die angesprochenen klassischen Entzündungszeichen (▌Abb. 6). Im Akutzustand kann der Patient das entsprechende Gelenk nur eingeschränkt bewegen, außerdem ist palpatorisch eine Flüssigkeitsansammlung festzustellen. Der chronische Reizzustand entwickelt sich meist über viele akute Attacken und kann sekundär zu einer Rückbildung der Muskulatur mit Muskelschwäche führen.

Schwellungen

Schwellungen sind sehr offensichtliche Krankheitszeichen und fallen bei der Untersuchung besonders im Seitenvergleich auf. Palpatorisch lassen sich die folgenden Arten unterscheiden:

▶ **Knöcherne Vorwölbungen (Exostosen)** treten meist an degenerativ veränderten, arthrotischen Gelenken wie beispielsweise an Schulter- oder Kniegelenk auf. Der Knochenanbau ist i. d. R. gut zu ertasten und nicht druckdolent.

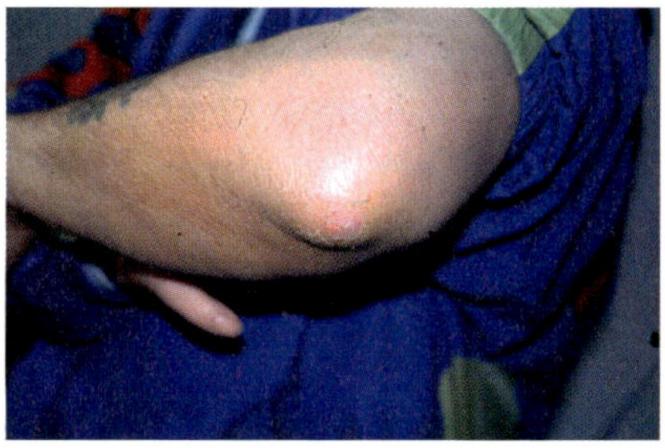

▌Abb. 6: Bursitis olecrani mit deutlicher Schwellung und Hautrötung über dem Olekranon. [41]

Notfall-OP	Konus-Kauda-Syndrom mit beidseitigen Parästhesien und motorischen Ausfällen in den Beinen und Blasenentleerungsstörung
Absolute OP-Indikation	Akuter Nervenwurzelausfall (sensibel/motorisch), Nachlassen der Lähmung und beginnender Wurzeltod
Relative OP-Indikation	Therapieresistente Schmerzen nach vierwöchiger konservativer Behandlung

▌Tab. 4: OP-Indikationen bei lumbalen Bandscheibenvorfällen.

▶ **Ergüsse:** Meist durch Synovialflüssigkeit bedingte Schwellungen, die sich ab einem bestimmten Volumen an der Haut abzeichnen. Charakteristisch für Ergüsse ist ein „sulzig-teigiger" Aspekt bei der Palpation. Zudem lässt sich durch den Untersucher **„Fluktuation"** der Flüssigkeit in ein anderes Kompartiment erzielen. Beispiel hierfür ist das Zeichen der „tanzenden Patella" bei Vorliegen eines Kniegelenksergusses.

▶ **Weichteilschwellungen:** Schwellungen ohne feststellbare Ansammlung von Flüssigkeit können auch von Weichteilgewebe ausgehen. Infrage kommen neben den Sehnen und Sehnenscheiden auch Bursae oder Zysten. Zugrunde liegt meist eine Ödembildung oder eine zelluläre Infiltration in das jeweiligen Gewebe. Die **Baker-Zyste** in der Kniekehle ist die wohl bekannteste zystische Weichteilschwellung.

Luxationen

Als Luxation wird eine komplette Zusammenhangstrennung und somit Fehlstellung der Gelenkkörper bezeichnet. Die klassischen Symptome sind neben den meist heftigen Schmerzen eine Fehlstellung der luxierten Gelenkkörper sowie eine deutliche Bewegungseinschränkung. Die häufigsten Luxationen betreffen Schulter-, Ellbogen- und Sprunggelenk. Bei Fehlstellungen ohne Zusammenhangstrennung der Gelenkkörper spricht man von **Subluxationen.** Luxationen, die mit zunehmender Häufigkeit und Leichtigkeit auftreten, werden als **habituelle Luxationen** bezeichnet.

Frakturen

Die Entstehung von Knochenbrüchen ist im Wesentlichen abhängig von der Art (Stärke, Richtung) der Gewalteinwirkung auf den Knochen und von der Knochenstruktur. In der Regel liegt eine traumatische Ursache zugrunde. Von einer **pathologischen Fraktur** spricht man, wenn die Knochenstruktur z. B. durch Knochenmetastasen oder Osteoporose schon vorgeschädigt ist. Tritt eine Fraktur als Resultat einer häufigen

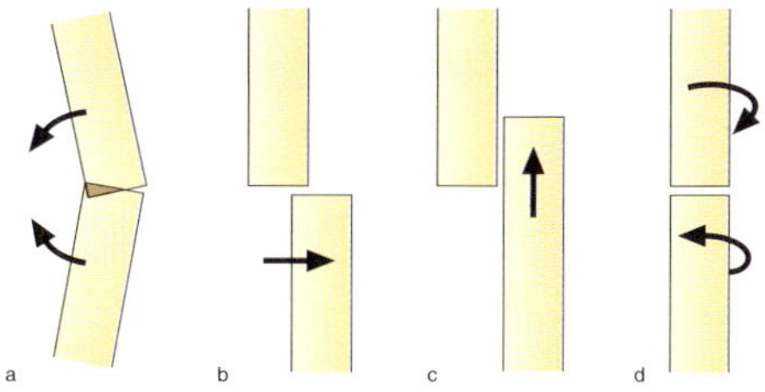

▌Abb. 7: Typische Frakturdislokationen:
a) Achsenknickung: Dislocatio ad axim;
b) Seitenverschiebung: Dislocatio ad latus;
c) Verkürzung oder Verlängerung: Dislocatio ad longitudinem;
d) Verdrehung: Dislocatio ad peripheriam. [24]

Belastung eines Knochens auf, so wird der Terminus **Ermüdungsfraktur** verwendet. Für die Beurteilung ist die Kenntnis der sicheren und unsicheren Frakturzeichen unbedingt notwendig. Klinisch **sichere Frakturzeichen** sind eine abnorme Beweglichkeit, Achsenfehlstellungen, offene Knochenbrüche, der röntgenologische Nachweis und Krepitationen. Fallen bei der Untersuchung sichere Frakturzeichen auf, ist eine Röntgenaufnahme in jedem Fall indiziert. ▌Abbildung 7 zeigt die unterschiedlichen Dislokationsmöglichkeiten bei Frakturen.

Gelenkzerrungen (Distorsionen)

Gelenkzerrungen sind die Folge einer plötzlichen Dehnung über die physiologischen Bewegungsgrenzen eines Gelenks hinaus. Die Zugbelastung der Kapselbandstrukturen kann zu Überdehnungen, aber auch zu Zerreißungen des Bandapparats führen, was sich klinisch durch einen umschriebenen Druckschmerz, eine Hämatombildung und abnorme Beweglichkeit äußert. Die häufigste Gelenkdistorsion ist das **Supinationstrauma** des Sprunggelenks.

Zusammenfassung

- ✖ **Arthralgien** sind Gelenkschmerzen ohne Flüssigkeitsexsudation und Schwellung.
- ✖ Charakteristikum von Arthritiden ist eine sichtbare Schwellung in Verbindung mit Entzündungszeichen.
- ✖ Die **rheumatoide Arthritis** im Spätstadium imponiert durch eine totale Gelenkdestruktion. Im Fingerbereich kommt es zu einer Ulnardeviation und Schwanenhalsdeformitäten.
- ✖ Die **Gicht** manifestiert sich häufig erstmalig durch einen akuten, sehr schmerzhaften Anfall, der sich aus vollster Gesundheit heraus ereignet – Hauptlokalisation ist das Großzehengrundgelenk.
- ✖ Ein Großteil der Rückenschmerzen basiert auf einer Überlastung der Rückenmuskulatur infolge von Fehlhaltungen.
- ✖ Ein positives Lasègue-Zeichen beweist einen Nervendehnungsschmerz.
- ✖ Die initiale Therapie eines Bandscheibenvorfalls ist konservativ, es sei denn, der Patient präsentiert eine Querschnittssymptomatik.
- ✖ Muskelschmerzen sind ein häufiges, aber oft unspezifisches Symptom.
- ✖ Klassische Symptome der Luxation sind Schmerzen, Fehlstellung der luxierten Gelenkkörper sowie deutliche Bewegungseinschränkung.
- ✖ Sichere Frakturzeichen sind eine abnorme Beweglichkeit, Achsenfehlstellung, offene Knochenbrüche, der röntgenologische Nachweis und Krepitationen.
- ✖ Die häufigste Gelenkzerrung ist das Supinationstrauma.

Grundlagen der Dermatologie

Mit ca. 1,5 – 2 m² Oberfläche ist die Haut das größte Organ des Körpers. Neben der Umkleidung der inneren Organe stellt dieses Organ eine Permeabilitätsbarriere für potenziell pathogene Mikroorganismen (Bakterien, Viren, Parasiten), Schadstoffe oder Strahlung (UVA/UVB) dar. Aber auch mit der Regulierung der Körpertemperatur über den Wasserhaushalt und als Synthese- (z. B. von Vitamin D) bzw. Speicherorgan (z. B. Fett) trägt die Haut zur Homöostaseerhaltung des Körpers bei.

Morphologie

Die Haut besteht aus drei Schichten (▌Abb. 1): der Oberhaut (Epidermis), der Lederhaut (Dermis/Kutis) und der Unterhaut (Subkutis). Die Epidermis ist ein mehrschichtiges, verhorntes und nicht vaskularisiertes Plattenepithel mit fünf Schichten. Alle essenziellen Nährstoffe erhält sie aus der gut durchbluteten Dermis, deren Bestandteile u. a. auch Haarfollikel, Talgdrüsen, Bindegewebe und Tastkörperchen zur Sinneswahrnehmung sind. Die Subkutis führt als tiefste Hautschicht die blutversorgenden Gefäße und besteht zudem aus Unterhautfettgewebe, Schweißdrüsen und Nervenfasern (▌Tab. 1). Als reizaufnehmende Bestandteile des Sinnesorgans enthält die Haut verschiedene Rezeptoren wie Mechano- (zur Tastwahrnehmung), Nozi- (zur Schmerzwahrnehmung) und Thermozeptoren (zur Temperaturwahrnehmung).

Effloreszenzen

Für eine systematische Diagnostik von Hautkrankheiten müssen die pathologischen Hauterscheinungen nach morphologischen Gesichtspunkten eingeteilt werden. Als **primäre Effloreszenzen** werden frische Einzelerscheinungen einer Hauterkrankung bezeichnet, **sekundäre Effloreszenzen** entstehen im weiteren Verlauf aus schon vorbestehenden Hautpathologien. ▌Abbildung 2 zeigt die verschiedenen primären und sekundären Effloreszenzen und deren Aussehen.

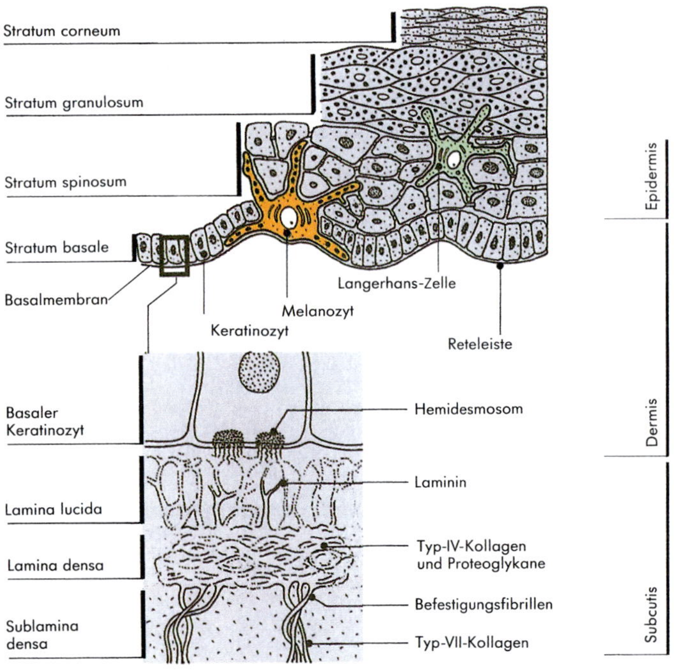

▌Abb. 1: Aufbau und Schichtung der Haut. [27]

Hautschicht	Stratum	Funktion
Epidermis	Corneum	Mechanische, chemische Schutzbarriere
	Lucidum	Stoßdämpfung, Verschiebefunktion
	Granulosum	Beteiligt an Keratinbildung
	Spinosum	Erhalt der Stabilität, Elastizität
	Basale	Verbindung der Epidermis zur Kutis
Dermis (Kutis/Korium)	Papillare	Wärmeaustausch, Sinnesorgan
	Reticulare	Für mechanische Festigkeit verantwortlich
Subkutis	Ursprung der Haarfollikel und Schweißdrüsen	

▌Tab. 1: Bestandteile der Haut und ihre Funktion.

Primäre Effloreszenzen

- **Makula** (Fleck): farblich veränderter Fleck aufgrund von Pigment- oder Gefäßveränderungen ohne Konsistenzänderung
- **Papula** (Knötchen, Papel), **Nodus** (Knoten): kleine, umschriebene Verdickung der Haut durch Zunahme der Zellzahl. Eine flächenhafte Ausbreitung mehrerer Papeln nennt man Plaque. Größere Herde werden als Knoten (Nodus) bezeichnet.
- **Vesikula** (Bläschen), **Bulla** (Blase): kleiner oder großer (Bulla), mit seröser Flüssigkeit gefüllter Hohlraum in oder unter der Haut
- **Pustula** (Pustel): eitergefüllter Hohlraum auf oder unter der Haut
- **Urtika** (Quaddel): meist flüchtige, juckende, unscharf begrenzte, flache Erhabenheit

Sekundäre Effloreszenzen

- **Erosio** (Abschürfung): oberflächlicher Substanzdefekt, der narbenlos verheilt
- **Excoriatio** (Exkoriation): Substanzverlust bis in die Dermis, der meist narbenlos abheilt
- **Ulkus** (Geschwulst, Geschwür): tiefer, bis in die Subkutis reichender Substanzdefekt der Haut, der unter Narbenbildung abheilt
- **Crusta** (Kruste): angetrocknetes, meist auf Erosionen befindliches Sekret unterschiedlicher Färbung

Merkmale	Beispiele
Größe	Erbsengroß, münzgroß
Form	Rund, anulär (ringförmig), streifenförmig, eckig
Farbe	Weiß, gelb, rot, rötlich, blau, bläulich
Begrenzung	Scharf, unscharf, diffus
Ausdehnung	Regionär, unilateral, zirkumskript, segmental
Anordnung	Disseminiert, konfluierend, herpetiform, gruppiert

▌Tab. 2: Beschreibung verschiedener Hauteffloreszenzen.

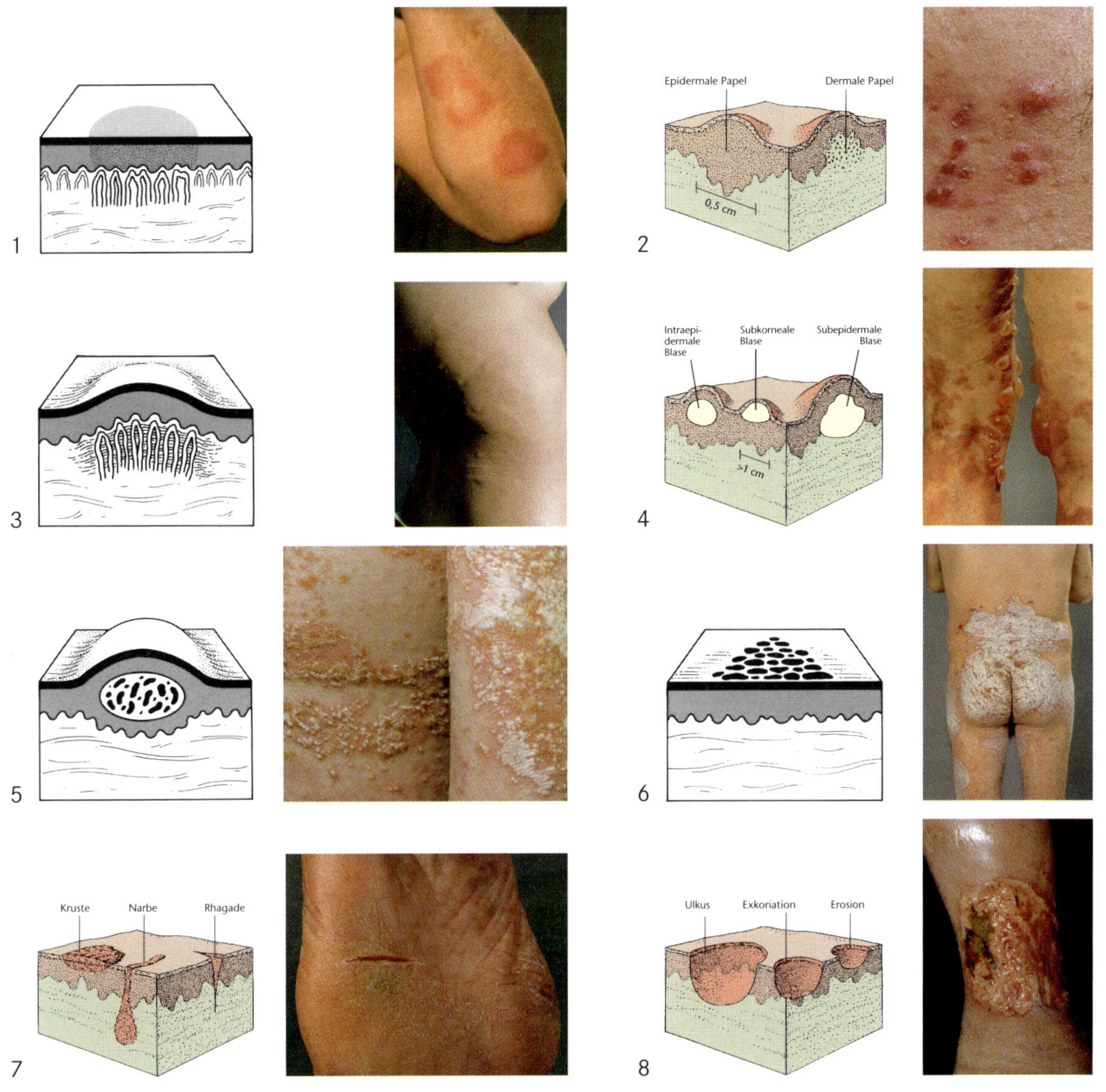

▌Abb. 2: Primäre und sekundäre Hauteffloreszenzen: 1. Makula, 2. Papula, 3. Urtika, 4. Vesikula, 5. Pustula, 6. Squama, 7. Rhagade, 8. Ulkus. [11, 29]

▶ **Atrophie:** Gewebeschwund ohne vorherigen Substanzdefekt

Eine Beschreibung nach bestimmten Merkmalen ist die Grundlage einer klinisch-dermatologischen Diagnostik (▌Tab. 2).

Entzündungszeichen der Haut

Die fünf Kardinalzeichen für eine Entzündung der Haut und deren Anhangsgebilde sind:

▶ **Rubor:** Rötung der Haut durch eine Vasodilatation
▶ **Calor:** Überwärmung aufgrund der Hyperämie
▶ **Dolor:** Schmerz (manchmal auch Juckreiz) als Folge der Reizung von Nozizeptoren
▶ **Tumor:** Schwellung als Folge von Flüssigkeitsaustritt (Exsudation) und Infiltration
▶ **Functio laesa:** Funktionsminderung der Haut und entsprechender Körperteile

Zusammenfassung

- ✖ Die Aufgaben der Haut sind der Schutz gegen Umwelt und externe Krankheitserreger, Wärmeregulierung, Synthese und Speicherung metabolischer Stoffe.
- ✖ Zur Sinneswahrnehmung enthält die Haut viele Rezeptoren unterschiedlicher Qualitäten.
- ✖ Primäre Effloreszenzen sind frische Einzelerscheinungen einer Hauterkrankung.
- ✖ Sekundäre Effloreszenzen entstehen im weiteren Verlauf aus schon vorbestehenden Hautpathologien.
- ✖ Die klassischen Entzündungszeichen der Haut sind Calor, Rubor, Dolor, Tumor und Functio laesa.

Dermatologische Untersuchung

Eine gewissenhafte Untersuchung der Haut erfordert grundsätzlich ein vollständiges Entkleiden des Patienten, da nur so auch verborgene Hautläsionen entdeckt werden können. Auch die behaarte Kopfhaut, Nägel, intertriginöse Areale (Genitalbereich, Finger- und Zehenzwischenräume) und Schleimhäute müssen untersucht werden.

Anamnese

Zu den **aktuellen Symptomen,** mit denen sich der Patient bei Ihnen vorstellt, sollten Sie folgende Fragen stellen:

▶ Wann haben die Beschwerden begonnen? Wo haben sie begonnen und wie haben sie sich seither verändert?
▶ Haben Sie weitere Beschwerden wie Juckreiz oder ein Wärme- bzw. Kältegefühl? Haben Sie Schmerzen?

Zur **medizinischen Vorgeschichte** sind folgende Fragen von Bedeutung:

▶ Hatten Sie schon einmal eine Hauterkrankung?
▶ Traten in der Vergangenheit Atopiesymptome auf?
▶ Bestehen Nahrungsmittel- oder Medikamentenallergien?
▶ Haben Sie andere internistische Erkrankungen?

Bei der **Medikamentenanamnese** sollten Sie sehr ausführlich nach verordneten Arzneimitteln, Kosmetika und Feuchtigkeitscremes fragen.
Die **Sozial- und Familienanamnese** sollte die folgenden Fragen unbedingt beinhalten:

▶ Bestehen Hautkrankheiten bei anderen Familienangehörigen, z. B. Psoriasis, Atopie oder Hautkrebs?
▶ Sind Sie im beruflichen Umfeld schädigenden Noxen ausgesetzt? Oder in der Freizeit?
▶ Haben Sie in der Vergangenheit tropische Länder besucht oder waren Sie übermäßiger Sonneneinstrahlung ausgesetzt?

In der **psychosozialen Anamnese** sollten Sie nach der psychisch-emotionalen Belastung des Patienten fragen. Stress z. B. kann Symptome der Haut und deren Anhangsgebilde wesentlich verstärken. Schließlich sollten Sie den Patienten auch nach **sexuell übertragbaren Krankheiten** wie Syphilis oder einer HIV-Infektion fragen.

Farbveränderung	Ursachen	Mögliche Erkrankungen
Rot	Erweiterung der Blutgefäße der Haut	Hyperämie, lokale Entzündungen, Fieber, Alkohol, Medikamente
	Verminderter O_2-Verbrauch der Hautgefäße bei Kälte	Kälteexponierte Stellen (Ohren, Nase, Finger, Zehen)
Blau	Zyanose bei verminderter O_2-Sättigung des Blutes	Herz-Lungen-Erkrankungen
Blass-weißlich	Vasokonstriktion	Kälteexposition, Raynaud-Symptomatik
	Arterielle Durchblutungsstörung	AVK, pAVK, Diabetes mellitus, akuter embolischer Verschluss
	Anämie	Blutung, Eisenmangel, GI-Resorptionsstörungen
Gelb	Ikterus (bei ↑ Gesamtbilirubin)	Lebererkrankungen
Bronze	Ablagerungen von Melanin	Eisenstoffwechselstörungen (Hämochromatose)
	↑ Ablagerungen von Lipiden in der Haut	Fettstoffwechselstörungen

▮ Tab. 1: Farbveränderungen der Haut und ihre Ursache.

Klinische Untersuchung

▶ Farbliche und strukturelle Abnormitäten der Haut fallen meist sofort auf. In diesem Zusammenhang ist auf möglichst gute Lichtverhältnisse bei der Untersuchung zu achten. Die Raumtemperatur sollte für den Patienten angenehm sein, da er sich für eine vollständige Untersuchung fast gänzlich entkleiden muss. Neben der Inspektion und Palpation der Hauterscheinungen gibt es spezielle Untersuchungstechniken, mit denen krankheitsspezifische Phänomene provoziert werden können.

Inspektion

Für eine genaue Beurteilung der Haut und pathologischer Effloreszenzen kann man sich verschiedener Hilfsmittel bedienen. Mit einem Vergrößerungsglas, einem **Dermatoskop,** das auf die zu untersuchende Stelle aufgesetzt wird, können Effloreszenzen genau begutachtet werden. Die Hautverhältnisse werden mit einem **Glasspatel** untersucht. Dieser wird mit Druck auf eine Effloreszenz aufgesetzt, die Blutgefäße werden leer gedrückt, und die Eigenfarbe der Hautveränderung lässt sich gut bewerten. Weiteres Hilfsmittel ist die **Wood-Lampe,** die eine farbige Fluoreszenz bei bestimmten Hautveränderungen erzeugt (z. B. rot bei Mikrosporie oder Erythrasmen).

Hautfarbe Die Hautfarbe wird – abgesehen von der Rasse – durch die Durchblutungsverhältnisse bzw. durch das Vorhandensein von Blutfarbstoffen (z. B. Bilirubin, Pigmente) bestimmt. So können schon bei der Inspektion Pathologien entdeckt werden (▮ Tab. 1).

Hautbeschaffenheit Die Hautbeschaffenheit ist in erster Linie vom Alter abhängig. Die jugendliche Haut weist neben einer guten Elastizität und Spannung auch eine ausreichende Fettung

	Definition	Mögliche Ursachen
Petechien	Punktförmige, stecknadelkopfgroße Blutungen	Thrombozytopenie
Purpura	Spontane Haut- und Schleimhautblutungen	Kollagenosen, Vaskulitiden, Arzneimittelexantheme
Sugillationen	Flächenhafte, münzgroße Hautblutungen	Trauma oder Gerinnungsstörungen
Ekchymosen	Große, flächenhafte Hautblutungen	Trauma oder Gerinnungsstörungen
Hämatome	Massive, tiefgehende Blutung ins Gewebe	Trauma

▮ Tab. 2: Charakteristika und mögliche Ursachen von Hautblutungen.

auf. Im Alter verliert sie zunehmend an Festigkeit und Spannung, sie wird schlaff, und es entstehen Falten. Auch die Hautanhangsgebilde verändern sich im Alter zunehmend, Nägel verlieren oft ihren Glanz, verdicken oder werden brüchig. Das Kopfhaar wird v. a. bei Männern lichter, die Haarfarbe verliert ihr Pigment und vergraut. Zudem steigt das Risiko der Ausbildung von Hauttumoren (bes. Melanome, Basaliome und Plattenepithelkarzinome).

Gefäßzeichnung Eine irreversible Erweiterung der kleinen Hautgefäße bezeichnet man als **Teleangiektasien.** Diese können neben einem idiopathischen Auftreten auch Ausdruck einer Sklerodermie, einer Rosazea bzw. die NW einer Kortikoidtherapie sein. **Hämangiome,** gutartige Tumoren der Blutgefäße, sind meist angeboren und bilden sich im Laufe der Zeit zurück. Ein imposanter Hautbefund sind **„Spider-Nävi",** die zu den Leberhautzeichen (Hautmanifestationen bei Lebersynthesestörung) gehören, besonders am Körperstamm sowie an den oberen Extremitäten lokalisiert sind und sich nach Kompression von zentral wieder auffüllen.

Hautblutungen Hautblutungen können durch plasmatische oder vaskuläre Gerinnungsstörungen, aber auch durch eine eingeschränkte Thrombozytenzahl oder -funktion bedingt sein (▮ Tab. 2). Klinisch auffällig ist eine vermehrte Blutungsneigung in die Haut, welche als **hämorrhagische Diathese** bezeichnet wird.

Hautpigmentierung Verantwortlich für die normalerweise bräunlich erscheinende Pigmentierung der Haut ist das Melanin. Im europäischen Lebensraum lassen sich nach Vorhandensein von Melanin vier individuelle Hauttypen unterscheiden (▮ Tab. 3).

Palpation

▶ Eine normale Haut fühlt sich elastisch an und nimmt nach einem Abheben mit zwei Fingern ihren ursprünglichen Turgor wieder ein. Ist dies nicht der Fall und bleibt nach Anheben eine **„Hautfalte"** stehen, so spricht dies für eine

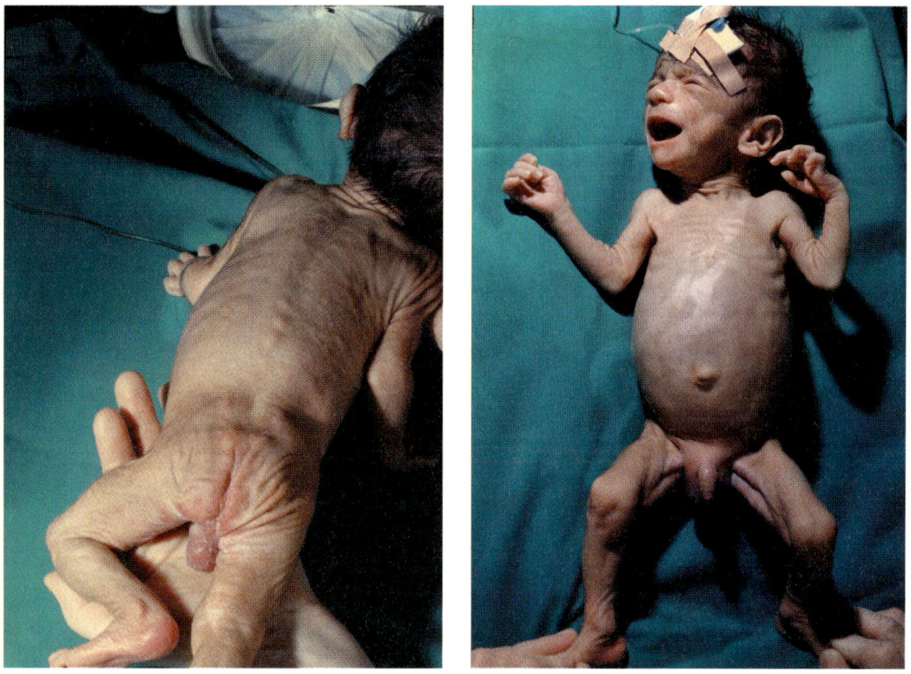

▮ Abb. 1: Stehende Hautfalten bei einem exsikkierten, dystrophen, acht Wochen alten Säugling. [28]

Dehydratation bzw. Exsikkose (▮ Abb. 1). Bei der Palpation können sowohl druckschmerzhafte Punkte genau lokalisiert und definiert werden als auch die Oberfläche bzw. das Niveau der jeweiligen Effloreszenzen (s. S. 133, ▮ Abb. 2) beurteilt werden.

> Vor allem bei entzündlichen Hauterkrankungen muss der Palpation eine sorgfältige Händedesinfektion folgen, um ein Verschleppen pathogener Keime zu vermeiden.

Typ	Hautfarbe	Haarfarbe	Augen	Bräunung	Sonnenbrand
I	Hell	Rotblond, rot	Grün	Keine	Immer
II	Hell	Blond	Blau	Wenig	Immer
III	Mittelstark pigmentiert	Dunkelblond	Braun	Gut	Selten
IV	Dunkelbraun	Dunkel	Braun	Immer	Nie

▮ Tab. 3: Hauttypen, Einteilung nach Fitzpatrick.

Zusammenfassung

- ✖ Die dermatologische Anamnese sollte neben Fragen nach Beginn, Dauer und Verlauf auch die medizinische Vorgeschichte, Medikamenteneinnahme, Allergien, familiäre Prädisposition und eine berufliche Exposition beleuchten.
- ✖ Wichtig bei der Untersuchung der Haut sind ausreichend gute Lichtverhältnisse.
- ✖ Mit zunehmendem Alter der Haut steigt das Risiko für die Entwicklung von Hauttumoren, wie Melanome, Basaliome und Plattenepithelkarzinome.
- ✖ Spider-Nävi gehören zu den Leberhautzeichen.
- ✖ Die „stehende Hautfalte" spricht für einen Flüssigkeitsmangel des Patienten.

Intoleranzreaktionen

Dermatitis/Ekzem

Die Dermatitis und das Ekzem sind als Überempfindlichkeitsreaktionen der Haut in ihrem klinischen Erscheinungsbild grundsätzlich identisch, wobei sie oft in unterschiedlichem Kontext verwendet werden. Während als Ursache für Ekzeme **endogene Faktoren,** beispielsweise eine atopische Prädisposition, beschrieben werden, spricht man von einer Dermatitis bei **exogener Ursache,** z. B. durch toxische Stoffe. Andere Einteilungen sehen die Dermatitis als akute, das Ekzem als chronische Entzündungsform. Das klinische Bild zeigt eine oberflächliche Entzündung der Epidermis, die je nach Schwere des Verlaufs mit Blasen- und auch Nekrosenbildung einhergehen kann.

Toxische Kontaktdermatitis

Die hauttoxischen Stoffe schädigen die Haut an der Kontaktstelle. Es kommt zu einer schmerzhaften Rötung mit Schwellung und Bläschenbildung, in schweren Fällen sogar zu Hautnekrosen. Beispiele für hauttoxische Stoffe sind Laugen, Lösungsmittel und säurehaltige Mittel.

Allergische Kontaktdermatitis

Ungefähr 24–48 Std. nach Antigenkontakt (Typ-IV-Immunreaktion) kommt es bei sensibilisierten Menschen im Rahmen einer Spätreaktion zur Hautrötung, Schwellung und Ausbildung von Papeln. Im Ggs. zur toxischen Kontaktdermatitis können die gleichen Effloreszenzen durch hämatogene Verschleppung auch an anderen Körperstellen auftreten.
Die häufigsten Allergene sind Metalle (Nickel, Chromat), Gummichemikalien, Konservierungs- und Duftstoffe bzw. Medikamente (s. u.). Weitere pathophysiologische Aspekte und eine Einteilung der Überempfindlichkeitsreaktionen zeigt ▮ Tabelle 1.

Atopisches Ekzem (Neurodermitis)

Das atopische oder auch endogene Ekzem ist eine chronisch-rezidivierende Hauterkrankung, die sich bei einer genetischen Prädisposition v. a. im Kleinkindalter manifestiert. Leitsymptome sind ein starker Juckreiz, eine trockene Haut und Beugenekzeme (▮ Abb. 1). Weitere Merkmale sind die Vertiefung der Handlinie, infraorbital doppelte Lidfalten (Dennie-Morgan-Falte, ▮ Abb. 2) und eine Reduktion der lateralen Augenbrauen (Herthoge-Zeichen). Zu den gefürchteten Komplikationen zählen Superinfektionen mit Herpes-simplex-Viren (s. a. Eczema herpeticatum), Molluscum-contagiosum-Virus (Eczema molluscatum) und Staphylokokken (Impetigo).

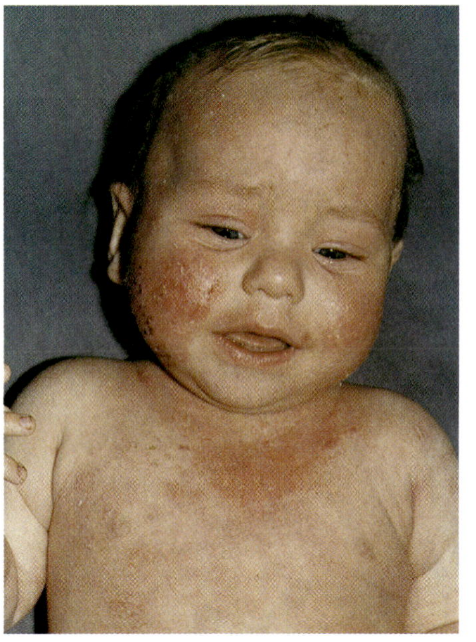

▮ Abb. 1: Atopisches Ekzem. [11]

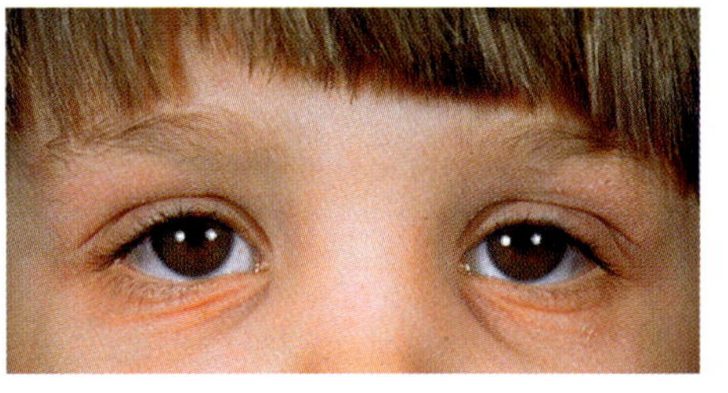

▮ Abb. 2: Dennie-Morgan-Falte. [29]

Seborrhoisches Ekzem

Bei dieser chronisch-rezidivierenden Entzündung der Epidermis, besonders in den talgdrüsenreichen Arealen, lassen sich zwei Formen unterscheiden. Die **Erwachsenenform** imponiert durch relativ scharf begrenzte, erythematöse Herde mit gelblich-fettiger, manchmal auch feiner Schuppung am behaarten Kopf, im Stirn- und Augenbrauen- sowie Wangenbereich (▮ Abb. 3). Sie wird gehäuft bei Alkoholikern, psychiatrischen Patienten (potenziell durch Neuroleptika induziert), aber auch bei HIV-positiven Patienten diagnostiziert. Die relativ häufige **Säuglingsform** beginnt i. d. R. in den ersten Lebenswochen. Die Herde mit gelblicher, fest anhaftender Schuppung befallen häufig die Mittellinie des Gesichts. Bei ausgeprägtem Befall dehnen sich diese Herde auf Rumpf und Intertrigines aus. Der Großteil der seborrhoischen Säuglingsdermatitiden bildet sich spontan zurück.

Urtikaria (Quaddel-/Nesselsucht)

Das blitzartige Auftreten von stecknadelkopf- bis handtellergroßen, hellrosafarbenen, juckenden Hauterhebungen, sog. **Quaddeln,** nennt man Urtikaria

Typ	I	II	III	IV
Reaktionstyp	Anaphylaktisch (Sofortreaktion)	Zytotoxisch	Immunkomplex	Zellvermittelt (Spätreaktion)
Reaktionszeit	Sek. bis Min.	Einige Std.	Min. bis Std.	12–72 Std.
Reaktionsvermittlung	IgE	IgG, IgM	IgG, IgM, IgA	T-Lymphozyten
Erkrankungen	Anaphylaktischer Schock, Urtikaria, Angioödem, Asthmaanfall, Pollinosis, Nahrungsmittelallergie	Agranulozytose, Thrombopenie, hämolytische Anämie	Serumkrankheit, allergische Alveolitis, Vasculitis allergica	Kontaktallergie, Transplantatabstoßung, Arzneimittelexantheme, allergische Kontaktdermatitis

▮ Tab. 1: Verschiedene Allergieformen nach Coombs und Gell.

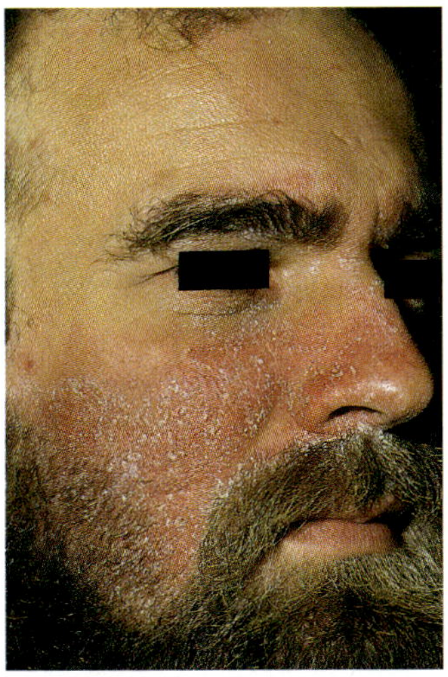

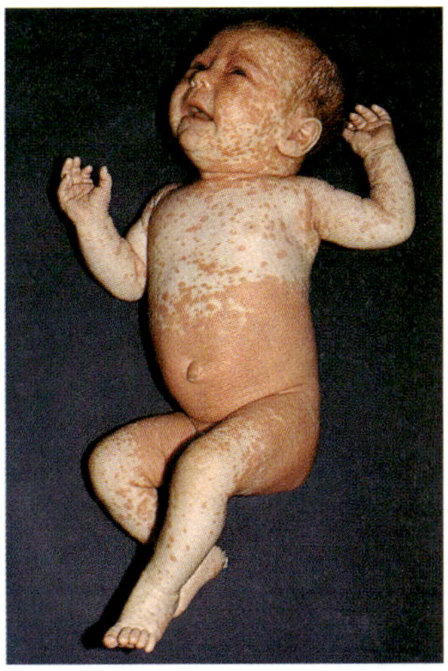

▮ Abb. 3: Seborrhoisches Ekzem. [11]

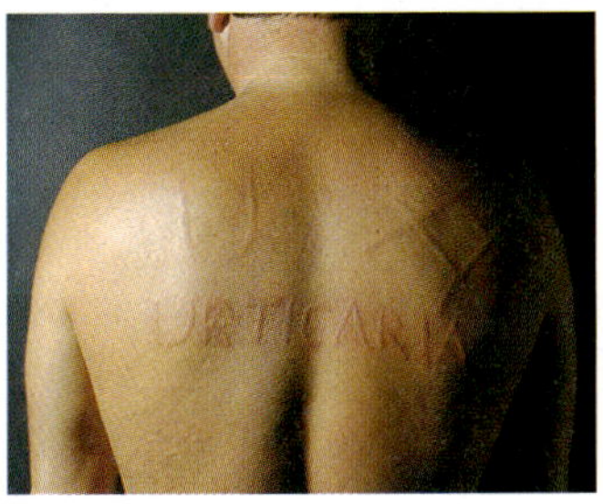

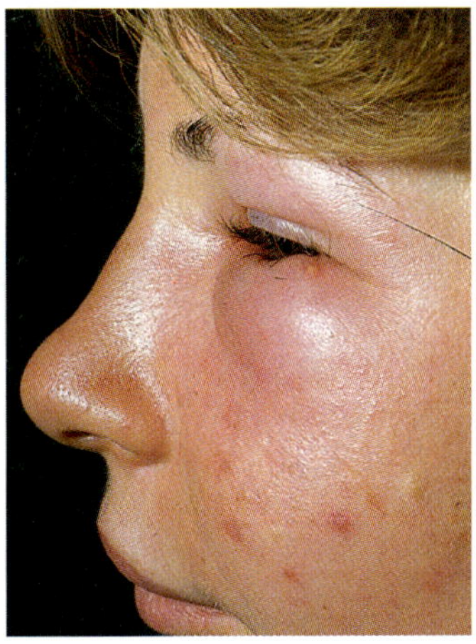

▮ Abb. 4: Urtikaria und Angioödem. [11]

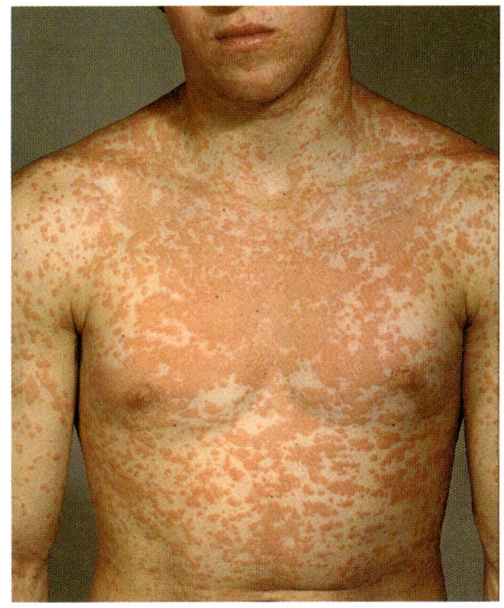

▮ Abb. 5: Morbilliformes Arzneimittelexanthem. [11]

(▮ Abb. 4). Zusammen mit dem Angioödem ist diese häufig Ausdruck einer auf die Haut beschränkten Überempfindlichkeitsreaktion. Ursache ist die Freisetzung von vasoaktiven Entzündungsmediatoren wie Histamin und Prostaglandin, die eine Ödembildung in der Epidermis nach sich zieht. Der Genuss bestimmter Nahrungs- oder auch die Einnahme bestimmter Arzneimittel (s. u.) können Grund für die Entwicklung einer allergischen Urtikaria sein. Zu den exogenen Triggerfaktoren zählen zudem mechanische Reize, Wärme, Kälte und Schweiß. Als endogene Ursachen fungieren Infektionen oder chronische Entzündungsherde.

Arzneimittelreaktionen

Allergische Hautreaktionen sind nach Ansetzen eines Medikaments häufig zu beobachten. Im Fachjargon auch als **„Rash“** bezeichnet, sind die sich entwickelnden Effloreszenzen als häufige Nebenwirkung, v. a. nach Antibiotikaeinnahme (Penicillin) bekannt. Aber auch Salizylate, Sulfonamide, Barbiturate und Jodpräparate zählen zu den typischen Auslösern. Die Medikamenteneinnahme ist deshalb bereits in der Anamnese zu erfragen. Das Auftreten der allergischen Reaktion nach Medikamenteneinnahme variiert zwischen Sekunden und mehreren Wochen, manchmal sogar erst nach Absetzen eines Medikaments. Das klinische Bild ist äußerst vielfältig. So kann es beispielsweise zu anaphylaktischen Reaktionen (potenziell jedes Medikament), fotosensitiven Reaktionen (Tetrazykline), Exanthemen (Salizylate, Antibiotika, ▮ Abb. 5), Erythemen (Sulfonamide, Barbiturate), Urtikaria (Antibiotika, i. v. Anästhetika) oder zu einem angioneurotischen Ödem (ACE-Hemmer) kommen. Anaphylaktische Arzneimittelreaktionen sind aufgrund einer unvorhersehbaren Atemwegsverlegung potenziell lebensbedrohliche Situationen! Schnelles Diagnostizieren und Therapieren ist deshalb erforderlich.

Zusammenfassung

- ✖ Bei einer toxischen Kontaktdermatitis schädigen Toxine die Haut direkt an der Kontaktstelle.
- ✖ Bei der allergischen Kontaktdermatitis können die Hauteffloreszenzen durch hämatogene Verschleppung auch an anderen Körperstellen auftreten.
- ✖ Die Leitsymptome des atopischen Ekzems sind starker Juckreiz, eine trockene Haut und Beugenekzeme.
- ✖ Exogene Triggerfaktoren der Urtikaria sind Nahrungs- und Arzneimittel, mechanische und physikalische Reize.
- ✖ Endogene Triggerfaktoren der Urtikaria sind Infektionen und chronische Entzündungen.

Nägel und Haare

Nägel

Die Inspektion der Nägel an Fingern und Zehen erlaubt eine diagnostische Aussage bzgl. lokaler und systemischer Erkrankungen. So sind symptomatische Veränderungen der Nagelmatrix und -platte (Aufbau ▮ Abb. 1) im Rahmen von Dermatosen (z. B. Psoriasis) und Allgemeinerkrankungen (z. B. chronische Lungenerkrankungen) häufig (▮ Tab. 1).

Nagelmykosen (Onychomykosen)

Nagelmykosen sind Pilzinfektionen des Nagelbetts bzw. der Nagelplatte mit Dermatophyten (u. a. Trichophyton rubrum) als Haupterreger. Die Füße sind milieubedingt (feucht, kalt) häufiger betroffen als die Hände. Der Nagel verfärbt sich zunächst gelblich, dann schmutzig braun; schließlich kommt es zu einer Verdickung mit bröckeligem Zerfall und untherapiert zu einer vollständigen Ablösung der Nagels (▮ Abb. 3).

Haare

Insgesamt hat der Mensch ca. fünf Mio. Haare, die durchschnittliche Anzahl der Kopfbehaarung eines Menschen beträgt ungefähr 100 000. Der tägliche Haarverlust beläuft sich auf ca. 25–100 Haare. Die Inspektion der Kopf- und Körperhaare mit Beurteilung von Dichte, Verteilung und Konsistenz ist im Hinblick auf lokale oder systemische Funktionsstörungen ein gutes Diagnostikum.

Haarausfall

Oft muss der für viele männliche Patienten störende Haarausfall abgeklärt werden. Als **Effluvium** bezeichnet man hier einen dynamischen Haarausfall im Alter. **Alopezie** wird der Zustand eines pathologisch vermehrten Haarausfalls genannt, welcher in herdförmige (Alopecia areata) und diffuse sowie vernarbende und nicht vernarbende Formen unterteilt werden kann. Durch ein **Trichogramm,** bei dem standardisiert epilierte Haare (ca. 50–70) lichtmikroskopisch untersucht werden, kann der Haarwurzelstatus objektiviert und eine Wachstumsprognose abgegeben werden (▮ Tab. 2).

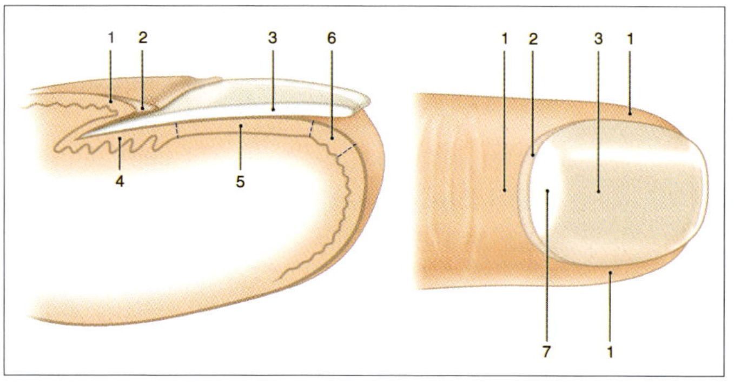

▮ Abb. 1: Aufbau eines Nagels. 1 Nagelfalz, proximal, lateral; 2 Nagelhäutchen; 3 Nagelplatte; 4 Matrix; 5 Nagelbett; 6 Hyponychium; 7 Lunula.[11]

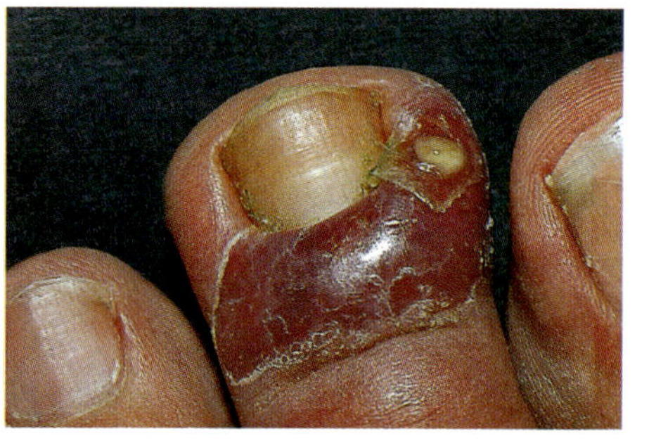

▮ Abb. 2: Staphylogene Paronychie. Am zweiten Zeh des linken Fußes starke ödematöse Schwellung mit livid-roter Verfärbung des Nagelwalls und spontaner Eiterentleerung. [11]

Begriff	Beschreibung	Ursache
Dyschromie (Verfärbung)	Gelbliche, ölfleckartige Färbung der Nägel (▮ Abb. 2)	Psoriasis, Mykosen
	Streifenförmige, braune, vertikal verlaufende Färbung	Nävuszellnävus bzw. Melanom in der Nagelmatrix
	Grünschwarze Färbung	Pseudomonas- bzw. Schimmelpilzbefall
Tüpfelnägel	Punktuelle, trichterförmige Einziehungen aufgrund von Substanzdefekten	Psoriasis, Ekzeme, Lichen ruber planus, Mykosen
Krümelnägel	Poröse Nägel, die sich krümelig am Nagelüberstand ablösen	Psoriasis
Koilonychie	Löffelartig eingedellte Nägel	Eisenmangelanämie, Raynaud-Syndrom
Leukonychie	Weißliche Punkte oder Striche infolge Luftansammlungen in der Nagelmatrix	Trauma, Anämie, Leberzirrhose
Onycholysis	Ablösen der Nagelplatte vom Nagelbett	Mykosen, Psoriasis
Onychorrhexis	Erhöhte Brüchigkeit des Nagelrandes	Übertriebene Hygiene (Chemikalien!), Fehlernährung
Onychoschisis	Horizontale Aufsplitterung der distalen Nagelplatte	Häufiges Waschen, Vitamin- oder Eisenmangel, Fehlernährung
Anonychie	Anlagebedingtes Fehlen der Nägel	
Paronychie (▮ Abb. 2)	Entzündung des Nagelfalzes	Mikrotraumen
Panaritium	Eitrige, einschmelzende Entzündung im Nagelrandbereich (meist durch Staphylokokken)	Mikrotraumen, fortschreitende Paronychie
Beau-Reil-Furchen	Rissartige Querrillen	Bei schweren Infektionen, Intoxikationen
Onychogryposis	Krallenartig gekrümmter Nagel, oft im Bereich des großen Zehs	Enges Schuhwerk, schlechte Nagelpflege
Mees-Querbänder	Gelblich weiße Querrillen, über den gesamten Nagel verlaufend	Arsen- und Thalliumvergiftungen
Splitterblutungen	Rötlich braune Punkte im Nagelbett	Trauma, Endokarditis

▮ Tab. 1: Nagelveränderungen und mögliche Erkrankungsursachen.

Haartyp	Erklärung	Normverteilung in %
Anagenhaare	Anlagen neuer Haarsubstanzen	80 - 90
Katagenhaare	Produktion der Haarsubstanzen erloschen	1 - 3
Telogenhaare	Haar wird ausgestoßen	10 - 20
Dystrophe Haare	Anomalien	0

▌Tab. 2: Norm-Tabelle eines Trichogramms.

Die **androgenetische Alopezie** ist der häufigste Grund für Haarausfall im Erwachsenenalter. Das Trichogramm weist eine verminderte Zahl an anagenen Haarfollikeln auf, die Telogenhaare sind deutlich vermehrt. Klinisch unterscheidet man ein **„Male pattern"** mit typischen Geheimratsecken, einer zentralen Haarlichtung im Tonsurbereich und entstehendem Haarkranz von einem **„Female pattern"** mit diffuser Ausdünnung der Haare im Scheitelbereich. Ein Haarausfall mit anschließender Vernarbung der Haut **(vernarbende Alopezie)** kann Folge von Infektionen, physikalischen Schäden (Verbrennungen, Verätzungen, Strahlenschäden) oder von Erbkrankheiten (Genodermatosen) sein. Zugrunde liegt eine Entzündung der Unterhaut mit völliger Zerstörung des Haarschafts.

Infektionen

Je nach Ort der Infektion kann man zwischen verschiedenen Formen unterscheiden. Während eine **Ostiofollikulitis** als oberflächliche Haarfollikelentzündung an Brust und Extremitäten meist bei jungen Männern auftritt, ist bei der **Follikulitis** mit Prädispositionsstellen an Oberlippe und Augenbraue der gesamte Haarfollikel entzündet. Von einem **Furunkel** spricht man bei einer meist durch Staphylokokken verursachten Entzündung des Haarfollikels und des umgebenden subkutanen Gewebes (▌Abb. 4). Prädilektionsstellen sind Nacken, Nase, Oberlippe und Gesäß, die Abheilung erfolgt nur unter Narbenbildung. Als **Karbunkel** bezeichnet man das Konfluieren mehrerer Furunkel mit phlegmonöser Ausbreitung in die Tiefe.

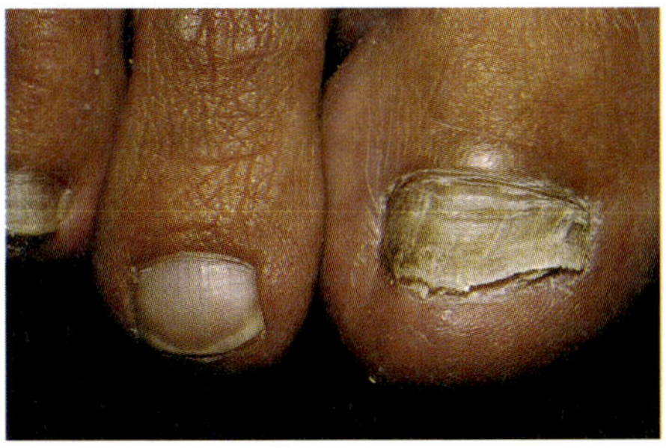

▌Abb. 3: Nagelmykose. [11]

Verstärktes Haarwachstum

Ein verstärktes Wachstum an Körperbehaarung (ausgenommen die Sexualbehaarung), das aufgrund eines erhöhten Androgenspiegels im Blut verursacht ist, nennt man **Hypertrichose.** Unter einem **Hirsutismus** versteht man ein verstärktes Wachstum einer dem männlichen Behaarungstyp entsprechenden Behaarung bei Frauen und Kindern. Ursachen können Fehlbildungen (z. B. bei Spina bifida, Naevus pilosus), NW von Medikamenten, Endokrinopathien und Paraneoplasien sein.

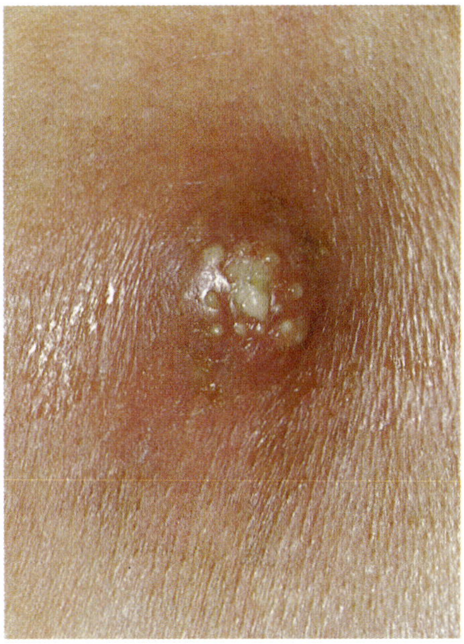

▌Abb. 4: Furunkel. [11]

Zusammenfassung

- ✖ Nagelveränderungen der Psoriasis vulgaris sind Tüpfel-, Krümel- und Ölflecknägel.
- ✖ Nagelveränderungen entstehen auch bei übertriebener Hygiene.
- ✖ Nagelmykosen treten milieubedingt häufiger an Füßen als an Händen auf.
- ✖ Vernarbender Haarverlust ist irreversibel.
- ✖ Ein Furunkel ist eine Entzündung des Haarfollikels und des umgebenden subkutanen Gewebes.
- ✖ Ein Karbunkel ist ein Konfluieren mehrerer Furunkel mit phlegmonöser Ausbreitung in die Tiefe.

Infektionen der Haut

Die folgende Doppelseite beschreibt in Kürze häufig auftretende und ausgewählte Infektionen der Haut. Hierbei wird sowohl auf eine mögliche bakterielle, virale als auch mykotische Genese eingegangen. Für weitere Hautinfektionen als auch detailliertere Beschreibungen sei auf das BASICS Dermatologie verwiesen.

Bakterielle Infektionen

Scharlach (Scarlatina)

Scharlach ist eine durch Tröpfcheninfektion übertragene Erkrankung und wird durch β-hämolysierende Streptokokken der Gruppe A ausgelöst. Nach einer kurzen Inkubationszeit und plötzlich einsetzendem Fieber (bis 40 °C) mit schwerer Angina tonsillaris entwickelt sich zunächst im Thoraxbereich und in den Ellenbeugen ein kleinfleckiges Exanthem, das sich dann über den gesamten Körper ausbreitet. Charakteristisch ist im weiteren Verlauf eine Wangenrötung bei ausgespartem, blassem Munddreieck, eine dunkelrote Zunge („Himbeerzunge", ▮ Abb. 1) und das „Pastia-Zeichen" (schmale Hauthämorrhagien in den Ellbogenfalten).

Erysipel (Wundrose)

Ein Erysipel ist eine lokale Streptokokkeninfektion der tiefen Hautschichten mit teils heftig ausgeprägten Allgemeinsymptomen wie Fieber (bis 40 °C) und Schüttelfrost. Haupterreger sind β-hämolysierende Streptokokken, die über kleinste Eintrittspforten Epidermis und Dermis befallen und eine Entzündungsreaktion (Calor, Rubor, Dolor, Tumor, Functio laesa) auslösen. Das Erysipel breitet sich flächenhaft und scharf begrenzt mit zungenförmigen Ausläufern aus (▮ Abb. 2). Je nach Schweregrad können sich Blasen, Hämorrhagien oder Nekrosen entwickeln. Häufige Lokalisationsorte sind der Unterschenkel (Eintrittspforte sind Zehenzwischenräume) und das Gesicht.

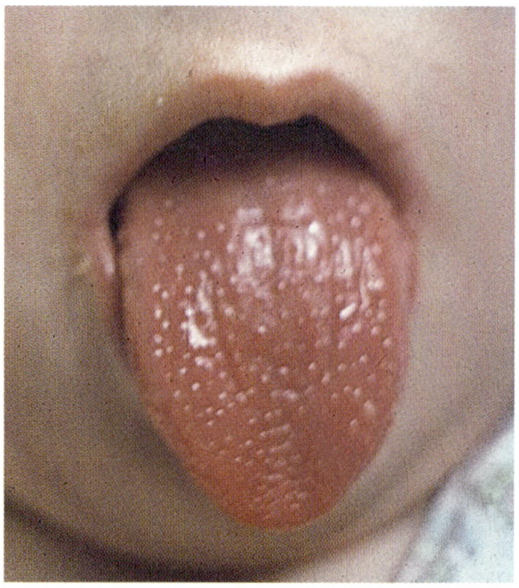

▮ Abb. 1: Himbeerzunge und eitrige Stippchen auf beiden Tonsillen. [38]

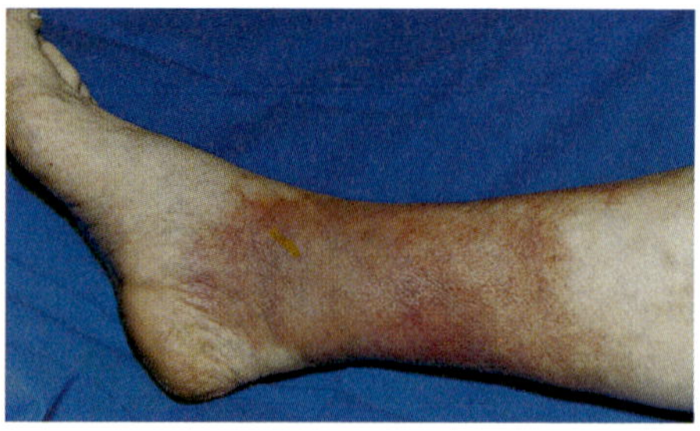

▮ Abb. 2: Erysipel. [11]

Virale Infektionen

Masern

Die Masernerkrankung zählt zu den Kinderkrankheiten, gilt als hoch kontagiös und wird via Tröpfcheninfektion (Masernvirus) übertragen. Nach einer ca. 10- bis 14-tägigen Inkubationszeit treten im **Prodromalstadium** neben trockenem Husten, Rhinitis, Konjunktivitis und Fieber die pathognomonischen **„Koplik-Flecken"**, ein kalkspritzerartiges Enanthem an der Wangenschleimhaut, auf (▮ Abb. 3). Im anschließenden **Exanthemstadium** entwickelt sich ein hellrotes, makulopapulöses (= morbilliform), konfluierendes Exanthem mit Beginn hinter den Ohren bzw. im Gesicht und einer generalisierten Ausbreitung.

Herpes simplex (Fieberbläschen)

Die Herpes-simplex-Viren verursachen infektiöse und kontagiöse Erkrankungen mit einem Befall der Haut und Schleimhäute. Neben dem HSV Typ 1, welcher als Erreger von Infektionen der Haut und Schleimhäute im Gesichtsbereich gilt **(Herpes labialis)**, ist das HSV Typ 2 für die Hauterscheinungen im Genitalbereich verantwortlich **(Herpes genitalis)**. Während die Primärinfektion meist im frühen Kindesalter (Gingivostomatitis herpetica, Ekzema herpeticatum, aber auch Herpessepsis) auftritt, zeigen sich Sekundärmanifestationen bei der klinischen Untersuchung v. a. durch polyzyklisch gruppierte Bläschen (herpetiforme Bläschen, ▮ Abb. 4) auf geröteter Haut. Auslöser der Reinfektionen sind

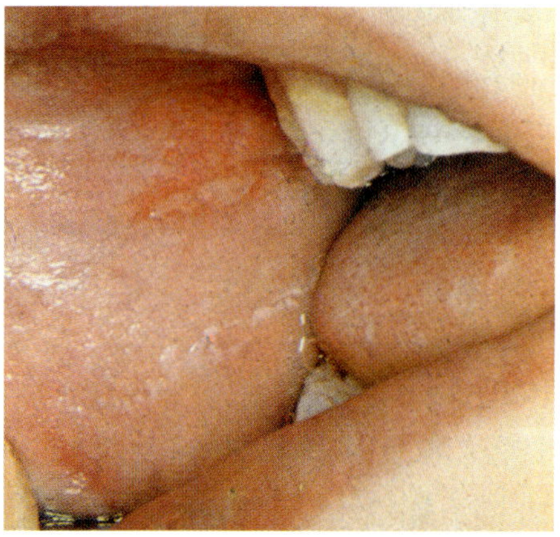

▮ Abb. 3: Kalkspritzerartiges Enanthem (Koplik-Flecken) bei Masernerkrankung. [28]

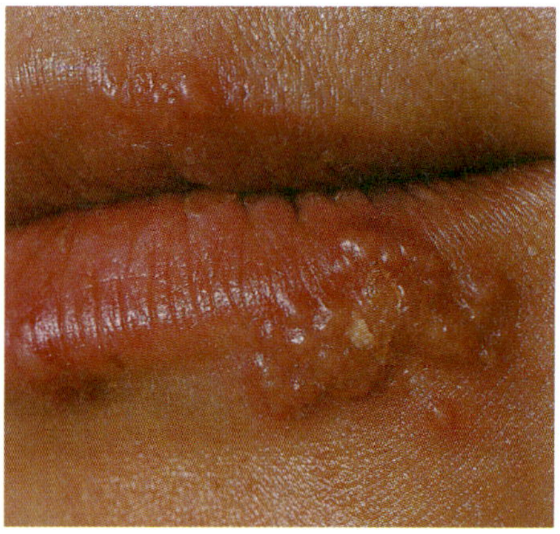

▮ Abb. 4: Herpes simplex labialis. [11]

u. a. Stress, UV-Bestrahlung oder Menstruation. Aus den Bläschen entwickeln sich Pusteln, die schließlich eintrocknen und i. d. R. verkrusten. Platzen sie auf, so entleert sich deren hochinfektiöser Inhalt und kann über Tröpfchen und direkten Kontakt übertragen werden.

Windpocken (Varizellen)

Die Windpockenerkrankung ist verursacht durch das Varicella-Zoster-Virus (VZV) und präsentiert sich nach einer kurzen Prodromalphase als schubweise verlaufendes, stark juckendes Exanthem am Körperstamm, einschließlich Kopfhaut und Mundschleimhaut. Handteller und Fußsohlen bleiben ausgespart. Typisch ist ein Nebeneinander der Hauteffloreszenzen unterschiedlichen Alters (Makula, Papel, Vesikel, Verkrustung), ein Symptom, das auch als Sternenhimmel bezeichnet wird (▮ Abb. 5). Nach Verschorfung fallen die Krusten nach ein bis zwei Wochen i. d. R. ohne Narbenbildung ab.

Herpes zoster

Der Herpes zoster ist ein Lokalrezidiv der Infektion mit VZV. Er geht mit einer halbseitigen streifenförmigen Hautveränderung einher, die fast immer auf ein Dermatom begrenzt ist, und wird deshalb im Volksmund auch „Gürtelrose" genannt. Es finden sich gruppierte Bläschen auf einer erythematösen Haut mit pustulöser Umwandlung, anschließender Verkrustung und Narbenbildung (▮ Abb. 6). Besonders schwere Verläufe sind bei einer Beteiligung der Augen (Zoster ophthalmicus) oder der Ohren (Zoster oticus) bzw. auch bei immunsupprimierten Patienten (z. B. bei Tumoren, HIV-Infektion) zu beobachten.

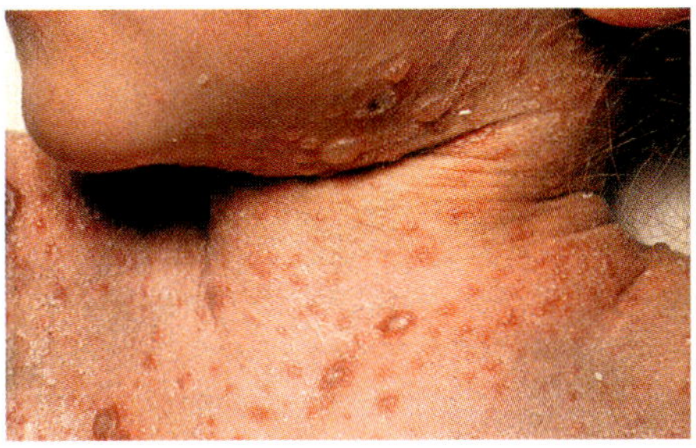

▮ Abb. 5: „Sternenhimmel" bei Windpocken. [28]

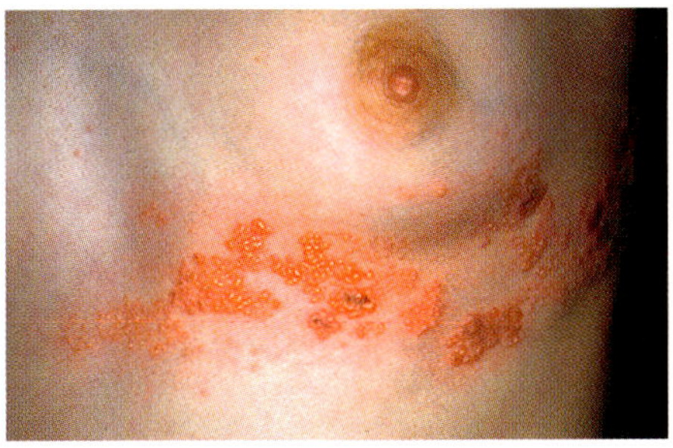

▮ Abb. 6: Herpes zoster. [29]

Röteln (Rubeola)

Diese hochkontagiöse Viruserkrankung imponiert als blassrotes, kleinherdig-makulopapulöses, nicht konfluierendes Exanthem, das sich – über das Gesicht und die Ohren – am gesamten Körper ausbreitet. Begleitet ist es von leicht eingeschränktem Allgemeinbefinden (Lymphknotenschwellung, Arthralgien). In ca. 50 % der Fälle verläuft die Erkrankung sogar asymptomatisch, ein entscheidendes differenzialdiagnostisches Kriterium gegenüber der Masernerkrankung.

Hautmykosen (Dermatomykosen)

Pilzerkrankungen gehören zu den häufigen Erkrankungen der Haut und sollten deshalb immer bei asymmetrischen, scharf begrenzten, rundlichen Hautbefunden in Erwägung gezogen werden. Hautpathogene Pilze sind neben den Dermatophyten auch Hefepilze (z. B. Candida albicans) und Schimmelpilze (Sporotrichien, Kryptokokken); diese werden auch als **D-H-S-Gruppe** bezeichnet. Während Dermatophyten lediglich oberflächliche Mykosen auslösen, können Hefepilze und Schimmelpilze tiefe und systemische Formen hervorrufen. Da Pilze ein Bestandteil der normalen Hautflora sind, können immunsystemschwächende Faktoren wie akute (z. B. grippaler Infekt) oder chronische Infektionen und Medikamente das Auftreten von Dermatomykosen begünstigen.

Zusammenfassung

- ✖ Charakteristische klinische Befunde bei Scharlach sind die „Himbeerzunge" und das „Pastia-Zeichen".
- ✖ Das Erysipel breitet sich flächenhaft aus, ist scharf begrenzt und hat zungenförmige Ausläufer.
- ✖ Koplik-Flecken sind ein pathognomischer Befund bei Masern.
- ✖ Der Herpes zoster ist eine Blickdiagnose, da fast immer auf ein Dermatom begrenzt.

Tumoren der Haut

Gutartige Tumoren

Gutartige (benigne) Tumoren der Haut können aus jeder Zellpopulation hervorgehen. Neben Neubildungen in der Epidermis können sich diese aus Dermis, Kutis und in Blutgefäßen (Angiome) entwickeln. Folgende Beispiele fallen bei der Inspektion häufig auf:

Keloide

Keloide sind überschießende Bindegewebsneubildungen nach Verletzungen, Verbrennungen oder Verbrühungen (Narbenkeloide). Das klinische Bild zeigt eine wulstartige, flächenhafte Verdickung der Haut mit intaktem Epithel (▮ Abb. 1). In Gelenkregionen können Keloide zu Strikturen mit Bewegungseinschränkung führen.

Nävuszellnävus

Der Nävuszellnävus („Muttermal") ist eine sehr häufige, angeborene oder erworbene lokale Ansammlung von Melanozyten in Epidermis oder Dermis. Klinisch imponiert ein gleichmäßig pigmentierter, runder bis ovaler, scharf begrenzter, allenfalls leicht erhabener Herd (▮ Abb. 2), welcher differenzialdiagnostisch (s. u.: ABCDE-Regel) von einem malignen Melanom abgegrenzt werden muss.

Präkanzerosen

Präkanzerosen sind potenzielle Vorstadien von bösartigen Hauttumoren. Man unterscheidet **obligate Präkanzerosen** mit einer hohen Entartungswahrscheinlichkeit von **fakultativen Präkanzerosen,** welche weniger häufig entarten.

Aktinische Keratose

Die aktinische Keratose ist eine intradermale Veränderung infolge dauerhaft sonnenexponierter Haut. Die Entartung zu einem spinozellulären Karzinom (Spinaliom) oder Basaliom ist möglich. Das klinische Bild imponiert als unregelmäßig geformte, scharf begrenzte, rötliche Herde mit starker Schuppung.

Lentigo maligna

Eine Lentigo maligna ist ein unscharf begrenzter, bizarr geformter, braunschwärzlicher Herd, der in Bereichen stark sonnenexponierter Hautareale auftreten kann. Die Gefahr besteht in einer Entartung in ein Lentigo-maligna-Melanom, das unberechenbar metastasieren kann.

Morbus Bowen

Dieses Carcinoma in situ ist häufig am Rumpf und im Gesicht lokalisiert. Klinisch fällt es als rundliche, scharf begrenzte, braun-rötliche Läsion auf, ähnlich den Hauterscheinungen einer Psoriasis. Allerdings tritt diese Läsion solitär auf und heilt i. d. R. nicht ab.

Leukoplakie

Die Leukoplakie zeigt sich klinisch als weiße, begrenzte Beläge im Bereich von Schleimhäuten. Besonders an der Wangenschleimhaut tritt dieser Herd als orale Leukoplakie auf. Im Gegensatz zur Candidose lassen sich diese Beläge nicht abwischen (▮ Abb. 3).

Bösartige Tumoren

Im Rahmen der dermatologischen Untersuchung sollte man auf die folgenden malignen Tumoren der Haut aufgrund ihrer potenziell letalen Verlaufsform besonders achten.

Basalzellkarzinom (Basaliom)

Das Basaliom ist ein von den Basalzellen der Epidermis ausgehender Tumor, der als semimaligne eingestuft wird. Dies bedeutet, dass er zwar infiltrierend und destruierend wächst, jedoch nicht metastasiert. Als Auslöser werden u. a. eine chronische Sonnenexposition, Arsenbelastung und genetische Faktoren angenommen. Bevorzugt finden sich Basaliome im Rumpfbereich und Gesicht, hier besonders an der Stirn und in den Augenwinkeln (▮ Abb. 4).

Spinozelluläres Karzinom (Spinaliom)

Das Spinaliom ist nach dem Basaliom mit ca. 25 – 30 Neuerkrankungen/Jahr/100 000 Einwohner in Deutschland der zweithäufigste maligne Hauttumor. Der Tumor wächst i. d. R. lokal infiltrierend bzw. destruierend und hat eine unterschiedlich starke Metastasierungspotenz. Prädisponierte Bereiche sind lichtexponierte Hautregionen. Das klinische Bild (▮ Abb. 5) ist abhängig von dem Differenzierungsgrad (verhornend, nicht verhornend), dem Wachs-

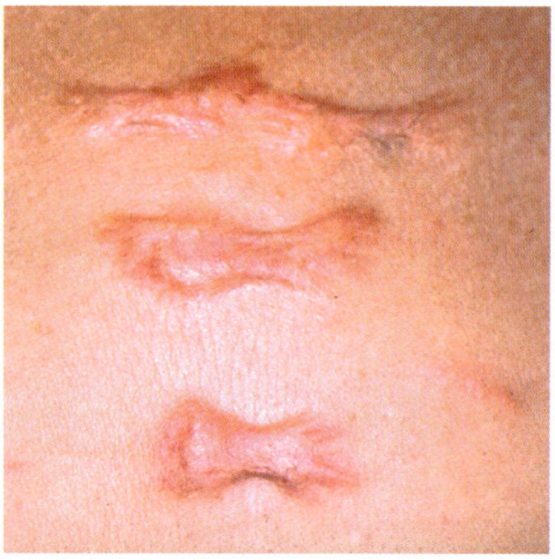

▮ Abb. 1: Narbenkeloid nach spritzerartiger Verbrühung. [29]

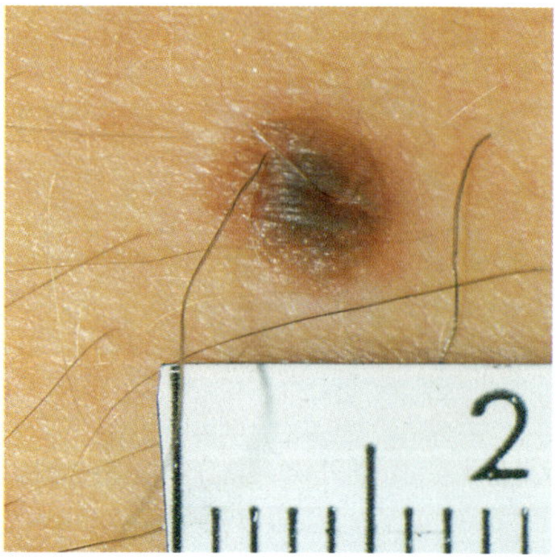

▮ Abb. 2: Nävuszellnävus. [11]

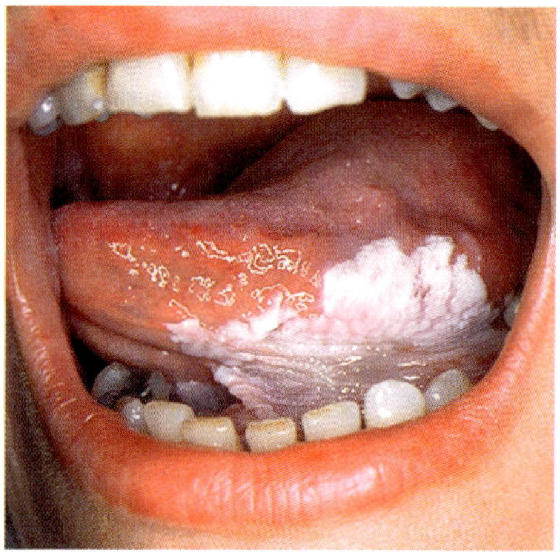

▮ Abb. 3: Leukoplakie der Mundschleimhaut. [29]

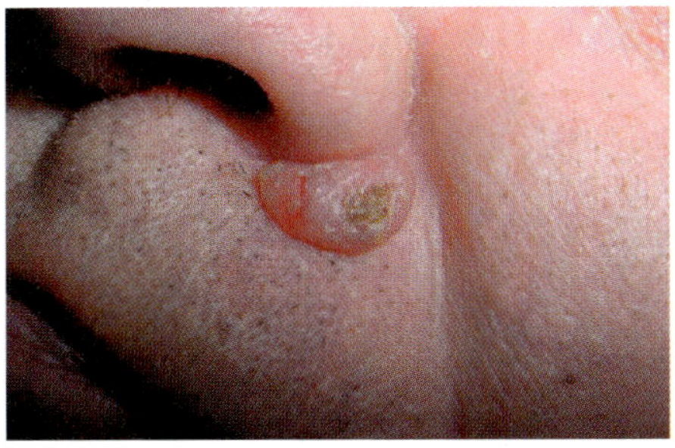

Abb. 4: Basalzellkarzinom. [29]

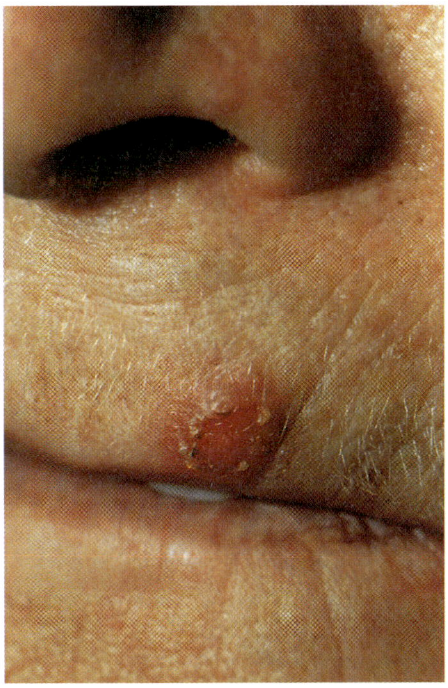

Abb. 5: Spinozelluläres Karzinom vom knotig ulzerierenden Typ. [11]

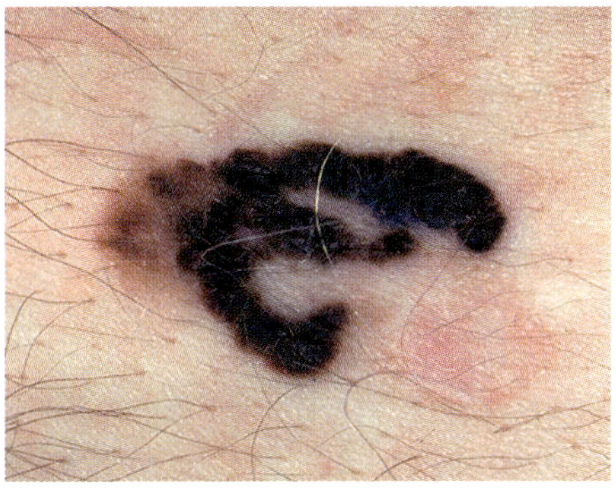

Abb. 6: Malignes Melanom vom superfiziell spreitenden Typ. [29]

tum und der Zerstörungspotenz (Ulzerationen). So können Spinaliome sowohl knotig als auch ulzerierend bzw. papillär wachsen.

Malignes Melanom

Das maligne Melanom („schwarzer Hauttumor") gilt als der bösartigste Tumor der Haut, da es frühzeitig sowohl lymphogen als auch hämatogen metastasiert. Bei einer steigenden Tendenz an Neuerkrankungen und einer häufig zu spät gestellten Diagnose ist es hier besonders wichtig, auf evtl. Warnsymptome zu reagieren. Suspekte Veränderungen, die u. U. ein malignes Melanom sein könnten, werden mithilfe der sog. ABCDE-Regel (Tab. 1) genau untersucht und bei pathologischem klinischen Befund i. d. R. großzügig exzidiert.

A	Asymmetrie	Symmetrisch ↔ asymmetrisch
B	Begrenzung	Scharf ↔ unscharf, regelmäßig ↔ unregelmäßig
C	Color (Farbe)	Hell, braun, schwarz, mehrfarbig
D	Durchmesser	≤ 5 mm ↔ > 5 mm
E	Erhabenheit	Erhaben ↔ nicht erhaben

Tab. 1: Charakteristika der ABCDE-Regel.

Eine unregelmäßige Form, eine unscharfe Begrenzung zur Umgebung und ein Durchmesser von mehr als 6 mm sprechen ebenso wie ein plötzlich einsetzendes Wachstum und Pigmentveränderungen für das Vorliegen eines Melanoms. Die unterschiedlichen histologischen und klinischen Formen machen allerdings eine exakte Diagnose oft schwierig. Abbildung 6 zeigt das mit Abstand am häufigsten diagnostizierte Melanom.

Zusammenfassung

- Die Verwendung der ABCDE-Regel ist das wichtigste klinische Mittel zur Beurteilung von Hauttumoren.
- Die wichtigste Differenzialdiagnose zum Nävuszellnävus ist das maligne Melanom.
- Das Leitsymptom der oralen Leukoplakie ist ein nicht abstreifbarer weißer Belag im Mundbereich.
- Eine übertriebene Sonnenexposition ist u. a. die gemeinsame Grundlage von malignen Hautneoplasien.
- Das maligne Melanom metastasiert frühzeitig lymphogen und hämatogen.

Pädiatrische Untersuchung I

Die pädiatrische Anamnese und Untersuchung erfolgen normalerweise zusammen mit den Eltern des Kindes und erfordern vom Untersucher neben der Konzentration auf das Kind auch ein Einbeziehen der elterlichen Auskünfte und Beratungsbedürfnisse. Die ermittelten Informationen basieren normalerweise auf der Auskunft der Eltern über ihr Kind. Der Arzt muss bei den sorgenvollen Schilderungen über Gesundheit und Verhalten des Kindes objektive von emotional beeinflussten Informationen klar trennen, was keine leichte Aufgabe ist. Aus der Beobachtung heraus kann sich der Untersucher während der Anamnese bereits einen ersten Eindruck über den Allgemein- und Ernährungszustand, körperliche und geistige Entwicklung und das Verhalten des Kindes machen.
Idealerweise bemerkt das Kind die klinische Untersuchung an ihm nicht. Dies erfordert allerdings vom Untersucher ein gutes Gespür bzw. eine gute Strategie, das Vertrauen des Kindes schnell zu gewinnen. Daraus resultiert, dass die pädiatrische Untersuchung oft nicht systematisch ablaufen kann, weil das Kind einfach nicht „mitspielt". Ein großes Maß an Flexibilität und Verständnis, falls die Untersuchung nicht vervollständigt werden kann, erleichtert die medizinische Arbeit mit Kindern ungemein. Grundsätzlich sollte man für Anamnese und Untersuchung ein für Kind und Eltern angenehmes Klima schaffen (z. B. Spielzeug zum Kennenlernen und Ablenken, Heizstrahler bei Neugeborenen). Untersuchungen, die das Kind erschrecken könnten oder bei denen das Kind einen leichten Schmerz verspüren könnte, stellt man am besten an das Ende der Untersuchung.

Die pädiatrische Anamnese

Aktuelles Beschwerdebild

Genau wie bei der Untersuchung von Erwachsenen konzentriert man sich zunächst auf den eigentlichen Behandlungsgrund, also auf die Haupt- und Leitsymptome. Bei Kindern sind dies häufig Bauchschmerzen, Erbrechen, Fieber, Durchfall, Infektionserkrankungen und Unfälle (s. S. 152 f.). Wichtige Informationen zu Beginn, Dauer, Art und möglichem Auslöser müssen erfragt werden. Aber auch vegetative Begleiterscheinungen wie Temperaturerhöhung oder Gewichtsverlust, Veränderungen im sozialen Umgang mit den Bezugspersonen ermöglichen Rückschlüsse auf die Schwere einer Erkrankung.

Persönliche Anamnese

Pränatalzeit Wichtige Informationen lassen sich aus dem Alter der Mutter bei Geburt und der Einstellung zu der Schwangerschaft erfahren (gewünschtes oder ungewünschtes Kind). War es eine Erstgeburt oder ist die Mutter Mehrgebärende? Gab es im Verlauf der Schwangerschaft Besonderheiten oder Auffälligkeiten? Gab es Komplikationen wie Fehlgeburten, Aborte oder Strahlenexposition; bestand oder besteht ein Alkohol- oder Nikotinabusus?

Perinatalzeit Informationen über Art (vaginal oder Kaiserschnitt) und Verlauf der Entbindung (ob und welche Anästhesie), den Entbindungszeitpunkt (Termingeburt, Frühgeburt, Übertragung), Geburtsgewicht und Größe des Kindes, Apgar-Score und evtl. Komplikationen sind hier von Bedeutung.

Neonatalzeit In erster Linie ist der Gesundheitszustand von Kind und Mutter nach der Geburt relevant. Gab es Pathologien (z. B. Krämpfe, Zyanose, Anämie), sind bei der Ernährung (Stillen?) Probleme aufgetreten? Gab es Anlass zu einer stationären Nachsorge des Kindes?

Ernährung

Wichtig sind hier die Art (Brustmilch, Flaschenfütterung) und die Menge der Ernährung bzw. auch Probleme bei der Nahrungsaufnahme. Wie ist das Trink- und Stuhlverhalten?

Entwicklung/Wachstum

Zur Entwicklung des Kindes sind mehrere Dimensionen zu erfragen. Grundsätzliche Informationen über Gewichtszunahme und Längenwachstum werden

Alter	Motorik	Sprache	Sozialverhalten
1 Monat	Kopf drehen	Reaktion auf Geräusche	Reaktion auf Ansprache
2 Monate	Kopf heben in Bauchlage	Einzelne Laute	Erwidert Lachen
3 Monate	Freies Halten und Seitwärtsdrehen des Kopfes	Kopfdrehung zur Geräuschquelle hin	Findet Blickkontakt
6 Monate	Sitzen mit Hilfe, Drehen von Rücken in Bauchlage, gezieltes Greifen	Imitation von Sprachlauten, Silbensprache	Unterscheidung zwischen bekannt und fremd
9 Monate	Freies Sitzen, Krabbeln, Hochziehen in den Stand, „Pinzettengriff"	Doppelsilben, Imitation von Wörtern	„Fremdeln"
12 Monate	Freies Stehen, Laufen mit Unterstützung	Reaktion auf eigenen Namen	Ausdruck von Unbehagen
15 Monate	Freies Gehen	Einwortsätze, Papa, Mama	Kann Aufmerksamkeit auf sich ziehen
18 Monate	Treppensteigen mit Festhalten	Zweiwortsätze (Wortschatz bis zu 5 Wörter)	Kann aus Tasse trinken
24 Monate	Einbeinstand, Rennen	Dreiwortsätze	Interaktionen mit anderen Kindern
36 Monate	Hüpfen mit beiden Beinen	Sechswortsätze (Wortschatz ca. 1 000 Wörter)	Isst selbstständig mit Besteck
48 Monate	Hüpfen auf einem Bein, Zehen- und Hackengang, Zeichnen von Menschen	Benutzung der Ich-Form	Selbstständiges Anziehen, schließt Freundschaften

Tab. 1: Entwicklungsschritte bei Kindern bis vier Jahren.

ergänzt durch Angaben über die motorische und sprachliche sowie über die intellektuelle und soziale Entwicklung. Hierbei helfen dem Untersucher die in ▮ Tabelle 1 angeführten Entwicklungsstadien eines Kindes. Die Mutter sollte nach diesen bzw. nach Verhaltensauffälligkeiten gefragt werden.

Vorerkrankungen/Infektionskrankheiten und Impfstatus

Neben der Frage nach den durchgemachten Erkrankungen (Unfälle, Frakturen) und insbesondere nach den Infektionskrankheiten Masern, Mumps, Röteln, Windpocken und Keuchhusten ist der derzeitige Impfstatus des Kindes sehr wichtig. Dieser sollte aus dem Impfpass ersichtlich sein. Die derzeitigen Impfempfehlungen des Robert Koch-Instituts (www.rki.de) sind in ▮ Tabelle 2 dargestellt.

Krankenhausaufenthalte/Medikamente

Alle Krankenhausaufenthalte und Operationen sollten dem Untersucher genau (Ort, Zeit) mitgeteilt werden. Auch die sich dadurch ergebende und aktuelle Medikation (verschreibungspflichtige und frei verkäufliche Präparate) des Kindes müssen nach Wirkstoff und Dosis, Dauer der Einnahme und Nebenwirkungen erörtert werden.

Sozial- und Familienanamnese

Das soziale Umfeld ist bei der Entwicklung des Kindes ein ganz wesentlicher Faktor. Deshalb sollte auch in der Anamnese nach den Lebensumständen, in denen das Kind aufwächst, gefragt werden: Wie ist die Familienkonstellation (Familie, alleinerziehend, Geschwister, Bezugspersonen)? Wie gestaltet sich der normale Tagesablauf (Kindergarten, Schule, Hort)? Wie ist das Spielverhalten des Kindes? Gibt es Problemfelder oder Erziehungsschwierigkeiten?
Des Weiteren ist unter Berücksichtigung von Erbkrankheiten (z. B. Mukoviszidose) oder familiären Fehlbildungen (z. B. kongenitale Herzfehler) ein Stammbaum der Familie mit dem allgemeinen Gesundheitszustand der Eltern, Großeltern und Geschwister zu skizzieren.

Allergien

Sind den Eltern Allergien z. B. gegen Medikamente, Pflaster, Windeln, Nahrungsmittel, Kontrast- oder Desinfektionsmittel bekannt? Außerdem sind Krankheiten aus dem atopischen Formenkreis (Asthma, Heuschnupfen, Neurodermitis) relevant.

Systemüberblick

Ein abschließender Systemüberblick mit Fragen zu Auffälligkeiten im Allgemeinbefinden, Kopf-Hals-Bereich, Herz-Kreislauf-System, Atmung, Gastrointestinaltrakt und Neurologie rundet die Anamnese ab; danach geht man zur Untersuchung des Kindes über.

Impfstoff	Alter in vollendeten Monaten					Alter in vollendeten Jahren		
	2	3	4	11 - 14	15 - 23	5 - 6	9 - 17	Ab 18
DTaP	1.	2.	3.	4.				
DT/Td x						A	A	A
aP						A	A	
Hib	1.	xx	2.	3.				
IPV	1.	xx	2.	3.			A	
HB	1.	xx	2.	3.			G	
MMR				1.	2.			
Varizellen				1.	xxx			
HPV							SM xxxx	

DTaP: Diphtherie-Tetanus-azelluläre Pertussis-Vakzine; DT: Diphtherie-Tetanus-Vakzine; Td: Tetanus-Diphtherie-Vakzine mit reduziertem Diphtherietoxoidgehalt; aP: azelluläre Pertussis-Vakzine; Hib: Haemophilus-influenzae-Vakzine; IPV: inaktivierte Poliomyelitis-Vakzine; HB: Hepatitis-B-Vakzine; MMR: Masern-Mumps-Röteln-Vakzine
A: Auffrischimpfung; G: Grundimpfung aller noch nicht geimpften Jugendlichen bzw. Komplettierung des Impfschutzes

x Ab einem Alter von fünf Jahren Verwendung eines Impfstoffs mit reduziertem Diphtherietoxoidgehalt (d)
xx Antigenkombinationen, die eine Pertussis-Komponente enthalten, werden nach dem für DTaP angegebenen Schema benutzt.
xxx Bei Verwendung des Kombinationsimpfstoffs MMRV ist eine 2. Dosis gegen Varizellen erforderlich.
xxxx Standardimpfungen für Mädchen

▮ Tab. 2: Impfkalender nach Empfehlungen der STIKO 2004.

Zusammenfassung

- ✖ Die Anamnese und Untersuchung bei Kindern erfordern Flexibilität des Untersuchers.
- ✖ Die pädiatrische Anamnese ist weitgehend eine Fremdanamnese über den begleitenden Elternteil.
- ✖ Die persönliche Anamnese umfasst einen ausführlichen Bericht der Mutter über Prä-, Peri- und Postnatalzeit.
- ✖ Für die Beurteilung der Entwicklung des Kindes stehen dem Arzt bestimmte Entwicklungseckpunkte zur Verfügung, nach denen er fragen sollte.
- ✖ Impfungen und Impfpass sollten routinemäßig kontrolliert werden.
- ✖ Informationen über das soziale Umfeld des Kindes können dem Arzt wichtige Hinweise auf Störungen geben.

Pädiatrische Untersuchung II

Klinische Untersuchung

Die pädiatrische Untersuchung hängt grundsätzlich von dem Alter und dem Entwicklungsstand der Kinder ab.

▮ Tabelle 3 definiert die unterschiedlichen Altersklassen.

Wichtige Untersuchungstermine stellen die sog. Us, die gesetzlich geregelten und kostenfreien Vorsorgeuntersuchungen für Kinder, dar. Inhalt und Ziele sind ein Dokumentieren der körperlichen und geistigen Entwicklung des Kindes und damit eine Früherkennung von neurologischen, metabolischen, orthopädischen oder geistigen Störungen. ▮ Tabelle 4 zeigt den zeitlichen Rahmen, in welchem U1 – U10 durchgeführt werden (U1 und U2 s. a. S. 150 f.).

Wichtige und einfach zu bestimmende Parameter zur Beurteilung der Entwicklung eines Kindes sind Größe, Gewicht und Kopfumfang. Diese Parameter sollten bei jedem Arztbesuch gemessen und in die Perzentilenkurve (Somatogramm, ▮ Abb. 1) eingetragen werden.

Neugeborene	1 - 28 Tage
Säuglinge	1 Monat - 1 Jahr
Kleinkinder	1 - 4 Jahre
Vorschulkinder	5 - 6 Jahre
Schulkinder	6 - 14 Jahre
Jugendliche	14 - 18 Jahre
Adoleszenten	Ab 18 Jahren

▮ Tab. 3: Altersdefinitionen für Kinder.

U1	Sofort nach der Geburt
U2	3.-10. Lebenstag
U3	4.-6. Lebenswoche
U4	3.-4. Lebensmonat
U5	6.-7. Lebensmonat
U6	10.-12. Lebensmonat
U7	21.-24. Lebensmonat
U8	43.-48. Lebensmonat
U9	60.-64. Lebensmonat
U10	12.-13. Lebensjahr

▮ Tab. 4: Zeitpunkt der Vorsorgeuntersuchungen U1 bis U10.

> Für den Gewichtsverlauf gibt es folgende Faustregeln: Neugeborene verlieren in den ersten Tagen bis zu 10 % ihres Gewichts und erreichen erst ab dem 10. Lebenstag wieder das Geburtsgewicht. Nach ca. sechs Monaten hat sich das Geburtsgewicht etwa verdoppelt, nach einem Jahr etwa verdreifacht.

Allgemeiner Eindruck

Die körperliche Untersuchung von Kindern beginnt in aller Regel mit einer Inspektion des entkleideten Kindes. Die Untersuchungsposition richtet sich in den meisten Fällen nach der Kooperation des Kindes und erfordert vom Untersucher Flexibilität. Bei der Inspektion werden sowohl die Entwicklung (Größe und Gewicht) als auch die Hautfarbe (rosig, blass, zyanotisch, ikterisch), Aufmerksamkeit, Vigilanz und körperliche Fehlbildungen erfasst.

Vitalparameter

Es empfiehlt sich, routinemäßig und als Grundlage die Vitalparameter Puls, Atmung, Blutdruck, Temperatur und Orientierung zu messen und zu dokumentieren. Hierbei ist zu beachten, dass zu breite Blutdruckmanschetten falsch niedrige, zu schmale Manschetten hingegen falsch hohe Blutdruckwerte liefern. Die Manschettenbreite sollte also dem Alter des Kindes entsprechen, d. h. ca. 2/3 des Oberarms sollten bedeckt sein. ▮ Tabelle 5 zeigt die altersentsprechenden Normwerte für Blutdruck, Atmung und Puls.

Kopf/Hals

Zuerst wird der Schädel des Kindes auf Asymmetrie bzw. Schädelverformungen inspiziert (▮ Abb. 2) und der Kopfumfang gemessen. Darauf nimmt der Untersucher den Kopf in beide Hände und tastet die Schädelnähte und Fontanellen ab. Die hintere Fontanelle sollte bis zum 5. Monat verschlossen sein, die vordere schließt sich physiologischerweise bis zum 18. Monat. Harte Vorwölbungen und Pulsationen können Hinweis auf einen erhöhten Hirndruck sein, eingesunkene Fontanellen werden bei dehy-

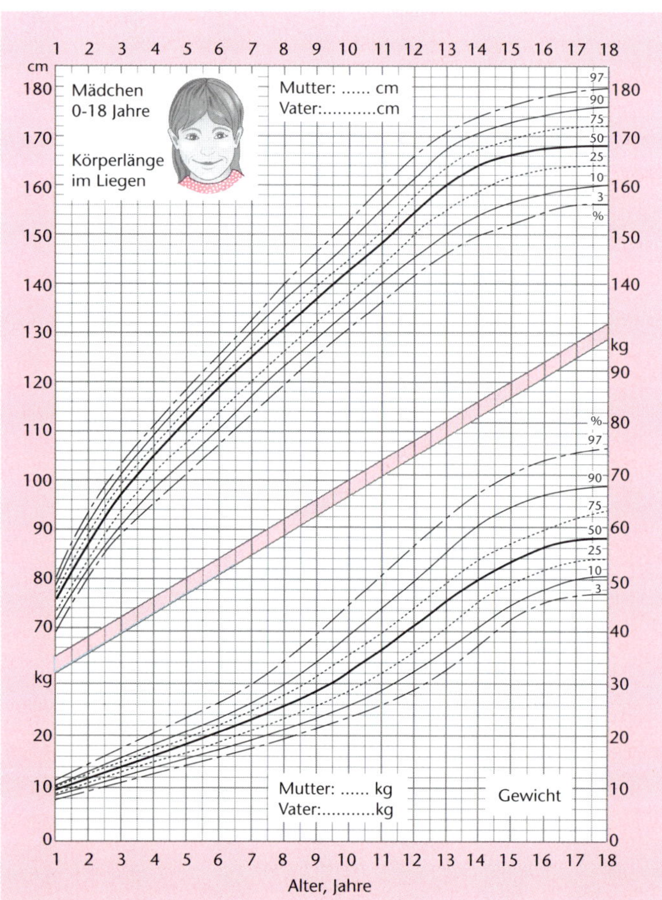

▮ Abb. 1: Somatogramm für Mädchen bis 18 Jahre. [28]

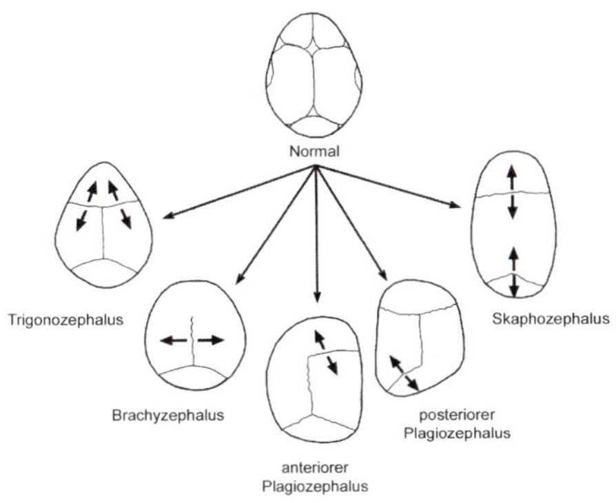

▌Abb. 2: Schematische Darstellung zur Entstehung charakteristischer Schädeldeformierungen. [28]

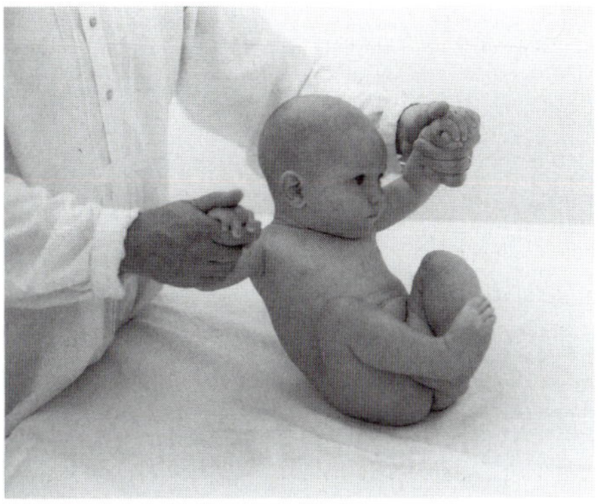

▌Abb. 3: Traktionsversuch. [28]

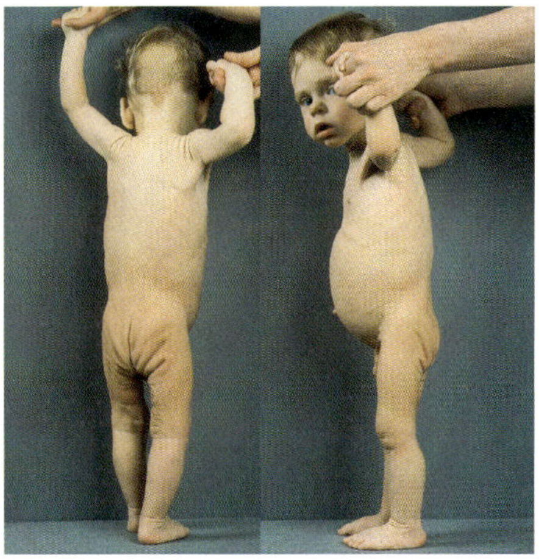

▌Abb. 4: Tabaksbeutelgesäß. [28]

drierten Kindern beobachtet. Der Parietalknochen wird auf weiche Stellen abgetastet; diese können Hinweis auf eine rachitische Kraniotabes sein. Die Durchführung des Traktionsversuchs (▌Abb. 3) erfasst eine potenzielle motorische Entwicklungsstörung. Beim Hochziehen an den Armen sollte das Kind mit gut einem halben Lj den Kopf bei erhobenem Rumpf halten können. Lymphknoten können generalisiert oder lokal vergrößert sein. Es sollte nuchal, zervikal, retroaurikulär, inguinal, supraklavikulär und axillär nach vergrößerten, druckschmerzhaften und verschieblichen Lymphknoten gesucht werden.

Hautturgor und Muskeltonus

Mit dem Hautturgor und Muskeltonus achtet man auf Parameter, die Rückschlüsse auf den Ernährungszustand des Kindes erlauben. Diesen prüft man mit dem Hautfaltentest (Bilden und Loslassen einer Hautfalte) am Oberschenkel des Kindes. Bei unterernährten und frühgeborenen Kindern finden sich „Tabaksbeutelfalten" (▌Abb. 4) und Runzeln, die sich erst langsam wieder zurückbilden. Bewegungsanomalien und ein vermehrter oder verminderter Muskeltonus werden dokumentiert und im Verlauf beurteilt.

	Puls	Blutdruck	Atemfrequenz
Neugeborene	80 - 180/Min.	80/40 mmHg	40 - 60/Min.
Säuglinge	80 - 170/Min.	90/65 mmHg	20 - 40/Min.
Vorschulkinder	60 - 140/Min.	95/55 mmHg	20 - 40/Min.
Schulkinder	60 - 120/Min.	100/60 mmHg	15 - 30/Min.

▌Tab. 5: Vitalparameter bei Kindern im Wachstumsverlauf.

Zusammenfassung

- ✖ Die „U"-Untersuchungen sind gesetzlich geregelte, kostenfreie Vorsorgeuntersuchungen für Kinder und Jugendliche.
- ✖ Wichtige und immer zu bestimmende Entwicklungsparameter sind Gewicht, Größe und Kopfumfang.
- ✖ Der Eintrag der Untersuchungsergebnisse in Perzentilenkurven ist obligat.
- ✖ Die Vitalparameter unterliegen bzgl. des Alters unterschiedlichen Normwerten.
- ✖ Der Ernährungszustand des Kindes wird klinisch mit dem sog. Hautfaltentest überprüft.

Pädiatrische Untersuchung III

Klinische Untersuchung (Fortsetzung)

Kardiovaskuläres System

Die Untersuchung des Herzens bei Kindern entspricht mit einigen Ausnahmen der Untersuchung von Erwachsenen. Eine orientierende Inspektion verschafft Klarheit über die ungefähre Herzgröße (s. Herzspitzenstoß), das Vorliegen einer Zyanose oder einer Minderversorgung einzelner Extremitäten. Neben der Erhebung des Pulsstatus wird auf evtl. Herzgeräusche hin auskultiert. Da bei Kindern fast immer irgendwann Herzgeräusche auskultierbar sind, muss man zwischen funktionellen und organisch bedingten Herzgeräuschen unterscheiden können.

Funktionelle Herzgeräusche Das funktionelle, gutartige (akzidentelle) Herzgeräusch zeichnet sich durch ein Fortbestehen bei fehlenden weiteren Hinweisen auf eine kardiovaskuläre Erkrankung aus. Typisch ist ein kurzes, niederfrequentes Systolikum mit einer Lautstärke von unter 3/6, das am linken Sternalrand am besten auskultiert werden kann. Bei älteren Kindern kann ein akzidentelles Herzgeräusch als lageabhängiges Herzgeräusch (im Stehen bzw. Liegen) auftreten.

Organisch bedingte Herzgeräusche Organisch bedingte Herzgeräusche werden durch angeborene oder erworbene Herzerkrankungen verursacht. Hier kommen verschiedene Grunderkrankungen infrage. Das gleichzeitige Auftreten einer Zyanose ermöglicht eine grundsätzliche Unterscheidung (▌Tab. 6).

Respiratorisches System

Bei der Inspektion ist besonders auf eine Dyspnoe, Nasenflügeln oder Einziehungen der Interkostalmuskulatur zu achten. Die Perkussion ist im Gegensatz zur Untersuchung Erwachsener leiser durchzuführen, da auf diese Weise Dämpfungen besser gehört werden können. Die Auskultation ergibt meist ein für Kinder physiologisches, scharfes Atemgeräusch, das auch als pueriles Atmen bezeichnet wird.

Gastrointestinales System, Abdomen

Das Abdomen sollte in Rückenlage des Kindes untersucht werden, wobei kleine Kinder auf dem Schoß der Mutter bleiben können. Man sollte besonders darauf achten, warme Hände zu haben. Ein Anheben der Beine entspannt das Abdomen und erleichtert die Untersuchung. Die genaue Inspektion auf Rötungen, Vorwölbungen oder Schwellungen kann schon erste Hinweise auf Krankheitsbilder (z. B. Hernien) geben. Die Palpation sollte fern eines vermuteten Schmerzortes beginnen, und der Untersucher sollte sich behutsam zum Punkt des maximalen Schmerzes vortasten. Hierbei ist neben der Schmerzangabe auch der Gesichtsausdruck (z. B. Augenzusammenkneifen) ein wichtiger Indikator. Die Leber des Säuglings ist physiologisch groß und ca. 2 cm in der MCL unter dem Rippenbogen zu palpieren. Gelegentlich ist auch die Milz bei Kleinkindern physiologischerweise zu tasten. Bei Verdacht auf intraabdominale oder perirektale Erkrankungen erfolgt eine rektale Untersuchung mit dem kleinen Finger.

Urogenitales System

Achten Sie bei der Untersuchung der **männlichen Genitalien** besonders auf Fehlbildungen. Eine Epi- und Hypospadie kann man an einer Spaltung der Vorhaut an Penisober- bzw. -unterseite erkennen. Das Vorliegen einer Vorhautverengung (Phimose) wird bis zum 3. Lebensjahr als physiologisch angesehen. Ein Deszensus der Hoden ist normalerweise vor der Geburt abgeschlossen, allerdings bei bis zu 20 % der Frühgeborenen unvollständig. Der Hoden ist vom Untersucher dann meist im Leistenkanal tastbar. Ab dem Alter von zwei Jahren sieht man den unvollständigen Deszensus als pathologisch an.
Die Untersuchung des **Genitales weiblicher Säuglinge** beschränkt sich auf die Inspektion der großen und kleinen Labien bzw. des Scheideneingangs. Anlass für eine ausführ-

Keine Zyanose	Offener Ductus arteriosus, isolierte Pulmonalstenose, Aortenisthmusstenose, anormaler Ursprung der linken Koronararterie
Zyanose im Frühstadium	Fallot-Tetralogie, Transposition der großen Gefäße, schwere Pulmonalstenosen mit intaktem Ventrikelseptum
Zyanose im Spätstadium	Eisenmenger-Komplex, isolierte Pulmonalstenose, Fallot-Tetralogie, Septumdefekte

▌Tab. 6: Mögliche Herzerkrankungen bei bestehender Zyanose.

Schambehaarung (Pubeshaare; Jungen und Mädchen)	
Ph1	Infantiler Status, ohne Behaarung
Ph2	Einzelne, gering pigmentierte Haare an der Peniswurzel bzw. an den großen Labien
Ph3	Dunkel gekräuselte Haare breiten sich über der Symphyse aus
Ph4	Dichte Behaarung, die allerdings noch nicht auf den Oberschenkel übergreift
Ph5	Behaarung dehnt sich zudem auf den Oberschenkel aus
Ph6	Behaarung reicht über die Linea alba an den Nabel heran
Genitalstatus (Jungen)	
G1	Infantiler Status
G2	Hodenvolumen von ca. 4 ml, das Skrotum wächst, der Penis ist größenunverändert
G3	Hodenvolumen und Skrotumgröße nehmen weiter zu, Penis wird länger
G4	Hodenvolumen beträgt ca. 12 ml, das Skrotum ist dunkel pigmentiert, der Penis ist länger und dicker
G5	Adulter Status
Brustentwicklung (Mädchen)	
B1	Infantiler Status
B2	Brustdrüse ist vergrößert, der Warzenhof wölbt sich vor, der Durchmesser der Areola hat zugenommen
B3	Durch weiteres Wachstum ist das Volumen des Drüsenkörpers größer als das der Areola
B4	Warze und Areola haben sich vom Drüsenkörper abgesetzt
B5	Voll entwickelte Brust

▌Tab. 7: Thanner-Stadien der Geschlechtsentwicklung.

lichere gynäkologische Untersuchung sind pathologische Blutungen und der Verdacht auf Infektion, Fremdkörper, Tumoren, aber auch Misshandlungen. Der **Pubertätsverlauf** lässt sich anhand der Einteilung nach Thanner (▮ Tab. 7 und Anhang) überprüfen. Abweichungen, wie z. B. die Pubertas praecox (Pubertätseintritt vor dem 8. Lebensjahr) oder die Pubertas tarda (nach dem 16. Lebensjahr), werden dokumentiert, im Verlauf beobachtet und ggf. behandelt.

Muskuloskeletales System

Bei der Inspektion der Extremitäten sollte auf Fehlbildungen und Fehlhaltungen geachtet werden. Ein einseitig schlaff herabhängender Arm kann geburtstraumatische Ursachen (z. B. Plexusparese, Luxation, Fraktur) haben, eine Hemmung der Abduktion (Abspreizhemmung) der Beine ist ein Hinweis auf eine angeborene Hüftgelenksluxation. Diese Instabilität wurde früher mit dem Ortolani-Versuch verifiziert. Da dieser die Gefahr birgt, iatrogene Schäden zu verursachen, wird heute stattdessen die sonografische Hüftgelenksuntersuchung eingesetzt. Die Wirbelsäule wird im Verlauf insbesondere auf Fehlhaltungen überprüft.

Neurologie

Entscheidend ist bei der neurologischen Beurteilung das allgemeine Verhalten des Kindes. Wie wirkt das Kind: apathisch, unruhig, agitiert, rastlos, aufmerksamkeitsgestört? Was erzählt die Mutter über das Lern-, Spiel- oder Essverhalten ihres Kindes? In den ersten Lebensjahren ist es wichtig, neben den üblichen Sehnenreflexen wie PSR, ASR, Bauchdecken- oder Kremasterreflex auch die kindlichen Reflexe für eine Entwicklungsbeurteilung zu testen (▮ Tab. 8).

Name	Überprüfung	Physiologisch im Zeitraum von Geburt
Suchreflex	Mundöffnung und Hinwenden des Kopfes bei Berührung der Wange	Bis ca. 3. Monat
Saugreflex	Das Kind fängt bei Berührung der Lippen zu saugen an.	Bis ca. 3. Monat
Schreitreflex	Schreitbewegungen des Kindes bei Berührung der Unterfläche	Bis ca. 2. Monat
Glabella-Reflex	Augenschluss bei Druck (mit Zeigefinger) auf die Stirnmitte des Kindes	Bis ca. 2. Monat
Galant-Reflex	Eine Reizung der paravertebralen Haut führt zu einer konkaven Bewegung der Wirbelsäule.	Bis ca. 3. – 6. Monat
Moro-Reflex	Auf eine plötzliche Abwärtsbewegung (Vorsicht!) reagiert das Kind mit einer Mundöffnung und einem Abspreizen der Finger.	Bis ca. 5. Monat
Hand- und Fußgreifreflex	Das Kind macht einen Hand- bzw. einen Plantarschluss bei Berührung der Hand- und Fußflächen.	Handschluss: bis ca. 6. Monat Fußschluss: bis ca. 12. Monat
Babinski-Reflex	Bei Bestreichen des lateralen Fußrandes kommt es zur Dorsalextension des großen Zehen bei gleichzeitiger Flexion der Zehen 2 – 5.	Bis ca. 12. Monat
Landau-Reflex	Der Untersucher beugt den Kopf des in Bauchlage angehobenen Kindes. Hierauf kommt es zu einer reflektorischen Beugung des gesamten Körpers (Stellreflex).	4. Monat bis ca. 3 Jahre

▮ Tab. 8: Frühkindliche Reflexe.

Ohren, Mund und Rachen

Des Weiteren sollten Augen und Ohren bzw. Mundhöhle und Rachenring beurteilt werden. Diese Untersuchung wird allerdings v. a. von Säuglingen und Kleinkindern nur schwer toleriert und sollte deshalb zum Schluss stattfinden. Bei der Mund- und Rachenuntersuchung wird der Kopf des Kindes mit der linken Hand fixiert, die rechte Hand drückt mit einem Holzspatel die Zunge sacht nach unten. Neben der Dentition wird der Rachenring auf Entzündungen inspiziert. Der Würgereflex sollte am Schluss der Untersuchung überprüft werden. Die Ohrinspektion erfolgt nach dem auf S. 20 beschriebenen Vorgehen.

Zusammenfassung

- ✖ Funktionelle Herzgeräusche sind bei Kindern sehr häufig.
- ✖ Der Pubertätsverlauf lässt sich nach Thanner in verschiedene Stadien einteilen.
- ✖ Neben den üblichen Sehnenreflexen sollten bei den Untersuchungen die frühkindlichen Reflexe überprüft werden.
- ✖ Der Babinski-Reflex ist bei Kindern bis zum 12. Lebensmonat physiologisch.
- ✖ Die Untersuchung von Ohren, Rachen und Mund sollte am Schluss erfolgen, da sie für die Kinder meist sehr unangenehm ist.

Pädiatrische Untersuchung IV

Die Untersuchung von Neugeborenen

Die Untersuchung eines Neugeborenen erfolgt i. d. R. in zwei Schritten. Eine grobe orientierende Untersuchung findet direkt nach der Geburt als sog. U1-Untersuchung statt. Zwischen dem 3. und 10. Lebenstag wird das Neugeborene im Rahmen der U2 und im Hinblick auf die Erkennung schwerer Erkrankungen untersucht.

U1-Untersuchung

Die U1 ist die erste Untersuchung des Neugeborenen und erfolgt unmittelbar nach der Geburt. Die vordringlichste Maßnahme nach der Entbindung stellt die zweimalige Überprüfung (kurz nach Entbindung und nach 5 Min.) des Apgar-Schemas (Atmung, Puls, Grundtonus, Aussehen, Reflexe, ▮ Tab. 9) dar. Der Gesamtpunktwert wird jeweils dokumentiert. Gesunde Neugeborene weisen einen Wert zwischen 8 und 10 Gesamtpunkten auf. Ein Apgar-Wert zwischen 4 und 8 weist auf eine mittelschwere Funktionsstörung hin, bei Werten unter 4 ist von einer vitalen Bedrohung des Neugeborenen auszugehen, und dementsprechende Maßnahmen sind einzuleiten (▮ Abb. 5).

Danach werden Geburtsgewicht, Geburtsgröße und Kopfumfang bestimmt und in das Somatogramm eingetragen. Die klinischen Reifezeichen des Neugeborenen (▮ Tab. 10) ermöglichen eine Einschätzung des Reifegrads des Kindes (früh-, termin- oder spätgeboren) und sind für das weitere medizinische Prozedere (z. B. intensivmedizinische Versorgung bei unreifen Frühgeborenen) entscheidend.

Des Weiteren muss bei Neugeborenen auf Geburtsschäden und angeborene Fehlbildungen geachtet werden. ▮ Tabelle 11 zeigt die häufigsten Fehlbildungen bei Neugeborenen und ihre Behandlungsmaßnahmen. Werden Geburtsschäden und Fehlbildungen früh genug erkannt, ist in vielen Fällen noch eine Korrektur möglich.

Punkte / Kriterien	0	1	2
Atmung	Apnoe	Flach, unregelmäßig	Kräftiges Schreien
Puls	Kein Puls	Puls < 100/Min.	Puls > 100/Min.
Grundtonus	Schlaff	Mäßig	Aktive Bewegung
Aussehen	Zentrale Zyanose	Zyanotische Extremitäten	Rosige Haut
Reflexe beim Absaugen	Keine Reaktion	Grimassieren	Kräftiges Schreien, Husten, Niesen

▮ Tab. 9: Apgar-Index.

▶ Gewicht > 2 500 g, Länge > 48 cm
▶ Feste Ohr- und Nasenknorpel
▶ Schulterumfang > Kopfumfang
▶ Lanugobehaarung nur noch an Schultern/Oberarmen
▶ Subkutane Fettpolster
▶ Guter Hautturgor
▶ Nägel überragen Fingerkuppen
▶ Die Hoden sind deszendiert bzw. die großen Labien bedecken die kleinen Labien

▮ Tab. 10: Reifezeichen bei Neugeborenen.

Fehlbildungen/Geburtsschäden	Behandlung
Meningomyelozele (Spina bifida)	Operative Versorgung
Herzfehler	Konservativ oder operativ, abhängig von Herzfehler
Hydrozephalus	Drainage des Ventrikels
Hypo-, Epispadie	Operative Versorgung
Omphalozele (▮ Abb. 6)	Operative Versorgung
Ösophagusatresie	Operative Versorgung
Laparoschisis (▮ Abb. 7)	Operative Versorgung
Klumpfüße	Redression mit Gips
Hüftgelenksdysplasie	Konservativ oder operativ, je nach Schweregrad
Schlüsselbeinfraktur	Operative Versorgung

▮ Tab. 11: Wichtige Fehlbildungen und Behandlungsmöglichkeiten.

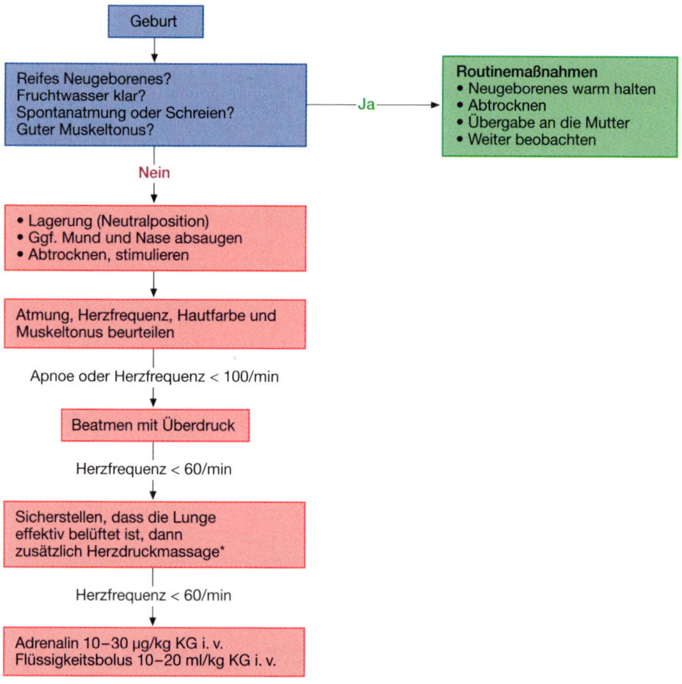

* Thoraxkompressionen und Beatmungen 3 : 1, 90 Kompressionen, 30 Beatmungen pro Minute.
Bei anhaltender Zyanose sollte stets die Gabe von Sauerstoff erwogen werden.
Eine Intubation kann auf verschiedenen Stufen des Algorithmus erfolgen.

▮ Abb. 5: Schema der Erstversorgung und Reanimation bei Neugeborenen. [28]

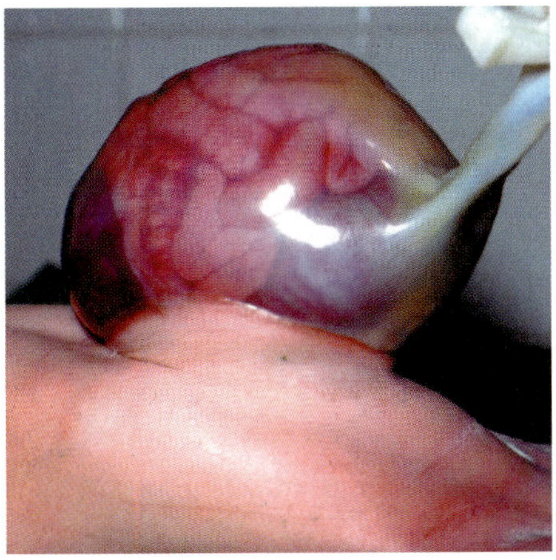

Abb. 6: Omphalozele. [28]

Screeningtest	Erkrankung
TSH-Test	Hypothyreose
Guthrie-Test	Phenylketonurie (PKU)
Albumin-Mekonium-Test	Mukoviszidose (zystische Fibrose)
Galaktosekonzentration im Blut	Galaktosämie
17-Hydroxyprogesteron-Konzentration im Blut	Adrenogenitales Syndrom (AGS)
Biotinidaseaktivität in den Erythrozyten	Biotinidasedefekt

Tab. 12: Screening von Stoffwechseldefekten als Untersuchungsbestandteil der U2.

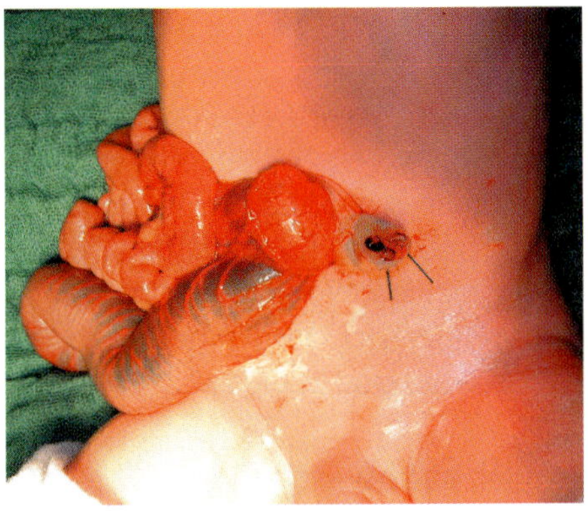

Abb. 7: Laparoschisis. [28]

Puls	80 - 180/Min.
Atmung	40 - 60/Min.
Blutdruck	80/40 mmHg
Temperatur und Orientierung entsprechen den Normwerten Erwachsener.	

Tab. 13: Normwerte der Vitalzeichen bei Neugeborenen.

U2-Untersuchung

Die U2-Untersuchung setzt als gründlicher „Körpercheck" auf die Feststellung evtl. akuter Erkrankungen des Kindes. Außerdem wird in diesem Rahmen auch ein Stoffwechselscreening aus entnommenem Fersenblut durchgeführt (▮ Tab. 12). Dieses dient zur Früherkennung der Phenylketonurie (PKU), Hypothyreose, des adrenogenitalen Syndroms (AGS), der Galaktosämie und Homocystinurie. Für die klinische Untersuchung sollte das Kind möglichst wach sein. Da das Kind zudem ausgezogen untersucht wird, empfiehlt sich gegen eine rasche Auskühlung eine warme Untersuchungsdecke oder die Verwendung eines Heizstrahlers.

Vitalparameter Entscheidend – und deshalb am Anfang jeder Untersuchung zu bestimmen – sind die Vitalparameter. Beim Neugeborenen finden sich andere Normwerte als beim Erwachsenen (▮ Tab. 13).

Zusammenfassung

- ✖ Die U1-Untersuchung findet direkt nach der Entbindung statt.
- ✖ Die U2-Untersuchung erfolgt zwischen dem 3. und 10. Tag nach der Geburt.
- ✖ Das Neugeborene wird gleich nach der Geburt und fünf Min. danach mit dem Apgar-Schema untersucht: Atmung, Puls, Grundtonus, Aussehen, Reflexe.
- ✖ Geburtsgewicht, -größe, Kopfumfang und Reifezeichen sind Bestandteil der U1.
- ✖ Je früher Geburtsschäden und Fehlbildungen erkannt werden, desto besser ist die Prognose.
- ✖ Wichtiger Bestandteil der U2 ist ein Screening auf Stoffwechselkrankheiten.

Pädiatrische Leitsymptome

Bauchschmerzen

Bauchschmerzen sind bei Kindern bis drei Jahren ein sehr häufiges Symptom bei Beschwerden aller Art – fast alle Krankheiten, Befindlichkeitsstörungen und psychischen Defizite können sich in diesem Entwicklungsstadium auf den Bauch projizieren. Eine differenzierte Anamneseerhebung wird primär durch den Umstand, dass die Kinder die Schmerzen nicht verbal beschreiben und lokalisieren können, entscheidend erschwert. Hier ist der Arzt auf die fremdanamnestischen Angaben der Eltern und die subtilen Schmerzäußerungen des Kindes, wie z. B. Schreien, Schluchzen oder Stöhnen, angewiesen. Säuglinge und Kleinkinder äußern Schmerzen u. a. in einem sog. Schrei-Weinen, einem Aufschreien in hoher Tonlage. Weitere Anzeichen des Schmerzausdrucks können zusammengekniffene Augen, „Fingerkauen", ein (schmerz)verzerrtes Gesicht oder eine eingenommene Schonhaltung mit angezogenen Beinen sein. Grundsätzlich kann man bzgl. der subjektiven Schmerzintensität bei Kindern feststellen, dass die Schmerzen als heftig anzunehmen sind, wenn das Kind sein normales, allgemeines Verhalten (Essen, Schlafen, Spielen) nicht mehr zeigt bzw. auffällig erregt oder sehr gedämpft wirkt. Differenzialdiagnostisch müssen organische Erkrankungen, z. B. die Infektionserkrankungen Masern, Mumps und Scharlach, von psychisch bedingten Befindlichkeitsstörungen abgegrenzt werden (▮ Tab. 1).

Organische Ursachen	Psychische Ursachen
▶ Infektionskrankheiten (Masern, Mumps, Röteln, Scharlach) ▶ Appendizitis ▶ Nahrungsmittelintoleranzen (z. B. Laktoseunverträglichkeit), Allergien	▶ Streit oder Trennung der Eltern, Verlust von Angehörigen ▶ Überforderung, Vernachlässigung des Kindes ▶ Wohnortwechsel, Trennung von Bezugspersonen (Freunden) ▶ Leistungsdruck in der Schule

▮ Tab. 1: Organische und psychische Ursachen für Bauchschmerzen bei Kindern.

Geistig-motorische Entwicklungsverzögerung

Geistig-motorische Entwicklungsverzögerungen sind auf den ersten Blick – abgesehen von kongenitalen Krankheitsbildern wie Down-Syndrom, Hydrozephalus oder Stoffwechselkrankheiten – nur schwer zu erkennen und zu diagnostizieren. Meist kann man über eine langjährige Betreuung und in Zusammenarbeit mit Psychologen und lernfördernden Einrichtungen (Kindergarten, Schulen) zu einer objektiven Beurteilung kommen. So sehr hier die Mitarbeit der Eltern über eine genaue Beobachtung ihres Kindes wünschenswert ist, muss sich der Arzt der subjektiven Sicht der Eltern (mit evtl. „Beschönigen" der Situation) bewusst sein.

Erbrechen

Erbrechen im Säuglings- und Kindesalter ist ein abklärungsbedürftiges Symptom, v. a. wenn es anfallartig oder rezidivierend auftritt. Wichtig ist hier wiederum eine genaue Beschreibung der Symptome durch die Eltern. Tritt das Erbrechen direkt nach dem Trinken auf und ist es schwallartig, so muss man von einer unbedingt behandlungsbedürftigen Pylorusstenose ausgehen. Findet sich Galle in dem Erbrochenen, ist eine Obstruktion des Darms zu vermuten. Für schleimiges Erbrechen ist i. d. R. eine Ösophagusatresie verantwortlich. Aber auch schwere, zentralnervöse Erkrankungen, Infektionskrankheiten und psychogene Faktoren sind grundsätzlich differenzialdiagnostisch abzuklären.

Verletzungen/Misshandlungen

Verletzungen kommen im Kindesalter aufgrund der für Kinder üblichen Agilität sehr häufig vor. Schürfwunden und oberflächliche Hautverletzungen werden meist bereits von den Eltern versorgt. Bei schwerwiegenderen Verletzungen (z. B. Fahrradstürzen, V. a. Frakturen) ist eine funktionelle und apparative Untersuchung durch einen Arzt angebracht. Diese richtet sich nach dem Verletzungsmuster und ist den einzelnen Kapiteln dieses Buches zu entnehmen.
Allerdings muss der Arzt für bestimmte Unregelmäßigkeiten bei Verletzungsmustern und -häufigkeiten sensibel sein (▮ Tab. 2) – körperliche Misshandlungen haben auch in der Bundesrepublik eine hohe Dunkelziffer. Sie kommen in allen Altersgruppen und sozialen Schichten vor. Besonders die Konfrontation der Eltern mit dieser Thematik ist sicher nicht sehr einfach, jedoch eine unabdingbare Aufgabe des Arztes.

Atembeschwerden

Die Definition für eine **Dyspnoe** ist dem Alter des Kindes anzupassen. So kann man beispielsweise bei Neugeborenen erst ab einer Atemfrequenz von über 60/Min. von einer Dyspnoe sprechen. Als häufigster Grund fungiert hier das Atemnotsyndrom bei fehlender Lungenreifung. Bei Kleinkindern stellen Lungenentzündung und die Fremdkörperaspiration eine wichtige Ursache der Dyspnoe dar. Klinische Auffälligkeiten bei Kindern sind Nasenflügeln, thorakale Einziehungen und ein Rückwärtsbeugen des Kopfes.
Ein **Stridor** ist die Folge einer Obstruktion der oberen Atemwege (Larynx, Pharynx) aufgrund einer Entzündung, eines Tumors oder eines Fremdkörpers. Diagnostisch wegweisend ist die Unterscheidung zwischen inspiratorischem und exspiratorischem Stridor. Während

- ▶ Multiple Verletzungen verschiedenen Alters
- ▶ Schädelverletzungen (Brillenhämatome, Retinablutungen, Kopfschwartenhämatome)
- ▶ Hämatome, Bisswunden, Fingereindrücke verschiedenen Alters
- ▶ Multiple Frakturen, Epiphysenlösungen
- ▶ Verletzungen, Entzündungen, Rötungen im Genital- und Analbereich
- ▶ Erklärungsnöte und fadenscheinige Erklärungen der Eltern

▮ Tab. 2: Hinweise auf potenzielle Misshandlungsfälle.

die Ursache eines inspiratorischen Stridors ein Krupp-Anfall (bei Diphtherie) oder ein Krupp-Syndrom (bei Laryngotracheobronchitis) sein kann, ist der exspiratorische Stridor u. a. ein Symptom eines obstruktiven Asthma bronchiale.

Fieber

Kleinkinder können innerhalb kurzer Zeit sehr hohe Temperaturen entwickeln, was zunächst eine schwere Erkrankung erwarten lässt. Allerdings müssen hier sowohl die Temperaturmessung und der Temperaturverlauf als auch die Agilität und weitere Begleitsymptome wie Husten, Schnupfen, Hals- und Ohrenschmerzen, Unruhe, Ausschläge (Exantheme) oder Apathie für eine Diagnose herangezogen werden. Die häufigste Ursache von Fieber bei Kindern sind Infektionen der oberen Atemwege.

Husten/Schnupfen

Husten und Schnupfen werden gern als Vorboten einer banalen Erkältung beschrieben. Allerdings lassen sich durch die Beschreibung des Hustens (trocken, produktiv) und der Farbe des abgesonderten Sekrets Schlüsse auf eine virale, bakterielle oder allergische Ursache dieser Symptome ziehen. Während ein eitrig-gelbes Nasen- und Bronchialsekret auf eine bakterielle Infektion hindeutet, ist ein wässrig-klares Sekret mehr einer allergischen oder viralen Ursache zuzuordnen. Anfallweise auftretender, krampfartiger Husten, teilweise bis zum Erbrechen, deutet auf Keuchhusten, Asthma oder Mukoviszidose hin. Bei einem blutigen Sekret ist eine Inspektion des Mund-, Nasen- und Rachenraums mit der Fragestellung einer Blutungsquelle der oberen oder unteren Atemwege (Trauma, Infektion) obligat.

Krämpfe

Epileptische Anfälle sind für Kind und Eltern aufgrund ihrer Dramatik (tonisch-klonische Krämpfe) eine sehr beunruhigende Situation und überfordern diese normalerweise. Allerdings sind die meisten Anfälle im Kindesalter Gelegenheitskrämpfe, basierend auf akuten Krankheiten oder Stoffwechselstörungen, so z. B. bei Fieber, Elektrolytentgleisungen, Hypoglykämie oder Meningitis. Wichtige diagnostische Aspekte sind hier die genaue Beschreibung des Krampfes durch die Eltern (Auslöser, Ort, Art, Dauer), da man als Untersucher diese Anfälle normalerweise nicht miterlebt. Weitere abklärungsbedürftige Punkte sind in ▮ Tabelle 3 aufgeführt.

Enuresis

Als Enuresis bezeichnet man das Bettnässen von Kindern, wobei eine **primäre Form** (Kind war nie trocken) und eine **sekundäre Form** (Kind war schon trocken) zu unterscheiden sind. Bei einem vierjährigen Kind ist die Blasenkontrolle tagsüber und nachts zu 90 % erreicht. Ursächlich, v. a. bei der sekundären Form, kommen psychogene Faktoren wie regressive Reaktionen (z. B. bei Geburt eines Geschwisterkindes) oder auch Konfliktsituationen innerhalb der Familie infrage. Allerdings müssen auch organische Ursachen wie Harninkontinenz, Harnwegsinfekt oder Epilepsie ausgeschlossen werden.

▶ Begleiterkrankungen (Infektion, Kopfschmerzen, Trauma)
▶ Bewusstseinslage des Kindes
▶ Atemstillstand während des Anfalls
▶ Fiebertemperatur
▶ Einnässen, Einkoten
▶ Tonisch-klonische Krämpfe
▶ Initialschrei, Aura

▮ Tab. 3: Wichtige Aspekte einer Anfallsanamnese bei Kleinkindern.

Zusammenfassung

- ✖ Bauchschmerzen sind bei Kindern der zentrale Projektionsort für Beschwerden aller Art.
- ✖ Die geistig-motorische Entwicklung sollte diagnostisch/therapeutisch zusammen mit Eltern, Psychologen und der lernfördernden Einrichtung erfolgen.
- ✖ Schwallartiges Erbrechen bei Neugeborenen deutet auf eine Pylorusstenose hin.
- ✖ Kleinkinder können auch bei banalen Infekten innerhalb kurzer Zeit sehr hohe Temperaturen entwickeln.
- ✖ Die meisten Anfälle bei Kindern sind Gelegenheitskrämpfe, so z. B. der Fieberkrampf, und haben keinen chronischen Charakter.
- ✖ Bei einer Enuresis müssen neben den psychogenen auch organische Ursachen abgeklärt werden.

Geriatrische Untersuchung

Die grundsätzlichen Anamnese- und Untersuchungstechniken finden auch bei älteren Menschen Anwendung. Allerdings lassen sich in der Auseinandersetzung mit älteren Menschen oft multiple und auch chronische Krankheitsbilder eruieren, bei denen es primär gilt, den Überblick zu wahren und möglichst kausal und konsequent zu therapieren. Da viele alte Menschen sowohl körperlich als auch kognitiv eingeschränkt sind, bedarf es besonderer Zuwendung, um ihre Probleme zu verstehen und sie adäquat betreuen zu können.

Anamnese/Fremdanamnese

Bei der oft schwierigen Kommunikation sollte man geriatrischen Patienten immer ein gutes Maß an Respekt und Höflichkeit entgegenbringen und den Diagnoseprozess geduldig durchführen. Bevormundende und herablassende Bemerkungen, etwa um den Anamnese- und Untersuchungsprozess voranzutreiben, sind hier ebenso unangebracht wie ein Übergehen von für die Patienten wichtigen Aspekten ihres Befindens. So haben alte Menschen v. a. bei einer Änderung ihrer Lebensumstände (z. B. Partnerverlust, Wohnungsaufgabe und Umzug in ein Altenheim) häufig große Umstellungsschwierigkeiten. Auf die damit verbundenen sozialen und emotionalen Probleme muss mit Geduld und Empathie eingegangen werden. Der Untersucher sollte langsam, deutlich und in einer Lautstärke sprechen, in der ihn der Patient – trotz evtl. Hörminderung – gut verstehen kann. Wichtig sind eine angenehme Umgebung und das Ausschalten potenziell störender Faktoren, wie z. B. das Fernsehgerät. Bei Kommunikationsproblemen aufgrund kognitiver Einschränkungen des alten Patienten empfiehlt es sich, eine Bezugsperson wie den Ehepartner oder einen Angehörigen zu dem ärztlichen Gespräch und der klinischen Untersuchung hinzuzuziehen. Eine Fremdanamnese kann in dem diagnostischen und therapeutischen Prozedere entscheidende Hinweise liefern – allerdings sollte der ältere Patient damit einverstanden sein. Ein Bericht über das alltägliche Leben hilft oft, sich über die Vitalität und über das Ausmaß einer vorherrschenden Erkrankung einen Überblick zu verschaffen. Die standardisierte Erhebung der Alltagsverrichtungen (▮ Tab. 1) erlaubt eine Einschätzung der Aktivität bzw. ggf. eine Beurteilung der Pflegebedürftigkeit (▮ Tab. 2).

Multiple Pathologien

Vielfältige Krankheitsbilder und multiple Pathologien sind bei alten Menschen relativ häufig vorzufinden. Der Grund hierfür ist eine Addition über Jahre hinweg erworbener, chronischer Krankheiten wie z. B. Hypertonie, Diabetes mellitus oder Gefäßerkrankungen. Bei diesen teilweise kompensierten Erkrankungen bedarf es oft nur eines kleinen Anstoßes, dass alte Menschen vollständig dekompensieren und eine Kaskade an unterschiedlichsten Krankheitssymptomen ausgelöst wird. Das gründliche Aufarbeiten der gesamten Krankheitsgeschichte und ihrer Zusammenhänge ist von entscheidender Bedeutung, um therapeutisch einerseits kausal, andererseits symptomatisch agieren zu können und damit eine ausreichende Effizienz zu erreichen.

Unspezifische Symptome

Alte Menschen haben häufig eine sehr geringe Erwartungshaltung an ihre Gesundheit und erklären sich viele Beschwerden und Symptome über das „Altwerden". Die Konsequenz ist, dass sich diese Störungen kumulieren und sich dann mit einer Fülle von diffusen und nicht zuzuordnenden Symptomen dem Arzt präsentieren. Ein klassischer Diagnoseweg ist somit nicht mehr durchführbar, ein Aspekt, der eine gute medizinische Arbeit erschwert. Folgende unspezifischen Symptome finden sich als Beispiele:

- ▶ Infektionen bei alten Menschen müssen nicht immer fieberhaft verlaufen, sondern können auch mit einer Hypothermie einhergehen.
- ▶ Alte Patienten mit Lungenentzündungen zeigen nicht immer die klassischen Symptome (Fieber, produktiver Husten).
- ▶ Hinter jeder neurologischen und psychiatrischen Auffälligkeit von alten Menschen kann eine Schilddrüsenfehlfunktion stehen.

Rein körperliche Alltagsverrichtungen	Instrumentelle Alltagsverrichtungen
Baden	Telefonieren
Ankleiden	Einkaufen
Körperpflege	Essen zubereiten
Sich fortbewegen	Haushaltsarbeiten verrichten
Harn- und Stuhlausscheidung kontrollieren	Wäsche waschen
Essen	Öffentliche Verkehrsmittel benutzen
Medikamente einnehmen	Mit Geld umgehen

▮ Tab. 1: Test zu den Alltagsverrichtungen von alten Menschen.

Pflegestufe	Hilfebedarf
I	Hilfebedürftigkeit ≥ 90 Min. bei der Körperpflege, der Ernährung oder der Mobilität; mindestens 1 × täglich mit mindestens zwei Verrichtungen aus einem der drei in ▮ Tab. 1 genannten Bereiche
II	Hilfebedürftigkeit ≥ 180 Min. bei der Körperpflege, der Ernährung oder der Mobilität; mindestens 3 × täglich zu verschiedenen Tageszeiten
III	Hilfebedürftigkeit ≥ 270 Min. bei der Körperpflege, der Ernährung oder der Mobilität; täglich rund um die Uhr, auch regelmäßig nachts
Härtefallregelung	Hilfebedürftigkeit ≥ 420 Min. bei der Körperpflege, der Ernährung oder der Mobilität; täglich rund um die Uhr, auch regelmäßig nachts; nachts mindestens 120 Min.

▮ Tab. 2: Einteilung der Pflegebedürftigkeit.

▶ Bei alten Menschen kann eine Depression eine wichtige Ursache für eine körperliche Dekompensation sein.

Medikamente

Bei alten Menschen muss sowohl die Medikation als auch die Compliance in regelmäßigen Abständen überprüft werden. Der Arzt sollte sich vom Patienten bei einer Erstkonsultation immer die derzeit eingenommenen Medikamente inkl. Verpackungen mitbringen lassen und gemeinsam den Einnahmerhythmus besprechen. Bei Unklarheiten sollte man sich entweder den Arztbrief des letzten Krankenhausaufenthalts besorgen oder einen mitbetreuenden Kollegen konsultieren. Da ältere Patienten oft viele Medikamente verschiedener Wirkstoffklassen einnehmen, müssen Wechselwirkungen oder Kontraindikationen beachtet und die Medikation ggf. modifiziert werden.
Das oberste Gebot bei der Therapie älterer Menschen ist jedoch die Compliance der Medikamenteneinnahme. Nötigenfalls muss die richtige Medikamenteneinnahme über Bezugspersonen wie Pflegedienst oder Angehörige sichergestellt (▌Abb. 1) und dies auch bei Routineuntersuchungen angesprochen werden. Nur so ist eine effiziente Behandlung möglich.

Spezielle Aspekte

Gründliche Untersuchung

Da alte Menschen häufig verschiedene und für eine Krankheit unlogische und nicht vereinbare Symptome bieten, kann eine Arbeitsgrundlage nur über eine komplette und gründliche Untersuchung aller Organsysteme geschaffen werden. Hierbei hilft es am Anfang ungemein, den kognitiv-mentalen Status zu überprüfen, um sich der Mitarbeit des Patienten zu vergewissern. Mit Fragen zu Ort, Zeit, Person und einfachen Rechenaufgaben (z. B. von 100 immer 7 abziehen) kann man sich einen ersten Überblick über die kognitiven Fähigkeiten verschaffen, bevor man mit der gründlichen Anamnese und Untersuchung weitermacht.

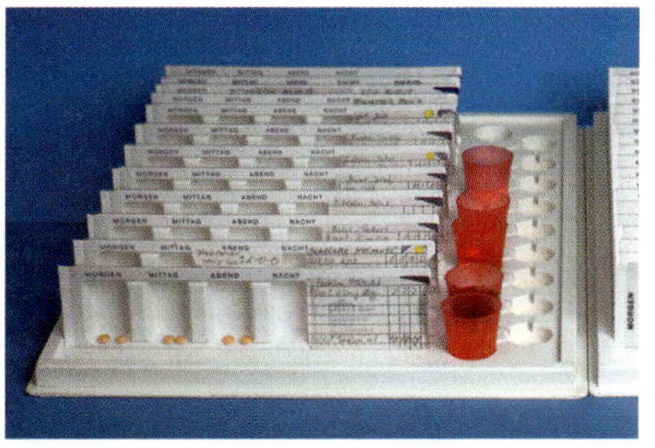

▌Abb. 1: Arzneimitteltablett mit Dispensern für Patienten. [30]

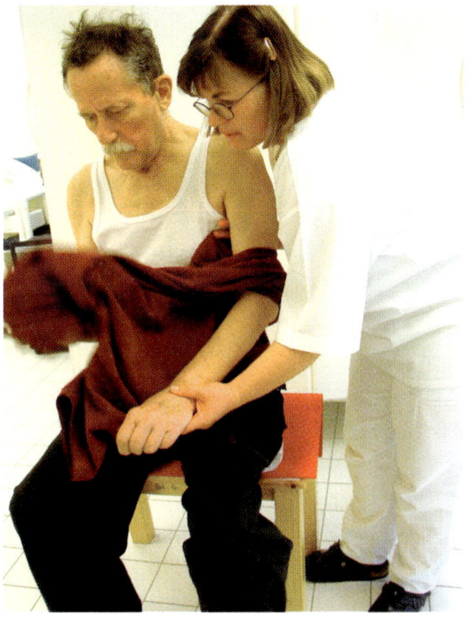

▌Abb. 2: Unterstützung beim Anziehen. [36]

Bettlägerige Patienten

Ein Problem, das besonders bei bettlägerigen Patienten auftritt, ist das Ent- und Bekleiden (▌Abb. 2). Hier sollte man dem Patienten und der Pflegeperson helfen und dabei verschiedene Untersuchungsschritte bereits integrieren. Der Patient wird so nicht ein weiteres Mal unnötig belastet. Ein „Erfühlen" der motorischen Fähigkeiten bzw. funktioneller Behinderungen kann zudem bei der Diagnosestellung weiterhelfen.

Zusammenfassung

- Neben körperlichen Beschwerden stellen sich bei vielen alten Menschen auch kognitive Defizite ein.
- Die Multimorbidität vieler alter Menschen verhindert den klassischen Diagnoseweg.
- Alte Patienten fordern vom Arzt ein hohes Maß an Geduld und Empathie.
- Oft genügen banale Erkrankungen für eine körperliche und geistige Dekompensation alter Menschen.
- Auf die Behandlungscompliance, v. a. bei der Medikamenteneinnahme, ist besonders zu achten. Die Medikamenteneinnahme ist ggf. durch Pflegepersonen sicherzustellen.
- Eine gründliche Untersuchung ist für eine objektive und differenzierte Befunderhebung unerlässlich.
- Bettlägerige Patienten bedürfen besonderer Zuwendung und Behandlung.

Psychiatrische Untersuchung I

Die psychiatrische Befunderhebung orientiert sich im Gegensatz zu der systemisch-formalen Vorgehensweise der klinischen Anamnese und Untersuchung an einer direkten interpersonellen Aktion zwischen Patient und Therapeut. Die diagnostische Symptomerhebung resultiert hier meist aus einem in freier Rede geführten Gespräch und einer genauen Beobachtung von Verhaltens-, Denkweisen und Affekt des Patienten. Das vorrangige Ziel des Therapeuten ist ein Vertrauensaufbau seitens des Patienten, was vom Arzt neben Flexibilität und geduldigem Zuhören auch immer einen Gesamtüberblick über die Beratungssituation verlangt. ▮ Abbildung 1 zeigt einige wichtige Aspekte, die der Arzt in einem psychiatrischen Beratungsgespräch beachten und einschätzen muss. Die folgenden, ausführlicher beschriebenen Anamneseteile dienen dem Therapeuten als Strukturierungshilfe.

Anamnese

Aktuelles Beschwerdebild

Zu Beginn des Gesprächs erfolgt auf eine offen gestellte Frage (z.B. „Wie geht es Ihnen?", „Mit welchem Problem kommen Sie zu mir?") eine Schilderung der aktuellen Beschwerden mit subjektiver Beschreibung der Symptome. Hier ist eine Dokumentation von Beginn und zeitlichem Verlauf sowie der vom Patienten definierbaren Auslöser der Symptome wichtig. Gerade die erste Schilderung des Patienten über seinen Zustand ist meist von wegweisender Bedeutung für die Diagnose. Deshalb sollte der Patient bei seinem Bericht nicht unterbrochen oder gestört werden. Für ein späteres Rekapitulieren ist ein Notieren des exakten Wortlauts des Patienten meist hilfreich.

Medizinische/psychiatrische Vorgeschichte

Aus psychiatrischer Sicht versteht sich die Frage nach der Neuartigkeit oder einem Bekanntsein der Symptome von selbst. Bisherige Interventionen sollten vom Patienten genau beschrieben und auch beurteilt werden. Hierzu zählt auch die Frage nach suizidalen Absichten in der Vergangenheit. Ein Abklären dieses Sachverhalts ist besonders für die Einschätzung des aktuellen Befindens des Patienten von Bedeutung. Aber auch ein Überblick über medizinische Vorerkrankungen, stattgehabte Traumen, Behinderungen oder Operationen ist obligatorischer Bestandteil der Anamnese. Die aktuelle Einnahme von Medikamenten, Alkohol- und Nikotinkonsum, evtl. Abusus von Alkohol und Drogen und Entzugsversuche werden ebenso erfragt und dokumentiert.

Familienanamnese

„Wie ist Ihr Verhältnis zu Vater, Mutter oder Geschwistern?" ist eine probate Einstiegsfrage in die Familienanamnese. Eine konfliktbehaftete Familienkonstellation ist ein häufiger Grund für psychiatrische Erkrankungen und sollte behutsam über eine Beschreibung der Familiensituation herausgearbeitet werden. Hier ist es oft hilfreich, sich einen kleinen Stammbaum über zwei bis drei Generationen mit Alter, Familienstand und Beruf der Familienmitglieder zu skizzieren, um auch bei Folgegesprächen einen Überblick über die Familienverhältnisse zu haben. Des Weiteren müssen psychiatrische Auffälligkeiten in der Familie (psychiatrische Störungen, Suizidversuche, Suizide, Suchterkrankungen, Missbrauch) und Erbkrankheiten erfragt werden.

Biografische Anamnese

Um sich ein möglichst umfassendes Bild vom Patienten zu machen, sollte man v.a. bei einer Erstanamnese eine Beschreibung der subjektiv wichtigsten Ereignisse in der Lebensgeschichte des Patienten erfragen. Der Patient erzählt zunächst von seiner Kindheit („Gab es in Ihrer Kindheit Probleme?", „Waren Sie ein geplantes/ungeplantes Kind?") und Schulzeit. Er soll von für ihn belastenden Ereignissen (Verlust einer Person, Scheidung, Streit/Konflikte) berichten. Die schulische Entwicklung und die Wahl der Ausbildung sind weitere Meilensteine der persönlichen Entwicklung. Während dieser oft ausführlichen Schilderungen kann man sich als Therapeut ein Bild von der Persönlichkeit (extrovertiert/introvertiert), von Affekt und Stimmungszustand (fröhlich, aufgeschlossen, betrübt, resignativ) des Patienten machen.

Beruflich-soziale Anamnese

Anschließend kann der Patient über seine derzeitige berufliche und soziale Situation berichten. Folgende Fragen sollten hier Bestandteil sein: Ist der Patient zufrieden/unzufrieden mit seiner beruflichen Entwicklung? Wünscht er sich mehr Freizeit, mehr Arbeit? Hat der Patient eine eigene Familie mit Kindern, lebt er in einer Beziehung oder ist er Single? Hat der Patient Hobbys, denen er nachgeht? Ist er in Vereinen aktiv? Wie sind seine Wohnverhältnisse, wie sind die wirtschaftlichen Verhältnisse?

Sexualanamnese

Ein oft für den Patienten delikates Thema ist das Gespräch über seine Auffassung und Einstellung zur Sexualität. Da allerdings auch hier oft Konflikte verborgen sind, muss über die Sexualität des Patienten offen gesprochen werden. Welche sexuelle Entwicklung hat der Patient durchgemacht? Wie sind seine sexuellen Neigungen? Ist er mit seinem Sexualleben zufrieden? Ist der Partner damit zufrieden oder gibt es Konflikte?

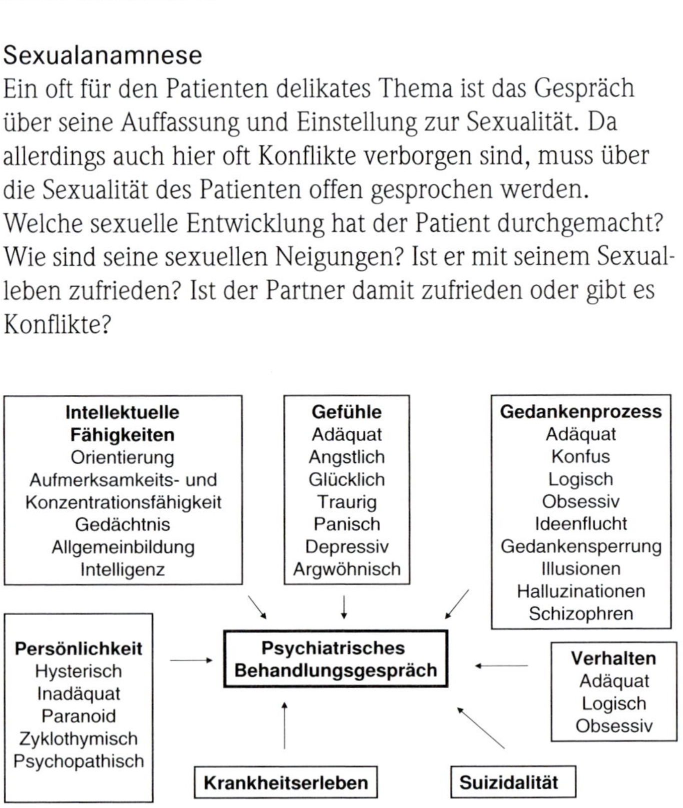

▮ Abb. 1: Aspekte eines psychiatrischen Beratungsgesprächs. [48]

Abhängigkeitsanamnese

Bei einem Verdacht auf eine Abhängigkeits- oder Suchterkrankung sollte nochmals intensiv auf diese Problematik eingegangen werden. Es kann vorkommen, dass der Patient hier zunächst eine Abwehrhaltung einnimmt, was durchaus einen Vertrauensverlust nach sich ziehen kann. Allerdings ist es gerade eben dann die Abhängigkeit oder Sucht, die der Grund für eine psychiatrische Beratung ist. Bei der Diagnose einer Alkoholkrankheit eignet sich beispielsweise der CAGE-Test (▮ Tab. 1), der ein Gefährdungspotenzial für Abhängigkeit des Patienten aufzeigt.

Fremdanamnese

Schließlich hat die Befragung von Angehörigen wie Ehepartner, Eltern, Kindern oder Betreuungspersonen einen hohen Stellenwert in der Beurteilung der Patienten, da man die Konflikte und Probleme des Patienten aus einem anderem Blickwinkel mitbekommt. Außerdem ist die Beteiligung des Umfelds des Patienten ein therapeutisch wichtiger, integrativer Schritt. Hier besteht die Möglichkeit, durch Aufklärung eine psychiatrische Erkrankung multimodal und somit effektiver zu behandeln. Allerdings müssen Datenschutz und das Arztgeheimnis beachtet und eingehalten werden.

Suizidalität

Eine potenzielle Suizidalität des Patienten muss in jedem Fall abgeklärt werden, da sich das weitere Vorgehen entscheidend danach richtet. Es hat sich bewährt, den Patienten mit einer direkten Frage nach Selbstmordgedanken, -absichten oder bereits unternommenen Versuchen zu fragen. Gewinnt der Therapeut den Eindruck einer suizidalen Absicht des Patienten, so muss er unverzüglich protektiv handeln und den Patienten ggf. stationär und unter Zwang einweisen.

Warnsymptome eines präsuizidalen Syndroms

- Sozialer Rückzug
- Schuldgefühl
- Aggressionsverhalten gegen sich selbst (z. B. durch selbstverletzende Handlungen)
- Suizidfantasien
- Einengung der Gedanken auf den bevorstehenden Suizid
- Suizidankündigung („letzter Hilfeschrei")

Abk.	Bedeutung (engl.)	Mögliche Frage
C	Cut down	Haben Sie schon einmal versucht, Ihren Alkoholkonsum zu reduzieren?
A	Annoyed	Haben Sie sich schon mal geärgert, weil Ihr Trinken kritisiert wird?
G	Guilty	Haben Sie schon einmal Schuldgefühle wegen Ihres Trinkens gehabt?
E	Eye opener	Benötigen Sie manchmal Alkohol, um morgens in Gang zu kommen?
Ein Verdacht auf eine Alkoholabhängigkeit besteht, wenn mindestens zwei der gestellten Fragen mit „Ja" beantwortet werden.		

▮ Tab. 1: CAGE-Test bei Verdacht auf Alkoholismus.

Zusammenfassung

- ✖ Die psychiatrische Anamnese ist in der Befunderhebung nicht so systematisiert wie die organisch-klinische Anamnese.
- ✖ Freie Rede des Patienten und empathisches Zuhören sind wichtige Bestandteile einer psychiatrischen Beratung.
- ✖ Die aktuelle Beschwerdeanamnese beinhaltet Beginn, Auslöser und Verlauf der psychischen Symptome.
- ✖ Die psychiatrische und medizinische Vorgeschichte sind v. a. bei Erstkonsultation wichtig.
- ✖ Die Familienanamnese ergibt oft innerfamiliäre Konfliktsituationen.
- ✖ Die berufliche, soziale und sexuelle Situation beeinflussen meist die aktuelle Stimmung des Patienten.
- ✖ Die Fremdanamnese ist für den Gesamteindruck des Arztes von entscheidender Bedeutung.
- ✖ Suizidale Absichten des Patienten müssen zu jedem Zeitpunkt ernst genommen werden.

Psychiatrische Untersuchung II

Die psychopathologische Befunderhebung

Eine eingehende psychopathologische Untersuchung schließt sich meist an das Anamnesegespräch an. Im Folgenden sind die wichtigsten Bestandteile dieser Untersuchung angeführt und erklärt. Diese sollten angesprochen, durchgeführt und für effektive Weiterbehandlung auch ausreichend dokumentiert werden.

Allgemeines Erscheinungsbild

Das äußere Erscheinungsbild gibt häufig schon vor der Anamneseerhebung erste Hinweise auf psychische Auffälligkeiten: Habitus, Statur und Körperhygiene (z. B. übermäßig sauber, korrekt, verwahrlost, Alkoholgeruch) des Patienten können schon bei der Begrüßung beobachtet werden. Aber auch die **Psychomotorik** (z. B. unruhig, zappelig, Stereotypien, Automatismen) ist von wegweisender differenzialdiagnostischer Relevanz. Zum allgemeinen Erscheinungsbild gehören auch das verbale Ausdrucksvermögen, Sprachverhalten und -verständnis des Patienten. So lassen sich beispielsweise depressive Patienten über eine gleichförmige, monotone Stimmlage von manischen Patienten mit affektierter, übertriebener Ausdrucksweise abgrenzen.

Kontaktaufnahme

Entscheidend bei der Beurteilung der Kontaktaufnahme und für eine effektive Weiterbehandlung ist die Motivation des Patienten. Sucht er freiwillig ärztlichen Rat oder wurde er zwangsweise (z. B. aufgrund von Selbst- oder Fremdgefährdung) eingewiesen? Wie ist das zwischenmenschliche Verhalten zu beurteilen? Verhält sich der Patient dem Arzt gegenüber adäquat, distanzlos oder unanständig? Ebenso ist die emotionale Kontaktfähigkeit wichtig. Nimmt der Patient Blickkontakt zum Therapeuten auf? Welche Anrede verwendet er? Ist ein Rededrang (Logorrhö) oder eine Redeverweigerung (Mutismus) spürbar?

Affektivität und Stimmungslage

Der Verlauf des anamnestischen Gesprächs gibt dem Untersucher i. d. R. einen Überblick über die aktuelle **Stimmungslage** (z. B. depressiv, subdepressiv, normal, submanisch, manisch) und den **Antrieb** des Patienten. Bei Unsicherheiten sollte der Patient danach gefragt werden. Auffällig sind hier erhebliche Unterschiede zwischen einer ausgeprägten Depression und Manie. Während der depressive Patient einen deutlich eingeschränkten Antrieb und eine gedrückte Stimmung präsentiert, ist der manische deutlich antriebsgesteigert, teilweise auch motorisch enthemmt und überschwänglich. Die Erfassung der Affektivität klärt, ob der Patient schwingungsfähig ist, d. h. ob er emotional dem Therapeuten folgen kann und an der emotionalen Interaktion teilnimmt.

Mnestische Funktionen

Zur Prüfung der mnestischen Funktionen gehören neben dem Erfassen der **Bewusstseinslage** und der **Orientierung** (Ort, Zeit, Person) des Patienten auch seine **Aufmerksamkeit, Wahrnehmung,** Merkfähigkeit und sein **Gedächtnis.** Hier bekommt man auch bei der Anamnese schon erste Anhaltspunkte. Beeinträchtigungen der Merkfähigkeit oder der Aufmerksamkeit lassen sich aus dem freien Bericht über die aktuellen Beschwerden heraushören. Jedoch kann man auch Gedächtnis, Denken und Aufmerksamkeit gut überprüfen, indem man dem Patienten Aufgaben (Namen rückwärts buchstabieren, Rechenaufgaben) stellt, auf die er sich konzentrieren muss.

Amnesien Als auffällig gelten Erinnerungslücken bei Erzählungen nach stattgefundenen psychischen oder physischen Traumen. Hier unterscheidet man zwischen **kongraden** (Zeit während des Traumas), **anterograden** (Zeit nach dem Trauma) und **retrograden** (Zeit vor dem Trauma) Amnesien.

Intelligenz

Ein erster Eindruck über das Intelligenzlevel und die Differenziertheit des Patienten ergibt sich ebenfalls aus dem Erstgespräch. Um bei Verdacht auf eine Intelligenzminderung einen objektiven Eindruck zu erhalten, bedient man sich standardisierter Testverfahren mit möglichst hoher Reliabilität, z. B. der Hamburg-Wechsler-Intelligenztest (s. u.).

Wahrnehmung

Störungen im Bereich der Wahrnehmung sind kein seltenes Symptom bei psychiatrischen Patienten. Hier gilt es, zwischen Wahnwahrnehmung, Halluzinationen und Illusionen zu differenzieren und dies zu dokumentieren:

- **Wahnwahrnehmung:** ein in Qualität oder Intensität verändertes Wahrnehmen realer Situationen. Hierunter fallen v. a. Farbigsehen, Verschwommensehen oder Verzerrtsehen bestimmter Situationen oder Gegenstände.
- **Halluzination:** eine Wahrnehmung von Sinneseindrücken ohne vorhandene Reize. Es können alle Sinnesqualitäten betroffen sein. So gibt es in diesem Rahmen neben optischen (z. B. Farben, Lichter, Personen) auch akustische (häufig Stimmen) und zönästhetische (Körpermissempfindungen) Halluzinationen.
- **Illusion/illusionäre Verkennung:** Bei einer Illusion werden reale Sinneseindrücke fehlgedeutet, also tatsächlich Vorhandenes für etwas anderes gehalten, z. B. ein Busch im Dämmerlicht für ein böses Tier.

Denken und Ich-Erleben

Bei Störungen des Denkens lassen sich formale von inhaltlichen Denkstörungen unterscheiden. Während bei formalen Denkstörungen der Denkvorgang, beispielsweise durch Gedankenabreißen, Zerfahrenheit oder Denkhemmung, betroffen ist, sind es bei inhaltlichen Denkstörungen überwiegend **Zwangsgedanken und Wahnideen,** die den Patienten belasten. Das Ich-Erleben kann besonders bei schizophrenen Krankheitsbildern erheblich beeinträchtigt sein. Dies äußert sich in der Ansicht des Patienten, dass seine Persönlichkeit und seine Gedankenwelt transparent und somit für Mitmenschen beeinflussbar werden. **Störungen des Ich-Erlebens** sind:

- Gedankeneingebung
- Gedankenentzug
- Gedankenausbreitung
- Willensbeeinflussung

Krankheitsgefühl/Krankheitseinsicht/ Therapiemotivation

Wichtig für eine effektive Behandlung und den Therapieerfolg ist das Abklären der Krankheitseinsicht und der Therapiemotivation. So ist z. B. bei manischen Störungen oft weder ein Krankheitsgefühl noch eine Krankheitseinsicht des Patienten zu erkennen, was das therapeutische Prozedere natürlich erschwert. Es ist u. a. die Aufgabe des Arztes, dem Patienten nach Erstellung der Arbeitsdiagnose die zugrunde liegende Störung nahezubringen und zusammen mit ihm ein therapeutisches Konzept zu erarbeiten. Nur unter Einbeziehung des Patienten wird eine ausreichende Compliance erreicht.

Suizidalität (s. S. 157)

Testpsychologische Untersuchungen

Mit psychologischen Testverfahren lassen sich verschiedene intellektuelle und Persönlichkeitsaspekte überprüfen:

- **Hamburg-Wechsler-Intelligenztest:** Leistungs- und Intelligenztest, der sowohl für Erwachsene als auch für Kinder angeboten wird
- **Benton-Test:** Test zur Auffassungsgabe und Persönlichkeit
- **Leistungsprüfsystem:** Prüfung der Leistungsfähigkeit, Intelligenz und Willensstärke
- **Freiburger Persönlichkeitsinventar (FPI), Minnesota Multiphasic Personality Inventory (MMPI):** Fragebögen zur Ermittlung der Persönlichkeitsstruktur
- **Rorschachtest:** Formdeutung von vorgegebenen Figuren zur Beurteilung der Persönlichkeitsstruktur und -dynamik

Apparative Diagnostik

Die apparative Diagnostik wird im Rahmen psychiatrischer Erkrankungen v. a. zum Ausschluss organischer Ursachen verwendet. Hier kommen neben dem Routine-Labor, Röntgen und EKG Untersuchungen des Nervensystems wie Liquoranalyse, EEG, CCT und MRT, SPECT oder die Szintigrafie zum Einsatz.

Einteilung psychiatrischer Diagnosen

Die Einteilung psychiatrischer Krankheitsbilder ist wegen der Präsenz vielfältigster Symptome und der meist nur schwer abgrenzbaren Diagnosen nicht einfach. Über die Jahre haben sich drei Schemata entwickelt, die eine Einordnung der psychiatrischen Störungen ermöglichen:

Triadisches System

Dieses System teilt die Erkrankungen nach ihren Ursachen ein. Hierbei entstehen die sog. exogenen Störungen auf dem Boden einer körperlichen (z. B. hirnorganischen) Erkrankung, bei endogenen Störungen spielen biologische Anlagefaktoren eine Rolle. Ursache der psychogenen oder psychoreaktiven Störungen sind psychodynamische Faktoren.

DSM IV
(Diagnostic and Statistic Manual of Mental Disorders)

Dieses Manual ist zusammen mit dem ICD-10-System ein weltweit anerkanntes Diagnoseschema, basierend auf Ein- und Ausschlusskriterien für eine optimale Diagnosezuordnung (Prinzip der operationalisierten Diagnostik), der Möglichkeit eines gleichzeitigen Auftretens verschiedener Krankheiten (Komorbiditätsprinzip) und multiaxialer Diagnostik.

ICD 10
(International Classification of Diseases)

Das ICD-Diagnoseschema ist jedem Studenten und Arzt hinlänglich bekannt. Hier finden sich die gleichen Einteilungsmerkmale wie im DSM-Schema wieder.

Zusammenfassung

- ✖ Das allgemeine Erscheinungsbild des Patienten gibt schon erste Hinweise auf die Art der psychischen Störung.
- ✖ Mnestische Störungen können gezielt herausgearbeitet werden.
- ✖ Wahrnehmung und Ich-Erleben geben wichtige differenzialdiagnostische Hinweise auf das vorliegende Krankheitsbild.
- ✖ Eine objektive Beurteilung von intellektuellen Fähigkeiten und Persönlichkeitsstrukturen erfolgt mit testpsychologischen Verfahren.
- ✖ Die apparative Diagnostik dient bei psychiatrischen Erkrankungen dem Ausschluss organischer Ursachen.

Häufige psychiatrische Krankheitsbilder

Angststörungen

Angststörungen können sich grundsätzlich als zielgerichtete (phobische Angst) und diffuse Angst (Angstneurose) präsentieren. Manifestiert sich die Angst attackenartig, so spricht man von einer **Panikstörung.** Epidemiologisch gesehen sind Angststörungen mit 5 – 10 % sehr verbreitet, überwiegend sind Frauen betroffen. ▮ Abbildung 1 zeigt wichtige Symptome der Angststörung.

▶ **Generalisierte Angststörung:** Der Patient kann nicht thematisieren, warum oder wovor er Angst hat. Die Angst ist nicht zielgerichtet, sondern eher ein diffuses, für ihn schwer charakterisierbares Gefühl.
▶ **Panikattacken:** Diese unvorhersehbaren Angstanfälle sind von vegetativer Symptomatik wie Herzklopfen, -rasen, Schweißausbrüchen, Kopfschmerzen, Zittern und Schwindel begleitet.
▶ **Phobien:** Diese sind zielgerichtet, d. h. an etwas Bestimmtes (Gegenstand, Situation, Person) gebunden. Der Patient entwickelt hier ein Vermeidungsverhalten bzgl. der Ursache. Mögliche Formen sind z. B. die Agoraphobie (Angst vor öffentlichen Plätzen), die soziale Phobie (Angst, sich zu blamieren), Klaustrophobie (Angst vor engen Räumen), Akrophobie (Höhenangst) und die Zoophobie (Tierphobie).

Als Komplikationen kann sich bei Angststörungen neben den erwähnten vegetativen Symptomen als psychische Komponente auch die Hyperventilationstetanie mit Karpopedalspasmen („Pfötchenstellung“ der Arme und Hände) und evtl. Bewusstlosigkeit entwickeln. Aber auch eine Chronifizierung und die Entwicklung einer depressiven Verstimmung sind therapeutisch zu beachten.

Depressive Verstimmung/Depression

Depressive Patienten weisen i. d. R. eine Kombination aus psychischen und vegetativen Symptomen auf, die es abzuklären gilt (▮ Tab. 1).
Die Erhebung einiger dieser Symptome lässt, nach Ausschluss einer organischen Ursache (z. B. demenzielle Erkrankungen, Medikamentennebenwirkungen oder Infektionen), an eine depressive Episode denken. Die Präsenz der Symptome über mindestens zwei Wochen erhärtet die Diagnose maßgebend. Die durchschnittliche Zeit bis zur endgültigen Diagnosestellung einer Depression beträgt allerdings ca. sechs Monate.

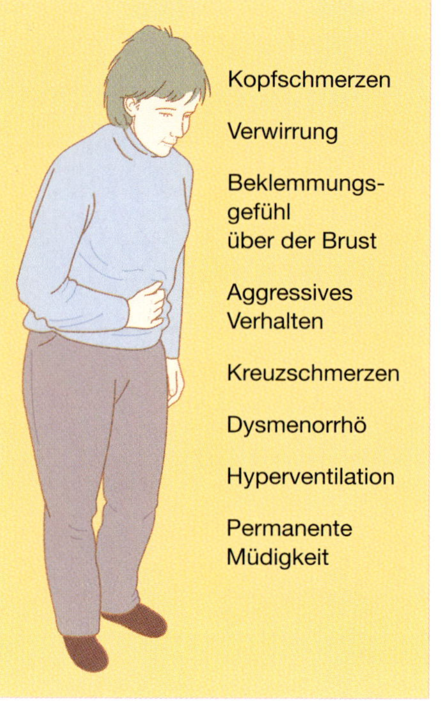

▮ Abb. 1: Mögliche Symptome einer Angststörung. [49]

Ein wichtiger Aspekt bei der Diagnostik einer Depression ist die Frage nach Suizidgedanken und eine Abklärung der Suizidalität (häufigste Todesursache)!

Endogene Depression

Bei der endogenen Depression gibt es keine erkennbare exogene Ursache. Die Ätiologie ist noch unbekannt. Man vermutet eine genetische Disposition, da das Risiko für die Entwicklung dieser Erkrankung bei „belasteten“ Familien (Depressionen in der Familie) ca. 15-mal höher liegt als bei „unbelasteten“. Der Erkrankungsgipfel liegt zwischen dem 30. und 40. Lebensjahr, die Lebenszeitprävalenz ist mit ca. 17 % sehr hoch! Patienten mit einer endogenen Depression klagen im Allgemeinen über eine ständige Müdigkeit, ein „Gefühl der Gefühllosigkeit“ und Interessenverlust. Auch die anderen in ▮ Tabelle 1 erwähnten Symptome treten auf.

Reaktive Depression

Potenzielle Auslöser einer reaktiven Depression sind äußere Einflüsse (▮ Abb. 2). Hier entsteht infolge eines bestimmten Auslösers oder einer akuten Belastungssituation eine depressive Störung.

Vegetativ	Psychisch
Schlafstörungen (Einschlaf- und Durchschlafstörungen), Gewichtsverlust, Appetitverlust, Libidoverlust, andauernde Müdigkeit, Schweregefühl, Brust-, Bauch-, Kopf-, Leibschmerzen, „Gefühl der Gefühllosigkeit“	Gedrückte Stimmung, Freudlosigkeit, Antriebs-, Aktivitätsminderung, Interessenverlust, vermindertes Selbstwertgefühl, Konzentrations-, Merkfähigkeitsstörungen, pessimistische Einstellung, Verlust von Lebensfreude, Pseudodemenz, Suizidgedanken (!)

▮ Tab. 1: Mögliche Symptome einer Depression.

Neurotische Depression

Das Entstehen einer neurotischen Depression schreibt man neben erblichen Faktoren auch einer frühkindlichen Entwicklungsstörung (z. B. durch Verlust, Trennung, Überprotektion) mit einem Konfliktaufbau zu. Mit den klinischen Symptomen einer chronischen depressiven Verstimmtheit dauert diese Form der Depression meist länger als zwei Jahre.

Persönlichkeitsstörungen

Persönlichkeitsstörungen (Charakterneurosen) sind tief greifende, schwere Störungen der charakterlichen Konstitution, die mit persönlichen und sozialen Anpassungsstörungen des Betroffenen an seine Umwelt einhergehen. Eine psychosozial ungünstige Entwicklung, v. a. in der Kindheit bzw. im Jugendalter, gilt als prädisponierender Faktor. **Klinisch** äußert sich diese Erkrankung in einer dauerhaften Unausgeglichenheit in Verhalten, Antrieb und Affekt. Es wird auch ein Defizit in der Impulskontrolle beobachtet. Je nach den auffälligsten Verhaltensmustern lassen sich verschiedene Formen der Persönlichkeitsstörung klassifizieren (▮ Tab. 2). Die **Therapie** der Persönlichkeitsstörungen gestaltet sich in den meisten Fällen sehr schwierig, da zwar Akutsymptome behandelbar sind, die zugrunde liegende Störung allerdings häufig therapieresistent ist. Grundsätzlich wird über eine sozio- und psychotherapeutische Vorgehensweise eine Stabilisierung des Patienten in seinem sozialen Umfeld verfolgt.

Persönlichkeits-störungen	Merkmale und entscheidende Charakteristika
Paranoid	Sensitiv, querulant, misstrauisch, eifer- und streitsüchtig, unbelehrbar, übersteigertes Selbstwertgefühl, übertriebene Empfindlichkeit gegenüber Kritik
Schizoid	Unsoziales, abweisendes Verhalten, Introvertiertheit, emotional kühl, einzelgängerisch
Dissozial	Unsozial, verantwortungslos, aggressiv, niedrige Frustrationstoleranz, Missachtung sozialer Normen, Beziehungsdefizite
Emotional instabil	Aggressiv, wechselhafte Stimmung, niedrige Kritiktoleranz, gewalttätig, unüberlegtes Handeln
Borderline	Selbstverletzende Handlungen, gestörtes Eigenbild, emotionale Krisen, Neigung zu intensiven, aber unbeständigen Krisen
Histrionisch (hysterisch)	Labile und oberflächliche Affektivität, Verlangen nach Anerkennung, Geltungssucht, erhöhter Anspruch an das eigene Erleben
Anankastisch	Zwanghafte Kontrolle und Überprüfung des eigenen Handelns, Gewissenhaftigkeit, Pedanterie, Ordnungsliebe
Asthenisch	Hilfe suchend, von anderen Personen abhängig, Verlassensängste, verminderte Leistungs- und Belastungsfähigkeit
Ängstlich	Unsicher, wenig Selbstvertrauen, Bedürfnis nach Sicherheit, Minderwertigkeitsgefühle, Angst vor Ablehnung
Narzisstisch	Übersteigertes Selbstwertgefühl, „Ich-Verliebtheit“, Rücksichtslosigkeit gegenüber anderen
Haltlos	Willensschwäche, leichte Beeinflussbarkeit, Probleme mit sozialen Normen

▮ Tab. 2: Verschiedene Persönlichkeitsstörungen und ihre Merkmale.

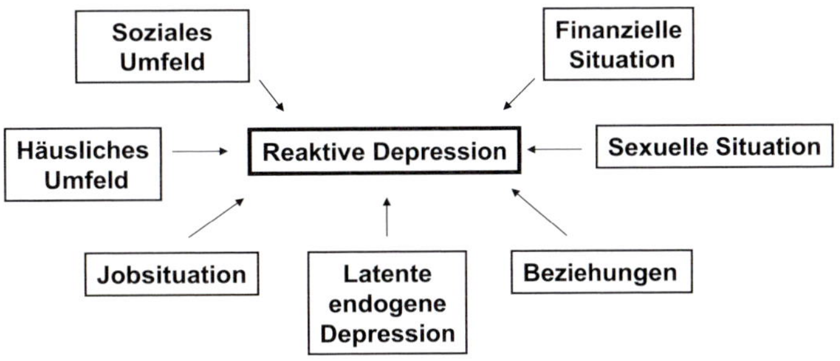

▮ Abb. 2: Potenzielle Auslöser einer reaktiven (exogenen) Depression. [48]

Zusammenfassung

- ✖ Angststörungen können diffus oder zielgerichtet sein.
- ✖ Bei einer generalisierten Angststörung ist die Angst vom Patienten nicht thematisierbar.
- ✖ Phobien gibt es in verschiedenster Ausprägung.
- ✖ Depressionen können neben psychischen auch vegetative Symptome aufweisen.
- ✖ Ein Hauptsymptom der Depression ist das „Gefühl der Gefühllosigkeit“.
- ✖ Prädisponierendes Alter einer Persönlichkeitsstörung ist die Kindheit bzw. die Adoleszenz.
- ✖ Zwischen den einzelnen Persönlichkeitsstörungen sind die Übergänge fließend.

Untersuchung von Verstorbenen

Jeder vollapprobierte Arzt ist im Rahmen seiner ärztlichen Tätigkeit verpflichtet, eine Leichenschau auf Verlangen beispielsweise von Angehörigen vorzunehmen und den Verstorbenen zu untersuchen. Bestandteil dieser Begutachtung ist die Feststellung des Todes, des Todeszeitpunkts, der Todesart und der Todesursache. Das Ergebnis der Untersuchung wird auf einer Todesbescheinigung (▌Abb. 1), die der Beurkundung des Sterbefalls dient, festgehalten.

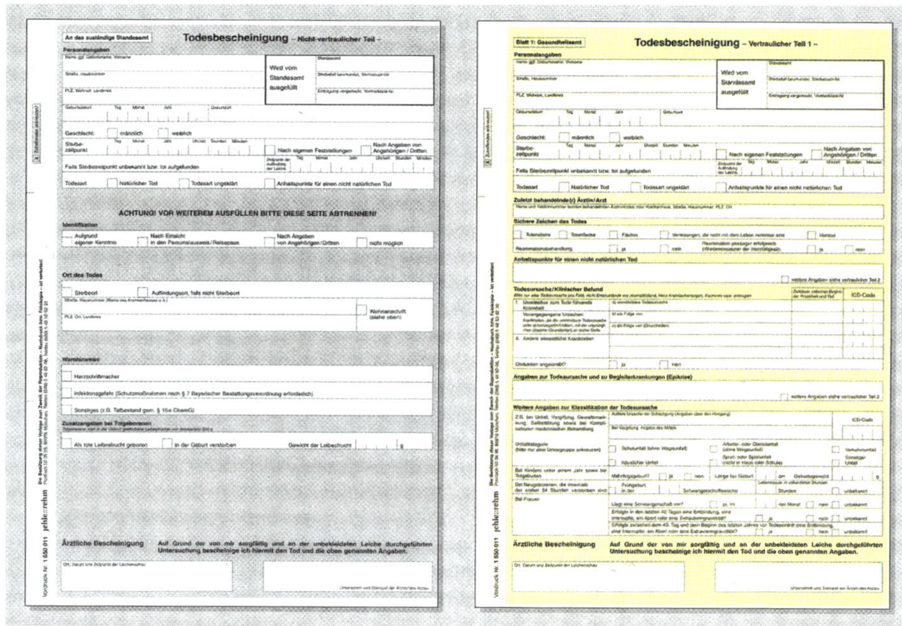
Todesbescheinigung – Nicht vertraulicher Teil –

ACHTUNG! VOR WEITEREM AUSFÜLLEN BITTE DIESE SEITE ABTRENNEN!

Ärztliche Bescheinigung

Todesbescheinigung – Vertraulicher Teil 1 –

Ärztliche Bescheinigung

▌Abb. 1: Todesbescheinigung. [31]

Todeszeichen

Jede Leiche muss vollständig entkleidet und bei ausreichend guten Lichtverhältnissen begutachtet werden. Der Tod eines Menschen kann grundsätzlich nur bei Vorliegen von mindestens einem sicheren Todeszeichen festgestellt werden. Bei V.a. ungeklärte oder nicht natürliche Todesursachen geben auch äußere Umstände (Lage, Bekleidung der Leiche, Spritzen) Hinweise auf die Todesursache.

▶ **Sichere Todeszeichen:** Zu den sicheren Todeszeichen zählen neben den Totenflecken (Livores) und der Totenstarre (Rigor mortis) auch späte Leichenveränderungen, wie z. B. Autolyse oder Fäulniserscheinungen. Mindestens eines dieser Todeszeichen muss am Leichnam für die Feststellung des Todes vorhanden sein.

▶ **Unsichere Todeszeichen:** Als unsichere Todeszeichen werden neben dem Atem- und Herz-Kreislauf-Stillstand auch Hautblässe, Hautvertrocknungen, eine Abkühlung des Leichnams, eine Areflexie und Ausbleiben einer normalen Pupillenreaktion angesehen. Bei diesen Zeichen muss von einem klinischen Tod ausgegangen werden, bei dem eine Reanimationspflicht gegeben ist.

Leichenveränderungen

Frühe Leichenveränderungen

Abkühlung Obwohl die Abkühlung nicht zu den sicheren Todeszeichen gehört, kann sie zur Bestimmung der Todeszeit herangezogen werden. Die Rektaltemperatur nimmt bei einer Umgebungstemperatur von 18–20 °C stündlich um 1 °C ab und gleicht sich im späteren Verlauf der Umgebungstemperatur an. Allerdings ist die Abkühlung der Leiche von vielen Faktoren abhängig und erfolgt beispielsweise durch Strahlung (z. B. frei hängende Leiche) langsamer als durch Leitung (Wasserleichen, Verschüttete). Äußere Faktoren, wie z. B. Kleidung, Unterhautfettgewebe, Außentemperaturen und Wetterverhältnisse, sind ebenfalls von Bedeutung.

Totenflecken (Livores) Totenflecken entwickeln sich postmortal durch das Absinken des Blutes in tiefer gelegene Körperteile (▌Abb. 2). Mit Ausnahme der Aufliegestellen und der Stellen, an denen die Haut unter Druck ist, sind die Totenflecken nach 20–60 Min. deutlich ausgeprägt und imponieren durch eine blauviolette, livide Verfärbung. Nach ca. zwei Std. beginnen sie zu konfluieren und sind dann mit fortschreitender Zeit nicht mehr wegdrückbar.

Totenstarre (Rigor mortis) Durch einen postmortalen intramuskulären Abbau von Adenosintriphosphat (ATP) entsteht nach etwa 30 Min. bis vier Std. die Totenstarre (▌Abb. 3). Diese beginnt mit den am meisten beanspruchten Muskeln (Unterkiefer-, Hals- und Nackenmuskulatur) und steigt dann abwärts. Nach ca. zwei bis sechs Tagen löst sich die Starre bei Eintritt der Fäulnis in umgekehrter Reihenfolge. Gegen die Schwerkraft erhobene Körperteile deuten also auf eine Veränderung der Lage der Leiche nach mindestens neun Std. hin (▌Tab. 1).

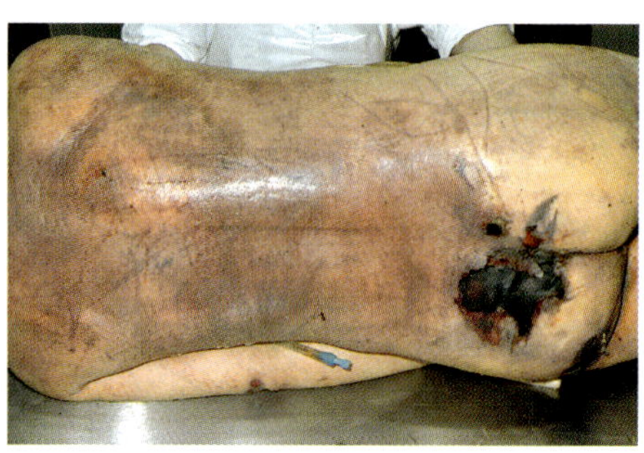
▌Abb. 2: Leichenflecken mit Dekubitus. [32]

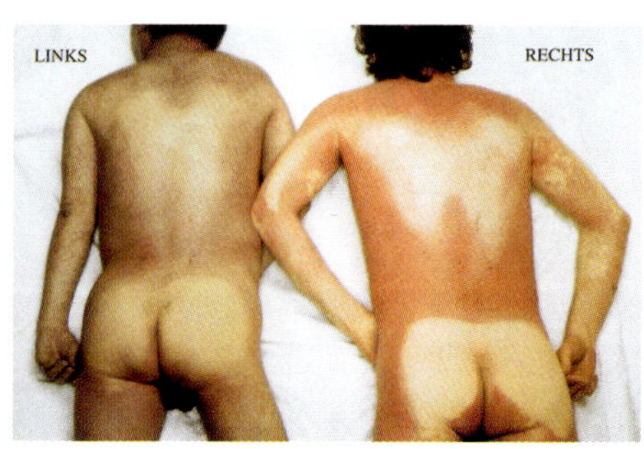

▌Abb. 3: Totenstarre, Rigor mortis. [15]

Hautveränderungen Hautveränderungen können in vielfältiger Weise auftreten. So entstehen beispielsweise durch Wasserentzug aus dem Gewebe nach Todeseintritt einzelne Vertrocknungen, die als braunrote, lederartige Flecken imponieren. Abschürfungen zeichnen sich postmortal durch braunrote, teils helle, teils dunkle Vertrocknungen aus. Verfärbungen infolge intravital zugefügter Hämatome erscheinen bis zu sechs Std. nach dem Tod als blauviolett und wandeln sich nach ca. acht Tagen über eine grünliche zu einer gelblichen Verfärbung um.

Späte Leichenveränderungen

Späte Leichenveränderungen sind durch Autolyse, Verwesung bzw. Fäulnis gekennzeichnet. Sie sind sehr stark von der Todesart und den Umgebungsbedingungen abhängig und eignen sich daher nur schlecht zur Todeszeitbestimmung. Fäulnis zeigt sich zuerst durch eine Grünverfärbung der Haut im Unterbauchbereich, ein Durchschlagen des Venennetzes und durch ein aufgetriebenes Aussehen des Leichnams. Die Verwesung setzt im Anschluss an die Fäulnis ein. Oxidative Prozesse führen hier zu einem Schrumpfen der Haut und schließlich zu einer völligen Skelettierung der Leiche.

Todeszeitpunkt

Der Todeszeitpunkt als endgültiger, nicht behebbarer Ausfall aller Hirnfunktionen (Hirntod) spielt besonders in der forensischen Medizin bei der Aufklärung von Verbrechen eine wichtige Rolle. Zur ungefähren Schätzung des Todeseintritts dienen die Auslösbarkeit der supravitalen Reaktionen, beispielsweise die mechanische und elektrische Erregbarkeit der Muskulatur („ideomuskulärer Wulst"), die Pupillenreaktion auf Medikamente und die frühen Leichenveränderungen (▮ Tab. 1). Gegebenenfalls können allerdings auch Veränderungen in der Umgebung der Leiche, z. B. Pflanzenwuchs oder Wetterveränderungen, als Hinweis fungieren.

Todesursache

Natürliche Ursache

Ist der Tod aus innerer Ursache (z. B. Krankheit, Altersschwäche) und unabhängig von rechtlich relevanten äußeren Einflüssen eingetreten, so spricht man von einer natürlichen Todesursache. Der untersuchende Arzt stellt hier die Todesbescheinigung aus und gibt den Leichnam somit zur Bestattung frei.

Nicht natürliche (unnatürliche) Ursache

Jeder durch fremdes (z. B. Verkehrsunfall, Körperverletzung, Vergiftung) oder eigenes Verschulden (z. B. Suizid) verursachte Tod ist als nicht natürlich anzusehen. Hier muss der untersuchende Arzt die Polizei verständigen und den Fundort möglichst unberührt belassen. Es erfolgt eine gerichtlich angeordnete Obduktion zur Feststellung der genauen Todesursache.

Todeszeichen	Zeitspanne	Beschreibung
Abkühlung (rektal gemessen)	Stündlich	Um 1 °C (bei einer Umgebungstemperatur von 18 – 20 °C)
Totenflecken	Nach ca. 20 bis 60 Min.	Deutlich an herabhängenden Körperpartien sichtbar
	Nach ca. 2 Std.	Konfluieren
	Bis 2 Std.	Vollständig umlagerbar
	Bis 12 Std.	Unvollständig umlagerbar, aber vollständig wegdrückbar
	Bis 36 Std.	Mittels starken Drucks noch teilweise wegdrückbar
Totenstarre	Nach ca. 30 Min. bis 4 Std.	Erstarrung der gesamten Muskulatur
	Nach 6 – 9 Std.	Vollständig ausgeprägt
	Nach 2 – 3 Tagen	Spontane Lösung
Ideomuskulärer Wulst	Bis max. 6 Std.	Durch Beklopfen erregbar
	Bis 8 Std.	Durch elektrische Reizung erregbar
Pupillenreaktion	Bis 5 Std.	Durch Eintropfen von Atropin in die Augen auslösbar
	Bis ca. 17 Std.	Durch Einspritzen von Atropin in die vordere Augenkammer auslösbar

▮ Tab. 1: Charakteristika supravitaler Reaktionen und früher Leichenveränderungen bezogen auf den Todeszeitpunkt

Zusammenfassung

- ✖ Jeder Arzt ist verpflichtet, auf Verlangen eine Leichenschau durchzuführen.
- ✖ Das Ausstellen einer Todesbescheinigung nach der Leichenschau ist obligat.
- ✖ Bestandteil der Todesbescheinigung sind die Todesfeststellung, der Todeszeitpunkt, die Todesart und die Todesursache.
- ✖ Totenflecken, Totenstarre und späte Leichenveränderungen zählen zu den sicheren Todeszeichen.
- ✖ Der Todeszeitpunkt lässt sich aus den frühen Leichenveränderungen ungefähr eingrenzen.

Fallbeispiele

C Fallbeispiele

Fall 1: Akutes Abdomen

In Ihrer Sprechstunde stellt sich eine Ihnen bekannte 53-jährige Patientin vor. Sie klagt über seit eineinhalb Tagen bestehende Unterbauchschmerzen.
Aus ihrer Krankengeschichte entnehmen Sie, dass bei der Frau bis auf eine Ovarialzysten-OP per Laparoskopie vor einigen Jahren bisher keine Voroperationen bekannt sind. Die Patientin treibt regelmäßig Sport – eine Adipositas besteht nicht.

Frage 1: Welche Differenzialdiagnosen ziehen Sie in Betracht?
Frage 2: Welche anamnestischen Angaben benötigen Sie noch von Ihrer Patientin?

Antwort 1: Appendizitis, Divertikulitis, Nierenstein, Harnblasendistension, mesenteriale Ischämie, Aortenaneurysma, Peritonitis, Darmobstruktion, gynäkologische Ursachen wie z. B. Adnexitis oder Endometriose.
Antwort 2: Seit wann bestehen die Schmerzen und wie war der zeitliche Ablauf? Wann haben die Schmerzen angefangen – tagsüber oder nachts? Wo genau haben Sie Schmerzen? Wie haben die Schmerzen begonnen – langsam ansteigend oder plötzlich, was lindert den Schmerz, was verstärkt ihn? Gibt es einen genauen Auslöser – z. B. nach dem Essen? Wie ist der Schmerzcharakter – drückend, brennend, krampfartig, kontinuierlich, schneidend?

Szenario 1

Die Patientin gibt an, dass die Schmerzen mittig im Unterbauch lokalisiert seien und „auch nach rechts unten ausstrahlen". Sie findet es „komisch, denn vor ein paar Stunden hat es noch weiter oben wehgetan". Auch beim Husten würde ihr diese Stelle wehtun.

Frage 3: Welche Diagnose vermuten Sie aufgrund der Anamnese?
Frage 4: Welche Schmerzpunkte untersuchen Sie bei der Patientin, um ihre Verdachtsdiagnose zu bestätigen?
Frage 5: Gibt es neben den klassischen Palpationsbefunden auch weitere Untersuchungen, mit denen man seine Verdachtsdiagnose erhärten kann, z. B. bei einer atypischen Appendizitis?
Frage 6: Wie ist das weitere Vorgehen bei einer Appendizitis?

Szenario 2

Auf Nachfrage gibt die Patientin an, sie hätte schon öfters Bauchschmerzen gehabt, dachte sich aber immer, „das geht schon wieder vorbei". Weiter erzählt sie, sie habe „immer wieder Verstopfung". Ihrem Gynäkologen hat sie einmal von ihren Bauchschmerzen erzählt, doch der habe nach eingehender Untersuchung eine gynäkologische Ursache ausgeschlossen.
Bei der nachfolgenden körperlichen Untersuchung gibt die Patientin einen Druckschmerz im linken Unterbauch an. Das Abdomen ist gebläht, bei der Auskultation bestehen lebhafte Darmgeräusche in allen vier Quadranten.

Frage 7: Was ist ihre Verdachtsdiagnose?
Frage 8: Welche Altersgruppe ist vorwiegend betroffen?
Frage 9: Wie sieht normalerweise die weiterführende Therapie aus?
Frage 10: Wie kann man die Divertikulitis klassifizieren?

Szenario 3

Schon als sie das Zimmer betritt, fällt Ihnen der stark herabgesetzte Allgemeinzustand ihrer sonst so aktiven und lebensfreudigen Patientin auf.
Sie klagt über kolikartige Bauchschmerzen. Bei der Inspektion bemerken Sie ein stark geblähtes Abdomen.
Die Auskultation ergibt lebhafte, teils metallisch klingende Darmgeräusche.
Die Palpation ist wegen der starken Abwehrspannungen kaum möglich.

Frage 11: Auf welche Verdachtsdiagnose schließen Sie?
Frage 12: Welche Punkte der Anamnese sind für die Verdachtsdiagnose wegweisend?
Frage 13: Welche weiteren Untersuchungen leiten Sie aufgrund der Verdachtsdiagnose ein?
Frage 14: Wie ist das weitere Vorgehen?

Szenario 1

Antwort 3: Subakute Appendizitis.
Antwort 4: McBurney, Lanz, Blumberg-Zeichen, Rovsing-Zeichen, Psoas-Zeichen, Douglas-Zeichen.
Antwort 5:
▶ Labor: Leukozyten, Neutrophile und CRP sind normalerweise erhöht.
▶ Sonografie: Oft wird die Appendix durch vermehrte Echogenität im Ultraschall darstellbar. Hier sieht man typischerweise das sog. Target-Zeichen im Querschnitt, bei dem die Appendixwand und das Lumen eine kokardenförmige Struktur bilden.
Antwort 6: Die Patientin sollte möglichst schnell in der chirurgischen Ambulanz vorgestellt werden. Hier wird – in der Regel laparoskopisch – eine Appendektomie durchgeführt, um eine mögliche Perforation zu vermeiden.

Szenario 2

Antwort 7: Sigmadivertikulitis.
Antwort 8: 50 % der über 50-Jährigen haben Kolondivertikel. 20 % von denen mit symptomloser Divertikulose entwickeln später einmal eine symptomatische Divertikulitis.
Antwort 9: Eine symptomlose Divertikulose wird in der Regel durch ballaststoffreiche Kost und reichliche Flüssigkeitszufuhr behandelt.
Die Therapie der akuten Divertikulitis sieht eine Behandlung mit Breitbandantibiotika mit Abdeckung von Anaerobiern und gramnegativen Bakterien vor.
Antwort 10: Die Divertikulitis wird anhand der Klassifikation nach Hansen und Stock eingeteilt in:
▶ St. 0: asymptomatische Divertikulose (bei 80 % der Betroffenen)
▶ St. I: akute unkomplizierte Divertikulitis
▶ St. II: akute komplizierte Divertikulitis
  - Peridivertikulitis (Phlegmone)
  - Gedeckte Perforation, Abszess, Fistel
  - Freie Perforation
▶ St. III: chronisch-rezidivierende Divertikulitis

Szenario 3

Antwort 11: Mechanischer Ileus.
Antwort 12: Allein schon aus der Tatsache, dass die Patientin vor Jahren eine laparoskopische Ovarialzystenentfernung hatte, lässt an eine etwaige Verwachsung und einen damit verbunden mechanischen Ileus denken. Auch die kolikartigen Schmerzen, die die Patientin beschreibt, deuten darauf hin.
Antwort 13: Die Untersuchung der Wahl zur Diagnose des Ileus ist die Abdomenübersichtsaufnahme (▌Abb. 1).
Antwort 14: Sofortige notfallmäßige Einweisung in die nächstgelegene chirurgische Ambulanz zur Entfernung des Passagehindernisses oder der Resektion des strangulierten Darmabschnitts.

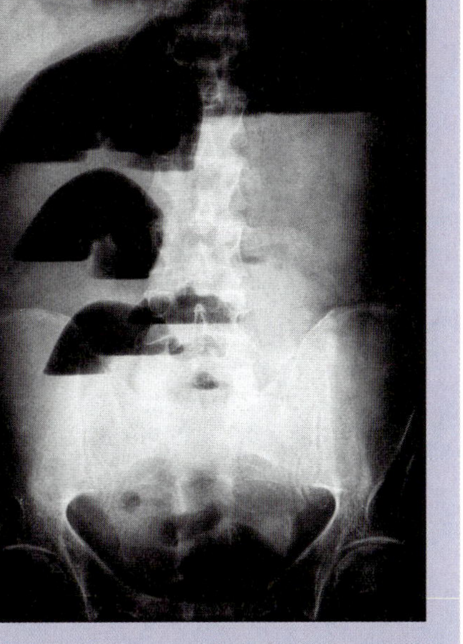

▌Abb. 1: Abdomenübersichtsaufnahme bei mechanischem Ileus. [41]

Fall 2: Thoraxschmerz

In Ihrer Ambulanz stellt sich ein 62-jähriger Mann vor, der über heftige Thoraxschmerzen klagt.

Frage 1: Welche verschiedenen Ursachen kommen differenzialdiagnostisch in Betracht?
Frage 2: Welche schmerzanamnestischen Fragen stellen Sie dem Patienten?

Antwort 1: Die Ätiologie des Thoraxschmerzes kann kardiale und nicht kardiale Ursachen haben:

- Kardiale Ursachen:
  - Myokardinfarkt
  - Angina pectoris
  - Hypertrophische Kardiomyopathie
  - Perikarditis, Perimyokarditis
  - Aortenklappenvitien
  - tachykarde Herzrhythmusstörungen
- Nicht kardiale Ursachen:
  - akuter Pneumothorax
  - akute Pankreatitis
  - Lungenembolie
  - Pleuritis
  - Aneurysma dissecans
  - gastroösophageale Refluxkrankheit

Antwort 2:
Wo genau haben Sie Schmerzen? Seit wann bestehen die Schmerzen und wie war der zeitliche Ablauf? Wann haben die Schmerzen angefangen – tagsüber oder nachts? Wie haben die Schmerzen begonnen – langsam ansteigend oder plötzlich, was lindert den Schmerz, was verstärkt ihn? Gibt es einen genauen Auslöser – z. B. nach dem Essen? Wie ist der Schmerzcharakter – drückend, brennend, krampfartig, kontinuierlich, schneidend?

Szenario 1

Der Patient erzählt Ihnen, er wäre vorhin gerade vom Flughafen nach Hause gekommen, da er in den USA auf Geschäftsreise war. Beim Kofferauspacken hätte er „auf einmal keine Luft mehr bekommen" und habe „seitdem bei jedem Atemzug" Schmerzen. Daraufhin habe ihn seine Frau sofort ins Krankenhaus gebracht. Inspektorisch fällt Ihnen sofort der stark herabgesetzte Allgemeinzustand auf.
Die körperliche Untersuchung ergibt normale Herztöne, eine stark erhöhte Herzfrequenz (110 Schläge/Min.), erniedrigten Blutdruck (RR 100/70), gestaute Halsvenen und erniedrigte pO_2 und pCO_2-Werte bei der Blutgasanalyse. Beim Röntgen-Thorax erhalten Sie folgendes Bild:

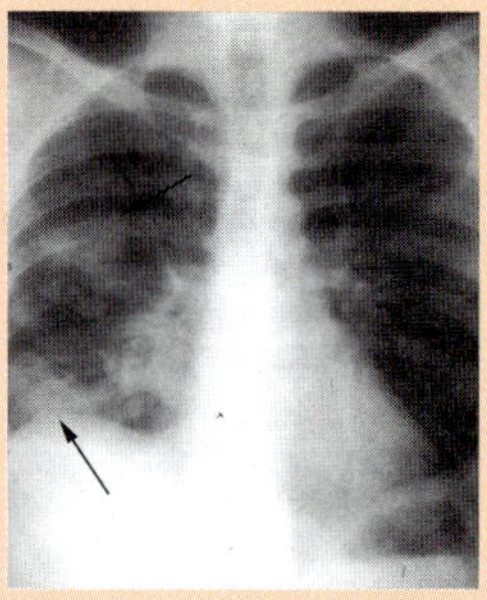

Abb. 1: Röntgen-Thorax des Patienten. [51]

Frage 3: Wie lautet Ihre Verdachtsdiagnose nach den Aussagen des Patienten und dem Einbeziehen der körperlichen Untersuchung?
Frage 4: Welche EKG-Veränderungen erwarten Sie bei Ihrem Patienten?
Frage 5: Wie hätte sich die Lungenembolie bei diesem Patienten wahrscheinlich vermeiden lassen können?

Szenario 2

Ihr Patient berichtet, er hätte diese Schmerzen schon öfters nach dem Treppensteigen gehabt, habe sich aber gedacht, „das wird schon wieder". Tatsächlich seien die Schmerzen nach kurzen Ruhepausen auch wieder „von allein verschwunden".
Da es aber nun schon öfters in letzter Zeit vorgekommen sei, habe er sich nun entschieden, doch einen Arzt aufzusuchen. Auf die Frage nach der Ausstrahlung des Schmerzes sagt er, ihn würde es besonders auch im linken Arm, manchmal auch im Unterkiefer schmerzen.

Frage 6: Welche Verdachtsdiagnose haben Sie nach dieser Aussage des Patienten?
Frage 7: Welche Fragen stellen Sie Ihrem Patienten noch?
Frage 8: Welche Untersuchungen sind indiziert?
Frage 9: Was versteht man unter dem Levine-Zeichen?

Szenario 3

Während des Gesprächs erzählt Ihnen der Patient, die Schmerzen würden seit dem Vortag bestehen. Es tue schon die ganze Zeit weh, gebessert habe es sich seither nicht, weswegen er jetzt auch den Arzt aufgesucht habe. Er könne die Stelle nicht einmal berühren, da die Schmerzen so brennend seien. Außer einem leichten Ausschlag im gleichen Bereich vor wenigen Wochen, den er mit Hausmitteln und einer Salbe behandelt habe, falle ihm kein besonderes Ereignis ein. Bei der Inspektion finden Sie im Bereich der 6.–7. Rippe noch kleine Bläschen. Ein Berühren dieses Gebiets lässt der Patient erst gar nicht zu.

Frage 10: Haben Sie eine Verdachtsdiagnose?
Frage 11: Welche Ursache liegt dieser Krankheit zugrunde?
Frage 12: Welche Therapie schlagen Sie vor?

Szenario 1

Antwort 3: Sie vermuten eine Lungenembolie.
Antwort 4: Zu erwarten wären eventuell Zeichen einer akuten Rechtsherzbelastung. Durch die Verlegung eines Lungengefäßes kommt es zu einem plötzlichen Anstieg des Drucks im kleinen Kreislauf. Da das rechte Herz normalerweise an niedrige Drücke gewöhnt und das Myokard entsprechend dünn ist, kann es den nun gesteigerten Widerstand nicht überwinden. Es kann zum akuten Cor pulmonale mit entsprechenden EKG-Veränderungen (▮ Abb. 2) kommen.
Antwort 5: Präventiv sollte man vor längeren Flugreisen bei Patienten mit Thromboserisiko eine vorübergehende Antikoagulation in Betracht ziehen. Hilfreich ist auch das Tragen von Thrombosestrümpfen – durch den erhöhten Druck wird der venöse Blutfluss verstärkt und der Bildung eines Thrombus entgegengewirkt.

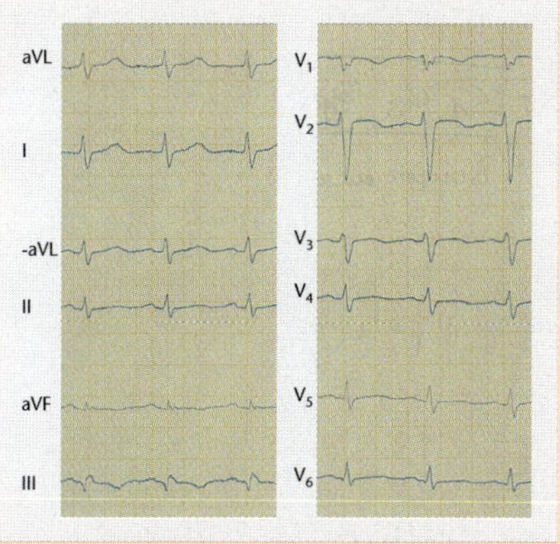

▮ Abb. 2: EKG-Veränderungen bei akuter Lungenembolie. [3]

Szenario 2

Antwort 6: Vermuten könnte man eine Angina pectoris als Ausdruck einer koronaren Herzkrankheit oder einer anderen kardiologischen Ursache, z. B. einer Aortenklappenstenose.
Antwort 7: Befragen Sie Ihren Patienten gezielt nach Risikofaktoren! Hierzu zählen Nikotinabusus, arterielle Hypertonie, Hypercholesterinämie, Diabetes mellitus, Alter, Geschlecht, Adipositas und körperliche Inaktivität.
Sehr wichtig ist auch die Familienanamnese! Gab es in der Familie Herzinfarkte oder Schlaganfälle? Hieraus kann man auf eine eventuelle familiäre Prädisposition schließen!
Antwort 8: Natürlich gehört auch hier eine ausführliche körperliche Untersuchung zur Basisdiagnostik. Besteht ein Hypertonus? Regelmäßiger Puls? Herzgeräusche?
Auch eine Blutuntersuchung ist angezeigt. Hier sollte neben einem kleinen Blutbild ein Lipidstatus angefordert werden, um eine eventuell bestehende Hyperlipidämie nachweisen zu können. Um einen Diabetes mellitus auszuschließen, sollte der Blutzucker gemessen werden.
Dann folgt ein EKG. Im Ruhe-EKG finden sich in der Hälfte der Fälle keine EKG-Veränderungen. Durch das anschließende Belastungs-EKG wird langsam das Herzzeitvolumen und so der Sauerstoffbedarf gesteigert. Bei koronarer Herzkrankheit wird hierdurch eine Ischämie ausgelöst, die mit typischen ST-Veränderungen im EKG korreliert.
Antwort 9: Typischerweise legt der Angina-pectoris-Patient bei Beschreibung des Brustschmerzes die Faust an das untere Ende des Brustbeins.

Szenario 3

Antwort 10: Hier liegt höchstwahrscheinlich eine akute Herpes-zoster-Erkrankung vor. Der Patient hat große Schmerzen in einem bestimmten Bereich, in diesem Fall das Dermatom Th 6/7. Die Diagnose eines Herpes zoster wird klinisch gestellt.
Antwort 11: Ursächlich ist eine Reaktivierung des Varizellen-zoster-Virus nach einer durchgemachten Windpockenerkrankung im Kindesalter. Das Virus persistiert nach der Primärinfektion jahrelang in den Spinalganglien. Kommt es zu herabgesetzter zellulärer Immunität, kann es v. a. bei älteren Patienten zu einer Reaktivierung des Virus kommen. Meist tritt eine Gürtelrose im thorakalen Bereich auf.
Antwort 12: Eine antivirale Therapie kann die Dauer, aber auch die Schwere des Verlaufs günstig beeinflussen. Wichtig ist ein früher Beginn der Therapie. In Betracht kommen Virustatika wie Aciclovir (i. v. oder oral) und Famciclovir p. o. Im Falle unseres Patienten empfiehlt sich eine analgetische Therapie.

Fall 3: Sensibilitätsstörungen

In Ihrer Praxis stellt sich eine 45-jährige, adipöse Patientin vor. Sie klagt über ein Taubheitsgefühl der unteren Extremitäten.

Szenario 1

Auf Nachfrage, wie lange das Taubheitsgefühl schon bestünde, erzählt sie, die Taubheit „hat vor sechs Wochen plötzlich angefangen“ und sei seither nicht schlimmer geworden.
Betroffen seien beide Füße bis zu den Knöcheln.
Vorerkrankungen wie Diabetes verneint sie. Einen Zeckenbiss habe sie nicht gehabt und auch in ihrer Familie „hatte noch nie jemand taube Füße“.
Bei der körperlichen Untersuchung stellen Sie lebhafte Reflexe fest, alle Sinnesqualitäten sind herabgesetzt. Das Babinski-Zeichen ist schwach positiv.

Frage 1: Welche weitere wichtige Frage stellen Sie der Patientin aufgrund der Hauptbeschwerde „plötzlich aufgetretene Taubheit an den Füßen“?
Auf die Frage nach Sehstörungen gibt die Patientin an, in letzter Zeit manchmal „etwas verschwommen“ gesehen zu haben. Manchmal habe sie auch Schmerzen im hinteren Augenbereich.
Frage 2: Ist die Läsion in Anbetracht der körperlichen Untersuchung eher zentral oder peripher zu vermuten?
Frage 3: Wie lautet Ihre Verdachtsdiagnose?
Frage 4: Welche weiteren Untersuchungen leiten Sie ein?

Szenario 2

Sie gibt Schmerzen in den Füßen an, die ständig schlimmer würden. Sie kennen die Patientin seit Jahren, da sie wegen eines bestehenden Diabetes mellitus Typ I regelmäßig bei Ihnen zur Kontrolle vorstellig wird.

Frage 5: Welche Ursache für die Schmerzen vermuten Sie bei dieser Patientin?
Frage 6: Welche Untersuchungen führen Sie durch und welche Befunde sind zu erwarten?
Frage 7: Ist eine diabetische Polyneuropathie damit sicher zu diagnostizieren?
Frage 8: Welche Ursache ist noch besonders häufig für eine PNP?

Szenario 3

Die Patientin erzählt Ihnen, sie sei gestern mit ihrer Familie umgezogen. Beim Tragen eines Möbelstücks habe sie sich „verhoben“ und klage seitdem über Rückenschmerzen, die bis runter ins Bein ziehen würden. Dazu seien sie Sensibilitätsausfälle an der Innenseite des Fußrückens gekommen.

Frage 9: Welche Ursache vermuten Sie aufgrund der Anamnese?
Frage 10: Wie ist das weitere Vorgehen?
Frage 11: Was schlagen Sie therapeutisch vor?

Szenario 1

Antwort 1: Bei einer akut aufgetretenen Sensibilitätsstörung sollte man immer an entzündliche bzw. degenerative Prozesse des Nervensystems denken. Hier steht vor allem die multiple Sklerose im Vordergrund, die in einem Drittel der Fälle mit einer Optikusneuritis beginnt. Die Frage nach Sehstörungen sollte daher nicht vergessen werden!
Antwort 2: Gesteigerte Reflexe, verminderte Sinnesqualitäten und ein schwach positives Babinski-Zeichen lassen auf eine zentrale Ursache schließen.
Antwort 3: Sie vermuten eine multiple Sklerose.
Antwort 4: Zur Bestimmung der Lokalisation des Defekts ordnen Sie ein MRT (▮ Abb. 1) der Wirbelsäule sowie des Gehirns an. Weiterhin führen Sie eine Lumbalpunktion und eine Serologie durch.

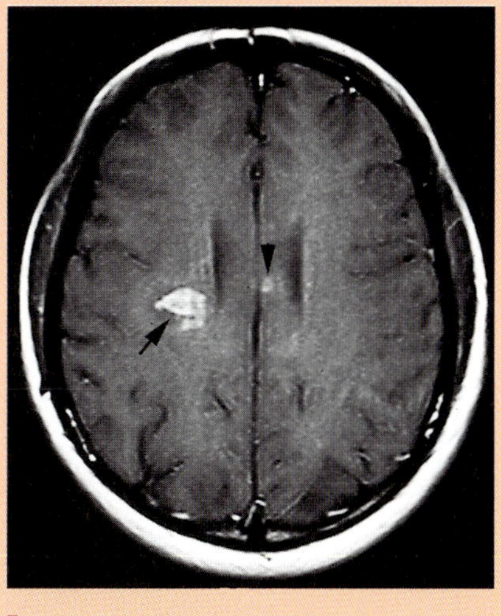

▮ Abb. 1: Nach Kontrastmittelgabe KM-Anreicherung im Herd im Balken und im rechten Herd, entsprechend akut entzündlichen Demyelinisierungsherden. [51]

Szenario 2

Antwort 5: Sie vermuten eine diabetische Polyneuropathie (PNP).
Antwort 6: Hier ist eine gründliche neurologische Untersuchung der Patientin obligat. Kontrollieren Sie die Reflexe der Patientin. Im Rahmen einer diabetischen Polyneuropathie (PNP) ist oftmals der Achillessehnenreflex als erstes herabgesetzt.
Weiter ist die Kontrolle der Berührungs-, Temperatur- und Schmerzempfindung wichtig. Bei Patienten mit diabetischer PNP ist v. a. der Vibrationssinn pathologisch. Diesen prüfen Sie, indem Sie eine Stimmgabel zum Schwingen bringen und sie auf die Malleoli mediales und laterales setzen. Fordern Sie die Patientin bei geschlossenen Augen dazu auf zu sagen, wie lange sie die Vibration spürt.
Weiterhin inspizieren Sie die Extremitäten der Patientin nach evtl. vorhandenen Muskelatrophien, führen eine Kraftprüfung durch und prüfen sämtliche Hirnnerven im Rahmen der neurologischen Untersuchung.
Antwort 7: Nein. Da es sich bei einer diabetischen Polyneuropathie um eine Ausschlussdiagnose handelt, müssen Sie trotz der Diabeteserkrankung der Patientin andere Ursachen für die Schmerzen in den Füßen zusätzlich ausschließen!
Antwort 8: Die zweithäufigste Ursache einer PNP ist der chronische Alkoholkonsum.

Szenario 3

Antwort 9: Zu vermuten ist ein L5-Syndrom. Aufschlussreich ist hierbei die Lage der Sensibilitätsstörung an der medialen Seite des Fußrückens. Auch die Aussage der Patientin, sie habe sich verhoben, lenkt in die Richtung eines Bandscheibenvorfalls. Allerdings könnte auch ein funktionelles muskuläres Syndrom vorliegen.
Antwort 10: Diagnostisch sollten natürlich eine genaue Anamnese und körperliche Untersuchung folgen. Befunde wie z. B. eine Blasen-/Mastdarmstörung wären wichtige Warnhinweise auf eine Beeinträchtigung des Rückenmarks und damit eine Indikation für eine schnelle radiologische und evtl. chirurgische Intervention. Bei einer vorliegenden Wurzelirritation im Bereich L5/S1 ist v. a. das Lasègue-Zeichen positiv. Das apparativdiagnostische Mittel der Wahl ist in diesem Fall ein MRT (▮ Abb. 2). Sie besprechen dies mit Ihrer Patientin und veranlassen einen Termin beim niedergelassenen fachärztlichen Kollegen.

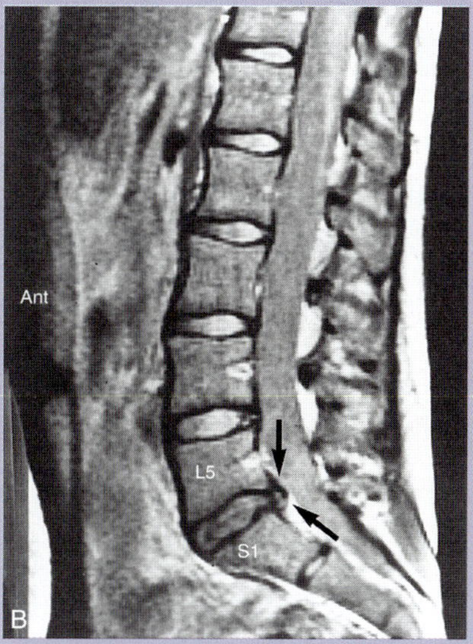

▮ Abb. 2: MRT eines Bandscheibenprolapses im Bereich L5/S1. [52]

Antwort 11: In Rücksprache mit Ihrem Kollegen und dem Ausschluss einer akuten Beeinträchtigung des Rückenmarks einigen Sie sich auf eine zunächst konservative Therapie. Wichtig ist v. a. eine Schonung für ein paar Tage. Unterstützend sind Analgetika wie z. B. Ibuprofen 400 mg bis zu 4-mal/Tag angezeigt.

D Anhang

Anhang

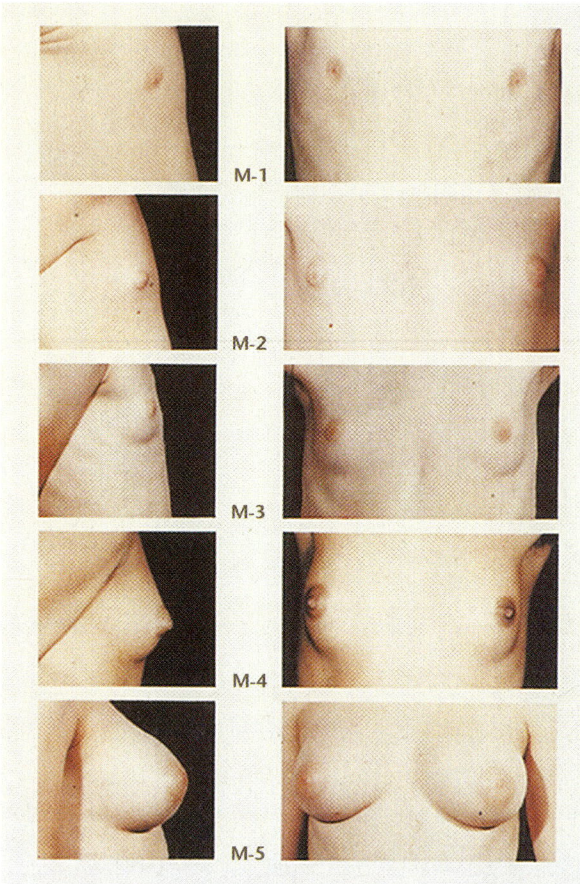

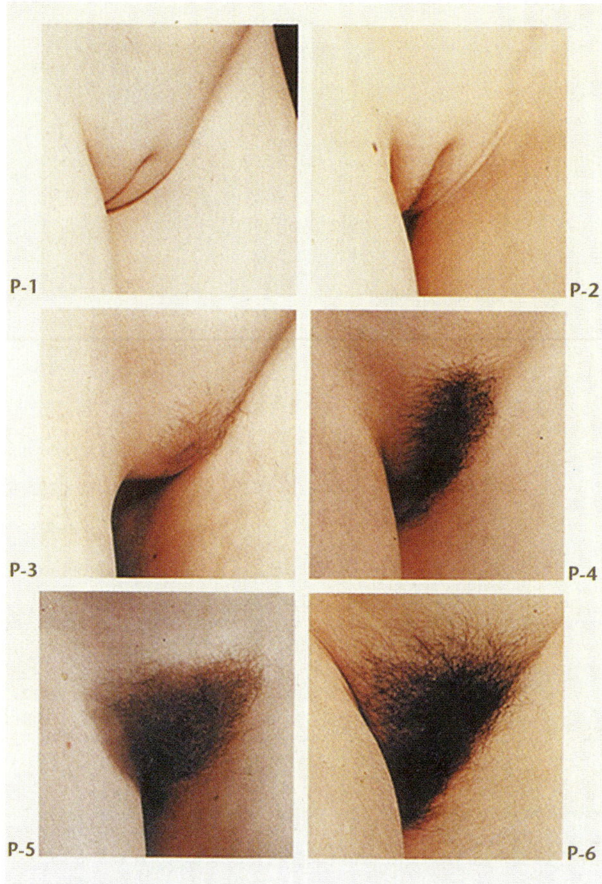

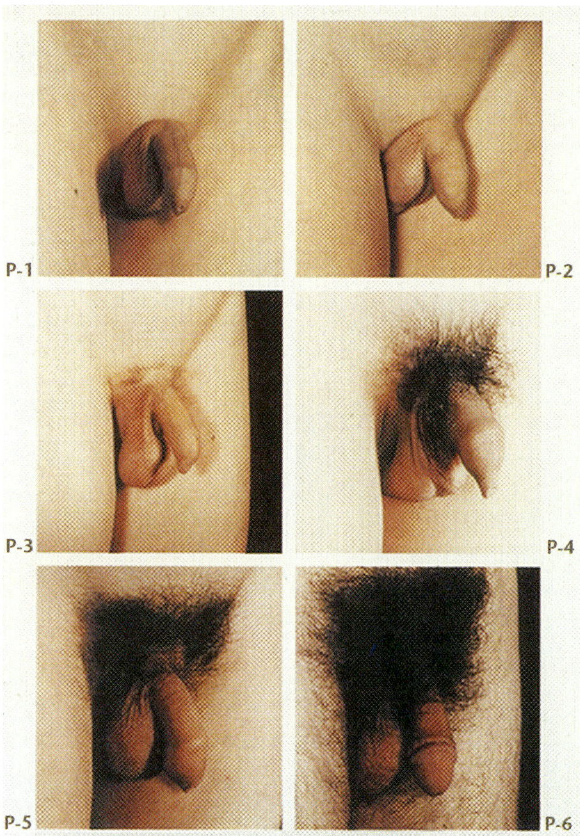

Abb. 1: Entwicklungsstadien nach Thanner. [28]

Normalwerte

aus **Innere Medizin**, 5. Aufl.:
Classen, Diehl, Kochsiek, Berdel, Böhm, Schmiegel

URBAN & FISCHER

ACE (S)	18–55 U/l
ACTH (P)	< 18 pmol/l (80 ng/l)
ADH (P)	< 6,7 pg/ml
Adrenalin (24U)	< 0,15 µmol/d (< 27 mg/d)
AFP (S)	< 10 ng/ml
Albumin (S)	3,5–5,5 g/dl (35–55 g/l)
Albumin (24U)	< 20 mg/l
Albumin-Quot. L/S	< 8
Aldosteron (S)	28–150 ng/l (80–400 pmol/l)
Ammoniak (P)	♂: 25–94; ♀: 19–82 (µg/dl) ♂: 15–55; ♀: 11–48 (µmol/l)
Ammoniak (24U)	0,3–1,0 g
Amylase (S)	70–300 U/l
Amylase (U)	100–2000 U/l
ANA (S)	1:160
Anionenlücke (S)	8–16 mmol/l
α_1-Antitrypsin (S)	90–180 mg/dl
α_1-Antitrypsin	< 0,4 mg/g Fz
APC-Ratio	> 2,3
ASL (S)	< 1:80
ATIII (CB)	80–120 %; 0,19–0,3 g/l
β_2-Mikroglobulin (S)	< 2,5 mg/l
β_2-Mikroglobulin	< 0,4 mg/dl
Bilirubin, ges. (S)	0,2–1,1 mg/dl (3,4–18,8 µmol/l)
Bilirubin, dir. (S)	0,05–0,3 mg/dl (0,9–5,1 µmol/l)
Bilirubin, ind. (S)	< 0,8 mg/dl (< 13,7 µmol/l)
Blutungszeit (CB)	
• n. Ivy	2–6 min
• n. Simplate	3–9 min
BSG n. West. (VB)	1h: ♂: 3–8 mm; ♀: 6–11 mm 2h: ♂: 5–18 mm; ♀: 6–20 mm
Calcitonin (P)	♂: 2–48; ♀: 2–10 (pg/ml)
CA 15-3 (S)	< 28 U/ml
CA 19-9 (S)	< 37,5 U/ml
CA 125 (S)	< 35 U/ml
CEA (S)	2,5–10 µg/l
Chlorid (S)	98–112 mval/l
Chlorid (24U)	6–6,3 g/d
Chlorid	720–750 mg/dl
Cholest., ges. (S)	120–200 mg/dl (3,1–5,2 mmol/l)
• LDL-Cholest.	< 150 mg/dl (< 3,87 mmol/l)
• HDL-Cholest.	> 50 mg/dl (> 1,3 mmol/l)
• Lp (a)	< 25 mg/dl
Cholinesterase (S)	3000–8000 U/l
Chymotrypsin	> 3 IE/g
CK (S)	♂: < 80 U/l; ♀: < 70 U/l
CK-MB (Herz) (S)	< 10 U/l (6 % der Ges.-CK)
Coeruloplasm. (S)	15–60 mg/dl (0,94–3,75 µmol/l)
Complem. C3 (S)	0,55–1,2 g/l (55–120 mg/dl)
Complem. C4 (S)	0,2–0,5 g/l (20–50 mg/dl)
Cortisol, 8h (S)	8–25 µg/dl (1,26–3,94 nmol/l)
Cortisol, 16h (S)	5–12 µg/dl (0,79–1,89 nmol/l)
Cortisol, 24h (S)	< 5 µg/dl (< 0,79 nmol/l)
CRP (S)	< 0,5 mg/dl
δ-Aminolävulinsäure (24U)	250–6400 µg/d (2–49 µmol/d)
Dopamin (24U)	< 450 µg/d (< 3 mmol/d)
Eisen (S)	♂: 80–150 µg/dl (14,3–26,9 µmol/l)
Eisen (S)	♀: 60–140 µg/dl (10,7–25,1 µmol/l)
Eisenbind.kap. (S)	310–528 µg/dl
Eiweiß, ges. (S)	6–8,4 g/dl
• Albumin	3,6–5,0 g/dl (45–56 %)
• α_1-Globuline	0,1–0,4 g/dl (2–5 %)
• α_2-Globuline	0,5–0,9 g/dl (7–10 %)
• β-Globuline	0,6–1,1 g/dl (9–12 %)
• γ-Globuline	0,8–1,5 g/dl (12–20 %)
Eiweiß (24U)	< 70 mg/d
Eiweiß	15–45 mg/dl
Erythrozyten (VB)	♂: 4,2–5,9 ($\times 10^6$/ml); ♀: 4,0–5,2 ($\times 10^6$/ml)
• MCH	27–34 pg (1,67–2,1 mmol/l)
• MCHC	30–36 g Hb/dl Ery (19–22 mmol/l)
• MCV	80–100 µm³ (80–100 fl)
• Retikulozyt	4–15 ‰
Ferritin, M (S)	30–200 µg/l (30–200 nmol/l)
Fett	< 7 g/d
Fibrinogen (CB)	200–400 mg/dl (5,88–11,76 µmol/l)
Fibrin.spalt.pr. (S)	< 0,5 mg/l
Folsäure (S)	3–15 ng/ml
γ-GT (S)	♂: 6–28 U/l; ♀: 4–18 U/l
Gastrin (S)	< 40–210 pg/ml
GLDH (S)	♂: < 7,0 U/l; ♀: < 5,0 U/l
Glukose (S)	70–100 mg/dl (3,89–5,55 mmol/l)
Glukose (24U)	< 90 mg/d
Glukose	45–75 mg/dl (70 % BZ)
GOT (S)	♂: < 18; ♀: < 15 (U/l)
GPT (S)	♂: < 22; ♀: < 17 (U/l)
Hämoglobin (VB)	♂: 14–18; ♀: 12–16 (g/dl) (8,69–11,16 mmol/l; 7,45–9,93 mmol/l)
HbA_{1c} (VB)	4–6 %
Methäm.gl. (VB)	< 1 % Hb
Hämatokrit (VB)	♂: 41–50; ♀: 37–46 (%) (0,41–0,50 l/l; 0,37–0,46 l/l)
Haptoglobin (S)	20–204 mg/dl
Harnsäure, M (S)	♂: < 7 mg/dl (< 420 µmol/l); ♀: < 5,7 mg/dl (< 342 µmol/l)
Harnsäure (24U)	0,4–1,3 g/d
Harnstoff (S)	10–50 mg/dl (1,64–8,18 mmol/l)
Harnstoff (24U)	20–35 g/d
Harnstoff-N (S)	4,7–24 mg/dl (1,7–8,6 mmol/l)
HBDH (S)	55–140 U/l
β-HCG (S)	< 5 U/l
5-HIES (24U)	2–10 mg/d (10–50 µmol/d)
Immunglobuline (S)	
• IgA	0,75–4,07 g/l
• IgD	3–140 mg/l
• IgE	< 120 U/ml
• IgG	6,8–14,45 g/l
• IgM	0,34–2,48 g/l
Immunglobuline	
• IgA	< 6 mg/l
• IgG	9–26 mg/l
• IgM	< 0,9–2,5 mg/l
Kalium (S)	3,5–5,0 mmol/l
Kalium (24U)	61–79 mmol/d
Kalzium, ges. (S)	9,2–10,5 mg/dl (2,3–2,63 mmol/l)
Kalzium, ion. (S)	4,5–5,3 mg/dl (1,12–1,32 mmol/l)
Kalzium (24U)	4,02–4,99 mg/dl
Ketonkörper gesamt (S)	0,5–1,5 mg/dl
Ketonkörper (24U)	10–100 mg/d
Kreatinin (S)	0,5–1,2 mg/dl (44–106 µmol/l)
Kreatinin (24U)	0,5–1,5 g/d
Kupfer (S)	♂: 70–140 µg/dl (11–22 µmol/l) ♀: 85–155 µg/dl (13,4–24,4 µmol/l)
Laktat (P)	< 2,4 mmol/l
Laktat (L)	< 2,1 mmol/l)
LAP (S)	11–35 U/l
LDH (S)	140–290 U/l
Leukozyten	4–9 (× 10^3/µl); 4–9 G/l
• Neutrophile	2,12–6,75 (× 10^3/µl; 53–75 %)
– Stabkernige	0,12–0,45 (× 10^3/µl; 3–5 %)
– Segmentkern.	2–6,3 (× 10^3/µl; 50–70 %)
• Eosinophile	0–0,36 (× 10^3/µl; 2–4 %)
• Basophile	0–0,1 (× 10^3/µl; 0–1 %)
• Lymphozyten	1–3,6 (× 10^3/µl; 25–40 %)
– B-Lymphozyten	160–270
– T-Lymphozyten	1000–1500
– T-Helfer (CD4)	600–980
– T-Suppr. (CD8)	420–660
– CD4/CD8-Qu.	1,2–1,9
• Monozyten	0–0,54 (2–6 %)
Lipase (S)	30–180 U/l
Liquordruck	5–20 cm H_2O
Magnesium (S)	0,65–1,03 mmol/l
Magnesium (24U)	> 3 mmol/d
Myoglobin (S)	♂: < 92 ng/ml; ♀: < 76 ng/ml
Natrium (S)	135–150 mmol/l (mval/l)
Natrium (24U)	120–220 mmol/d
Neur. Enolase (NSE) (S)	< 16,5 µg/l
Noradrenalin (S)	185–275 ng/l (1094–1625 pmol/l)
Noradrenalin (U)	23–105 µg/d (136–620 nmol/l)
Osmolalität (S)	280–300 mosmol/kg H_2O
Osmolarität (U)	50–1400 mosmol/kg
Parathormon (S)	15–65 ng/l (1,5–6,5 pmol/l)
Phenylalanin (P)	0,6–2,7 mg/dl
Phosphatase, alk. (S)	65–220 U/l
Phosphatase, sauer (S)	♂: < 4,7; ♀: < 3,7 (U/l)
Phosphat (S)	2,6–4,5 mg/dl (0,84–1,45 mmol/l)
Phosphat (24U)	300–1000 mg/d (95–320 mmol/d)
Porphyrine (24U)	< 100 µg/d (< 120 nmol/d)
• Koproporph.(24U)	14–78 µg/d (21–119 nmol/d)
• Porphobilinogen (24U)	100–700 µg/d (0,5–7,5 mmol/d)
• Uroporph. (24U)	3–24 µg/d (4–29 nmol/d)
Prolaktin (S)	♂: 3,0–14,7 mg/l (72–353 mU/l); ♀: 3,8–23,2 mg/l (91–557 mU/l)
Protein C (P)	70–140 %
Protein S (P)	60–145 %
PSA (S)	0–4 ng/ml
PTT (CB)	23–35 s
Renin (P)	Liegen: 0,2–2 ng/ml/h Stehen: 1,0–4,2 ng/ml/h
Rheumafaktor (IgM) (S)	< 100 U/ml
Serotonin (S)	♂: 80–290 µg/l; ♀: 110–320 µg/l
Serotonin (U)	< 1 µmol/d
Serum-Thymidinkinase (S)	< 7 U/l
Schildd.-AK (S)	
• mikros. AK (MAK)	♂: < 60 U/ml; ♀: < 100 U/ml
• Thyr.glob.-AK (TAK)	♂: < 60 U/ml; ♀: < 100 U/ml
• TSH-Rez.-AK (TRAK)	< 10 U/ml
T_4, gesamt (S)	5–12 µg/dl (65–155 nmol/l)
• freies T_4 (S)	1,0–2,3 ng/dl (13–30 pmol/l)
T_3, gesamt (S)	0,9–2,0 µg/dl 1,38–3,10 nmol/l)
• freies T_3 (S)	0,7–1,8 µg/l (1,1–2,8 nmol/l)
• T_4/TBG-Qu. (S)	3,1–5,5
TBG (S)	16–27 mg/dl
Thromb.zeit (TZ) (CB)	14–21 s
Thromboplastinz. (Quick)	70–120 %
Thrombozyten (VB)	150–350 (× 10^3/µl)
Thyreoglob. (S)	13–30 mg/l (220–510 nmol/l)
TSH basal (S)	0,3–3,5 mU/l
Transferrin (S)	200–400 mg/dl (2–4 g/l)
Triglyzeride (S)	74–160 mg/dl (0,84–1,82 mmol/l)
Troponin T (S)	< 0,1 ng/ml
Uringewicht, spez. (U)	1,003–1,030
Urinosmolalität (U)	50–1400 mosmol/kg
Urobilinogen (24U)	3–25 mg/d
Viskosität (P)	2,2
Vit. B_{12} (S)	310–1100 pg/ml (229–812 pmol/l)
VMS (24U)	< 3,24 µmol/d (< 97 µg/d)
Zellen	< 4/µl
• Lymphozyten	30–60 %
• Monozyten	30–50 %
• Neutrophile	0–3 %
Zink (S)	74–139 µg/l (0,94–1,77 µmol/l)

Pleuraflüssigkeit

	Transsudat	Exsudat
Amylase		> 500 U/ml
Erythrozyten	< 10000/µl	> 10000/µl
Gesamteiweiß (Pleura/Ser.-Qu.	< 3 g/dl (< 0,5)	> 3 g/dl (> 0,5)
Glukose	wie Serum	< 60 mg/dl
Laktat	5–45 mg/dl	45–210 mg/dl
LDH (Pl./Ser.-Qu.)	< 200 U/l (< 0,6)	> 200 U/l (> 0,6)
Leukozyten	< 1000/µl	> 1000/µl
pH	> 7,2	< 7,2
Spez.Gewicht	< 1016	> 1016

Blutgase

	arteriell (AB)	venös (VB)	met. Az.	resp. Az.	met. Alk.	resp. Alk.
pH	7,37–7,44	7,34–7,42	↓	↓	↑	↑
pO_2	65–105 mmHg	30–60 mmHg				
pCO_2	31–44 mmHg	38–48mmHg	↓	↑*	↑	↓*
Stand. HCO_3^-	22–26 mval/l	19–24 mval/l	↓*	↑	↑*	↓
BE	-3,4–2,3 mval/l	-2–5 mval/l	< 0 mval/l	> 0mval/l	< 0mval/l	< 0 mval/l
O_2-Sättigung	< 95–98%	40–70%				*= primär

S = Serum; P = Plasma; CB = Citratblut; 24U = 24-h-Urin; U = Urin

Blutwerte aus Serum und Plasma | Urin | Liquor | Stuhl | Hämatologische Werte

ISBN 3-437-41007-5 © 2005, Elsevier Urban & Fischer Verlag Alle Angaben ohne Gewähr!

ISBN 3-437-41007-5 © 2005, Elsevier Urban & Fischer Verlag Alle Angaben ohne Gewähr!

Tab. 1: Normwerte. [9]

Volumen	≥ 2,0 ml
pH-Wert	7,2 – 8,0
Verflüssigungszeit	30 – 60 Min.
Spermienkonzentration	≥ 20 × 10^6/ml
Gesamt-Spermienanzahl	≥ 40 × 10^6/ml
Motilität	≥ 50 % mit Vorwärtsbeweglichkeit (Kategorie a + b) oder ≥ 25 % mit schneller progressiver Beweglichkeit (Kategorie a) innerhalb 60 Min. nach Gewinnung
Morphologie	≥ 30 % mit normaler Form
Vitalität	≥ 75 % lebende Spermatozoen
Leukozyten	< 1 × 10^6/ml
Aspermie	Kein Ejakulat
Hypospermie	< 2 ml Ejakulat
Hyperspermie	> 6 ml Ejakulat
Kryptozoospermie	< 1 × 10^6/ml Spermatozoenkonzentration
Polyzoospermie	> 250 × 10^6/ml Spermatozoenkonzentration
Teratozoospermie	< 30 % normale Morphologie
Azoospermie	Keine Spermatozoen im Ejakulat
Oligoozoospermie	< 20 × 10^6/ml Spermatozoenkonzentration
Asthenozoospermie	Verminderte Beweglichkeit (< 25 % lebhaft progressiv oder < 50 % Progressivmotilität [Kategorie a + b])

Tab. 2: Spermatogramm.

Quellenverzeichnis

[1] Forbes, Ch. D./Jackson, W. F.: Farbatlas der Inneren Medizin. Urban & Fischer, 1. Auflage 2008.
[2] Mediscript Examensbände, 03/1995 bis 08/2005.
[3] Renz-Polster, H./Krautzig, S./Braun, J.: Basislehrbuch Innere Medizin. Urban & Fischer, 4. Auflage 2008.
[4] Patzelt, J.: BASICS Augenheilkunde. Urban & Fischer, 2005.
[5] Liebsch, R.: Kurzlehrbuch Augenheilkunde. Urban & Fischer, 1999.
[6] Nagel, P.: BASICS Hals-Nasen-Ohren-Heilkunde. Urban & Fischer, 2005.
[7] Grevers, G.: Klinikleitfaden Hals-, Nasen-, Ohrenheilkunde. Urban & Fischer, 2. Auflage 1997.
[8] Lukas Lehmeyer, München.
[9] Classen, M./Diehl, V./Kochsiek, K.: Innere Medizin. Urban & Fischer, 5. Auflage 2003.
[10] Souza-Offtermatt, G.: Intensivkurs Chirurgie. Urban & Fischer, 2004.
[11] Rassner, G.: Dermatologie. Urban & Fischer, 8. Auflage 2006.
[12] Goerke, K./Steller, J./Valet, A.: Klinikleitfaden Gynäkologie, Geburtshilfe. Urban & Fischer, 6. Auflage 2003.
[13] Goerke, K./Valet, A.: Gynäkologie und Geburtshilfe. Urban & Fischer, 5. Auflage 2002.
[14] Eichenauer, R./Sandmann, J./Vanherpe, H.: Klinikleitfaden Urologie. Urban & Fischer, 3. Auflage 2003.
[15] Emminger, H. A.: Exaplan. Urban & Fischer, 5. Auflage 2007.
[16] Putz, R./Pabst, R.: Sobotta Atlas der Anatomie des Menschen Band 2. Urban & Fischer, 22. Auflage 2005.
[17] Moll, K.-J./Moll, M.: Anatomie. Urban & Fischer, 18. Auflage 2005.
[18] Trepel, M.: Neuroanatomie. Urban & Fischer, 4. Auflage 2008.
[19] Liebsch, R.: Kurzlehrbuch Neurologie. Urban & Fischer, 2. Auflage 2001.
[20] Speckmann, E.-J./Hescheler, J./Köhling, R.: Physiologie. Urban & Fischer, 5. Auflage 2008.
[21] Kanski, J.: Klinische Ophtalmologie. Urban & Fischer, 6. Auflage 2008.
[22] Klingelhöfer, J./Rentrop, M.: Klinikleitfaden Neurologie Psychiatrie. Urban & Fischer, 3. Auflage 2003.
[23] Epstein, O./Perkin, G. D./Cookson, J./de Bono, D. P.: Anamnese und Untersuchung. Elsevier Urban & Fischer, 1. Auflage 2006.
[24] Rössler, H./Rüther, W.: Orthopädie und Unfallchirurgie. Urban & Fischer, 19. Auflage 2005.
[25] Roche Lexikon Medizin. Urban & Fischer, 5. Auflage 2003.
[26] Putz, R./Pabst, R. (Hrsg.).: Sobotta, Atlas der Anatomie des Menschen Bd. 1. Elsevier Urban & Fischer, 22. Auflage 2005.
[27] Terhorst, D.: BASICS Dermatologie. Urban & Fischer, 2005.
[28] Muntau, A.: Intensivkurs Pädiatrie. Urban & Fischer, 4. Auflage 2007.
[29] Altmeyer, P./Dirschka, T./Hartwig, R.: Klinikleitfaden Dermatologie. Urban & Fischer, 2. Auflage 2002.
[30] Jelinek, A./Grabs, S./Ritter, A.: Pflege konkret Arzneimittel. Urban & Fischer, 2005.
[31] Baumgartner, L./Kirstein, R./Möllmann, R.: Häusliche Pflege heute. Urban & Fischer, 2003.
[32] Bühling, K. J./Lepenies, J./Witt, K.: Intensivkurs Allgemeine und Spezielle Pathologie. Urban & Fischer, 4. Auflage 2008.
[33] Seiderer, J./Schlamp, A./Christ, F.: Anamnese und körperliche Untersuchung. Lehmanns Media – LOB.de, 2003.
[34] Gleixner, C./Müller, M./Wirth, S.: Neurologie und Psychiatrie für Studium und Praxis 2002/03. Medizinische Verlags- und Informationsdienste, 2002.
[35] www.bildungsfunk.de
[36] Menche, N.: Pflege heute. Elsevier Urban & Fischer, 4. Auflage 2007.
[37] Földi, M./Földi, E./Kubik, S.: Lehrbuch der Lymphologie für Mediziner und Physiotherapeuten. Elsevier Urban & Fischer, 6. Auflage 2006.
[38] Gruber, G./Hansch, A. (Hrsg.): Kompaktatlas Blickdiagnosen in der Inneren Medizin. Elsevier Urban & Fischer, 1. Auflage 2006.
[39] Buchta, M./Höper, D. W./Sönnichsen, A.: Das Hammerexamen. Elsevier Urban & Fischer, 2. Auflage 2008.
[40] Földi, M./Stößenreuther, R.: Grundlagen der manuellen Lymphdrainage. Elsevier Urban & Fischer, 4. Auflage 2007.
[41] Berchtold, R./Bruch, H.-P./Trentz, O. (Hrsg.): Chirurgie. Elsevier Urban & Fischer, 6. Aufl. 2008.
[42] Oberle, D.: Flussdiagramme zum Hammerexamen. Elsevier Urban & Fischer, 1. Auflage 2007.
[43] Benninghoff, A.; Drenckhahn, D./Waschke, J. (Hrsg.): Taschenbuch Anatomie. Elsevier Urban & Fischer, 1. Auflage 2008.
[44] Classen, M./Diehl, V./Koch, K.-M./Kochsiek, K./Scriba, P. C.: Differenzialdiagnose auf einen Blick. Elsevier Urban & Fischer, 1. Auflage 2002.
[45] Thomas, R./Harvey, D.: Paediatrics and Neonatology in focus. Elsevier Churchill Livingstone, 1. Auflage 2005.
[46] Drake, L./Vogl, W./Mitchell, A.: Gray's Anatomie für Studenten. Elsevier Urban & Fischer, 1. Auflage 2007.
[47] Kanski, J./Bowling, B.: Augenheilkunde. Elsevier Urban & Fischer, 1. Auflage 2006.
[48] Florian Stumpfe, München.
[49] Lehmeyer, L.: BASICS Allgemeinmedizin. Elsevier Urban & Fischer, 1. Auflage 2005.
[50] Grace, A./Schofield, P. M./Thomas, G.: Kardiologie. Elsevier Urban & Fischer, 1. Auflage 2008.
[51] Kauffmann, G. W./Moser, E./Sauer, R. (Hrsg.): Radiologie. Elsevier Urban & Fischer, 3. Aufl. 2006.
[52] Mettler, F.: Klinische Radiologie. Elsevier Urban & Fischer, 2. Aufl. 2006. D RegisterABCDE-Regel für Hauttumoren 281.

Register

Register

O

P

Q

R

Register

ELSEVIER URBAN & FISCHER
URBAN & FISCHER München

Exemplarischer Anamnese-/Untersuchungsbogen

Lehmeyer/Stumpfe, BASICS Anamnese, Elsevier Urban & Fischer, 2. Auflage 2009.

Patientendaten	**Hausarzt**	**Aufnehmender Arzt**

Aktuelle Beschwerden

Vitalparameter

RR ____/_____ HF ______ regelmäßig ☐ ja ☐ nein Temperatur ______°C

BZ __________ Atemfrequenz __________ $pSaO_2$ _________ $pSaCO_2$ __________

Anamnestischer Systemüberblick	**Medikamente**
Allgemeinbefinden	Aktuell
Leistungsfähigkeit	
Kopf	**Vorerkrankungen**
Hals	
Herz/Atmung	
Magen/Darm	**Familienanamnese**
Harnwege/Geschlechtsorgane	
Bewegungsapparat	
Neurologie	**Sozialanamnese**
Haut	
Allergien	
Gifte	
Nikotin heute ________ py (Pack years)	
Alkohol	

Untersuchung

KOPF

Gesicht ☐ o. B. ☐ ______________________

Mundhöhle ☐ o. B. ☐ ______________________

Augen ☐ o. B. ☐ ______________________

Pulse **Lymphknoten**

	re.	li.		re.	li.
A. carotis			zervikal		
A. brachialis			axillär		
A. radialis			inguinal		
A. femoralis					
A. poplitea					
A. tib. ant.					
A. dorsalis ped.					

HALS

Schilddrüse ☐ o. B. ☐ ______________________

Halsvenen

keine Besonderheiten

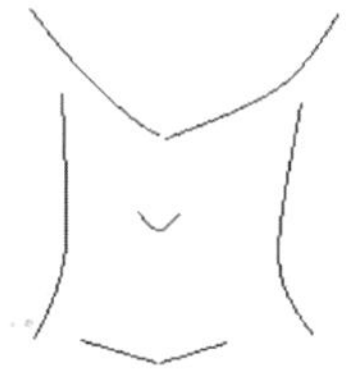

THORAX Lungen

Thoraxform normal ☐ o. B. ☐ ______________________

Lungengrenzen gut verschieblich, perkutorisch unauff. ☐;

☐ ______________________

Lungen seitengleich beatmet, Vesikuläratmen ☐ o. B.

☐ ______________________

RGs	fein	mittel	groß
Nebengeräusche	Pfeifen	Brummen	Giemen

Mammae ☐ o. B.

☐ ______________________

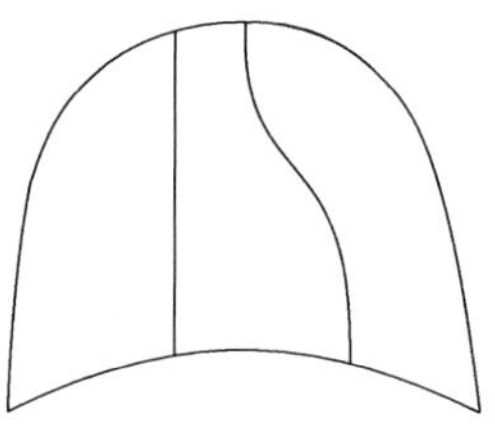

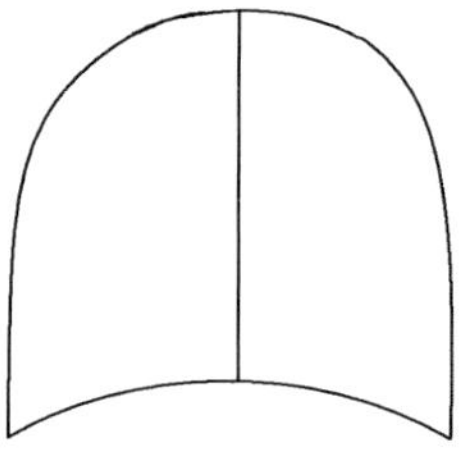

THORAX Herz

Herzspitzenstoß innerhalb MCL ☐

Herztöne

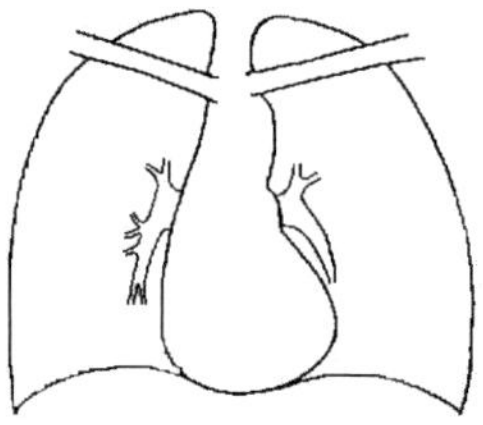

Puls

Schläge ________/Min.

☐ regelmäßig _____/Min.

☐ Extrasystole ____/Min.

☐ abs. Arrhyth.____/Min.

zentral ______/Min.

peripher _____/Min.

ABDOMEN

Bauchdecken ☐ o. B. ☐ ______________________

Leber ☐ o. B. _______ cm in MCL

Oberfläche ________________ Rand ________________

☐ ______________________

Milz ☐ o. B. ☐ ______________________

Nieren(-lager) ☐ o. B. ☐ ______________________

äußeres Genitale ☐ o. B. ☐ ______________________

Analbereich ☐ o. B. ☐ ______________________

rektale Untersuchung ☐ o. B. ☐ ______________________

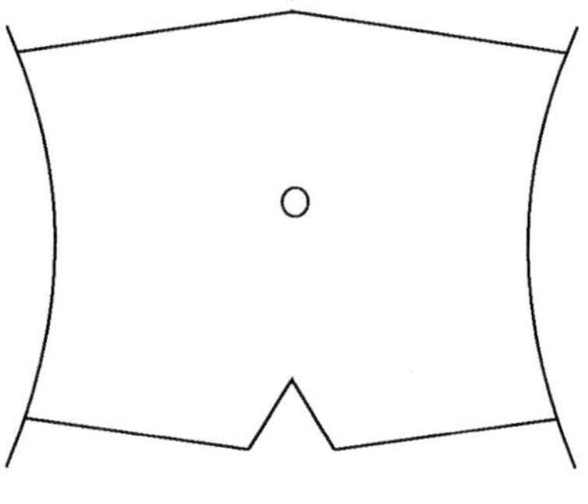

Verdachtsdiagnosen/Diagnosen